Michael Zimmer

Chirurgie Orthopädie Urologie

Michael Zimmer

Chirurgie Orthopädie Urologie

Kompakte Darstellung der Fachgebiete unter Berücksichtigung der Ausbildungs- und Prüfungsverordnung für Pflegeberufe

6. Auflage

WEISSE REIHE Band 5

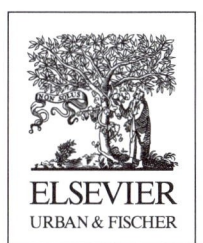

URBAN & FISCHER

Zuschriften und Kritik an:
Elsevier GmbH, Urban & Fischer Verlag, Lektorat Pflege, Karlstraße 45, 80333 München
Pflege@elsevier.de

Wichtiger Hinweis für den Benutzer
Die Erkenntnisse in der Medizin unterliegen laufendem Wandel durch Forschung und klinische Erfahrungen. Herausgeber und Autoren dieses Werkes haben große Sorgfalt darauf verwendet, dass die in diesem Werk gemachten therapeutischen Angaben (insbesondere hinsichtlich Indikation, Dosierung und unerwünschten Wirkungen) dem derzeitigen Wissensstand entsprechen. Das entbindet den Nutzer dieses Werkes aber nicht von der Verpflichtung, anhand der Beipackzettel zu verschreibender Präparate zu überprüfen, ob die dort gemachten Angaben von denen in diesem Buch abweichen und seine Verordnung in eigener Verantwortung zu treffen.

Wie allgemein üblich wurden Warenzeichen bzw. Namen (z.B. bei Pharmapräparaten) nicht besonders gekennzeichnet.

Bibliografische Information Der Deutschen Bibliothek
Die Deutsche Bibliothek verzeichnet diese Publikation in der Deutschen Nationalbibliografie; detaillierte bibliografische Daten sind im Internet unter http://dnb.ddb.de abrufbar.

Alle Rechte vorbehalten
1. Auflage 1993 – 5. Auflage 1999: erschienen bei Verlag Haus & Gross
6. Auflage 2006
© Elsevier GmbH, München
Der Urban & Fischer Verlag ist ein Imprint der Elsevier GmbH.

06 07 08 09 10   5 4 3 2 1

Der Verlag hat sich bemüht, sämtliche Rechteinhaber von Abbildungen zu ermitteln. Sollte dem Verlag gegenüber dennoch der Nachweis der Rechtsinhaberschaft geführt werden, wird das branchenübliche Honorar gezahlt.

Das Werk einschließlich aller seiner Teile ist urheberrechtlich geschützt. Jede Verwertung außerhalb der engen Grenzen des Urheberrechtsgesetzes ist ohne Zustimmung des Verlages unzulässig und strafbar. Das gilt insbesondere für Vervielfältigungen, Übersetzungen, Mikroverfilmungen und die Einspeicherung und Verarbeitung in elektronischen Systemen.

Um den Textfluss nicht zu stören, wurde bei Patienten und Berufsbezeichnungen die grammatikalisch maskuline Form gewählt. Selbstverständlich sind in diesen Fällen immer Frauen und Männer gemeint.

Lektorat: Hilke Nüssler, München
Herstellung: Christine Kosel, München
Satz: abc.Mediaservice, Buchloe
Druck und Bindung: Krips b.v., Meppel/Niederlande
Zeichnungen: Karl Heppe, Wiesbaden, Gerda Raichle, Ulm
Umschlaggestaltung: SpieszDesign, Neu-Ulm
Titelzeichnung: Christine Krebber, Wiesbaden

ISBN 3-930192-77-2

Aktuelle Informationen finden Sie im Internet unter www.elsevier.com und www.elsevier.de

Vorwort

Der fünfte Band „Chirurgie" aus der bewährten WEISSEN REIHE wurde für die nun vorliegende neue Auflage aktualisiert und erweitert. Die vorliegende Neuauflage beinhaltet nun drei eng miteinander verzahnte Fachgebiete der Medizin: die Chirurgie, die Urologie und die Orthopädie.

Durch diese Zusammenführung ist nicht nur eine Optimierung der Darstellung der einzelnen Bände erreicht worden, vielmehr wurde die Priorität auf klinisch relevante Themen gesetzt.

Zur schnellen Orientierung ist das Buch farbig gestaltet. Sämtliche Kapitel enthalten übersichtliche Abbildungen und Tabellen, die das Wesentliche einprägsam zusammenfassen und ein gezieltes Lernen ermöglichen. Im Anhang findet sich eine ausführliche Fragensammlung, mit der der eigene Wissensstand überprüft werden kann.

Wie bei allen Bänden dieser Reihe handelt es sich um eine komprimierte Darstellung des Prüfungsstoffes, die ein großes Lehrbuch nicht ersetzen kann und will. Ziel des Buches ist eine leicht verständliche, aber dennoch vollständige Darstellung der Lerninhalte. Die Abdeckung der Prüfungsinhalte wurde bei den einzelnen Kapiteln berücksichtigt. Der Band kann auch nach dem Examen noch dazu genutzt werden, bestimmte Erkrankungen und ihre Begleiterscheinungen auf der Station in Erinnerung zu rufen.

Bedanken möchte ich mich bei Dr. Stefan Weiss für die akkurate Begutachtung der Texte. Mein Dank gilt weiterhin den vielen Anregungen und Vorschlägen der Leserinnen und Leser dieses Bandes, nur mit Ihrer Hilfe können unsere Bücher noch besser werden.

Ich hoffe, dass dieses Buch die Erarbeitung des umfangreichen Stoffgebietes erleichtert und wünsche allen Leserinnen und Lesern viel Erfolg im Examen!

Bammental, im Frühjahr 2005

Michael Zimmer

Inhaltsverzeichnis

1	Grundlagen der chirurgischen Pflege	1
1.1	Wundarten	1
	1.1.1 Mechanische Wunden	1
	1.1.2 Thermische Wunden	1
	1.1.3 Chemische Wunden	1
	1.1.4 Strahlenschäden	1
1.2	Wundheilung	2
	1.2.1 Primäre Wundheilung	2
	1.2.2 Sekundäre Wundheilung	2
	1.2.3 Störung der Wundheilung	3
1.3	Wundversorgung	3
	1.3.1 Primäre Wundversorgung	3
	1.3.2 Sekundäre Wundversorgung	4
	1.3.3 Tetanusimpfschutz	5
1.4	Verbände	5
	1.4.1 Schutzverbände	5
	1.4.2 Kompressions- und Druckverbände	6
	1.4.3 Ruhig stellende Verbände	6
1.5	Katheter, Sonden und Drainagen	9
	1.5.1 Harnblasenkatheter	9
	1.5.2 Venenkatheter	10
	1.5.3 Periduralkatheter	11
	1.5.4 Magensonde	11
	1.5.5 Dünndarmsonde	12
	1.5.6 Darmrohr	12
	1.5.7 Kompressionssonde (Sengstaken-Blakemore-Sonde)	12
	1.5.8 Drainagen	13
2	**Perioperative Maßnahmen**	**15**
2.1	Indikation zur Operation	15
	2.1.1 Indikation nach Dringlichkeit	15
	2.1.2 Indikation nach Erfolgsaussicht	16
	2.1.3 Kontraindikation	16
	2.1.4 Inoperabilität	17
2.2	Präoperative Diagnostik	17
	2.2.1 Routinediagnostik	17
	2.2.2 Endoskopie	18
	2.2.3 Röntgen	18
	2.2.4 Röntgenkontrastverfahren	18
	2.2.5 Sonographie	19
	2.2.6 Computertomographie (CT)	19
	2.2.7 Kernspintomographie (MRT)	19
	2.2.8 Spezielle Maßnahmen	19
2.3	Aufklärung und Einwilligung	20
	2.3.1 Aufklärung durch den Chirurgen	20
	2.3.2 Aufklärung und Einverständniserklärung durch den Anästhesisten	20
	2.3.3 Prämedikationsvisite	20
	2.3.4 Einstufung des Narkoserisikos	21
	2.3.5 Auswahl des Anästhesieverfahrens	21
2.4	Operationsvorbereitung	21
	2.4.1 Maßnahmen	21
2.5	Operationsbereich	22
	2.5.1 Anforderungen an einen Operationssaal	22
	2.5.2 Organisatorischer Ablauf einer Operation	23
2.6	Minimal invasive Chirurgie (MIC)	23
	2.6.1 Technik und apparative Ausstattung	23
	2.6.2 Vor- und Nachteile	23
2.7	Postoperative Maßnahmen	24
	2.7.1 Überwachungsmaßnahmen	24
	2.7.2 Lagerung	24
	2.7.3 Mobilisation	24
	2.7.4 Nahrungsaufbau	24
	2.7.5 Verbandswechsel	24
	2.7.6 Thromboseprophylaxe	24
	2.7.7 Pneumonieprophylaxe	25
	2.7.8 Darmstimulation	25
2.8	Postoperative Komplikationen	25
	2.8.1 Nachblutung	25
	2.8.2 Wundhämatom	25
	2.8.3 Wundinfektion	25
	2.8.4 Nahtinsuffizienz	26
	2.8.5 Platzbauch	26
	2.8.6 Magen-Darm-Atonie	26
	2.8.7 Abszessbildung	26
	2.8.8 Peritonitis	27
	2.8.9 Pneumonie	27
	2.8.10 Harnwegsinfekt	27
	2.8.11 Thrombose und Embolie	27
	2.8.12 Stress-Ulkus	28
	2.8.13 Dekubitus	28

3 Visceralchirurgie ... 30

- 3.1 Speiseröhre und Zwerchfell ... 30
  - 3.1.1 Leitsymptome ... 30
  - 3.1.2 Fehlbildungen der Speiseröhre ... 31
  - 3.1.3 Ösophagusdivertikel ... 32
  - 3.1.4 Verletzungen des Ösophagus ... 34
  - 3.1.5 Ösophagitis ... 34
  - 3.1.6 Ösophaguskarzinom ... 36
  - 3.1.7 Hiatushernien ... 37
  - 3.1.8 Traumatische Zwerchfellruptur ... 38
  - 3.1.9 Zwerchfellerschlaffung (Relaxatio diaphragmatica) ... 39
- 3.2 Magen und Duodenum ... 39
  - 3.2.1 Leitsymptome ... 40
  - 3.2.2 Untersuchungsverfahren ... 40
  - 3.2.3 Operationsverfahren ... 40
  - 3.2.4 Risiken und Erkrankungen des operierten Magens ... 42
  - 3.2.5 Verletzungen des Magens ... 43
  - 3.2.6 Magen-Darm-Geschwüre ... 44
  - 3.2.7 Gastritis ... 46
  - 3.2.8 Magenkarzinom ... 47
  - 3.2.9 Krebsrisikoerkrankungen ... 47
- 3.3 Dünndarm ... 48
  - 3.3.1 Fehlbildungen und Anomalien ... 48
  - 3.3.2 Divertikel ... 48
  - 3.3.3 Entzündliche Dünndarmerkrankungen ... 49
  - 3.3.4 Dünndarmverwachsungen ... 50
  - 3.3.5 OP-Verfahren ... 50
- 3.4 Dickdarm ... 51
  - 3.4.1 Leitsymptome und Diagnostik ... 51
  - 3.4.2 Operationsverfahren ... 52
  - 3.4.3 Fehlbildungen ... 54
  - 3.4.4 Verletzungen ... 54
  - 3.4.5 Appendizitis ... 55
  - 3.4.6 Colitis ulcerosa ... 57
  - 3.4.7 Divertikulose und Divertikulitis ... 58
  - 3.4.8 Tumoren des Dickdarms ... 58
  - 3.4.9 Erkrankungen des Anus ... 61
- 3.5 Leber, Gallenblase und Gallenwege ... 64
  - 3.5.1 Leitsymptome ... 64
  - 3.5.2 Untersuchungsmethoden ... 64
  - 3.5.3 Operationsverfahren ... 65
  - 3.5.4 Verletzungen der Leber ... 66
  - 3.5.5 Leber-Echinococcuszyste ... 67
  - 3.5.6 Leberabszess ... 67
  - 3.5.7 Lebertumoren ... 67
  - 3.5.8 Leberzirrhose ... 68
  - 3.5.9 Gallensteinleiden (Cholezystolithiasis) ... 69
  - 3.5.10 Entzündung der Gallenblase (Cholezystitis) ... 70
  - 3.5.11 Tumoren der Gallenblase und Gallenwege ... 71
- 3.6 Pankreas ... 71
  - 3.6.1 Entzündungen (Pankreatitis) ... 71
  - 3.6.2 Tumoren des Pankreas ... 74
- 3.7 Milz ... 75
  - 3.7.1 Milzruptur ... 75
  - 3.7.2 Hypersplenismus ... 76
  - 3.7.3 Entfernung der Milz (Splenektomie) ... 76
- 3.8 Hernien (Bruchleiden) ... 76
  - 3.8.1 Ursachen ... 77
  - 3.8.2 Einteilung und allgemeine Symptomatik der Hernien ... 77
  - 3.8.3 Spezielle Formen der Hernien ... 78

4 Orthopädie ... 80

- 4.1 Orthopädische Untersuchungsmethoden ... 80
  - 4.1.1 Anamnese ... 80
  - 4.1.2 Klinische Untersuchung ... 80
  - 4.1.3 Bild gebende Verfahren ... 82
  - 4.1.4 Labordiagnostik ... 84
- 4.2 Orthopädische Behandlungsmethoden ... 84
  - 4.2.1 Orthopädische Hilfsmittel ... 85
  - 4.2.2 Medikamentöse Therapie ... 86
  - 4.2.3 Physikalische Maßnahmen ... 87
  - 4.2.4 Physiotherapie ... 88
  - 4.2.5 Ergotherapie ... 88
- 4.3 Angeborene orthopädische Erkrankungen des Bewegungsapparates ... 88
  - 4.3.1 Entwicklungsstörungen des Skelettes (Skelettdysplasien) ... 89
  - 4.3.2 Marfan-Syndrom ... 91
  - 4.3.3 Progressive Muskeldystrophie ... 91
- 4.4 Erworbene orthopädische Erkrankungen des Bewegungsapparates ... 92
  - 4.4.1 Aseptische Knochennekrosen ... 92
  - 4.4.2 Erkrankungen mit veränderter Knochendichte ... 97

4.4.3	Metabolische Knochenerkrankungen	98	
4.5	Orthopädische Erkrankungen der Wirbelsäule	98	
4.5.1	Wirbelgleiten (Spondylolyse, Spondylolisthese)	100	
4.5.2	Skoliose	101	
4.5.3	Kyphose	102	
4.5.4	Lumbaler Bandscheibenvorfall	102	
4.5.5	Degenerative Veränderungen der Wirbelsäule	104	
4.6	Orthopädische Erkrankungen der oberen Extremität	104	
4.6.1	Erkrankungen des Schultergürtels	104	
4.6.2	Erkrankungen des Ellenbogengelenks	106	
4.6.3	Erkrankungen von Unterarm und Hand	107	
4.7	Orthopädische Erkrankungen der Hüfte und des Beckens	109	
4.7.1	Arthrose des Hüftgelenkes (Coxarthrose)	109	
4.7.2	Idiopathische Hüftkopfnekrose	110	
4.7.3	Angeborene Hüftgelenksverrenkung (Hüftdysplasie)	110	
4.7.4	Säuglingskoxitis	112	
4.7.5	Epiphyseolysis capitis femoris	113	
4.7.6	Iliosakralgelenk-Syndrom	114	
4.8	Orthopädische Erkrankungen des Knies	114	
4.8.1	Arthrose des Kniegelenkes	114	
4.8.2	Meniskusschäden	115	
4.8.3	Chondropathia patellae	117	
4.8.4	Habituelle Patellaluxation	117	
4.8.5	Kniekehlenzysten	117	
4.8.6	Fehlstellungen des Knies	118	
4.9	Orthopädische Erkrankungen des Unterschenkels und des Sprunggelenkes	119	
4.9.1	Achillodynie	119	
4.9.2	Achillessehnenruptur	119	
4.10	Orthopädische Erkrankungen des Fußes	120	
4.10.1	Angeborene Fußdeformitäten	120	
4.10.2	Erworbene Fußdeformitäten	121	
4.10.3	Unterer Fersensporn	123	
4.10.4	Morbus Ledderhose	124	
4.10.5	Tarsaltunnel-Syndrom	124	
4.11	Knochentumoren	124	
4.11.1	Methoden zum Tumornachweis	124	
4.11.2	Therapie der Knochentumoren	126	
4.11.3	Gutartige Knochentumoren	127	
4.11.4	Bösartige Knochentumoren	128	
4.11.5	Tumorähnliche Prozesse	130	
4.11.6	Knochenmetastasen	131	
4.12	Rheumaorthopädie	132	
4.12.1	Chronische Polyarthritis	132	
4.12.2	Morbus Bechterew (Spondylitis ankylosans)	135	
4.12.3	Reiter-Syndrom	136	
4.12.4	Rheumatischer Fuß	136	
4.13	Entzündungen von Knochen (Osteomyelitis)	136	
4.13.1	Akute hämatogene Osteomyelitis	137	
4.13.2	Akute exogene Osteomyelitis	137	
4.13.3	Chronische Osteomyelitis	138	
4.13.4	Tuberkulöse Osteomyelitis	138	
4.14	Entzündung von Gelenken (Arthritis)	139	
4.14.1	Seröse Arthritis	139	
4.14.2	Eitrige Arthritis (bakterielle Arthritis, Infektarthritis)	139	
5	**Allgemeine Traumatologie des Bewegungsapparates**	**141**	
5.1	Frakturen	141	
5.1.1	Knochenbruchzeichen	141	
5.1.2	Einteilung der Frakturen	142	
5.1.3	Auswirkungen von Frakturen	143	
5.1.4	Frakturheilung	144	
5.1.5	Therapieprinzipien bei Frakturen	144	
5.1.6	Konservative Frakturbehandlung	144	
5.1.7	Operative Frakturbehandlung	146	
5.1.8	Komplikationen der Frakturheilung	147	
5.2	Spezielle Verletzungen der Wirbelsäule	149	
5.2.1	Frakturen des 1. und 2. Halswirbels (Atlas und Axis)	149	
5.2.2	Frakturen der sonstigen Halswirbel	149	
5.2.3	Frakturen der Brust- und Lendenwirbelsäule	150	
5.2.4	HWS-Distorsion	150	
5.3	Spezielle Verletzungen der oberen Extremität	151	
5.3.1	Klavikulafraktur	151	
5.3.2	Schultereckgelenkssprengungen	151	

5.3.3	Bicepssehnenruptur	152
5.3.4	Humeruskopffraktur und subkapitale Humerusfraktur	152
5.3.5	Humerusschaftfraktur	153
5.3.6	Ellenbogenluxation	153
5.3.7	Olekranonfrakturen	153
5.3.8	Frakturen des Unterarmschaftes	153
5.3.9	Distale Radiusfraktur	154
5.3.10	Kahnbeinfraktur	154
5.3.11	Mittelhand- und Fingerfraktur	155
5.3.12	Sehnenverletzungen an Hand und Finger	155
5.4	Spezielle Verletzungen des Beckens	156
5.4.1	Beckenringfraktur	157
5.4.2	Azetabulumfraktur	157
5.4.3	Hüftgelenksluxation	158
5.5	Spezielle Verletzungen des Oberschenkels	158
5.5.1	Hüftkopffraktur	159
5.5.2	Schenkelhalsfrakturen	159
5.5.3	Pertrochantäre Frakturen	159
5.5.4	Oberschenkelschaftfrakturen	160
5.5.5	Supra- und perkondyläre Oberschenkelfrakturen	160
5.6	Spezielle Verletzungen des Kniegelenks und Unterschenkel	161
5.6.1	Seitenband- und Kreuzbandruptur des Kniegelenks	161
5.6.2	Kniescheibenfraktur (Patellafraktur)	162
5.6.3	Patellaluxation	162
5.6.4	Tibiakopffrakturen	162
5.6.5	Unterschenkelschaftfrakturen	163
5.6.6	Distale Unterschenkelfrakturen	163
5.7	Spezielle Verletzungen des Sprunggelenks und des Fußes	164
5.7.1	Bänderdehnung und Bänderriss des Sprunggelenkes („Seitenbandruptur")	164
5.7.2	Sprunggelenksfraktur	164
5.7.3	Kalkaneusfraktur	165
5.7.4	Mittelfuß- und Zehenfraktur	165
6	**Urologie**	**166**
6.1	Urologische Untersuchungsmethoden	166
6.1.1	Anamnese	166
6.1.2	Körperliche Untersuchung	166
6.1.3	Harngewinnung und -untersuchung	167
6.1.4	Blutuntersuchung	170
6.1.5	Untersuchung des Ejakulats	171
6.1.6	Nierenfunktionsprüfungen	171
6.1.7	Bild gebende Verfahren	171
6.1.8	Transurethrale Diagnostik	172
6.1.9	Punktionsverfahren	173
6.1.10	Urodynamik	174
6.2	Urologische Leitsymptome	174
6.2.1	Fieber	174
6.2.2	Schmerzen	174
6.2.3	Veränderungen des Harns	175
6.2.4	Veränderungen der Harnausscheidung	176
6.3	Fehlbildungen	177
6.3.1	Fehlbildungen der Nieren	177
6.3.2	Fehlbildungen der ableitenden Harnwege	179
6.3.3	Fehlbildungen des äußeren Genitales	181
6.3.4	Lageanomalien des Hodens	181
6.4	Entzündliche Erkrankungen	182
6.4.1	Einteilung	182
6.4.2	Entzündung der Nierenhüllen	183
6.4.3	Pyelonephritis	183
6.4.4	Eitrige Nephritis und Nierenkarbunkel	184
6.4.5	Blasenentzündung (Zystitis)	185
6.4.6	Entzündung der Harnröhre (Urethritis)	186
6.4.7	Entzündung der Prostata und der Samenblasen	186
6.4.8	Entzündung von Hoden und Nebenhoden	187
6.4.9	Spezifische Entzündungen	187
6.5	Steinleiden	189
6.5.1	Steinarten	189
6.5.2	Ursachen der Steinbildung	190
6.5.3	Vorbeugende Maßnahmen	191
6.5.4	Lokalisation der Steine	192
6.5.5	Therapie des Steinleidens	194
6.6	Tumoren	196
6.6.1	Nierenkarzinom (Hypernephrom)	197
6.6.2	Tumoren von Nierenbecken und Harnleiter	197

	6.6.3	Harnblasenkarzinom	198
	6.6.4	Hodentumoren	198
	6.6.5	Hydrozele	199
	6.6.6	Peniskarzinom	200
	6.6.7	Prostatahyperplasie	200
	6.6.8	Prostatakarzinom	202
	6.6.9	Spezielle Tumoren des Kindesalters	204
6.7	Urologische Notfälle		204
	6.7.1	Anurie	204
	6.7.2	Diagnostik und Symptome	205
	6.7.3	Septische Harnstauungsniere	205
	6.7.4	Hodentorsion	206
	6.7.5	Paraphimose	206
	6.7.6	Priapismus	207
6.8	Verletzung		207
	6.8.1	Verletzungen der Niere	208
	6.8.2	Verletzungen des Harnleiters	208
	6.8.3	Verletzungen der Blase	208
	6.8.4	Verletzungen der Harnröhre	209
	6.8.5	Penisfrakturen	209
	6.8.6	Verletzungen des Skrotums	209
6.9	Sexuelle Störungen des Mannes		209
	6.9.1	Impotenz	209
	6.9.2	Sterilisation	211
	6.9.3	Induratio penis plastica	211
6.10	Urologische Erkrankungen der Frau		211
	6.10.1	Harninkontinenz	211
	6.10.2	Reizblase	212
	6.10.3	Ureter- und Blasenscheidenfistel	212
6.11	Geschlechtskrankheiten		212
	6.11.1	Gonorrhoe (Tripper)	213
	6.11.2	Lues (Syphilis)	213
7	**Herzchirurgie**		**215**
7.1	Angeborene Herzfehler		215
	7.1.1	Herzfehler ohne Shunt	216
	7.1.2	Herzfehler mit Links-Rechts-Shunt	217
	7.1.3	Herzfehler mit Rechts-Links-Shunt	219
7.2	Erworbene Herzfehler		221
	7.2.1	Operativer Herzklappenersatz	221
	7.2.2	Mitralstenose	222
	7.2.3	Mitralinsuffizienz	223
	7.2.4	Aortenstenose	223
	7.2.5	Aorteninsuffizienz	224
7.3	Herztransplantation		224
7.4	Koronare Herzerkrankung (KHK)		225
7.5	Herzwandaneurysma		226
7.6	Herzbeutelerkrankungen		227
	7.6.1	Herzbeuteltamponade	227
	7.6.2	Konstriktive Perikarditis	227
	7.6.3	Tumoren von Herz und Herzbeutel	227
8	**Gefäßchirurgie**		**228**
8.1	Untersuchungsmethoden		228
	8.1.1	Klinische Untersuchung und Anamnese	228
	8.1.2	Funktionsprüfungen	228
	8.1.3	Apparative Verfahren	228
8.2	Operationsverfahren		229
	8.2.1	Embolektomie nach Fogarty	229
	8.2.2	Thrombektomie	229
	8.2.3	Thrombendarteriektomie (TEA)	229
	8.2.4	Perkutane transluminale Angioplastie (PTA)	229
	8.2.5	Laserangioplastie	230
	8.2.6	Bypass	230
	8.2.7	Ballondilatation und Stentimplantation	230
	8.2.8	Lysetherapie	230
	8.2.9	Interponat	230
	8.2.10	Amputation	230
	8.2.11	Sympathektomie	230
	8.2.12	Operative Varizenentfernung	230
8.3	Akuter arterieller Verschluss		231
	8.3.1	Beinarterienverschluss	231
	8.3.2	Hirnarterienverschluss	231
	8.3.3	Mesenterialarterienverschluss	232
8.4	Chronische arterielle Verschlusskrankheit (AVK)		232
	8.4.1	Lokalisation und Stadieneinteilung	232
	8.4.2	Ursachen	233
	8.4.3	Klinische Symptomatik	233
	8.4.4	Therapeutische Möglichkeiten	234
8.5	Aneurysma		234
	8.5.1	Abdominelles Aortenaneurysma	235
8.6	Arterio-venöse Fistel		236
8.7	Thrombosen des Venensystems		236
	8.7.1	Phlebothrombose	236
	8.7.2	Thrombophlebitis	237

8.8	Varizen (Krampfadern)	238
8.9	Lungenembolie	238

9 Thoraxchirurgie ... 240

- 9.1 Untersuchungsmethoden ... 240
  - 9.1.1 Klinische Untersuchungen ... 240
  - 9.1.2 Kardiopulmonale Funktionsuntersuchungen ... 240
  - 9.1.3 Röntgenuntersuchungen ... 240
  - 9.1.4 Computertomographie (CT) und Kernspintomographie (MRT) ... 241
  - 9.1.5 Bronchoskopie ... 241
  - 9.1.6 Mediastinoskopie ... 241
  - 9.1.7 Thorakoskopie ... 242
  - 9.1.8 Lungenbiopsie ... 242
- 9.2 Operationsverfahren ... 242
  - 9.2.1 Thorakoplastik ... 242
  - 9.2.2 Dekortikation (Entrindung) ... 242
  - 9.2.3 Pleurapunktion ... 242
  - 9.2.4 Pleuradrainage (Bülau-Drainage) ... 243
  - 9.2.5 Lungenresektion ... 243
  - 9.2.6 Tracheotomie ... 244
- 9.3 Thoraxfehlbildungen ... 244
  - 9.3.1 Trichterbrust ... 244
  - 9.3.2 Hühnerbrust (Kielbrust) ... 245
- 9.4 Verletzungen von Thorax und Lunge ... 245
  - 9.4.1 Pneumothorax ... 245
  - 9.4.2 Rippenfrakturen ... 247
  - 9.4.3 Lungenkontusion ... 247
  - 9.4.4 Perforierende Lungenverletzungen ... 248
  - 9.4.5 Herzkontusion ... 248
  - 9.4.6 Trachealverletzungen ... 248
  - 9.4.7 Gefäßverletzungen ... 248
- 9.5 Pleuraerguss ... 248
  - 9.5.1 Serothorax ... 249
  - 9.5.2 Hämatothorax ... 249
  - 9.5.3 Pyothorax (Pleuraempyem) ... 249
  - 9.5.4 Chylothorax ... 249
- 9.6 Pleuratumoren ... 249
  - 9.6.1 Pleuramesotheliom ... 249
  - 9.6.2 Pleurametastasen ... 250
- 9.7 Erkrankungen des Mediastinums ... 250
  - 9.7.1 Mediastinalemphysem ... 250
  - 9.7.2 Mediastinitis ... 250
  - 9.7.3 Tumoren des Mediastinums ... 251
- 9.8 Bronchialkarzinom ... 251
  - 9.8.1 Lungenmetastasen ... 252

10 Neurochirurgie ... 253

- 10.1 Leitsymptome ... 253
  - 10.1.1 Hirndruck ... 253
  - 10.1.2 Raumforderung im Rückenmarksbereich ... 253
- 10.2 Untersuchungsmethoden ... 254
  - 10.2.1 Röntgenaufnahmen ... 254
  - 10.2.2 Elektroenzephalogramm (EEG) ... 254
  - 10.2.3 Computertomographie (CT) ... 254
  - 10.2.4 Kernspintomographie (MRT) ... 254
  - 10.2.5 Arteriographie ... 254
  - 10.2.6 Liquoruntersuchung ... 255
- 10.3 Hirntumoren ... 255
  - 10.3.1 Primäre Hirntumoren ... 255
  - 10.3.2 Metastasen ... 256
  - 10.3.3 Symptomatik und Therapie der Hirntumoren ... 256
- 10.4 Erkrankungen der Hirngefäße ... 256
  - 10.4.1 Aneurysmen ... 256
  - 10.4.2 Angiome ... 257
  - 10.4.3 Zerebrale Durchblutungsstörungen ... 257
- 10.5 Schädelfrakturen ... 258
  - 10.5.1 Kalottenfraktur ... 258
  - 10.5.2 Schädelbasisfraktur ... 258
  - 10.5.3 Jochbein- und Jochbogenfrakturen ... 259
  - 10.5.4 Nasenbeinfraktur ... 259
  - 10.5.5 Orbitabodenfraktur (Blow-Out-Fracture) ... 259
  - 10.5.6 Unterkieferfrakturen ... 259
  - 10.5.7 Oberkieferfrakturen (Mittelgesichtsfrakturen) ... 259
- 10.6 Schädel-Hirn-Trauma (SHT) ... 260
- 10.7 Intrakranielle Blutungen ... 261
  - 10.7.1 Epidurale Blutung ... 261
  - 10.7.2 Subdurale Blutung ... 262
  - 10.7.3 Intrazerebrales Hämatom ... 262
- 10.8 Raum fordernde Prozesse im Bereich des Rückenmarks ... 262
- 10.9 Angeborene Fehlbildungen ... 263
  - 10.9.1 Spina bifida ... 263
  - 10.9.2 Hydrozephalus ... 263

10.10	Schäden an peripheren Nerven	264
	10.10.1 Nervenkompression	264
	10.10.2 Nervendurchtrennung	265
	10.10.3 Neuralgien	265
	10.10.4 Tumoren	265

11 Spezialgebiete der Chirurgie ... 266

11.1	Endokrine Chirurgie	266
	11.1.1 Untersuchungsmethoden	266
	11.1.2 Techniken der Schilddrüsenoperation	267
	11.1.3 Hyperthyreose	268
	11.1.4 Hypothyreose	270
	11.1.5 Struma	270
	11.1.6 Entzündungen der Schilddrüse (Thyreoiditis)	272
	11.1.7 Bösartige Schilddrüsentumoren	273
	11.1.8 Erkrankungen der Nebenschilddrüse	273
11.2	Plastische Chirurgie	275
	11.2.1 Hautplastiken	275
	11.2.2 Hauttransplantation	276
	11.2.3 Plastische Mammachirurgie	278
11.3	Transplantationschirurgie	278
	11.3.1 Einteilung der Transplantationsformen	278
	11.3.2 Rechtliche Vorbedingungen zur Organentnahme	278
	11.3.3 Voraussetzungen des Spenders	279
	11.3.4 Abstoßungsreaktionen	279
	11.3.5 Medikamentöse Immunsuppression	279
	11.3.6 Komplikationen	280
	11.3.7 Spezielle Transplantationen	280

12 Chirurgische Notfälle ... 281

12.1	Schock	281
	12.1.1 Schockformen	281
	12.1.2 Symptomatik und Therapie	282
12.2	Polytrauma	283
	12.2.1 Klinische Folgen	283
	12.2.2 Diagnostische Maßnahmen	283
	12.2.3 Therapie	284
12.3	Akutes Abdomen	284
	12.3.1 Ursachen	284
	12.3.2 Leitsymptome	284
	12.3.3 Diagnostische Maßnahmen	285
	12.3.4 Therapie	285
12.4	Peritonitis (Bauchfellentzündung)	285
12.5	Ileus (Darmverschluss)	286
	12.5.1 Mechanischer Ileus	286
	12.5.2 Paralytischer Ileus	288
12.6	Gastrointestinale Blutungen	289
	12.6.1 Obere gastrointestinale Blutung	289
	12.6.2 Untere gastrointestinale Blutung	289
12.7	Verbrennung und Verbrühung	290
	12.7.1 Gradeinteilung	290
	12.7.2 Ausdehnung	291
	12.7.3 Verbrennungskrankheit	291
12.8	Erfrierung und Unterkühlung	293
	12.8.1 Erfrierungen	293
	12.8.2 Unterkühlung	293

13 Chirurgische Infektionen ... 294

13.1	Allgemeine Infektionslehre	294
	13.1.1 Entzündungszeichen	294
	13.1.2 Diagnostik	295
	13.1.3 Therapie	295
13.2	Spezielle Infektionsformen	295
	13.2.1 Furunkel, Follikulitis und Karbunkel	295
	13.2.2 Abszess	296
	13.2.3 Empyem	296
	13.2.4 Phlegmone	296
	13.2.5 Lymphangitis	297
	13.2.6 Panaritium	297
13.3	Spezifische Infektionen	298
	13.3.1 Gasbrand	298
	13.3.2 Tetanus (Wundstarrkrampf)	298
	13.3.3 Milzbrand (Anthrax)	299
	13.3.4 Tollwut (Lyssa, Rabies)	299
	13.3.5 Erysipel	300
	13.3.6 Echinokokkose	300
	13.3.7 Aktinomykose	300

Fragensammlung ... 301

Register ... 306

1 Grundlagen der chirurgischen Pflege

1.1 Wundarten

Eine Wunde ist eine Beschädigung von Körpergewebe durch eine äußere Einwirkung. Wunden können in offene und geschlossene Wunden unterteilt werden. Bei **offenen Wunden** sind die Oberhaut (Epidermis) oder noch tiefere Hautschichten zerstört, bei **geschlossenen Wunden** ist die Oberhaut intakt. Typische geschlossene Wunden sind z. B. Quetschungen.

1.1.1 Mechanische Wunden

Mechanische Wunden entstehen durch Gewalteinwirkung von außen. Sie lassen sich in eine Reihe von unterschiedlichen, typischen Verletzungsarten einteilen:
- **Schürfwunde:** Schmerzhafte Abschürfung nur der obersten Hautschicht
- **Schnittwunde:** Glatte Wundränder, Gefahr von Nerven-, Gefäß- und Sehnendurchtrennungen
- **Stichwunde:** Kleine tiefe Wunden mit Verletzungsgefahr tiefer Strukturen, Infektionsgefahr
- **Platzwunde:** Unregelmäßige, zerfetzte Wundränder, häufigste Wundform am Kopf, entstehen durch Druck oder Schlag
- **Bisswunde:** Hohe Infektionsgefahr durch keimhaltigen Speichel
- **Schusswunde:** Gefahr der Zerfetzung innerer Organe
- **Quetschung:** Geschlossene Verletzung durch tangentiale, stumpfe Gewalteinwirkung, häufig mit ausgedehnten Hämatomen
- **Prellung:** Geschlossene Verletzung durch direkte Einwirkung von stumpfer Gewalt, meist mit Hämatomen
- **Ablederung (Décollement):** Schichtweise Ablösung von Haut- und Gewebsschichten durch Scherkräfte, meist großflächig.

1.1.2 Thermische Wunden

Thermische Wunden sind durch Temperatureinflüsse entstandene Gewebsschädigungen:
- Verbrennungen durch heiße Gegenstände oder Flammen
- Verbrühungen durch heiße Flüssigkeiten
- Erfrierungen durch extreme Kälteeinwirkung.

1.1.3 Chemische Wunden

Chemische Wunden entstehen durch einwirkende Chemikalien. Häufigste Ursache ist die Verätzung durch **Säuren** oder **Laugen.** Auch einige Giftstoffe können bei Hautkontakt zu schweren Gewebsschäden führen.

1.1.4 Strahlenschäden

Durch ionisierende Strahlung verursachte Schäden werden als Strahlenschäden bezeichnet. In Frage kommen vor allem Schäden durch eine zu hoch dosierte **Strahlentherapie** oder die Einwirkung ionisierender Strahlung in Gefahrenbereichen (AKW).

> Wunden sind Gewebsverletzungen durch äußere Einwirkungen. Bei geschlossenen Wunden ist die Epidermis noch intakt, bei offenen verletzt. In Abhängigkeit des Entstehungsmechanismus unterscheidet man mechanische, thermische, chemische und Strahlenwunden. Am häufigsten sind die mechanischen Wunden.

1.2 Wundheilung

Die Gewebsverletzungen einer Wunde können durch Aktivierung von Gefäß- und Bindegewebszellen wieder repariert werden. Die physiologische Wundheilung kann dabei primär oder sekundär erfolgen.

1.2.1 Primäre Wundheilung

Bei der primären Wundheilung wachsen die Wundränder unter Bildung einer minimal kleinen, narbigen Bindegewebsbrücke zusammen. Die primäre Wundheilung ist die erwünschte, optimale Wundheilung, die nach jedem chirurgischen Eingriff oder Trauma angestrebt wird. Tiefe, stark mit Keimen verunreinigte Wunden heilen in der Regel nicht primär.

Voraussetzungen:
- Direkte Vereinigung der Wundränder (Naht)
- Saubere und frische Wunde.
  Die Wundheilung verläuft in drei ineinander übergehende Phasen:
- **Reinigungs- oder Exsudationsphase:** Auffüllung der Wunde mit Blut, Thromben und Fibrin, Austritt von Gewebeflüssigkeit mit Ausbildung eines **Ödems,** Abwehrzellen im Wundbereich bauen Keime und Gewebstücke ab
- **Granulations- oder Proliferationsphase:** Bildung von **Granulationsgewebe** und Kollagenfasern durch Einwachsen von feinen Kapillaren und Bindegewebszellen aus den Wundrändern
- **Regenerations- oder Epithelisierungsphase:** Stabilisierung der Kollagenfasern und Abschluss der Wundheilung.

Die entstandene Narbe ist nach ca. 10–14 Tagen bereits reißfest, hat ihre volle Belastbarkeit aber erst nach ca. 12 Monaten.

■ Eine primäre Wundheilung ist nur möglich bei frischen, nicht infizierten Wunden und entsprechender chirurgischer Versorgung.

1.2.2 Sekundäre Wundheilung

Bei der sekundären Wundheilung erfolgt die Heilung der Wunde aus der Tiefe mit Bildung von sichtbarem Granulationsgewebe. Die Wundränder klaffen auseinander und bilden eine unterschiedlich große Narbe aus.

Ursachen: Keimbesiedelte Wunden.
Die sekundäre Wundheilung verläuft im Prinzip wie die primäre Wundheilung. Durch das Auseinanderklaffen der Wundränder ist jedoch das sich bildende Granulationsgewebe sichtbar und trennt die beiden Wundränder voneinander. Die Wunde heilt praktisch aus der Tiefe heraus. Eine sekundäre Wundheilung kann mehrere Wochen dauern. Besteht die Wunde länger als 8 Wochen wird sie als chronisch bezeichnet.

■ Keimbesiedelte Wunden heilen sekundär.

Primäre Wundheilung	Sekundäre Wundheilung
Saubere, nicht keimbesiedelte Wunde	Infizierte, keimbesiedelte Wunde
Wunde weniger als 6 Stunden alt	Wunde älter als 6 Stunden
Direktes Zusammenbringen der Wundränder (Primärnaht)	Offene Wundbehandlung
Direkte Regeneration der Wundränder mit schmaler Narbe	Granulierung aus der Tiefe mit breiter Narbenbildung
Abschluss der Wundheilung nach ca. 14 Tagen	Abschluss der Wundheilung nach ca. 8 Wochen

Tab. 1: Primäre – Sekundäre Wundheilung

1.2.3 Störung der Wundheilung

Verschiedene lokale und allgemeine Einflüsse verzögern oder verhindern die normale Wundheilung:
- Fremdkörper (Infektionsgefahr)
- Wundinfektionen, größere Hämatome
- Unzureichende Ruhigstellung und Schonung des Wundgebietes mit Spannung auf der Naht
- Höheres Lebensalter
- Eiweiß- und Vitamin C-Mangel
- Anämie, Diabetes
- Kortison-, Zytostatika-Therapie.

Eine gestörte Wundheilung kann zu mangelnder Narbenfestigkeit oder zu unschönen, wulstigen Narben (**Keloid**) führen. Sehr große Narbenflächen können zu **Narbenkontrakturen** und Gelenkversteifungen (**Ankylosen**) führen, besonders wenn die Verletzungen gelenkübergreifend waren.

> Man unterscheidet eine primäre und sekundäre Wundheilung. Voraussetzung für eine primäre Wundheilung ist eine frische, nicht keimbesiedelte Wunde mit möglichst glatten, adaptierten Wundrändern. Infizierte Wunden heilen sekundär. Häufigste Komplikation der Wundheilung ist das Narbenkeloid. Große Narben können zu schweren Kontrakturen und Gelenkversteifungen führen.

1.3 Wundversorgung

Jede Wunde sollte so früh wie möglich versorgt werden. Ziel ist die Vermeidung einer Wundinfektion und die primäre Wundheilung. Vor jeder Wundversorgung müssen schwerwiegendere innere Begleitverletzungen wie Gefäß- oder Nervenverletzungen ausgeschlossen werden.

1.3.1 Primäre chirurgische Wundversorgung

Alle **frischen,** unkomplizierten Wunden ohne größere Keimbesiedelung werden einer primären chirurgischen Wundversorgung mit dem Ziel der **Primärheilung** unterzogen. Die Wunde sollte dabei nicht älter als 6–8 Stunden sein, lediglich offene Körperhöhlen (Gelenke) oder Hirnverletzungen werden auch nach 8 Stunden noch primär versorgt.

Für eine primäre chirurgische Wundversorgung geeignet sind Schnittwunden, Platzwunden (vor allem am Kopf) und Operationswunden. Ungeeignet sind Bisswunden, tiefe und stark verschmutzte Stichwunden und Wunden durch tief eingedrungene Fremdkörper. Sie müssen offen behandelt werden.

■ Bisswunden und tiefe verschmutzte Stichverletzungen (Metzger) dürfen nicht mit einer primären chirurgischen Naht versorgt werden.

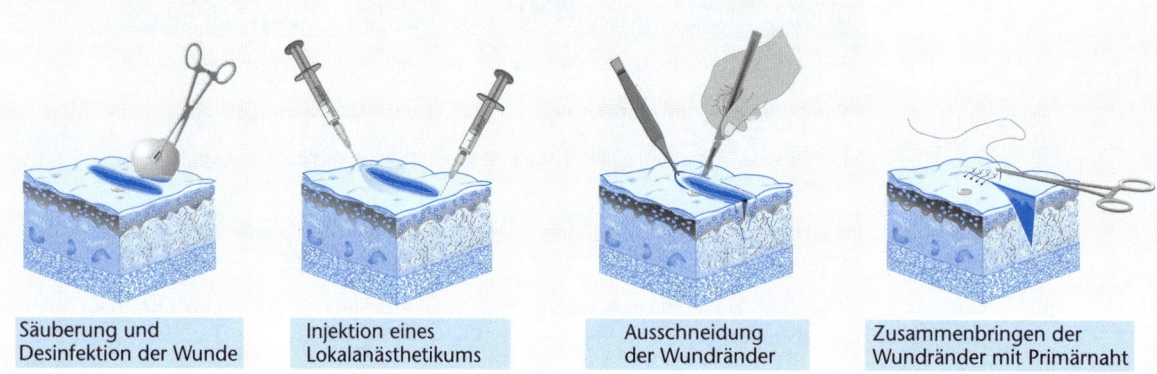

Abb. 1: Primäre Wundversorgung

Technik:
- **Säuberung und Desinfektion** der Wunde, Entfernung von Haaren im Wundbereich (Ausnahme Augenbrauen, wachsen schlecht nach)
- **Analgesie,** meist durch Infiltrationsanästhesie mit einem Lokalanästhetikum
- **Sorgfältige Untersuchung** der Wunde auf Fremdkörper oder zusätzliche Verletzungen (Sehnen, Nerven, Gefäße)
- **Débridement** (Wundtoilette): sparsame Ausschneidung der Wundränder bis ins gesunde Gewebe, ggf. Entfernung von abgestorbenen Gewebeteile
- **Wundverschluss** mit Wundnaht, Gewebekleber, Adaptationspflaster oder Tacker, möglichst mit exakter Adaptation der Wundränder
- **Steriler Verband** und Ruhigstellung.

Jede Wundnaht sollte nach spätestens 24–48 Stunden wieder kontrolliert werden. Bei nachträglichem Wundinfekt muss die Wunde geöffnet werden und sekundär heilen.

Fädenentfernung:
Bei komplikationslosem Verlauf erfolgt die Entfernung der Fäden je nach Körperregion zu unterschiedlichen Zeitpunkten:
- Kopfbereich: 4.–8. Tag
- Extremitäten: 10.–14. Tag
- Bauchbereich: 7.–12. Tag

> Bei der primären chirurgischen Wundversorgung erfolgt nach Säuberung und Desinfektion der Wunde und entsprechender Analgesie ein Wunddébridement. Anschließend wird die Wunde verschlossen und mit einem sterilen Verband abgedeckt. Der Wundverschluss kann mittels Naht, Tacker, Gewebekleber oder Adaptationspflaster erfolgen. Infizierte und ältere Wunden dürfen nicht primär verschlossen werden, sondern bleiben nach der Desinfektion und Säuberung offen und werden nur durch einen sterilen Verband abgedeckt.

1.3.2 Sekundäre chirurgische Wundversorgung

Alle nicht für den Nahtverschluss geeigneten Wunden müssen einer sekundären Wundbehandlung unterzogen werden.

Wunden zur sekundären Wundbehandlung:
- Wunde älter als 6–8 Stunden
- Infizierte oder infektionsgefährdete Wunden (Bisswunden, Schusswunden, in der Landwirtschaft entstandene Wunden)
- Wunden mit Fremdkörperresten.

■ **Jede Wunde, die älter als 6 Stunden ist, wird als keimbesiedelt betrachtet und muss offen bleiben.**

Technik: Wundtoilette mit Reinigung und Spülung der Wunde.
An Verbandsmaterialien stehen verschiedene Produkte der feuchten Wundbehandlung (Vakuumtherapie, Hydrokolloidverbände, Alginate etc.) zur Verfügung.
Nach Bildung eines Granulationsgewebes am Wundgrund kann die Wunde evtl. später durch eine Sekundärnaht oder ein Hauttransplantat verschlossen werden.

1.3.3 Tetanusimpfschutz

Jeder Mensch sollte einen ausreichenden Impfschutz gegen **Tetanus** (Wundstarrkrampf) haben, da es auch bei kleinsten Wunden zur Infektion kommen kann. Bei jeder Wunde muss daher der **Tetanusimpfschutz** anhand des Impfpasses überprüft werden. Das Vorgehen richtet sich nach dem Zeitpunkt der letzten Impfung:
- Letzte Impfung vor weniger als 5 Jahren: keine Impfung notwendig
- Letzte Impfung vor 5–10 Jahren: Auffrischimpfung mit Tetanol® (aktive Immunisierung mit inaktiviertem Tetanustoxin zur Aktivierung der Antikörperbildung)
- Letzte Impfung vor mehr als 10 Jahren: komplette Grundimmunisierung mit einer kombinierten aktiven und passiven Immunisierung (Tetanol® + Tetagam®).

Bei der **Simultanimpfung** mit Tetanol® und Tetagam® besteht durch die passive Immunisierung mit Antikörpern ein Sofortschutz. Daher sollte in unklaren Fällen immer eine Simultanimpfung durchgeführt werden.

■ Keine Wundbehandlung ohne Tetanus-Impfschutz. In Zweifelsfällen immer eine Simultanimpfung durchführen.

Termin der letzten Impfung	Vorgehensweise
In den letzten 5 Jahren	Keine Impfung
In den letzten 5–10 Jahren	Aktive Auffrischung mit Tetanol®
Vor mehr als 10 Jahren	Simultanimpfung mit Tetanol® und Tetagam® (aktiv und passiv)

Tab. 2: Vorgehen beim Tetanus-Impfschutz

Grundsätzlich muss bei jeder Wunde der Tetanusimpfschutz geprüft werden und im Zweifelsfall eine Grundimmunisierung mit aktiver und passiver Immunisierung erfolgen.

1.4 Verbände

Verbände werden aus vielerlei Gründen benötigt. Wahl und Technik des richtigen Verbandes ist von der Erkrankung und dem gewünschten Therapieziel abhängig. Nach den Anforderungen, die ein Verband erfüllen muss, unterscheidet man verschiedene Arten von Verbänden:
- **Schutzverbände** (Wundauflagen und Pflasterverbände)
- **Kompressionsverbände**
- **Ruhig stellende Verbände**
- **Wundheilungsfördernde Verbände** (Hydrokolloidverbände).

1.4.1 Schutzverbände

Schutzverbände dienen dem Schutz der Wunde. Gebräuchlich sind Binden- oder Pflasterverbände. Sie werden eingesetzt bei allen Operationswunden, Haut- und Weichteilverletzungen und auch einigen Hauterkrankungen.

Aufgaben:
- Schutz vor Infektionen und Erregerausbreitung
- Aufsaugen von Wundsekret.

Technik:
- Bei größeren Haut- und Weichteilverletzungen: Auflage steriler Kompressen und Fixierung mit einer elastischen Binde (**Bindenverbände**)
- Bei kleinen, wenig blutenden Wunden: selbsthaftender Pflasterverband (**Pflasterverbände**).

Bei ausgedehnteren Wunden (Verbrennungen, Verätzungen) kann man auch mehrschichtige Kunststoffplatten (z. B. Epigard®) auf die Wunde legen.

1.4.2 Kompressions- und Druckverbände

Kompressions- und Druckverbände üben Druck auf ein bestimmtes Körpergebiet aus.

Kompressionsverbände

Kompressionsverbände bestehen aus elastischen Binden. Sie werden hauptsächlich an den unteren Extremitäten zur Verbesserung des venösen Rückflusses und damit zur **Thromboseprophylaxe** (Prinzip der Antithrombosestrümpfe) angewandt.

Technik:
- Gleichmäßiges Wickeln ohne Gewebseinschnürungen
- An den Extremitäten zum Körperstamm hin wickeln → Vermeidung der venösen Stauung durch „Auswickeln" der Venen.

■ Kompressionsverbände an den Extremitäten immer zum Körperstamm hin unter Einbeziehen des ganzen Fußes wickeln.

Druckverbände

Druckverbände bestehen aus meist elastischen Binden, die ein zusätzliches Druckpolster enthalten. Sie werden eingesetzt zur:
- Stillung kleinerer Blutungen
- Blutungs- und Hämatomprophylaxe, vor allem nach Extremitätenoperationen.

■ Zur Blutstillung: Druckverband.

Bei der Anlage des Verbandes muss unbedingt auf eine ausreichende arterielle Durchblutung geachtet werden (Puls fühlen). Wickelt man bis zur kompletten Blutsperre und Strangulation einer Extremität, so kann die Extremität nach 2 Stunden irreversibel geschädigt sein.

■ Regelmäßige Kontrolle eines Druckverbandes auf Durchblutungsstörungen des umgebenden Gewebes.

> Kompressionsverbände werden aus elastischen Binden angelegt und dienen der Thromboseprophylaxe. Druckverbände werden eingesetzt zur Blutstillung und Blutungsprophylaxe.

1.4.3 Ruhig stellende Verbände (Stützverbände)

Stützverbände dienen der Ruhigstellung von Körperteilen. Sie werden vor allem im Bereich der Extremitäten eingesetzt, z. B. bei Muskel- und Bänderrissen, Verstauchungen (Distorsionen), Verrenkungen (Luxationen) und Knochenbrüchen (Frakturen).

Schanz-Krawatte

Die Schanz-Krawatte ist eine locker um den Hals gelegte Schaumstoffbandage, die die Halswirbelsäule stützt und die Halsmuskulatur entspannt. Sie wird hauptsächlich eingesetzt bei einer Zerrung der Halsweichteile (z. B. **HWS-Distorsion** nach Verkehrsunfall).

■ Hauptindikation für die Schanz-Krawatte: Zerrung der Weichteile im Bereich der HWS.

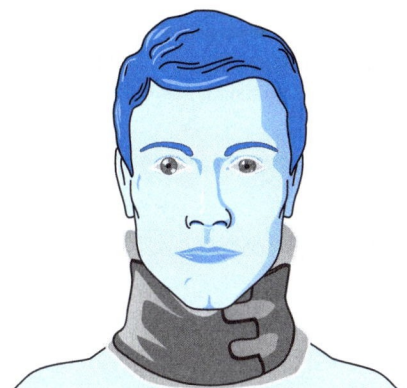

Abb. 2: Schanz-Krawatte zur Entlastung der Halswirbelsäule

Desault-Verband

Der Desault-Verband dient der Ruhigstellung von Schulter- und Ellenbogengelenk.

Indikationen:
- Frakturen, Luxationen und Operationen im Bereich von Schulter und Oberarm
- Speziell subkapitale Humerusfraktur.

■ Häufigste Anwendung des Desault-Verbandes: subkapitale Humerusfraktur.

Technik:
- Kreisförmige Einwicklung (auch Schlauchverband möglich) des Thorax unter Mitnahme von Oberarm und Ellenbogengelenk
- Rechtwinkelige Stellung von Unter- zu Oberarm.

Alternativ können auch vorgefertigte Westen angelegt werden.

Gilchrist-Verband

Der Gilchrist-Verband wird bei Verletzungen des Schultereckgelenks und bei Humerusfrakturen angewandt. Er dient ebenfalls zur Ruhigstellung und wird aus Schlauchmull angelegt. Industriell vorgefertigte Bandagen stehen zur Verfügung.

Rucksackverband

Der Rucksackverband dient der Ruhigstellung und Reposition einer Schlüsselbeinfraktur. Ein schlauchförmiger Verband wird durch die Achselhöhlen gezogen und hinter dem Kopf verknotet. Durch den Zug nach hinten wird das Schlüsselbein reponiert und ruhig gestellt.

■ Indikation für den Rucksackverband: Schlüsselbeinfraktur.

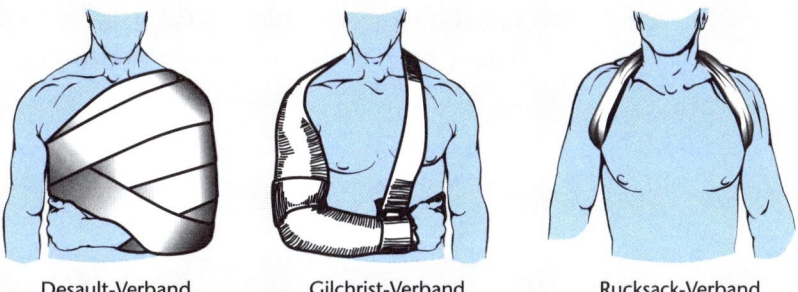

Abb. 3: Desault-, Gilchrist- und Rucksackverband

Desault-Verband   Gilchrist-Verband   Rucksack-Verband

Dachziegelverband

Ein Dachziegelverband dient der Ruhigstellung von unkomplizierten Zehenfrakturen. Er wird mit gekreuzten Pflasterstreifen angelegt.

■ Indikation für den Dachziegelverband: z.B. Zehenfraktur.

Gips- und Kunststoffverbände

Gipsverbände dienen der Ruhigstellung einer Extremität durch anatomisch exakte Anmodellierung einer starren Hülle. Während früher ausschließlich mit Gips gearbeitet wurde, finden heute immer mehr **Kunststoffe** Anwendung (Baycast®, Neofrakt®).

Indikationen:
- Frakturen
- Bänderdehnungen oder -risse
- Muskelfaserrisse.

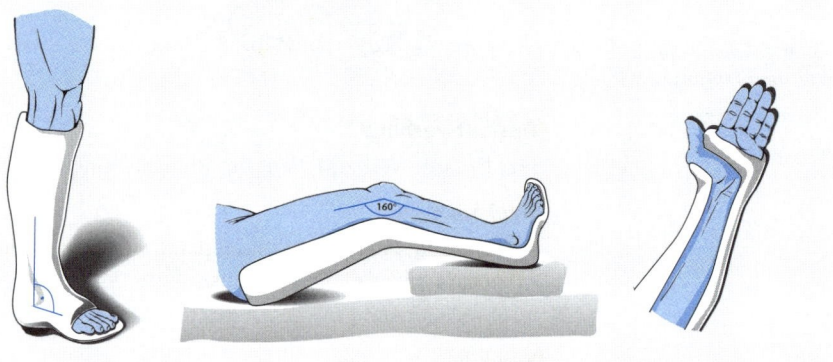

Abb. 4: Typische Gipsverbände Unterschenkelgips Dorsale Oberschenkelgipsschiene Dorsale Unterarmgipsschiene

Technik:

Ein Gips- oder Kunststoffverband wird an der entsprechenden Extremität anmodelliert. Bei der Anlage des Verbandes sind einige Prinzipien unbedingt zu beachten:
- Bei Frakturen werden grundsätzlich die benachbarten Gelenke in den Gipsverband einbezogen
- Polsterung der direkten Auflage- und Druckpunkte (z. B. Knöchel, Fibulaköpfchen)
- Bei frischen Verletzungen Aufschneiden des Gipses auf kompletter Länge (Gefahr der Schwellung und Quetschung), danach wickeln mit einer elastischen Binde
- Röntgenkontrolle im Gips
- Kontrolle des Gipses nach 24 Stunden
- Nach Abschwellung Gipsschluss
- Bei Schmerzen: Gips entfernen und ggf. neu anlegen
- Thromboseprophylaxe (bei jedem Gips).

■ Bei frischen Verletzungen den Gipsverband immer komplett aufschneiden.

Eine lange Gipsbehandlung kann zu Atrophien und Versteifungen aller beteiligten Strukturen führen. Es kann zu **Muskelatrophien, Osteoporose** und **Gelenkversteifungen** kommen, die dann über eine längere Zeit krankengymnastisch behandelt werden müssen.

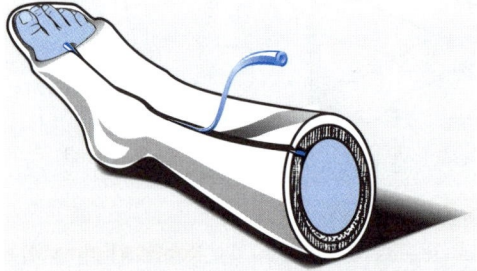

Abb. 5: Korrekte Anlage eines frischen, zirkulären Gipses – auf die ganze Länge gespalten

1.5 Katheter, Sonden und Drainagen

Streckverband (Extensionsverband)

Bei einer Extension wird das periphere Frakturstück in Richtung der Knochenachse gezogen. Dadurch wird dem natürlichen Muskelzug entgegengewirkt und die Fraktur ruhiggestellt (**Zug-Gegenzug-Prinzip**). Anwendung findet die Extension vor allem bei Frakturen der unteren Extremitäten (z. B. Femur- und Tibiafrakturen).

Häufig wird eine Extension nur vorübergehend angelegt, bis eine definitive operative Behandlung möglich ist (z. B. bei schweren Hämatomen oder Schwellungen im Wundgebiet).

Spezielle Formen der Extensionen:
- **Drahtextension:** über in den Knochen eingebrachte Metallstifte an den unteren Extremitäten wird über eine Umlenkrolle Zug ausgeübt
- **Crutchfield-Extension:** über am Kopf fixierte Metallstifte wird in Richtung der Wirbelsäulenachse Zug ausgeübt, z. B. bei Frakturen der HWS
- **Pflasterzugextensionen:** bei kindlichen Extremitätenfrakturen werden die mit Pflaster fixierten Beine senkrecht nach oben gezogen, wobei das Körpergewicht als Gegenzug wirkt (Weber-Tisch).

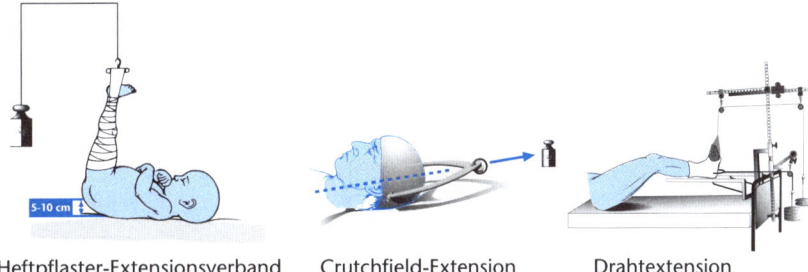

Abb. 6: Beispiele für Extensionsverbände (Pflasterzugextension, Crutchfield-Extension und Drahtextension)

Heftpflaster-Extensionsverband Crutchfield-Extension Drahtextension

1.5 Katheter, Sonden und Drainagen

Vor allem bei größeren Eingriffen ist das Einlegen von ab- oder zuleitenden Schlauchsystemen in verschiedene Hohlräume oder Organsysteme notwendig. Je nach Lage und Funktion bezeichnet man diese Schläuche als Katheter, Sonden oder Drainagen.

1.5.1 Harnblasenkatheter

Harnblasenkatheter sind Kunststoffschläuche, die in die Blase zur Ableitung des Urins nach außen eingelegt werden. Blasenkatheter werden bei allen länger dauernden Operationen eingelegt, um eine Harnausscheidung zu ermöglichen.

Indikationen:
- Längere Operationen
- Inkontinenz
- Harnverhalt aufgrund eines Abflusshindernisses
- Exakte Ausscheidungsbilanzierung.

Technik:
- Einführen über die Harnröhre (transurethraler Katheter)
- Einführen durch äußere Punktion über dem Schambein (suprapubischer Katheter, Cystofix), nur möglich bei stark gefüllter Blase.

Wenn der Blasenkatheter voraussichtlich längerfristig notwendig ist, wird wegen der geringeren Infektionsgefahr der **suprapubische Blasenkatheter** gewählt.

Komplikation:
- Infektionsgefahr durch aufsteigende Keime (besonders beim transurethralen Katheter).

■ **Transurethrale Harnblasenkatheter wegen der Infektionsgefahr möglichst kurz liegen lassen.**

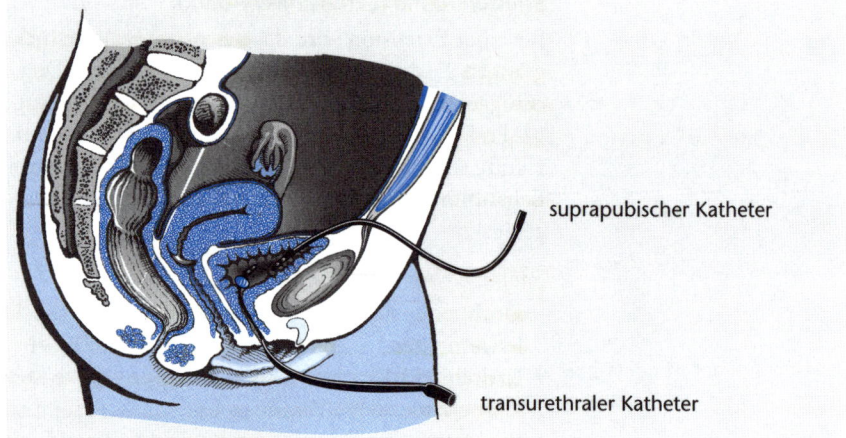

Abb. 7: Transurethraler und suprapubischer Harnblasenkatheter

1.5.2 Venenkatheter

Venenkatheter sind in das Venensystem eingebrachte Kunststoffschläuche. Über sie können dem Patienten **Infusionen** und **Transfusionen** zugeführt werden.

Indikationen:
- Routinemäßig bei größeren Operationen zur Medikamentengabe und Infusionstherapie
- Parenterale Ernährung
- Messung des ZVD (bei Katheter im zentralen Venensystem).

Punktionsort: Periphere Armvenen (häufigste Stelle).
Bei größeren Operationen oder länger dauernder Infusionstherapie wählt man anstatt der peripheren Venen die stammnahen, großen Venen (**zentraler Venenzugang**):
- V. subclavia (unter dem Schlüsselbein)
- V. jugularis interna (am Hals).

Komplikationen: Oberflächliche Venenentzündung (zu lange Liegedauer).
Beim zentralen Venenkatheter können zusätzlich auftreten:
- Falsche Katheterlage (hirnversorgende Gefäße)
- Punktion der Lunge mit Pneumothorax
- Verletzung von Arterien oder Nerven
- Einschwemmung von Bakterien (Kathetersepsis).

■ Bei jedem zentralen Venenkatheter Kontrolle zur Überprüfung der Katheterlage. Entweder durch Röntgen oder eine spezielle EKG-Ableitung.

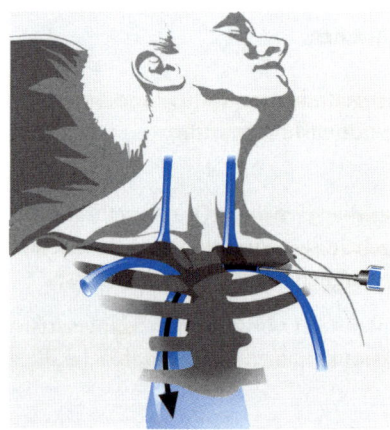

Abb. 8: Lage des ZVK – Punktionsort ist hier die V. subclavia

1.5.3 Periduralkatheter

Ein Periduralkatheter ist eine Kunststoffkatheter, die in den Periduralraum eingebracht wird, meist im Bereich des 3.–4. Lendenwirbels.

Indikationen:
- Schmerzausschaltung (zur Operation postoperativ bei Tumorschmerzen)
- Konservative Behandlung der arteriellen Verschlusskrankheit (Sympathikusblockade mit Gefäßerweiterung)
- Darmstimulation (selten)
- Geburtshilfe (Dämpfung des Wehenschmerzes und Öffnung des Muttermundes).

1.5.4 Magensonde

Eine Magensonde ist ein durch Mund oder Nase eingeführter Plastikschlauch, der im Magen liegt.

Indikationen:
- Während bestimmter Operationen (Bauchoperationen, Laparoskopien)
- Magenblutung (Beurteilung der Blutungsstärke)
- Ileus (Absaugen des zurückgestauten Magensekretes)
- Verhinderung von Aspiration des Mageninhaltes
- Künstliche Sondenernährung
- Magenspülung (nach Vergiftung).

Technik:
- Magensonde durch Nase oder Mund vorschieben
- Sonde durch Pflaster sichern, dann evtl. Beutel z. B. mit Ernährungslösung anhängen.

Komplikationen:
- Vorschieben in das Bronchialsystem (heftiger Hustenreiz)
- Perforation von Speiseröhre oder Magen
- Nasenbluten
- Schleifenbildung beim Vorschieben.

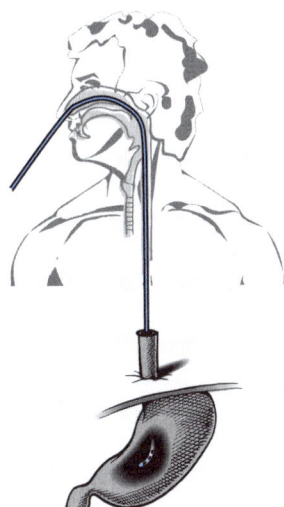

Abb. 9: Korrekte Lage der Magensonde

1.5.5 Dünndarmsonde

Durch Mund oder Nase eingeführter Plastikschlauch, der in Duodenum oder Jejunum zu liegen kommt. Die Sonde kann auch endoskopisch eingelegt werden.

Indikationen:
- Ileus (Entlastung des Dünndarms)
- Innere Schienung des Dünndarms (postoperativ zur Vorbeugung gegen Verwachsungen)
- Als Ernährungssonde bei Patienten z. B. mit Magenreflux.

Technik:
- Sonde über den Magen durch den Magenpförtner bis ins Duodenum vorschieben
- Sonde mittels Ballon blocken.

Komplikationen:
- Perforation
- Druckschädigung durch die Ballonblockung
- Verletzungen bei Zurückziehen mit geblocktem Ballon.

1.5.6 Darmrohr

Ein Darmrohr ist ein in den Enddarm eingelegtes Kunststoffrohr.

Indikationen:
- Reinigungseinläufe
- Diagnostische Kontrastmitteleinbringung
- Quälende Blähungen (Meteorismus).

Technik: Vorschieben des eingefetteten Darmrohres auf ca. 20 cm.

Komplikationen: Darmperforation.

1.5.7 Kompressionssonde (Sengstaken-Blakemore-Sonde)

Kompressionssonden sind in Speiseröhre und Magen eingelegte Sonden, die auf der gesamten Länge der Speiseröhre zu blocken sind. Sie werden zur Gefäßkompression bei Blutungen im Bereich der Speiseröhre (**Ösophagusvarizen**) eingesetzt.

■ Bei Blutungen im Bereich der Speiseröhre Einführen einer Kompressionssonde.

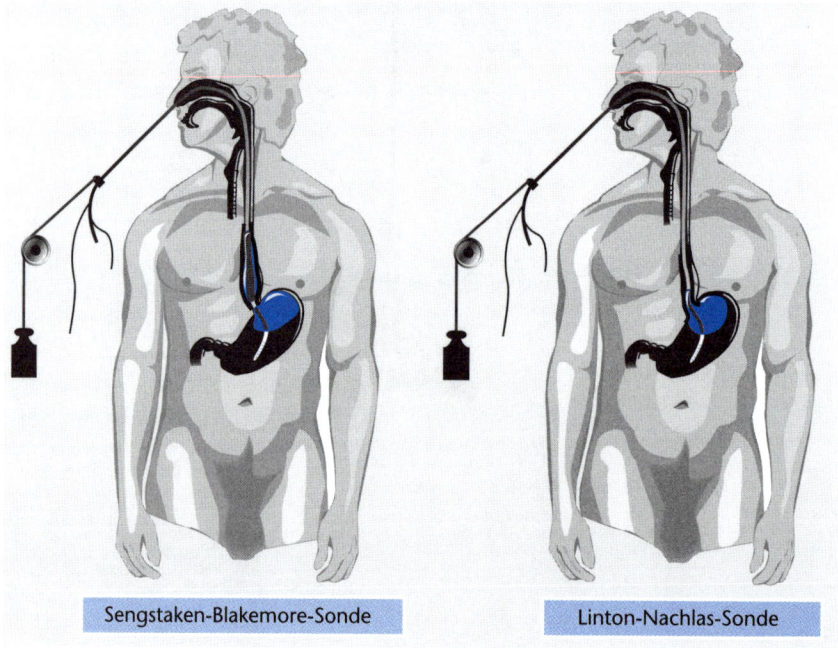

Abb. 10: Ösophaguskompressionssonden

Technik:
- Einführung der Sonde in den Magen
- Blockung des Ballons im Magen (Fixation)
- Blockung des Ballons im gesamten Ösophagus (Kompression).

Durch Kompression auf die Wand des Ösophagus kommt die Blutung dann zum Stehen.

Komplikationen:
- Schwere Druckschäden der Schleimhaut bei zu langer Liegedauer
- Verschiebung des Ballons nach oben mit Erstickungsgefahr.

■ Eine Kompressionssonde nicht länger als 48 Stunden bei voller Blockung liegen lassen.

1.5.8 Drainagen

Drainagen sind Schlauchsysteme, die der Ableitung von Blut, Eiter, Wundsekret oder sonstiger Flüssigkeit aus Körper- und Abszesshöhlen oder Operationsgebieten dienen.

Indikationen:
- Vermeidung der Hämatombildung im Operationsgebiet (Infektionsgefahr)
- Kontrolle über postoperativen Blutverlust
- Ableitung von Eiter-, Blut- oder Sekretansammlungen aus Körperhöhlen (Pleuraraum, Bauchraum)
- Absaugen von Luft beim Pneumothorax (Bülau-Drainage).

Man unterscheidet in Abhängigkeit des Ableitungssystems verschiedene Systeme von Drainagen.

Geschlossene Systeme ohne Sog

Bei den geschlossenen Drainagesystemen ohne Sog wird das abzuleitende Sekret über einen Kunststoffschlauch aus einer inneren Körperhöhle nach außen in einen Sammelbehälter (Flasche, Beutel) abgeleitet. Da kein Sog besteht, muss der Auffangbehälter tiefer als der Patient stehen. Die geschlossenen Drainagesysteme ohne Sog finden vor allem in der **Bauchchirurgie** Anwendung, da ein zu starker Sog hier die Darmwand schädigen könnte. Zu den Drainagen ohne Sog gehören:
- **Robinson-Drainagen:** werden in den freien Bauchraum eingelegt, um Blut und Sekret nach außen abzuleiten (Peritonealdrainagen)
- **T-Drainagen:** werden mit ihrem T-förmigen Kopfstück in den Gallengang eingelegt, um den Gallenabfluss zu ermöglichen.

Geschlossene Systeme mit unkontrolliertem Sog

Bei diesen Systemen befindet sich am Ende der Drainage eine Vakuumflasche, die über einen Sog das Sekret nach außen ableitet. Die Saugstärke ist dabei nicht zu regulieren. Die am häufigsten eingesetzte Drainage ist die subkutan eingelegte **Redon-Drainage,** die durch ständigen Sog einer Vakuumflasche der Hämatombildung im Operationsgebiet vorbeugt. Redon-Drainagen werden bei fast jeder Operationswunde eingelegt.
Eine weitere Möglichkeit ist die **Saug-Spül-Drainage,** die z. B. bei Gelenkinfektionen eingesetzt wird. Hier läuft kontinuierlich eine Spüllösung in das infizierte Gelenk, während die Flüssigkeit über eine zweite Drainage wieder abgesaugt wird.

■ Bei jeder größeren Operationswunde sollte eine subkutane Redon-Drainage eingelegt werden, um einen Abfluss von Blut und Wundsekret zu ermöglichen.

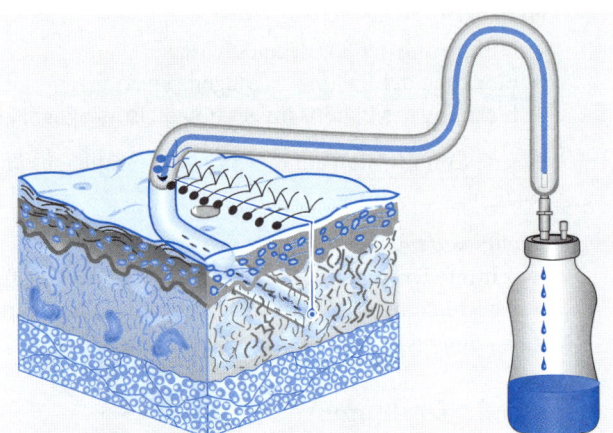

Abb. 11: Subkutan liegende Redon-Drainage

Geschlossene Systeme mit kontrolliertem Sog

Bei Systemen mit kontrolliertem Sog kann man die Saugstärke über ein angeschlossenes Monometersystem einstellen und kontrollieren. Ein kontrollierter Sog ist vor allem bei **Thoraxdrainagen** notwendig, da hier der physiologische Unterdruck im Pleuraraum wegen der Lungenentfaltung möglichst genau wiederhergestellt werden muss. Thoraxdrainagen werden auch als **Bülau-Drainagen** bezeichnet und sind indiziert beim Pneumothorax oder Hämatothorax.

■ Thoraxdrainagen sind immer geschlossene Drainagesysteme mit kontrolliertem Sog.

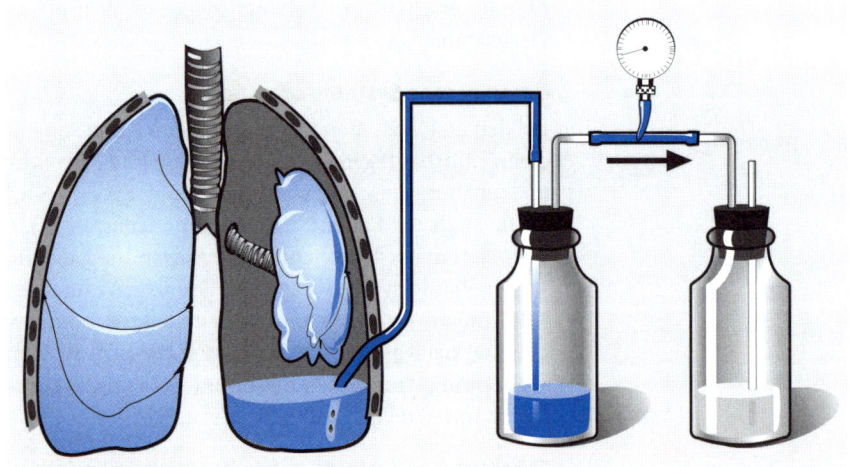

Abb. 12: Funktionsprinzip einer Bülau-Saugdrainage – hier bei gleichzeitigem Vorliegen eines Pneumo- und Hämatothorax. Schematische Darstellung

Halb offene Systeme

Bei halb offenen Systemen liegt die Drainage frei in einem Beutel. Halb offene Drainagesysteme (**z. B. Easy-Flow-System**) werden zur Ableitung von Sekreten aus der Bauchhöhle benutzt. Sie benötigen keinen Sog und funktionieren aufgrund ihrer Struktur durch Kapillarwirkung.

Offene Systeme

Offene Drainagen enden außerhalb des Körpers frei in einem Verbandmull. Sie dürfen wegen der Infektionsgefahr nur bei infizierten Wunden angewandt werden und sollen eine Wundheilung vor Abheilung der Infektion verhindern. Typische Beispiele sind die **Penrose-Drainagen** oder **Laschen,** die bei einer Peritonitis eingelegt werden.

■ Offene Systeme dürfen nur bei infizierten Wundgebieten eingelegt werden (z. B. Peritonitis).

2 Perioperative Maßnahmen

Eine Operation ist ein zu diagnostischen oder therapeutischen Zwecken durchgeführter Eingriff am menschlichen Organismus. Damit greift eine Operation in das Recht auf körperliche Unversehrtheit ein und gilt rechtlich als Körperverletzung. Es bedarf daher in aller Regel der vollen schriftlichen Einwilligung des Patienten
Jeder operative Eingriff birgt **Risiken,** die von verschiedenen Faktoren abhängig sind.

Risikoeinschätzung:
- Größe, Länge und Art des Eingriffs
- Grundkrankheit
- Alter des Patienten
- Evtl. Begleiterkrankungen (z. B. Herz- und Lungenerkrankungen).

■ **Es gibt keine Operation ohne Risiko!**

Daher muss vor jeder Operation immer ein kritischer Vergleich mit konservativen Behandlungsmöglichkeiten erfolgen. Erst nach genauer Risiko-Nutzen-Abwägung darf die Entscheidung zum operativen Vorgehen fallen.

2.1 Indikation zur Operation

Eine **Indikation** ist der Grund zur Ausführung eines operativen Eingriffs. Die Entscheidung zum chirurgischen Vorgehen ist erst nach genauer Abwägung aller alternativen Therapieformen zulässig und gehört zu den verantwortungsvollsten Aufgaben des Arztes.

2.1.1 Indikation nach Dringlichkeit

Je nach Erkrankung ist ein Eingriff in einem bestimmten Zeitrahmen durchzuführen.

Indikation zur sofortigen Operation

Die Operation muss unverzüglich ohne lange Vorbereitung erfolgen, da ein akut lebensbedrohlicher Zustand vorliegt bzw. jede Verzögerung die Lage des Patienten verschlechtert.

Beispiele:
- Ausgedehnte Gefäßverletzungen mit massiver Blutung
- Epidurales Hämatom
- Perforation eines Hohlorganes, z. B. Magendurchbruch.

Indikation zur dringlichen Operation

Die Operation muss nicht sofort, aber innerhalb der nächsten 6 Stunden nach entsprechender Vorbereitung erfolgen.

Beispiele:
- Akute Blinddarmentzündung
- Ileus
- Offene Frakturen
- Eingeklemmte Hernien.

Indikation zur bedingt dringlichen Operation

Geplante Eingriffe mit einer Vorbereitungszeit von mehreren Tagen bis Wochen.

Beispiele:
- Karzinome
- Periphere Bypassoperationen.

Elektivoperation (Wahleingriff)

Der Eingriff sollte durchgeführt werden, kann aber an einem gewählten, idealen Zeitpunkt nach optimaler Vorbereitung des Patienten erfolgen.

Beispiele:
- Entfernung der Gallenblase bei unkompliziertem Steinleiden
- Hüftendoprothese.

Je dringlicher eine Operation, desto höher ist auch das Operationsrisiko. Elektiveingriffe sind daher naturgemäß mit dem geringsten Operationsrisiko behaftet.

2.1.2 Indikation nach Erfolgsaussicht

Nicht immer ist zweifelsfrei zu entscheiden, ob ein chirurgischer Eingriff die bestmögliche Therapieform ist.

Absolute Indikation

Die Erkrankung muss durch einen chirurgischen Eingriff behandelt werden, da es keine anderen Erfolg versprechenden Behandlungsmöglichkeiten gibt.

Beispiele:
- Akute Appendizitis
- Magendurchbruch
- Akuter arterieller Gefäßverschluss
- Eingeklemmte Hernie
- Verletzungen größerer Gefäße
- Mechanischer Ileus (Darmverschluss).

Relative Indikation

Für die Erkrankung stehen alternative Behandlungskonzepte mit ähnlichen Erfolgsaussichten wie bei einer Operation zur Verfügung, so dass im Einzelfall abgewogen werden muss.

Beispiele:
- Magen-Darm-Geschwür
- Gallensteinleiden
- Arterielle Verschlusskrankheit der Extremitäten
- Verschiedene Frakturen.

Kosmetische oder soziale Indikation

Die Operation ist vom medizinischen Standpunkt nicht unbedingt notwendig, bringt aber ein kosmetisch verbessertes Ergebnis und wirkt sich somit positiv auf die Psyche des Patienten aus.

Beispiele:
- Verbrennungsnarben
- Plastische Chirurgie.

2.1.3 Kontraindikation

Kontraindikationen sind Gegenanzeigen zu einer Operation. Unter bestimmten Voraussetzungen sollte ein operativer Eingriff nicht durchgeführt werden.

Allgemeine Kontraindikationen:
- Frischer Herzinfarkt
- Hohes Alter, Gebrechlichkeit, schwerste Vorerkrankungen
- Bei höchstem Narkoserisiko (ASA 5, d.h. Patienten, die die nächsten 24 Stunden nicht überleben).

Im Einzelfall kann nach sorgfältiger Risikoabwägung trotz bestehender Kontraindikation ein Eingriff erfolgen.

2.1.4 Inoperabilität

Eine Inoperabilität liegt vor, wenn es keinerlei Erfolgsaussichten für einen operativen Eingriff gibt bzw. wenn sich ein Eingriff aufgrund der klinischen Situation des Patienten verbietet.

Beispiele für Inoperabilität:
- Weit fortgeschrittenes Tumorleiden
- Frischer, ausgedehnter Herzinfarkt.

2.2 Präoperative Diagnostik

Eine gründliche präoperative Diagnostik ist Grundlage eines jeden operativen Eingriffs. Sie dient der:
- Indikationsstellung
- Erfassung von Risikofaktoren
- Operationsplanung mit Festlegung des optimalen Verfahrens.

Die Routinediagnostik, die praktisch vor jedem noch so kleinen Eingriff durchlaufen werden muss, kann je nach Operationsumfang, Patientenalter und Vorerkrankungen durch aufwendige apparative Verfahren ergänzt werden.

Welche diagnostischen Verfahren für den einzelnen Patienten notwendig sind, legen die Operateure, der Konsilarzt (z. B. Internist) und der Anästhesist fest.

2.2.1 Routinediagnostik

Das präoperative Routineprogramm gliedert sich in verschiedene Anteile. Bei einem Notfalleingriff kann und muss auf Teile des Programms (z. B. Röntgenaufnahme der Lunge) verzichtet werden.

Anamnese
Befragung des Patienten über:
- Aktuelle Beschwerden
- Vorerkrankungen (Diabetes, Hypertonie, Allergien)
- Frühere Operationen
- Derzeitige Medikation
- Erkrankungen in der Familie (Erbkrankheiten).

Klinische Untersuchung
Sorgfältige Untersuchung des Patienten mit Inspektion, Abhören (Auskultation) von Herz und Lunge, Tastuntersuchung (Palpation), Blutdruck- und Temperaturmessung.

Blutuntersuchung
Bestimmung einiger Standardblutwerte, die je nach Vorerkrankung noch ergänzt werden können:
- Kleines Blutbild
- Elektrolyte
- Gerinnungsstatus
- Blutzucker
- Harnstoff, Kreatinin
- Blutgruppe
- BSG
- Leberwerte.

EKG
Schreiben eines Elektrokardiogramms (EKG) zum Ausschluss von schweren Herzerkrankungen wie Infarkt oder Rhythmusstörungen. Bei leistungsfähigen, jüngeren Patienten ohne entsprechende Beschwerden kann auf ein EKG verzichtet werden.

Röntgen

Röntgenaufnahme von Lunge und Thorax zur Beurteilung von Lungen- oder Herzveränderungen. Bei ansonsten gesunden Patienten unter 40 Jahren und bei Schwangeren kann/muss auf diese Untersuchung verzichtet werden.

2.2.2 Endoskopie

Einführung eines meist flexiblen Rohres mit Optik und Kaltlichtquelle zur Beurteilung von Hohlorganen. Das Verfahren ist besonders gebräuchlich zur Diagnostik von Erkrankungen des Magen-Darm-Traktes. Die Möglichkeit einer gezielten Gewebeentnahme macht das Verfahren zum Mittel der Wahl bei Verdacht auf bösartige Tumoren in diesem Bereich.

Mittels Endoskopie einsehbare Organe:
- Speiseröhre, Magen und Duodenum (Gastroskopie)
- Gesamter Dickdarm (Kolo-, Rektoskopie)
- Ableitende Harnwege und Nierenbecken (Zysto-, Urethroskopie)
- Scheide, Gebärmuttermund (Kolposkopie)
- Mediastinum, Thorax (Mediastinoskopie)
- Bronchien (Bronchoskopie)
- Bauchhöhle (Laparoskopie)
- Gelenke (Arthroskopie).

Mediastinoskopie, Laparoskopie und Arthroskopie sind als richtige operative Eingriffe mit entsprechendem Risikopotential zu werten.

■ **Die Endoskopie ist das Verfahren der Wahl bei der Diagnostik im Bereich des Magen-Darm-Traktes.**

2.2.3 Röntgen

Darstellung von Dichteunterschieden anatomischer Strukturen anhand unterschiedlicher Strahlendurchlässigkeit.

Anwendungsbereich:
- Knochen (Frakturen, Tumoren)
- Lunge, Herz (Größe, Tumoren)
- Evtl. Abdomen (Ileusdiagnostik).

Wegen geringer Dichteunterschiede stellen sich Weichteilgewebe und innere Organe (Milz, Leber, etc.) im Röntgenbild nur schlecht dar.

■ **Röntgen ist das wichtigste diagnostische Verfahren bei Erkrankungen oder Verletzungen des knöchernen Skeletts und der Lunge.**

2.2.4 Röntgenkontrastverfahren

Röntgenaufnahme mit zusätzlicher Einbringung eines Kontrastmittels, das wasserlöslich oder -unlöslich sein kann. Das Verfahren ist geeignet zur Darstellung folgender Organsysteme:
- Gesamter Magen-Darm-Trakt (Magen-Darm-Passage, MDP)
- Ableitende Harnwege und Nierenbecken (Zysto-, Urographie)
- Gallenwege und Gallenblase (Cholegramm)
- Arterien und Venen (Arterio-, Phlebo-, Angiographie)
- Gebärmutter, Eileiter (Hysterosalpingographie).

Je nach darzustellendem Organsystem wird das Kontrastmittel unterschiedlich verabreicht:
- Oral (Speiseröhre, Magen, Dünndarm)
- Rektal (Dickdarm)

- Über die Harnröhre (Harnblase, Harnleiter)
- Vaginal (Gebärmutter, Eileiter)
- Intravenös (Gefäße, Nieren, Nierenbecken, Harnleiter, Blase)
- Intraarteriell (Arterien).

2.2.5 Sonographie

Darstellung von Gewebs- und Organstrukturen mittels Ultraschallwellen. Die Sonographie ist wegen der Gefahrlosigkeit und Aussagekraft eines der gebräuchlichsten Verfahren.

Anwendungsbereich:
- Beurteilung von Leber, Pankreas, Niere, Gallenwegen und Blase
- Beurteilung des Herzens und seiner Kontraktion (Herzsonographie)
- Beurteilung größerer Gefäße (Aorta, Vena cava)
- Diagnose und Verlaufskontrolle von Schwangerschaften.

Als spezielles Verfahren dient die **Doppler-Sonographie** der Beurteilung von Blutströmung und Gefäßdurchgängigkeit. Bei der **Endosonographie** wird die Ultraschallsonde in Hohlräume eingeführt. Das Verfahren eignet sich vor allem zur besseren Darstellung und Beurteilung von Enddarm und weiblichem Genitale (Vaginalsonographie).

■ Die Sonographie eignet sich vor allem zur Diagnostik der Oberbauchorgane.

2.2.6 Computertomographie (CT)

Computergestützte Röntgen-Schichtdiagnostik. Der Patient wird in einer Röhre von abgeschwächten Röntgenstrahlen kreisförmig aus jedem Winkel abgetastet. Ein Computer setzt dann die Vielzahl von Bildinformationen zu einem Gesamtbild zusammen. Dieser Vorgang wiederholt sich Schicht für Schicht im Abstand von 1–2 cm, so dass man eine Folge von Querschnitten des menschlichen Körpers erhält. Die Auflösung und Trennschärfe ist um ein Vielfaches besser als bei einer herkömmlichen Röntgenaufnahme. Das CT ist vor allem bei der Diagnostik von Prozessen im Kopf- und Rückenmarksbereich unersetzlich geworden.

2.2.7 Kernspintomographie (MRT)

Verfahren, das die magnetischen Eigenschwingungen der Körpermoleküle ausnutzt und aus diesen ein Bild zusammensetzt. Das MRT gibt schärfere Darstellungen als die Computertomographie und eignet sich vor allem zur Unterscheidung von Weichteilen.

■ CT und MRT sind vor allem bei Prozessen in Hirn- und Rückenmark allen anderen Verfahren überlegen.

2.2.8 Spezielle Maßnahmen

Je nach Grunderkrankung und Zustand des Patienten sind evtl. weitere zusätzliche Maßnahmen notwendig:
- Einstellung eines Bluthochdruckes oder Diabetes
- Einstellung von Herzrhythmusstörungen
- Therapie einer Herzinsuffizienz
- Therapie von Gerinnungsstörungen
- Präoperative Atemgymnastik.

2.3 Aufklärung und Einwilligung

Bei der Aufklärung und Einwilligung muss zwischen der operativen und der anästhesiologischen unterschieden werden.

2.3.1 Aufklärung durch den Chirurgen

Die Aufklärung des Patienten ist aus medizinischen, juristischen und psychologischen Gründen erforderlich. Sie sollte neben der genauen Erklärung des **Operationsverfahrens** auch über typische **Risiken** und **Nebenwirkungen** aufklären, ohne jedoch den Patienten zu verunsichern oder zu ängstigen. Die Aufklärung erfolgt bei Standardoperationen normalerweise am Vortag anhand einer schriftlichen Operationsaufklärung, die nach einem zusätzlichen Gespräch vom Patienten unterschrieben wird und dann als **Einverständniserklärung** gilt.

Eine ausreichende Aufklärung, die der verantwortliche Chirurg vornehmen muss, sollte folgende Punkte enthalten:
- Art und Bedeutung der Operation
- Erfolgsaussichten der Operation
- Typische Operationskomplikationen
- Mögliche Operationsfolgen
- Alternative Behandlungsmöglichkeiten.

Der Patient muss die Möglichkeit haben, Fragen zu stellen, und erklärt sich dann mit den geplanten Maßnahmen schriftlich einverstanden.

Bei nicht geschäftsfähigen Patienten (z.B. psychische Erkrankung, Unmündigkeit) muss über den zuständigen Amtsrichter ein Betreuer bestellt werden, der dann im Sinne des Patienten handelt. Bei minderjährigen Patienten muss die schriftliche Einverständniserklärung mindestens eines Elternteils vorliegen.

Nur beim **bewusstlosen Patienten** und **absoluter Operationsindikation** kann man stillschweigend das Einverständnis des Patienten voraussetzen.

■ Kein Eingriff ohne Aufklärung und Einwilligung des Patienten.

2.3.2 Aufklärung und Einverständniserklärung durch den Anästhesisten

Eine Aufklärung des Patienten muss nicht nur vom zuständigen Operateur erfolgen, sondern auch vom Anästhesisten. Sie sollten neben der genauen Erklärung des **Narkoseverfahrens** auch über typische **Risiken** und **Nebenwirkungen** aufklären, ohne jedoch den Patienten zu verunsichern oder zu ängstigen. Die Aufklärung erfolgt normalerweise anhand eines Narkosefragebogens, der nach einem zusätzlichen Gespräch vom Patienten unterschrieben wird und dann als **Einverständniserklärung** gilt.

2.3.3 Prämedikationsvisite

Das Prämedikationsgespräch dient der Aufklärung des Patienten über die Narkose und der Einschätzung seines Gesundheitszustandes. Dazu wird der Patient von einem Anästhesisten ausführlich befragt und untersucht.

Das Prämedikationsgespräch sollte, außer bei Notfällen, mindestens 24 Stunden vor dem geplanten Eingriff stattfinden. Ein Aufklärungsgespräch erst kurz vor dem Eingriff ist juristisch nicht wirksam.

■ Das Aufklärungsgespräch zur Narkose sollte mindestens 24 Stunden vor dem geplanten Eingriff stattfinden.

2.3.4 Einstufung des Narkoserisikos

Aufgrund der erhobenen Befunde wird der Patient in eine Risikogruppe nach **ASA** (American Society of Anästhesiologist) eingeteilt:

ASA Narkose-Risikogruppen:
- ASA I: normal, sonst gesund
- ASA II: leichte Allgemeinerkrankungen ohne Leistungsschwäche
- ASA III: schwere Allgemeinerkrankungen mit Leistungsschwäche
- ASA IV: schwere Allgemeinerkrankungen, die mit und ohne Operation das Leben des Patienten bedrohen
- ASA V: moribund; Tod innerhalb von 24 Stunden mit und ohne Operation zu erwarten.

2.3.5 Auswahl des Anästhesieverfahrens

Die Wahl des Anästhesieverfahrens erfolgt nach einer eingehenden Aufklärung des Patienten über mögliche Alternativen. Sie richtet sich nach mehreren Faktoren:
- Art und Dauer des Eingriffs (insbesondere Operationsgebiet)
- Vorerkrankungen und Gesundheitszustand des Patienten
- Alter des Patienten
- Wunsch des Patienten (psychische Stabilität).

Ist der Patient mit dem vom Anästhesisten vorgeschlagenen Verfahren nicht einverstanden, kann auf ein anderes Verfahren umgestiegen werden, die anästhesiologischen Vorbehalte müssen jedoch notiert werden.

■ Die Wahl des Anästhesieverfahrens ist vor allem von Art und Dauer des Eingriffs und dem Gesundheitszustand des Patienten abhängig.

Es stehen prinzipiell mehrere Anästhesieverfahren zur Auswahl, die bei unterschiedlichen Eingriffen zum Einsatz kommen können:
- Allgemeinanästhesie (Vollnarkose) mit Intubation
- Maskennarkose
- Regionalanästhesie
- Lokalanästhesie.

2.4 Operationsvorbereitung

Vor allem bei geplanten Operationen (**Elektiveingriffe**) ist eine gründliche Vorbereitung des Patienten unabdingbar, um den Operationsablauf möglichst komplikationsarm zu gestalten.

2.4.1 Maßnahmen

Zu den allgemeinen Standardregeln und -maßnahmen der unmittelbaren Operationsvorbereitung gehören:
- Nahrungskarenz am OP-Tag (gilt auch für Regionalanästhesien)
- Darmentleerung (Einläufe)
- Körperreinigung
- Rasur des OP-Bereiches
- Thromboseprophylaxe
- Prämedikation am Vortag und OP-Tag durch den Anästhesisten (Schlaf-, Beruhigungsmittel).

Nahrungskarenz

Der Patient muss zum Operationszeitpunkt **nüchtern** sein. **6 Stunden** präoperativ darf nichts gegessen werden. Klare Flüssigkeit in kleinen Mengen darf bis 2 Std. präoperativ getrunken werden. Sonst besteht bei der Narkoseeinleitung die Gefahr des Erbrechens mit **Aspiration** von Mageninhalt. Da Nikotin die Sekretion von Magensaft anregt, ist das Rauchen am Operationstag ebenfalls untersagt.
Die Nahrungskarenz gilt auch bei Regionalanästhesien, da auch dort bei Komplikationen jederzeit eine Intubation notwendig werden kann.

■ Ab 6 Stunden präoperativ absolute Nahrungskarenz.

Darmentleerung

Die Darmentleerung mittels Laxanzien oder Einläufen soll verhindern, dass sich der Darm während einer Narkose entleert. Insbesondere bei Baucheingriffen muss eine gründliche Darmreinigung erfolgen.

Körperreinigung

Wegen der allgemeinen Hygiene und der Keimreduktion sollte am OP-Tag eine gründliche Körperwäsche erfolgen. Nicht eincremen. Um die Durchblutung von Haut und Nägeln beurteilen zu können, müssen Make-Up und Nagellack entfernt werden.

Rasur

Da an Haaren Keime haften können und somit eine hohe Infektionsgefahr darstellen, muss der Operationsbereich rasiert werden. Dabei muss darauf geachtet werden, dass die Haut nicht verletzt wird. Hierfür stehen Enthaarungscremes und spezielle Rasierer zur Verfügung.

Thromboseprophylaxe

Bei jedem operativen Eingriff besteht aufgrund der postoperativen Immobilität und der Flüssigkeitsverluste ein erhöhtes Thromboserisiko. Daher wird bei größeren Eingriffen meist bereits am Vorabend der Operation mit einer **Heparinisierung** begonnen, die das Blut dünnflüssiger macht. Zusätzlich kommen physikalische Maßnahmen, z. B. das Anpassen von medizinischen **Thromboseprophylaxestümpfen,** zur Anwendung.

■ Bei den meisten operativen Eingriffen Thromboseprophylaxe mit Heparinisierung und medizinische Thromboseprophylaxestümpfe.

Prämedikation

Gabe von Medikamenten, die der Anästhesist im Rahmen seiner Prämedikationsvisite angeordnet hat.

2.5 Operationsbereich

Der Operationsbereich einer Klinik ist ein von den Krankenstationen durch **Schleusen** vollständig abgetrennter Bereich, der den notwendigen hygienischen und organisatorischen Anforderungen genügen muss. In ihm wird der Patient unmittelbar auf den chirurgischen Eingriff vorbereitet, die Narkose eingeleitet und die Operation durchgeführt.

■ Alle Personen, die sich im Operationsbereich aufhalten, müssen eine spezielle Bereichskleidung mit OP-Hauben und Mundschutz tragen.

2.5.1 Anforderungen an einen Operationssaal

Um den strengen hygienischen Bedingungen zu genügen und einen organisatorisch sinnvollen Ablauf zu gewährleisten, müssen bestimmte Grundvoraussetzungen in einem Operationssaal gegeben sein.

Grundanforderungen eines OP-Saales:
- Räumliche Trennung von den Krankenstationen der Klinik
- Schleusensysteme für Personal und Patienten
- Abwaschbare und flächendesinfizierbare Wände und Fußböden
- Leistungsfähige Klimaanlagen mit Hochleistungsfiltern
- Anschlüsse für Narkosegase und Pressluft
- Schwenkbare, an der Decke installierte Operationsleuchten.

2.5.2 Organisatorischer Ablauf einer Operation

Nach dem Einschleusen des Patienten in den Operationsbereich folgt der weitere Ablauf einem festen Vorgehen:
- Einleitung der Narkose durch den Anästhesisten
- Lagerung des Patienten auf dem Operationstisch
- Reinigung, Desinfektion und steriles Abdecken des Operationsfeldes
- Durchführen der Operation
- Ausleitung der Narkose
- Ausschleusung des Patienten und Verbringung in einen Überwachungsraum oder auf die Intensivstation.

2.6 Minimal invasive Chirurgie (MIC)

Bei der **minimal-invasiven Chirurgie** (kurz *MIC*, auch *endoskopische Operationen* genannt) kann der Chirurg auf eine große Eröffnung der erkrankten Körperregion oder der Körperhöhle verzichten. Stattdessen führt er ein Endoskop ein, durch das er das zu operierende Organ ansehen und in einigen Fällen auch operieren kann, z. B. bei einer laparoskopischen Tubensterilisation.

2.6.1 Technik und apparative Ausstattung

Der operationstechnische Aufwand eines minimal-invasiven Eingriffs ist u. a. durch den Aufbau der benötigten Geräte im Operationssaal nicht nur größer, sondern wegen der Verwendung vieler Einmalprodukte, etwa Einmaltrokare, auch deutlich teurer als der von offenen Operationen.

2.6.2 Vor- und Nachteile

Minimal-invasive Eingriffe haben für den Patienten gegenüber offenen Operationen folgende Vorteile: Sie sind schonender und postoperativ weniger schmerzhaft. Aufgrund der kleinen Zugänge bilden sich auch nur kleine, fast nicht sichtbare Narben. Infolgedessen erholt sich der Patient rascher (schnellere Rekonvaleszenz) und ist der Krankenhausaufenthalt kürzer. Die Operationsdauer von minimal-invasiven Eingriffen ist nicht generell kürzer als die von offenen Operationen. Ein weiterer Nachteil der minimal-invasiven Chirurgie sind die eingeschränkten Operationsmöglichkeiten: Treten z. B. endoskopisch nicht behebbare Komplikationen auf, muss der Chirurg den minimal-invasiven Eingriff abbrechen und auf ein offenes Operationsverfahren umsteigen.

Minimal-invasive Eingriffsart	Indikationsbeispiel
Mediastinoskopische Eingriffe	Entfernung verdächtiger Lymphknoten
Thorakoskopische Eingriffe	Entfernung eines umschriebenen, randständigen Lungentumors
Laparaoskopische Eingriffe	Appendektomie, Cholecystektomie, verschiedene gynäkologische Eingriffe
Arthroskopische Eingriffe	Meniskusresektion

Tab. 3: Beispiele minimal-invasiver Eingriffe

2.7 Postoperative Maßnahmen

In den ersten Stunden bis Tagen nach einem operativen Eingriff sind bestimmte **Pflegemaßnahmen** durchzuführen, die einen regulären postoperativen Verlauf unterstützen sollen.

2.7.1 Überwachungsmaßnahmen

Bereits im Aufwachraum (kurz *AWR*) verschaffen sich die Pflegenden einen Überblick über den Patienten, insbesondere über Wachheitsgrad (Vigilanz), Spontanatmung und Kreislaufsituation. Außerdem erfolgt eine lückenlose und regelmäßige Dokumentation folgender Punkte:
- Bewusstsein
- Atmung
- Herz-Kreislauffunktion
- Urinausscheidung
- Temperatur
- Fördermengen der Drainagen
- Nachblutungen aus Wundverbänden
- Schmerzangaben.

Nach Verlegung auf eine Allgemeinstation erfolgen die Kontrollen dann in entsprechend weiteren Abständen.

2.7.2 Lagerung

Besonders in der Endoprothesenchirurgie sind spezielle Lagerungen (leichte Abduktion und keine Rotation) notwendig, um ein Luxieren des frischoperierten Gelenkes zu verhindern.
■ Patient entspannt und in Abhängigkeit des Eingriffes lagern.

2.7.3 Mobilisation

Bereits am OP-Tag bzw. spätestens am nächsten Morgen sollte mit der Frühmobilisation begonnen werden (an der Bettkante sitzen, Aufstehen, Gehen). Die Frühmobilisation ist die wirksamste Maßnahme zur **Thrombose-, Pneumonie- und Dekubitusprophylaxe.**

2.7.4 Nahrungsaufbau

Der Nahrungsaufbau erfolgt in Abhängigkeit vom Eingriff. Bei Eingriffen an den Extremitäten kann bereits nach wenigen Stunden wieder getrunken werden, bei Baucheingriffen mit Darmnähten beginnt der Kostaufbau erst später, je nach Art der OP und Maßgabe des Operateurs.

2.7.5 Verbandswechsel

Der erste Verbandswechsel erfolgt normalerweise am 2. postoperativen Tag (Wundruhe). Er muss unter sterilen Bedingungen erfolgen und dient der Wundinspektion. Einfache Drainagen werden hierbei in der Regel mit entfernt.

2.7.6 Thromboseprophylaxe

Zur standardmäßigen Thromboseprophylaxe stehen Frühmobilisation, medizinische Thromboseprophylaxestümpfe und die medikamentöse Antikoagulanzientherapie zur Verfügung.

2.7.7 Pneumonieprophylaxe

Die Pneumonieprophylaxe erfolgt durch Frühmobilisation, Atemgymnastik und sekretlösende Medikamente (Sekretolytika). Sie sollte besonders bei älteren Patienten und längerer Bettlägerigkeit konsequent durchgeführt werden.

2.7.8 Darmstimulation

Wenn der Stuhlgang nicht innerhalb der ersten 3–5 Tage postoperativ eingesetzt hat, sollte der Darm nach Absprache mit dem Arzt mit Einläufen oder medikamentös stimuliert werden.

> Die postoperativen Pflegemaßnahmen dienen in erster Linie der Kontrolle und der Verhinderung postoperativer Komplikationen. Die wichtigsten Maßnahmen sind die postoperative Überwachung sowie die konsequente Durchführung der Prophylaxen.

2.8 Postoperative Komplikationen

Das Auftreten postoperativer Komplikationen ist neben Art und Dauer des Eingriffs von einer Reihe von Risikofaktoren abhängig, die in unterschiedlichem Maße für einen ungünstigen Verlauf verantwortlich sind.

Risikofaktoren:
- Hohes Alter und schlechter Allgemeinzustand
- Vorerkrankungen (Hypertonie, Diabetes)
- Voroperationen
- Alkohol- und Nikotinabusus.

2.8.1 Nachblutung

Bei einer Nachblutung handelt es sich um eine verstärkte Blutung im Operationsgebiet.

Ursachen:
- Unzureichende oder mangelhafte Blutstillung
- Nicht fest sitzende Knoten
- Gerinnungsstörungen.

Größere Blutungen können mit lebensbedrohlichen Blutverlusten einhergehen und müssen unverzüglich durch Druckverbände, ggf. einen erneuten Eingriff und durch Gabe von Gerinnungsfaktoren gestillt werden.

2.8.2 Wundhämatom

Blutergussbildung im Wundbereich durch meist kleinere Sickerblutungen. In der Regel kann die spontane Rückbildung abgewartet werden, nur bei größeren Hämatomen wird wegen der **Infektionsgefahr** eine chirurgische Ausräumung notwendig, da das Hämatom ein idealer Nährboden für Bakterien ist. Prophylaktisch kann in gefährdete Wundflächen eine **Redon-Drainage** eingelegt werden, um dem Blut den Abfluss nach außen zu ermöglichen.

■ Bei größerer Wundfläche: Einlegen einer Redon-Drainage.

2.8.3 Wundinfektion

Ein Temperaturanstieg bis 38,5°C ist normal und wird als **Resorptionsfieber** bezeichnet. Bakterielle Infektionen können im Wundbereich durch Keimverschleppung während oder nach der Operation entstehen. Das Risiko eines Wundinfektes hängt u. a. von Dauer, Ort und Ausmaß des Eingriffes ab.

Therapie:
- Wunderöffnung
- Spülung des infizierten Bereiches mit Wundantiseptikum, ggf. Einlage von Spül-Saugdrainage
- Antibiotikagabe oder (in Einzelfällen) lokale antibiotische Therapie.

2.8.4 Nahtinsuffizienz

Undichtigkeit und Durchlässigkeit einer chirurgischen Naht. Betroffen sind meist Darmnähte. Die klinischen Zeichen reichen dann von leichten, vorübergehenden Schmerzen bis zum akuten Abdomen mit Peritonitis.

Therapie:
- Nachoperation mit Nahtkorrektur
- Bei leichten Fällen (Hautnähte) abwartende Haltung.

2.8.5 Platzbauch

Nahtinsuffizienz (Wundriss) an der Bauchdecke mit Auseinanderweichen aller Wundschichten von Haut bis Bauchfell. Verantwortlich ist ein Stabilitätsverlust der Nahtlager. Begünstigend wirken Adipositas, Wundinfekt und Eiweißmangel. Ein Platzbauch tritt bei 2–3% aller Bauchoperationen auf.

■ **Fettleibigkeit und Eiweißmangel begünstigen den Platzbauch.**

Therapie:
- Nochmaliger Wundverschluss mit durchgreifender Naht und Unterstützungsnähten aus kunststoffummanteltem Draht (Ventrofil®)
- Bei zusätzlichem Wundinfekt offene Wundheilung.

2.8.6 Magen-Darm-Atonie

Die Magen-Darm-Atonie ist eine postoperative Lähmung des Magens und Darms mit fehlender Peristaltik. Ursächlich sind vor allem entzündliche Prozesse oder größere Eingriffe im Bereich des Magen-Darm-Traktes (reflektorische Atonien über Zug am Bauchfell). Eine Darmatonie in den ersten beiden Tagen nach größeren Operationen ist physiologisch und nicht behandlungsbedürftig.

Therapie:
- Magensonde
- Medikamentöse Stimulierung der Peristaltik (Neostigmin®, Paspertin®)
- Einlauf.

■ **Eine Darmatonie ist die häufigste postoperative Störung.**

2.8.7 Abszessbildung

Nach Operationen oder Zweitinfektionen kann sich besonders im Douglas-Raum und unterhalb des Zwerchfelles ein Abszess bilden, der sich in starken Schmerzen und Fieber äußert. Am häufigsten sind allerdings subkutane Abszesse im Bereich der Operationsnähte.

Therapie:
- Eröffnung und Ableitung des Infektionsherdes nach außen
- Legen einer Drainage.

■ **Abszesshöhlen immer eröffnen.**

2.8.8 Peritonitis

Bei einer Peritonitis handelt es sich um eine Bauchfellentzündung mit starken Schmerzen, gespannter Bauchdecke und erheblich reduziertem Allgemeinbefinden. Die Peritonitis ist eine akut lebensbedrohliche Erkrankung und hat postoperativ ihre Ursache vor allem in Nahtinsuffizienzen, Darmperforationen oder Gallenaustritt in die freie Bauchhöhle.

Therapie:
- Eröffnung des Bauchraums (Laparotomie) und Beseitigung der Ursache
- Ausgiebige Spülung
- Legen von Drainagen
- Breit wirksame Antibiotikatherapie.

2.8.9 Pneumonie

Infektion der Lunge, meist durch unzureichende Atemtätigkeit nach der Operation. (Früh-)Mobilisation steht an erster Stelle aller Maßnahmen. Vor allem bei länger bettlägerigen Patienten ist daher unbedingt auf eine ausreichende und intensive **Atemgymnastik** zu achten.

2.8.10 Harnwegsinfekt

Infektion von Harnblase und ableitenden Harnwegen, am häufigsten durch transurethrale Blasenkatheter verursacht. Wegen der Gefahr der aufsteigenden Infektionen sollten daher Blasenkatheter nur so kurz wie möglich liegen und durch eine ausgeglichene Infusionstherapie für eine ausreichende Diurese gesorgt werden.

■ Häufigste Ursache des im Krankenhaus erworbenen Harnwegsinfektes ist der transurethrale Blasenkatheter.

2.8.11 Thrombose und Embolie

Postoperative Immobilisation begünstigt, vor allem nach Eingriffen im Becken- und Beinbereich, die Thrombenbildung. Durch Verschleppung in das Lungenstromgebiet kann eine lebensbedrohliche **Lungenembolie** ausgelöst werden. Wichtig ist daher eine ausreichende Prophylaxe mit **Frühmobilisation, medizinischen Thromboseprophylaxestrümpfen** und medikamentöser **Gerinnungshemmung.**

■ Frühmobilisation und medikamentöse Gerinnungshemmung mindern das Risiko einer Thromboembolie.

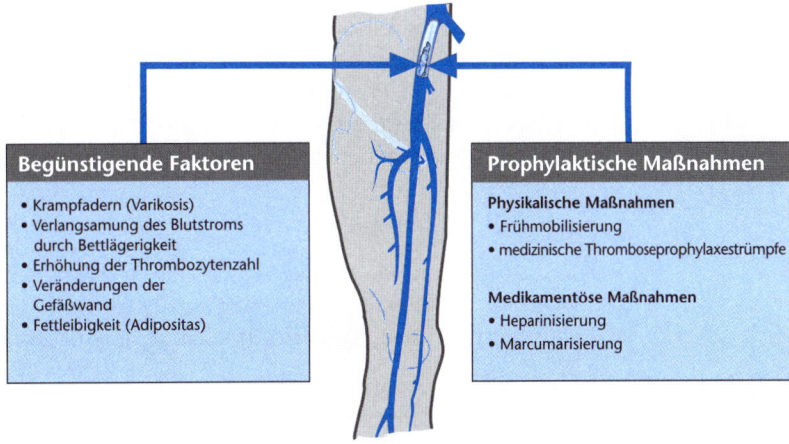

Abb. 13: Entstehung einer Thrombose und mögliche prophylaktische Maßnahmen

Im Prinzip stehen drei Substanzgruppen für eine medikamentöse Thromboseprophylaxe zur Verfügung.

Heparin

Heparin ist das gebräuchlichste und schnellstwirksamste gerinnungshemmende Mittel. Man gibt niedermolekulare Heparine in der Regel 1-mal/Tag s.c.

Kumarine

Zur Langzeitprophylaxe werden ausschließlich Kumarine (Marcumar®) verwendet. Ihre Wirkung setzt erst nach 2 Tagen ein, so dass häufig in Kombination mit dem direkt wirkenden Heparin behandelt wird. Die Steuerung erfolgt über den **Quick-Wert**, der unter Marcumar®-Therapie bei 20–25% liegen soll. Kumarine werden vor allem nach tiefen Bein- und Beckenvenenthrombosen und Herzklappenersatz eingesetzt.

■ Langzeitgerinnungshemmung mit Kumarinen.

Thrombozyten-Aggregationshemmer

Bekanntestes Präparat ist die Acetylsalizylsäure (ASS®, Aspirin®), die ein Verklumpen der Blutplättchen verhindert. Dosiert wird in der Regel zwischen 50 und 100 mg pro Tag. Die Gabe von Thrombozytenaggregationshemmern ist vor allem indiziert bei **arteriellen Durchblutungsstörungen** zur Prophylaxe von Hirnarterienembolien (Schlaganfälle) und peripheren Extremitätenembolien.

■ Thrombozytenaggregationshemmer zur Prophylaxe von Thrombosen und Embolien im arteriellen Bereich.

Substanz	Wirkmechanismus	Indikation
Heparin (z.B. Liquemin®, Clexane®)	Hemmung der Aktivierung von Gerinnungsenzymen, Aktivierung des physiologischen Gerinnungshemmers AT III	Standardprophylaxe bei allen operativen Eingriffen
Kumarin (Marcumar®)	Vit. K-Antagonist (Vit. K ist notwendig zur Synthese einiger Gerinnungsfaktoren)	Langzeitprophylaxe nach tiefen Bein- und Beckenvenenthrombosen und Herzklappenersatz
Thrombozytenaggregationshemmer (z.B. Aspirin®)	Hemmung des Verklumpens der Thrombozyten	Prophylaxe im arteriellen System nach Hirn- oder Extremitätenembolien

Tab. 4: Medikamentöse Thromboseprophylaxe

2.8.12 Stress-Ulkus

Beim Stress-Ulkus handelt es sich um eine Geschwürbildung in Magen und Duodenum, vor allem 1–2 Wochen postoperativ. Begünstigend wirken großflächige Verbrennungen, Polytrauma, größere Eingriffe und Schockzustände. Komplikationen bereiten Blutungen aus dem Stress-Ulkus. Bei gefährdeten Patienten muss daher immer eine medikamentöse Ulkus-Prophylaxe erfolgen.

2.8.13 Dekubitus

Ausbildung von Druckgeschwüren treten vor allem bei bettlägerigen, bewegungsarmen und hinfälligen Patienten auf. Betroffen sind meist die Auflagestellen wie der Bereich über dem Steißbein, Trochanter major, Fersen und Knöchel.

Gradeinteilung des Dekubitus:
- Grad 1: umschriebene, begrenzte Hautrötung (reversibel unter Entlastung)
- Grad 2: kleinere Epidermisdefekte bis zu tieferen Schädigungen der Dermis, aber ohne Sichtbarwerden von Unterhautstrukturen (reversibel)
- Grad 3: Defekt durch alle Hautschichten bis auf die Ebene der Muskelfaszien
- Grad 4: Defekt durch alle Hautschichten bis auf den Knochen.

Therapie:
- Druckentlastung durch entsprechende Lagerung und Abpolsterung
- Abtragung von evtl. Nekrosen
- Feuchte Wundbehandlung mit Hydrokolloidverbänden.

Prinzipien der Dekubitusprophylaxe:
- Häufige Lagerungswechsel
- Hautpflege
- Druckentlastung der gefährdeten Bezirke
- Evtl. druckentlastende Matratzensysteme.

■ **Dekubitusprophylaxe insbesondere bei immobilen Patienten.
Expertenstandard Dekubitusprophylaxe in der Pflege: www.dnqp.de**

> Postoperative Komplikationen sind von Art und Dauer des Eingriffes sowie vom Ausgangszustand des Patienten abhängig. Typische postoperative Komplikationen sind Nachblutungen, Wundheilungsstörungen, Nahtinsuffizienz, Platzbauch, Thrombosen, Pneumonie, Harnwegsinfekte, Dekubitus und Stress-Ulkus.

3 Visceralchirurgie

Die Visceralchirurgie beinhaltet die allgemeine und die abdominelle Chirurgie (Bauchchirurgie).

3.1 Speiseröhre und Zwerchfell

Die **Speiseröhre** (Ösophagus) dient dem Transport der Speise in den Magen. Sie beginnt in Höhe des 1. Ringknorpels des Kehlkopfskelettes und endet etwa 2–3 cm unterhalb des Zwerchfells nach Durchtritt durch eine Ringmuskelschicht (Hiatus), die als Sphinkter (Verschluss) dient und ein Zurücklaufen des sauren Mageninhaltes verhindert. Das **Zwerchfell** ist eine Muskel-Sehnenplatte, die den Brust- vom Bauchraum trennt. Es hat Durchtrittsstellen für Speiseröhre, Luftröhre, große Gefäße und Nervenstränge. Bei Kontraktion (Einatmung) flacht sich das kuppelförmige Zwerchfell ab und vergrößert somit das Thoraxvolumen (wichtigster Atemmuskel!).

3.1.1 Leitsymptome

Erkrankungen der Speiseröhre zeigen einige charakteristische Symptome, die häufig schon eine Verdachtsdiagnose erlauben.

Dysphagie
Unter Dysphagie versteht man die meist schmerzlose Passagehemmung geschluckter Speise. Sie kommt vor bei:
- Ösophaguskarzinom (40% aller Dysphagien)
- Fremdkörper, Divertikel, Narbenverwachsungen (25%)
- Entzündungen des Ösophagus (15%)
- Seltene Ursachen wie Achalasie, anatomische Besonderheiten
- Regurgitation (Wiederaufstoßen)
- Stenose (Enge)
- Achalasie.

Globusgefühl
Ein Fremdkörpergefühl im Schlundbereich findet sich bei allen Raumforderungen in oder um die Speiseröhre (Tumoren, Divertikel).

Foetor ex ore
Mundgeruch kann sich auch bei guter Mundpflege finden und dann Hinweis sein auf ein Karzinom (fauliger Mundgeruch), eine Sphinkterinsuffizienz (säuerlicher Mundgeruch) oder Divertikel.

Sodbrennen
Durch Insuffizienz des Sphinkters (Schließmechanismus am Übergang von Magen zur Speiseröhre) kommt es zum Zurücklaufen von saurem Magensaft und zum brennenden Schmerz hinter dem Brustbein.

Husten
Husten hat meistens seine Ursache in Lungenerkrankungen, kann aber auch Hinweis sein auf eine Fistel zwischen Trachea und Ösophagus (angeboren oder durch Karzinom erworben) oder eine Aspiration.

Retrosternaler Schmerz
Schmerzen hinter dem Brustbein sind meist sehr unspezifisch und schwierig zuzuordnen. Sie können Hinweis sein auf eine Ösophagitis oder ein Ösophaguskarzinom.

■ Bei Schluckbeschwerden nach dem 45. Lebensjahr an ein Ösophaguskarzinom denken.

Untersuchungsmethoden

Wichtigstes diagnostisches Verfahren im Bereich des gesamten Magen-Darm-Traktes ist die Endoskopie.

Endoskopie und Biopsie:
Einführung eines flexiblen Rohres mit Optik und Lichtquelle zur Beurteilung von Speiseröhre und Magen. Da hierbei auch gleichzeitig die Möglichkeit zur gezielten Gewebeentnahme (Biopsie) besteht, ist dies das wichtigste diagnostische Standardverfahren.

■ Bei unklaren Beschwerden in der Speiseröhre ist immer eine Endoskopie durchzuführen.

Röntgenbreischluck:
Schlucken einer röntgendichten Flüssigkeit (z.B. Bariumbrei) mit anschließender Röntgenaufnahme zur Darstellung der Konturen. Dieses Verfahren gibt wichtige Auskunft über Form, Funktion und Lageveränderungen des Ösophagus und dient dem Nachweis von Engstellen, Divertikeln und Hiatushernien.

Computer- und Kernspintomographie:
Darstellung des Ösophagus mit umgebenden Strukturen. Wichtiges Verfahren zur Beurteilung und Stadieneinteilung des Ösophaguskarzinoms.

pH-Manometrie:
Messung des pH-Wertes des Magensaftes durch eine eingelegte Sonde.

3.1.2 Fehlbildungen der Speiseröhre

Ösophagusatresie

Angeborener Verschluss bzw. Unterbrechung der Speiseröhre. Die Ösophagusatresie tritt mit einer Häufigkeit von 1 : 4000 auf und ist häufig kombiniert mit einer Fistelbildung zur Trachea.

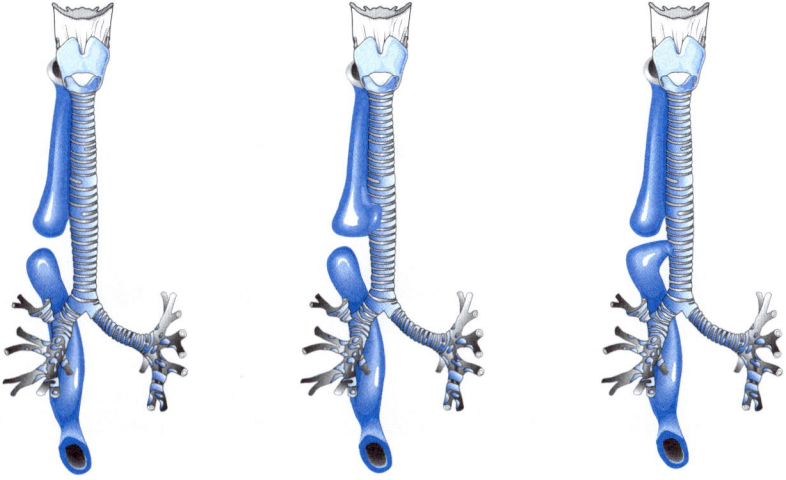

Abb. 14: Formen der Ösophagusatresie nach Vogt – man findet häufig eine Fistelbildung zur Luftröhre

Klinik:
- Erfolgloser Sondierungsversuch der Speiseröhre direkt nach der Geburt
- Atemstörungen kurz nach der Geburt (Aspiration)
- Hustenanfall und Zyanose beim ersten Fütterungsversuch (Aspiration).

Einen ersten Hinweis auf eine Atresie im Bereich des Magen-Darm-Traktes kann bereits eine Vermehrung des Fruchtwassers (Hydramnion) in der Schwangerschaft geben (Kind trinkt nicht).

■ Leitsymptom der Ösophagusatresie ist der Hustenanfall und die Zyanose beim ersten Fütterungsversuch.

Diagnostik:
- Sondierungsversuch des Ösophagus mit einer dünnen Magensonde
- Röntgendiagnostik.

■ Bei Verdacht auf Ösophagusatresie Sondierungsversuch mit dünner Magensonde.

Therapie:
- Rasche operative Korrektur der Missbildung: Naht der Ösophagusenden und Verschluss der Fistel
- Bis zur Operation parenterale Ernährung.

Achalasie

Als Achalasie wird eine reflektorische Engstellung des unteren Ösophagussphinkters (UÖS) bezeichnet. Ursache ist eine verminderte Funktion (Degeneration) des Nervengeflechtes im Übergangsbereich von Ösophagus zu Magen, wodurch der Öffnungsreflex der Speiseröhre in diesem Bereich ausbleibt. Der Altersgipfel der Erkrankung liegt im 3.–6. Lebensjahrzehnt.

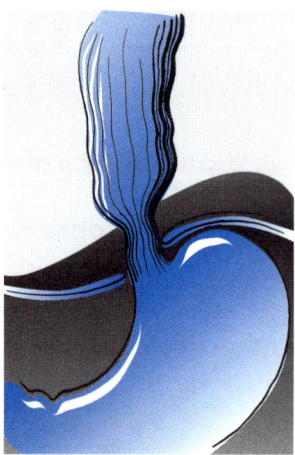

Abb. 15: Achalasie des Ösophagus

Klinik:
- Schluckbeschwerden, vor allem nach dem Essen
- Erbrechen unverdauter Speisen
- Völlegefühl und Schmerzen hinter dem Sternum
- In der Röntgenkontrastdarstellung typische kurze Engstelle des Ösophagus mit vorangehender Erweiterung (Sektglasform).

Therapie:
- Medikamentöse Erschlaffung der Muskulatur mit Nitroglyzerin, Amylnitrit oder Nifedipin (Adalat®)
- Dehnung der Engstelle mit einem aufblasbaren Ballon (pneumatische Dilatation)
- Bei schweren Stenosen operative Spaltung des Schließmuskels (**Kardiomyotomie**)

■ Eine Achalasie ist eine reflektorische Engstellung des unteren Ösophagussphinkters.

3.1.3 Ösophagusdivertikel

Divertikel sind umschriebene, begrenzte Ausstülpungen eines Hohlorgans nach außen. Bei einem **falschen Divertikel** ist nur die Schleimhaut ausgestülpt (z. B. durch eine Muskellücke der umgebenden Ringmuskelschicht), bei einem **echten Divertikel** kommt es zur Ausstülpung aller Wandschichten.
Im Bereich der Speiseröhre unterscheidet man in Abhängigkeit vom Entstehungsmechanismus drei Arten von Divertikeln:
- Pulsationsdivertikel (Zenker-Divertikel)
- Traktionsdivertikel
- Epiphrenale Divertikel.

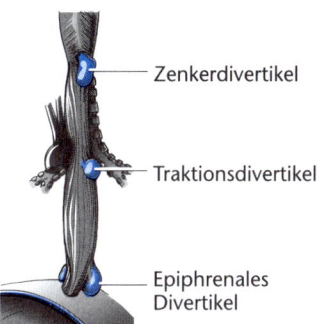

Abb. 16: Ösophagusdivertikel

Zenker-Divertikel

Großes Divertikel im hinteren Halsteil der Speiseröhre am Übergang von Pharynx (Schlund) zum Ösophagus. Durch eine muskuläre Wandschwäche und einen erhöhten Druck im Ösophagus kommt es zum Vorwölben der Ösophagusschleimhaut und zur Ausbildung eines Divertikels. Das Zenker-Divertikel ist ein **Pulsationsdivertikel.**

Klinik:
- Dysphagie
- Mundgeruch
- Regurgitation, morgens evtl. Speisereste im Bett.

Therapie:
- Operative Freilegung des Ösophagus und Abtragung des Divertikels.

■ Die Therapie der Zenker-Divertikel erfolgt immer chirurgisch.

Traktionsdivertikel

Traktionsdivertikel entstehen durch den Zug (Traktion) von entzündlich-narbig veränderten Lymphknoten. Sie befinden sich meist im mittleren Teil der Speiseröhre in Höhe der Aufteilung der Trachea, wo sich die meisten Lymphknoten befinden.

Klinik:
- Meist klein und symptomlos
- Husten und Dysphagie bei Entzündung des Divertikels.

Therapie:
- Keine Therapie bei symptomlosen Divertikeln
- Operativer Eingriff nur bei großen Divertikeln, die mit Beschwerden und Komplikationen einhergehen.

■ Traktionsdivertikel sind meist symptomlos und bedürfen keiner Therapie.

Epiphrenale Divertikel

Epiphrenale Divertikel liegen dicht oberhalb des Zwerchfelles. Ursache ist eine Störung des unteren Ösophagusverschlussmechanismus.

Klinik:
- Dysphagie
- Retrosternaler Druckschmerz
- Häufig symptomlos.

Therapie:
- Operative Entfernung nur bei starken Beschwerden und Komplikationen.

3.1.4 Verletzungen des Ösophagus

Spontane Ösophagusperforation (Boerhaave-Syndrom)

Längseinriss der Speiseröhre durch heftiges Erbrechen oder heftige Hustenanfälle, oft nach Alkoholexzess.

Klinik:
- Heftigster Schmerz hinter dem Brustbein
- Mediastinitis
- Mediastinalemphysem.

Therapie:
- Operative Übernähung der Ruptur, evtl. Defektdeckung mit Magenwand.

Traumatische Ösophagusruptur

Unfallbedingte Einrisse der Speiseröhre, meist im Rahmen von ausgedehnten Thoraxverletzungen. Klinik und Therapie wie bei der spontanen Ösophagusperforation.

Fremdkörper

Vor allem bei Kindern bleiben verschluckte Fremdkörper (z.B. Spielzeug) an den drei physiologischen Engstellen des Ösophagus hängen. Die Diagnose ergibt sich aus Anamnese und Röntgenbefund.

Therapie:

In der Regel gelingt die endoskopische Entfernung des Fremdkörpers mittels Fasszange. Nur selten (z.B. bei Durchspießungen) wird ein chirurgisches Eingreifen erforderlich. Viele Fremdkörper passieren auch spontan.

3.1.5 Ösophagitis (Entzündungen der Speiseröhre)

Verätzungen

Durch Säuren oder Laugen kann es zu schweren Schäden der Ösophagusschleimhaut kommen. Je nach Menge, Stärke und Einwirkungsdauer der Substanzen findet man ein leichtes Ödem bis hin zur Gewebsnekrose.

Klinik:
- Stärkste, brennende Schmerzen mit Vernichtungsgefühl.

Komplikationen:
- Perforation
- Narbenverwachsungen bis hin zur kompletten Stenose
- Narbenkarzinom nach 10–15 Jahren.

■ Spätfolgen einer Ösophagusverätzung sind Narbenverwachsungen bis hin zur kompletten Stenose.

Therapie:
- Bei Säuren: Milch, Wasser und Bikarbonat trinken
- Bei Laugen: Essig oder Zitronensäure trinken
- Antibiotika
- Parenterale Ernährung oder Sondenernährung
- Kortikoidtherapie über 4 Wochen
- Ständige Aufdehnung des Ösophagus mit einer Sonde, um Verwachsungen zu vermeiden (Bougierung).

Indikationen zur Operation:
- Vorübergehende Ernährung unter Umgehung des Ösophagus (Anlage einer PEG-Sonde durch die Magenwand)
- Schwere, stenosierende Narbenverwachsungen.

Entzündungen durch Medikamente oder Immunsuppression

Durch immunschwächende Medikamente wie Kortikoide oder Zytostatika kann es zu Pilzinfektionen der Speiseröhrenschleimhaut kommen (**Soor**). Die Therapie erfolgt mit einem Antimykotikum (Moronal®).

Refluxösophagitis

Entzündung der Speiseröhre durch Zurücklaufen von saurem Mageninhalt durch den nicht ausreichend schließenden unteren Ösophagusverschluss (**Hiatusinsuffizienz**).

Ursachen:
Störung des Ösophagusverschlussmechanismus durch:
- Hiatus-Gleithernie (Verlagerung der Kardia und eines Teils des Magens oberhalb des Zwerchfells)
- Fehlanlage der Kardia.

Ernährungsbedingte Faktoren wie Kaffee, Alkohol, Zucker und Nikotin begünstigen über die Anregung der Magensäureproduktion die Refluxkrankheit.

Klinik:
- **Sodbrennen,** besonders nach Mahlzeiten und im Liegen
- Brennende Schmerzen und Druckgefühl hinter dem Brustbein
- Schluckauf
- Beschwerdeverstärkung beim Bücken und Pressen.

■ Leitsymptom des Refluxes ist das Sodbrennen.

Komplikationen:
- Narbige Stenosen der Speiseröhre durch den chronischen Säurereiz
- **Barrett-Ösophagus** (Schleimhautveränderung) mit erhöhtem Risiko eines Ösophaguskarzinoms
- Chronische Blutungen.

Therapie:
Ein Reflux ist in den allermeisten Fällen durch eine diätetische und medikamentöse Therapie zu beherrschen:
- Meidung von Reizstoffen: kein Kaffee, kein Alkohol, kein Nikotin, keine Süßigkeiten
- Umstellung der Ernährung auf kleine, fettarme Mahlzeiten
- Keine Mahlzeiten kurz vor dem Schlafengehen
- Schlafen mit erhöhtem Oberkörper
- Protonenpumpenhemmer (z. B. Pantozol®)
- Neutralisierende Antacida (Riopan®)
- Förderung der Magenentleerung (Gastrosil®).

■ Refluxösophagitis: Ernährungsumstellung und Säureblocker.

Bei therapieresistenten Beschwerden und Komplikationen wie Ulzera und Blutungen kann man den unteren Ösophagussphinkter operativ einengen, um ein Zurücklaufen von Magensaft zu verhindern.

Operationsverfahren:
Alle Verfahren haben eine Verminderung des Rückflusses von Magensaft in die Speiseröhre zum Ziel:
- **Fundoplikatio:** manschettenförmige Fältelung des Magenfundus um das letzte Ösophagusstück (laparoskopisch möglich)
- **Hiatoplastik:** operative Einengung des Zwerchfellschlitzes
- **Fundopexie:** Annaht des Magenfundus an das Zwerchfell, dadurch Verbesserung des Eintrittswinkels der Speiseröhre in den Magen.

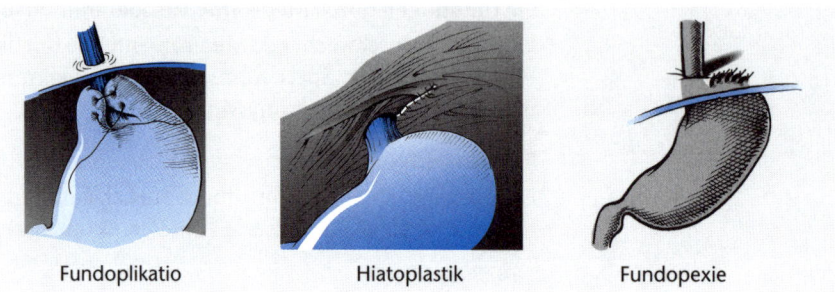

Abb. 17: Operationsverfahren bei Refluxkrankheit – Fundoplicatio, Hiatoplastik und Fundopexie

■ In ca. 70% aller Fälle führt eine Operation zur Beschwerdefreiheit.

3.1.6 Ösophaguskarzinom

Etwa 5% der Tumoren des Verdauungstraktes sind Karzinome der Speiseröhre. Sie treten gehäuft an den drei physiologischen Engstellen (Ösophaguseingang 20%, Aortenenge 40%, Zwerchfellenge 40%) auf. Der Erkrankungsgipfel liegt im 6. Lebensjahrzehnt, Männer sind bevorzugt betroffen.

Ursachen:
- Alkohol, heiße Getränke
- Rauchen
- Verätzungen, Narben
- Chronische Refluxkrankheit.

■ Risikofaktor Nr. 1 für die Ausbildung eines Speiseröhrenkarzinoms ist der Nikotin- und Alkoholabusus.

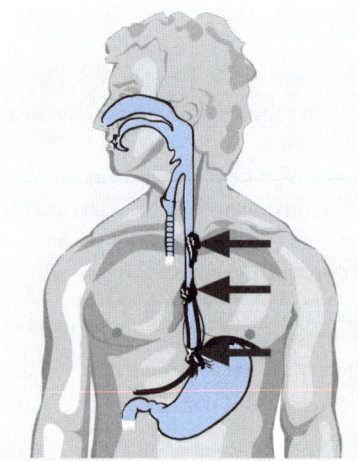

Abb. 18: Typische Lokalisation des Ösophaguskarzinoms

Klinik:

Das Ösophaguskarzinom macht im Frühstadium meist keine Beschwerden. Bei fortschreitender Einengung der Speiseröhre durch den Tumor kommt es dann zu den charakteristischen Symptomen:
- Schluckbeschwerden (**Dysphagie**)
- Wiederaufstoßen von Nahrung (**Regurgitation**)
- Leistungsknick, Gewichtsverlust.

Die Dysphagie ist ein Spätsymptom. Bei Diagnosestellung ist das Ösophaguskarzinom häufig bereits in die örtlichen Lymphknotenstationen metastasiert.

■ Leitsymptom des Ösophaguskarzinoms ist die Dysphagie.

Therapie:
- Operative Entfernung des befallenen Abschnittes (**Ösophagusresektion**)
- Strahlentherapie (bei Inoperabilität oder zur Tumorverkleinerung vor dem Eingriff)
- Chemotherapie (nur in Einzelfällen zur Wirkungsverstärkung der Bestrahlung).

Die Ösophagusresektion ist die einzige Chance zur Heilung. Bis zu 50% der Tumoren sind bei Diagnosestellung allerdings bereits inoperabel.

Operationstechnik:
- Entfernung der Speiseröhre, je nach Lage und Ausdehnung
- Überbrückung des fehlenden Stückes durch Magenhochzug oder Einnähen eines Darminterponates
- Bei inoperablen Tumoren Einlegen eines Kunststofftubus in den Ösophagus, um das Lumen für die Nahrungspassage offen zu halten
- Evtl. Anlage einer äußeren Ernährungsfistel (PEG od. FKJ).

■ Bei operablem Karzinom Ösophagusersatz durch Magen oder Darmschlingen.

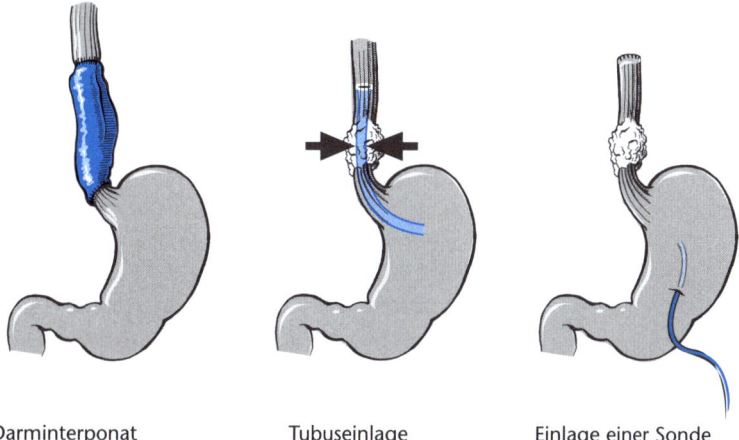

Abb. 19: Operationsverfahren beim Ösophaguskarzinom – Tubus- und Sondeneinlage sind palliative Verfahren

Prognose:
Die Prognose des Ösophaguskarzinoms ist insgesamt ungünstig, wobei im oberen Drittel gelegene Karzinome wegen der ausgedehnten lymphogenen Metastasierungsmöglichkeit eine besonders schlechte Prognose haben:
- Durchschnittliche Lebenserwartung ohne Operation: 6–12 Monate
- 5-Jahres-Überlebensrate nach Operation: je nach Stadium 20–40%.

3.1.7 Hiatushernien

Durchtritt von Magenteilen aus der Bauch- in die Brusthöhle durch den Ösophagusspalt des Zwerchfells. Man unterscheidet zwei wichtige Formen der Hiatushernien, die sich in Verlauf und Therapie wesentlich unterscheiden.

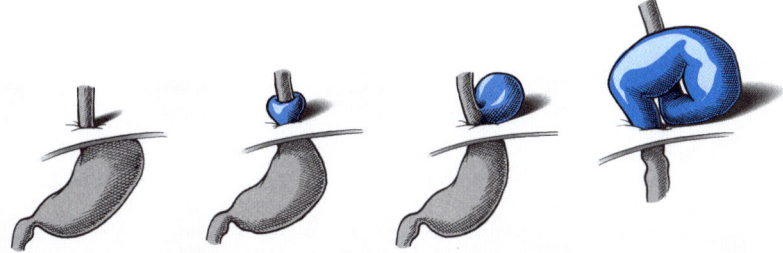

Abb. 20: Formen der Hiatushernien

Gleitbrüche (axiale Hernie)

Bei der axialen Gleithernie kommt es zur Verlagerung der Kardia einschließlich Bauchfell oberhalb des Zwerchfells. In etwa 40% der Fälle besteht gleichzeitig eine Kardiainsuffizienz mit Reflux von Mageninhalt. Die axiale Gleithernie ist die mit Abstand häufigste Form der Hiatushernie.

Klinik:
- 70–80% völlig asymptomatisch
- Retrosternaler Schmerz und Druckgefühl
- Refluxkrankheit (Zurücklaufen von saurem Mageninhalt).

Therapie:
Eine Behandlung der axialen Hernien ist nur bei mechanischen Beschwerden und Einklemmungserscheinungen notwendig. Bei starken Beschwerden wird der Magenfundus am Zwerchfell angenäht (Fundopexie).

■ Symptomlose Gleithernien haben keinerlei Krankheitswert und bedürfen keiner Therapie.

Paraösophagale Hernien

Verlagerung eines von Bauchfell überzogenen Magenteils neben die Speiseröhre in den Brustraum. Die Extremform ist der sogenannte Thoraxmagen („upside-down-stomach").

Klinik:
Je nach Größe der Hernie kann es zu unterschiedlich schweren Symptomen kommen:
- Druckgefühl in der Herzgegend nach dem Essen
- Einklemmungserscheinungen
- Refluxösophagitis
- Passagestörung der Speise.

Indikation zur Operation:
Wegen der Komplikationsgefahr sollte auch im asymptomatischen Stadium immer eine operative Korrektur durchgeführt werden.

■ Eine paraösophagale Hernie muss wegen der Komplikationsneigung immer operiert werden, auch bei fehlender klinischer Symptomatik.

Operationsverfahren:
- Zurückverlagerung der Eingeweide in den Bauchraum
- Annähen des Magens am Zwerchfell (Fundopexie) oder an der Bauchwand (Gastropexie).

3.1.8 Traumatische Zwerchfellruptur

Bei Bauch- und Thoraxtraumen kann durch direkte Scherkräfte oder über eine plötzliche Druckerhöhung im Bauchraum das Zwerchfell einreißen. Entsprechend dem Ausmaß der Ruptur können Magen, Milz, Dünn-, Dickdarm oder auch Leberanteile in den Thoraxraum vorfallen. Zu über 90% ist die linke Zwerchfellseite betroffen, da die Leber der rechten Zwerchfellseite einen gewissen Schutz bietet.

Klinik:
Die Zwerchfellruptur an sich ist häufig symptomlos. Da es sich um eine Begleitverletzung bei meist schwerem Polytrauma handelt, stehen die Begleitverletzungen im Vordergrund. Spezielle Symptome sind:
- Durch Verdrängung von Herz und Lunge: Atemnot und Herzrhythmusstörungen
- Durch Einklemmungen: Ileus und Blutungen.

Die **Diagnose** wird durch den Nachweis von Magen-Darm-Anteilen im Brustraum gestellt (Röntgenkontrastdarstellung).

Therapie:
- Magensonde, Schockbehandlung
- Sofortige Operation nach Stabilisierung des Allgemeinzustandes.

Operationsverfahren:
- Zurückverlagerung der Magen-Darm-Anteile in den Bauchraum
- Nahtverschluss des Zwerchfells.

Prognose:
- Abhängig von den Begleitverletzungen.

3.1.9 Zwerchfellerschlaffung (Relaxatio diaphragmatica)

Eine Relaxatio diaphragmatica ist ein einseitiger Zwerchfellhochstand durch Erschlaffung des Zwerchfells. Ursache ist eine angeborene oder erworbene Schädigung des Zwerchfellnervs (N. phrenicus).

Klinik:
Der Zwerchfellhochstand ist häufig asymptomatisch. In ausgeprägten Fällen kann es durch die Verdrängungserscheinungen zu Beschwerden kommen:
- Atemnot
- Herzrhythmusstörungen.

Therapie:
Bei starken Beschwerden und Komplikationen kann eine operative Korrektur erfolgen:
- Zwerchfellraffung
- Muskelplastik durch andere Muskeln (M. latissimus dorsi).

3.2 Magen und Duodenum

Beschwerden im Bereich des Magen-Darm-Traktes zählen zu den häufigsten überhaupt. Trotz der statistisch erwiesenen Tatsache, dass die Mehrzahl der Patienten keine nachweisbaren organischen Veränderungen zeigt („funktionelle Beschwerden"), ist bei unklaren Beschwerden, besonders im Bereich des Oberbauchs, wegen der vielfältigen Differentialdiagnose immer eine diagnostische Klärung herbeizuführen.

Der **Magen** ist ein muskuläres Hohlorgan, das der Speicherung, der Durchmischung, dem portionsweisen Weitertransport des Speisebreis in das Duodenum (Zwölffingerdarm) und dem Einleiten der Verdauung dient. Die Magenschleimhaut besitzt drei spezielle Zellarten, aus deren Sekretionsprodukten sich der Magensaft zusammensetzt:
- Parietalzellen (Belegzellen): produzieren Salzsäure (HCl), Intrinsic-Faktor
- Nebenzellen: produzieren Schleim
- Hauptzellen: produzieren Pepsinogen.

Auslösung der Magensaftsekretion:
- Vagusreiz durch Sinneseindrücke (Anblick von Essen) oder Geschmack
- Gastrinausschüttung aus den G-Zellen im Antrum durch Kontakt der Speise mit der Magenwand (Dehnungsreiz)
- Reizung der H_2-Rezeptoren der Magenschleimhaut durch Histamin.

3.2.1 Leitsymptome

Erkrankungen des Magens gehen häufig mit einer Reihe unspezifischer Beschwerden einher, deren Einordnung schwierig ist. Bei folgenden Symptomen muss man an eine Erkrankung des Magens denken:
- Nahrungsunverträglichkeiten (vor allem Kaffee, Gewürze, Alkohol)
- Völlegefühl, Übelkeit, Erbrechen, Appetitlosigkeit
- Oberbauch-, Rückenschmerzen
- Bestimmter Schmerztyp (tageszeitabhängig, jahreszeitabhängig)
- Gewichtsverlust, Leistungsknick, Änderung des Stuhlverhaltens.

3.2.2 Untersuchungsverfahren

Abdomenübersichts-Röntgenaufnahme:
Beurteilung von Spiegelbildung im Darmbereich zum Nachweis eines Ileus.

Sonographie:
Die Ultraschalluntersuchung ist geeignet zur Beurteilung der Wanddicken von Magen und Darm. Auch Adhäsionen und Tumoren können sich darstellen.

Magen-Darm-Passage (MDP):
Magendarstellung durch Schlucken einer röntgendichten Flüssigkeit (z. B. Bariumbrei) mit anschließender Röntgenaufnahme. Nachweis vor allem von Wanddefekten (Ulzera), Stenosen und Lageanomalien.

Gastroskopie:
Einführen eines flexiblen Rohres mit Lichtquelle und Optik zur genauen Beurteilung der Magenschleimhaut und gezielten Gewebeentnahme (**Biopsie**). Die Gastroskopie ist das wichtigste und aussagekräftigste diagnostische Verfahren bei Erkrankungen des Magens.

Laparoskopie:
Inspektion der Bauchhöhle mittels eines durch die Bauchdecke eingeführten Endoskopes. Zur besseren Beurteilung der Strukturen wird gleichzeitig Kohlendioxid zum Aufblähen des Bauchraums eingeblasen. Hauptsächlich bei Verdacht auf Metastasen eingesetztes Verfahren.

Sekretionsteste:
Messung der Menge des Magensäuresekretes unter verschiedenen Bedingungen. Diese Verfahren werden heute nur noch selten angewandt.

3.2.3 Operationsverfahren

Operationen bei Magengeschwüren sind bereits 1881 durchgeführt worden (erste Magenresektion von Billroth) und gehören zu den klassischen chirurgischen Eingriffen überhaupt. Nach Ausmaß und Lokalisation des Ulkus kann man zwischen mehreren Operationstechniken wählen. In Frage kommen:
- Ulkusübernähung
- Magenteilresektion
- Gastrektomie
- Vagotomie.

Die klassischen Ulkusoperationen sind durch den Einsatz von hochpotenten medikamentösen Säureblockern (z. B. Antra®) insgesamt selten geworden.

Ulkusübernähung
Lokale Ausschneidung und chirurgische Übernähung des Ulkus. Die Ulkusübernähung ist nur im Ausnahmefall bei kleineren Ulzera gerechtfertigt. Die Ulkusursache wird damit nicht behoben.

Magenteilresektion

Bei der Magenteilentfernung erfolgt die Entfernung des unteren Magenanteils mit dem Antrum und einem Teil des Korpus. In der Regel werden dabei ⅔ des Magens entfernt (**Zwei-Drittel-Magenresektion**). Ziel der Magenteilresektion ist die Ausschaltung der Belegzellen im Korpus und der Gastrinsekretion im Antrum, wodurch die Salzsäureproduktion auf etwa 10% absinkt. Hauptindikation ist das **Ulcus ventriculi** (Magengeschwür). Zur Magenresektion stehen drei Verfahren zur Auswahl.

■ Ziel der Magenteilresektion ist die Reduzierung der Säureproduktion.

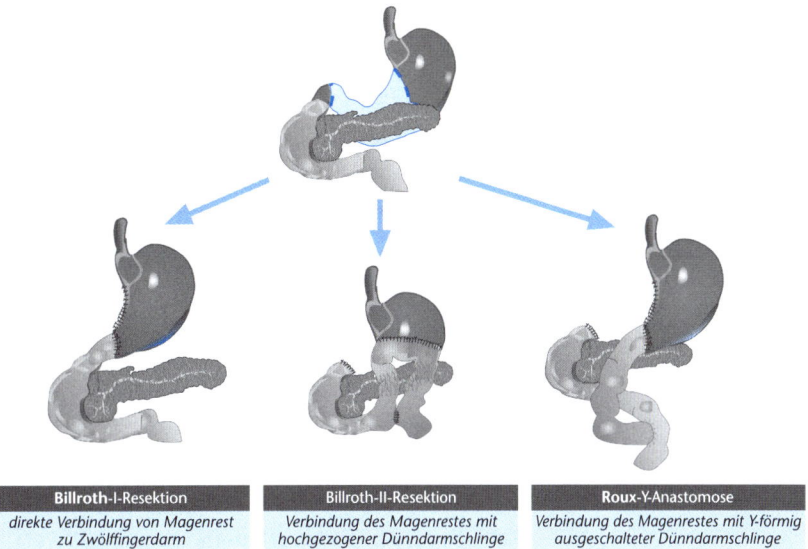

Abb. 21: Formen der Magenteilresektion

Billroth-I-Resektion
Bei der Billroth-I-Resektion erfolgt eine Magenteilentfernung mit anschließender direkter Verbindung des verbliebenen Magenrestes und des Duodenums (Gastro-Duodeno-Stomie).

Billroth-II-Resektion
Magenteilentfernung und Verbindung des Magenrestes mit einer vor oder hinter dem Dickdarm hochgezogenen Dünndarmschlinge (Gastro-Jejuno-Stomie). Wird die Dünndarmschlinge vor dem Kolon hochgezogen, kann zu- und abführender Teil noch verbunden werden („Braunsche Fußpunktanastomose"). Bei der Billroth-II-Resektion endet das Duodenum blind.

Roux-Y-Gastroenterostomie
Magenteilentfernung wie bei B-II-Resektion und Verbindung des Magenrestes mit Y-förmiger Dünndarmschlinge. Die Roux-Y-Gastroenterostomie wird wegen der relativ geringen Komplikationsrate am häufigsten angewandt.

Gastrektomie

Bei der Gastrektomie erfolgt die komplette Entfernung des Magens unter Mitnahme von großem und kleinem Netz, Milz, Lymphknoten und evtl. Pankreasschwanz. Indikation ist das zumeist das **Magenkarzinom**. Bei kardianahen Tumoren muss der unter dem Zwerchfell gelegene Ösophagusanteil mit entfernt werden.
Nach Entfernung des Magens kann aus Darmschlingen ein **Ersatzmagen** gebildet werden, der dann als Nahrungsdepot dient.

■ Operationsverfahren beim Magenkarzinom: komplette Gastrektomie und Bildung eines Ersatzmagens aus Darmschlingen.

Vagotomie

Bei der Vagotomie erfolgt die Durchtrennung der den Magen innervierenden Vagusfasern. Während früher alle Vagusfasern direkt unter dem Zwerchfell durchtrennt wurden (trunkuläre Vagotomie), werden heute nur die Vagusfasern durchtrennt, die den Fundus und Korpus des Magens (Bereich der säureproduzierenden Belegzellen) innervieren **(selektive proximale Vagotomie).** Dadurch kommt es zu einer Minderung der Salzsäureproduktion auf 40%. Die Vagotomie wird beim **Ulcus duodeni** durchgeführt.

■ Operation der Wahl bei Duodenalulkus: Vagotomie.

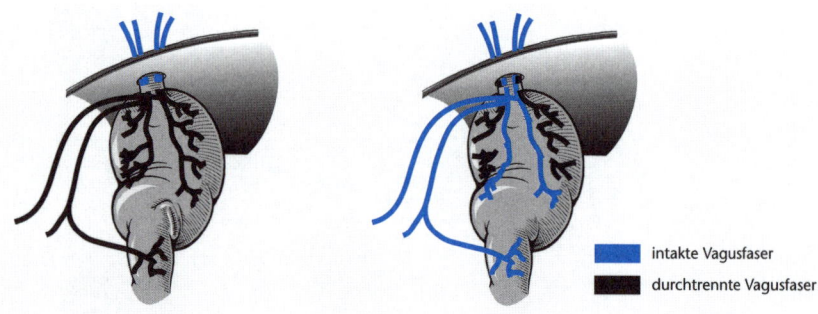

Abb. 22: Trunkuläre und proximale selektive Vagotomie

Pyloromyotomie

Längsspaltung der verdickten Pylorusmuskulatur zur Verbesserung der Passage bei Pylorusstenose.

Palliative Operationsverfahren

Palliativoperationen kommen zum Einsatz bei inoperablen Tumoren mit ausgedehnten Metastasenabsiedelungen. Sie dienen nicht der Heilung, sondern nur der Linderung der Beschwerden und der Besserung der Lebensqualität. In Abhängigkeit von Tumorlokalisation und Stadium werden durchgeführt:
- **Gastroenterostomie:** Verbindung von Dünndarm und Magen unter Umgehung des Tumors zur verbesserten Nahrungspassage
- **Tubuseinlage:** Einlage eines Kunststofftubus zum Aufhalten des Magenausgangs
- **Ernährungssonde (PEG):** Anlage einer äußeren Sonde zur Ernährung unter Umgehung des Tumors; Einmündung der Sonde in Magen oder Dünndarm.

3.2.4 Risiken und Erkrankungen des operierten Magens

Da Operationen am Magen zu tief greifenden anatomischen und physiologischen Veränderungen führen, treten eine Reihe typischer Folgekrankheiten des operierten Magens auf. Lediglich die selektive proximale Vagotomie verläuft relativ folgenlos.

Dumping-Syndrom

Das Dumping-Syndrom tritt besonders nach **B-II-Magenresektionen** auf. Durch die schnelle Magenentleerung kommt es im Dünndarm zu einem ungewöhnlich hoch konzentrierten, unverdünnten Speisebrei. Das osmotische Gefälle führt dann zum Einstrom von Plasma aus dem Blut in den Darm. Folge sind massive Kreislaufstörungen mit Kollapsneigung, Schwitzen, Unruhe und Übelkeit 10–20 min nach dem Essen.

Durch die zu schnelle Resorption von Kohlenhydraten aus dem Dünndarm kann es außerdem zu einer überschießenden Insulinfreisetzung und einem Abfall des Zuckerspiegels bis hin zum hypoglykämischen Schock kommen. Folge sind Hypoglykämie-bedingte Ohnmachtsanfälle ca. 2–3 Stunden nach dem Essen. Diese Symptome werden als **Spät-Dumping-Syndrom** bezeichnet.

■ Ursache des Dumping-Syndroms: schnelle Magenentleerung mit unzureichender Verdauung.

Therapie:
- Vermeidung flüssiger und süßer Speisen (hohe Osmolarität!), selten wird die Umwandlung von B-II in B-I notwendig
- Statt weniger großer mehrere kleine Mahlzeiten am Tag.

Syndrom der zuführenden Schlinge (afferent loop-Syndrom)

Das Syndrom der zuführenden Schlinge ist eine typische Folgekrankheit nach **B-II-Resektionen.** Durch den mangelnden Durchfluss in der zuführenden Schlinge kommt es zur Keimbesiedelung und zum Stau von Gallenflüssigkeit. Mögliche Folgen sind Völlegefühl, Diarrhö und galliges Erbrechen.

■ Das Syndrom der zuführenden Schlinge ist eine typische Folgeerscheinung einer B-II-Magenresektion.

Seltener ist ein Syndrom der abführenden Schlinge, zu dem es bei Behinderung der Magenentleerung kommt. Ursache sind Abknickungen oder Invaginationen der abführenden Schlinge. Die Behandlung erfolgt durch eine Umwandlung von B-II in B-I.

Magenstumpfkarzinom

Bei Magenoperierten besteht 15–20 Jahre nach der Operation ein erhöhtes Karzinomrisiko. Bevorzugte Stellen sind die Anastomosen. Magenoperierte sollten daher regelmäßig endoskopisch nachkontrolliert werden (**Gastroskopie**).

Ulkusrezidiv

Als Ulkusrezidiv wird ein Wiederaufflackern des Ulkusleidens bezeichnet. Rezidive treten in bis zu 20% der Fälle auf. Ursachen sind eine unvollständige Vagotomie oder ein zu großer Restmagen nach Teilresektionen.

Postvagotomiesyndrom

Entleerungsstörungen des Magens nach Vagotomie. Folgen sind Völlegefühl und Änderung der Stuhlgewohnheiten.

Verdauungsstörungen

Besonders nach kompletter Gastrektomie kann es durch das Fehlen wichtiger Enzyme und Schleimhautbestandteile zu Verdauungsstörungen (**Maldigestion**) und Störungen der Nahrungsaufnahme (**Malabsorption**) kommen.

3.2.5 Verletzungen des Magens

Schwer wiegende Verletzungen des Magens sind aufgrund der relativ geschützten Lage des Organs selten.

Magenruptur

Riss in der Magenwand, z.B. durch Bauchtrauma (z.B. Fahrradlenker, Lenkrad), Schuss- und Stichverletzungen oder Überdruckbeatmung bei Fehlintubation. Klinisch finden sich die Zeichen einer Bauchfellentzündung (**Peritonitis**). Eine Magenruptur ist ein Notfall und muss unverzüglich operativ versorgt werden.

Verätzungen

Eine Magenwandschädigung durch Säuren oder Laugen verläuft meist leichter als die Verätzung der Speiseröhre. Es kann in seltenen Fällen zur Perforation mit einer Peritonitis kommen.

Fremdkörper

Nach ungehinderter Passage durch die Speiseröhre kann ein verschluckter Fremdkörper im Magen verbleiben, wenn er den Magenausgang (Pylorus) aufgrund seiner Größe nicht passieren kann.

Meistens können die Fremdkörper endoskopisch entfernt werden, nur selten (bei sehr sperrigen Fremdkörpern) ist eine operative Entfernung notwendig. Bei Passage des Pylorus kann man unter Röntgenkontrolle abwarten.

Eine Sonderstellung nehmen Fremdkörper aus Faserbestandteilen ein (**Bezoare**), die bei entsprechender Menge zu Verklebungen und zum Ileus führen können. In Frage kommen in erster Linie Haare (z.B. psychogenes Haaressen).

3.2.6 Magen-Darm-Geschwür (Ulkus ventriculi und duodeni)

Ein Ulcus (Geschwür) ist ein Gewebedefekt, der über die Schleimhaut hinausgeht. Man unterscheidet ein **Ulcus ventriculi** (Magengeschwür) von einem **Ulcus duodeni** (Zwölffingerdarmgeschwür). In Abhängigkeit des Verlaufes unterscheidet man das **akute Ulkus** von der chronisch verlaufenden **Ulkuskrankheit.**

Akutes Ulkus

Das akute Ulkus, das im Prinzip jeder auch ohne besondere Disposition (Veranlagung) bekommen kann, muss von der chronischen Ulkuskrankheit im eigentlichen Sinne abgegrenzt werden.

Ursachen:
- Schleimhautschädigung durch Medikamente, z.B. durch Antirheumatika wie Diclofenac (Voltaren®), Azetylsalicylsäure (Aspirin®), Kortikoide (Urbason®) (**Arzneimittelulkus**)
- Mangeldurchblutung der Magenschleimhaut bei schwerem Schock, Polytrauma, Sepsis, Peritonitis, Verbrennung oder nach großen OP's
- Stressulkus.

Chronisches Ulkus (Ulkuskrankheit)

Die Ulkuskrankheit ist ein chronisch-wiederkehrendes Leiden. Betroffen sind fast 10% der Gesamtbevölkerung, Männer etwa 4-mal häufiger als Frauen. Das Ulcus duodeni ist dabei 4-mal so häufig wie das Ulcus ventriculi. Durch die verbesserte medikamentöse Prophylaxe ist in den letzten Jahren ein Rückgang der Ulkuskrankheit zu beobachten.

Ursache:

Dem Duodenal- oder Magenulkus liegt ein gestörtes Gleichgewicht zwischen **aggressiven Faktoren** (Salzsäure, Kaffee, Nikotin, Alkohol, Stress, Helicobacter pylori) und **schützenden Faktoren** (Magenschleim, gute Durchblutung) zugrunde. Kommt es zum Überwiegen der aggressiven Faktoren oder zur Minderung der schützenden Faktoren, so kann es zum Ulkusleiden kommen.

Auffällig ist, dass bei fast 95% der Patienten mit einem Ulcus duodeni der Helicobacter pylori-Keim nachweisbar ist, so dass er wohl zumindest das Leiden begünstigt.

Rolle der Salzsäure bei der Ulkusentstehung:
- Hoch sitzendes Magenulkus: HCl-Sekretion meist vermindert
- Tief sitzendes Magenulkus: HCl-Sekretion meist gesteigert
- Duodenalulkus: HCl-Sekretion fast immer deutlich gesteigert.

■ Magenulkus: je höher gelegen, desto weniger Säure ursächlich beteiligt.

Häufiges Auftreten von Ulkuskrankheit bei:
- Schmalen, dünnen Menschen (Astheniker)
- Psychosomatischen Belastungen
- Bestimmten Blutgruppen (Blutgruppe 0)
- Leberzirrhose.

Klinik:
Charakteristische Symptome beim Ulkusleiden sind die nahrungsabhängigen Oberbauchschmerzen:
- Sofortschmerz bei Magenulkus
- Nüchernschmerz beim Duodenalulkus mit typischer Besserung nach Nahrungsaufnahme
- Appetitlosigkeit, Völlegefühl
- Gewichtsabnahme, Anämie
- Druckschmerz zwischen Nabel und Sternum (Ulcus ventriculi)
- Druckschmerz zwischen Nabel und rechtem Rippenbogen (Ulcus duodeni)
- Typische Nischen bei Röntgenkontrastdarstellungen.

Bei Verdacht auf ein Ulkusleiden muss zur Diagnosesicherung immer eine **Gastroskopie** (Magenspiegelung) durchgeführt werden. Dabei können Gewebeproben entnommen werden, um ein Karzinom auszuschließen. Außerdem sollte eine **Helicobacter pylori-Diagnostik** durchgeführt werden.

■ Bei jedem Magenulkus Endoskopie und Biopsie.

Komplikationen:
- **Blutung:** häufigste Komplikation des Ulkusleidens, von der schleichenden Blutung bis hin zum schweren hämorrhagischen Schock mit Bluterbrechen (**Hämatemesis**)
- **Perforation:** Durchbruch des Ulkus durch die Magenwand, akutes Abdomen mit Peritonitis
- **Penetration:** Einbruch in umliegendes Gewebe, z. B. Pankreas, Gallenblase
- **Stenose:** Enge durch narbige Schrumpfung, evtl. mit Magenentleerungsstörungen
- **Maligne Entartung:** beim chron. Magenulkus in 10% der Fälle.

■ Die Komplikationen des Ulkusleidens sind Blutung, Perforation, Penetration und Stenose.

Therapie:
- Allgemeinmaßnahmen:
  - Vermeidung von Alkohol und Nikotin
  - Distress vermeiden
  - leichte Kost
  - Meidung von ulcerogenen Medikamenten
- Medikamentöse Therapie:
  - Protonenpumpenhemmer (Pantozol®): Wirksamste Hemmung der Säuresekretion
    Antazida (Talcid®, Riopan®): Neutralisation der Magensäure
  - Anticholinergika (Gastrozepin®): Hemmung der Säuresekretion
  - H_2-Blocker (Zantic®, Sostril®): Hemmung der Säuresekretion
  - Schleimhautschützende Medikamente (Ulcogant®): Bildung einer Schutzschicht auf der Schleimhaut
  - Bei Heliobacternachweis: Stufenschema mit Antra®, Klacid® und Antibiotika zur Zerstörung der Helicobacter pylori-Besiedelung
- Operative Therapie
  - Ulcus duodeni: selektive proximale Vagotomie und Pyloroplastik
  - Ulcus ventriculi: Magenteilresektion, in Einzelfällen Ulkusübernähung.

Die Ulkuskrankheit wird heute – unterstützt durch entsprechende Allgemeinmaßnahmen – hauptsächlich medikamentös behandelt. Ein chirurgisches Eingreifen ist nur indiziert bei:
- Konservativ nicht zu beherrschenden, starken Beschwerden
- Komplikationen wie schwere Blutung, Penetration oder Perforation
- Entwicklung eines Karzinoms.

3.2.7 Gastritis

Oberflächliche Entzündung der Magenschleimhaut. Nach dem klinischen Verlauf unterscheidet man akute und chronische Magenschleimhautentzündungen.

Akute Gastritis

Eine akute Gastritis wird durch akut auf die Schleimhaut einwirkende **Schadstoffe** ausgelöst. Nach Entfernung der Noxe klingt die Entzündung in der Regel folgenlos ab.

Ursachen:
- Alkohol und Nikotin (häufigste Ursache)
- Nahrungsexzess
- Medikamente wie Azetylsalizylsäure (Aspirin®), Phenylbutazon (Voltaren®)
- Stress, Traumen, Operationen, Verbrennungen
- Infektion mit Helicobacter pylori
- Verdorbene Nahrung (Staphylokokken).

Klinik:
- Übelkeit, Erbrechen, Aufstoßen
- Druckgefühl im Oberbauch.

Bei einer **erosiven Gastritis,** einer durch Stress oder Schock ausgelösten Form der akuten Gastritis, kommt zu vielen kleinen Schleimhautdefekten, die auch zu Blutungen führen können.

Therapie:
- Vorübergehende Diät mit Schonkost
- Säureblocker, Antazida
- Wärme.

In der Regel heilt die akute Gastritis nach zwei bis dreiwöchiger Behandlungsdauer folgenlos ab.

Chronisch-atrophische Gastritis

Chronische Magenschleimhautentzündung, in deren Verlauf sich die Magenschleimhaut immer mehr zurückbildet (atrophiert).

Ursachen:
- Typ A-Gastritis: Autoimmunerkrankung mit Antikörper gegen Belegzellen
- Typ B-Gastritis: Infektion mit dem Bakterium Helicobacter pylori, häufigste Form
- Typ C-Gastritis: chemische Noxen wie Gallenreflux oder chronischer Alkoholismus.

■ **Die Hauptursache der chronischen Gastritis ist eine Besiedelung der Magenschleimhaut mit dem Bakterium Helicobacter pylori.**

Klinik:
- Uncharakteristischere Beschwerden wie bei akuter Verlaufsform
- Begleitende Anämie
- Bei langem Verlauf Gefahr der Entartung.

Therapie:
- Gabe von Vit. B_{12} parenteral bei perniziöser Anämie
- Antibiotische Therapie nach Stufenschema mit Antra®, Kalcid® und Antibiotika bei Nachweis von Helicobacter pylori.

3.2.8 Magenkarzinom

Etwa 20% aller Karzinome finden sich im Magen. Der Altersgipfel liegt bei Männern im 6. Lebensjahrzehnt, bei Frauen im 5. Lebensjahrzehnt, Männer sind mehr als doppelt so oft betroffen wie Frauen. Das Magenkarzinom findet sich meist im Antrum, im Fundus und an der kleinen Kurvatur.

Einteilung:
Die Einteilung des Magenkarzinoms kann nach unterschiedlichen Kriterien erfolgen:
- Nach Stadium:
    → **Frühkarzinom** (early cancer): Karzinom mit begrenzter Eindringtiefe (auf die Schleimhaut beschränkt, Muscularis noch nicht infiltriert)
    → **fortgeschrittenes Karzinom:** größere Ausbreitung oder Eindringtiefe.
- Nach Wachstumstyp:
    → **intestinaler** Wachstumstyp: blumenkohlartiges Wachstum in den Magen hinein
    → **diffuser** Wachstumstyp: in die Magenwand einwachsendes Karzinom.

■ Bei einem Magenfrühkarzinom ist der Tumor noch auf die Schleimhaut beschränkt.

3.2.9 Krebsrisikoerkrankungen

Einige Erkrankungen des Magens gehen mit einem erhöhten Risiko einer Entartung einher. Bei diesen Krankheitsbildern sollte einmal jährlich eine Gastroskopie erfolgen. Typische **Krebsrisikoerkrankungen** sind:
- Chronisch-atrophische Gastritis
- Perniziöse Anämie
- Chron. Magenulkus
- B-II-Magenresektion
- Riesenfaltenmagen (M. Ménétrier).

■ Bei Krebsrisikoerkrankungen jährliche Gastroskopie.

Klinik:
Das Magenfrühkarzinom macht zu Beginn keine oder nur sehr geringe Beschwerden. Erst in einem fortgeschrittenen Stadium finden sich zunehmend Symptome des Magenspätkarzinoms:
- Gewichtsabnahme
- Widerwille gegen Fleisch
- Völlegefühl und Druckgefühl im Oberbauch
- Leistungsknick
- Evtl. Beschwerden erst durch Metastasen in Leber, Lunge, Hirn, Knochen.

Die Diagnose erfolgt durch eine **Gastroskopie** mit einer feingeweblichen Untersuchung (**Biopsie**) des Tumorgewebes. Zusätzlich können in einer **Röntgenkontrastdarstellung** Füllungsdefekte und Veränderungen der Schleimhautzeichnung dargestellt werden.

■ Das Magenkarzinom macht lange Zeit nur sehr geringe, unspezifische Beschwerden.

Therapie:
- Kurativ: totale Gastrektomie unter Mitnahme von großem und kleinem Netz, in Einzelfällen Magenteilresektion im Frühstadium
- Palliativ: Gastroenterostomie oder Witzel-Fistel zur Ernährung.

Einzige Möglichkeit zur Heilung ist die Operation, eine Chemotherapie kann nur die klinischen Beschwerden lindern (Palliativeingriff).

Prognose:
- 5-Jahres-Überlebensquote aller Fälle: 10–15%
- 5-Jahres-Überlebensquote des Frühkarzinoms: 90%.

3.3 Dünndarm

Der Dünndarm schließt sich an das Duodenum an und besteht aus Jejunum und Ileum. Er ist 3–4 Meter lang. Er ist über das Mesenterium mit der hinteren Bauchwand verbunden. Durch das Mesenterium verlaufen auch die versorgenden Gefäße. Der Dünndarm dient dem peristaltischen Weitertransport des Speisebreis und der Resorption von Wasser, Elektrolyten, Gallensäuren und Vitaminen.

■ Ein vollständiges Fehlen des Dünndarms ist mit dem Leben nicht vereinbar.

Typische Beschwerden bei Funktionsstörungen des Dünndarms:
- Durchfall, Erbrechen
- Gewichtsabnahme, Appetitlosigkeit
- Bauchschmerzen, Blähungen
- Blutungen.

Untersuchungsmethoden:
- Auskultation der Peristaltik
- Abdomenröntgenaufnahme
- Magendünndarmpassage (Kontrastmitteleinlauf mit Röntgen)
- Laparoskopie
- Laparotomie.

Wegen der Länge und anatomischen Lage des Dünndarms zwischen Magen und Dickdarm sind genaue Untersuchungen aller Abschnitte außerordentlich schwierig. Daher spielen im Gegensatz zu Magen und Dickdarm die endoskopischen Verfahren eine nur untergeordnete Rolle, während Stuhluntersuchungen und Funktionstests gebräuchlicher sind.

■ Im Bereich des Dünndarms spielt die Endoskopie eine nur untergeordnete Rolle.

3.3.1 Fehlbildungen und Anomalien

Angeborene Miss- oder Fehlbildungen des Dünndarms sind selten und machen bereits im Kindesalter Beschwerden:
- Dünndarmatresien (angeborene Engstelle)
- Dünndarmduplikaturen (doppelte Anlage von Teilstücken)
- Malrotation (Lageanomalie).

3.3.2 Divertikel

Divertikel sind Ausstülpungen der kompletten Darmwand nach außen. Sie sind im Dünndarmbereich selten und bleiben meist symptomlos, lediglich bei Komplikationen treten Beschwerden auf. Das bedeutsamste Divertikel im Bereich des Dünndarms ist das **Meckel-Divertikel.**

Meckel-Divertikel

Das Meckel-Divertikel ist eine ca. 30–100 cm vor der Einmündung des Dünn- in den Dickdarm lokalisierte Ausstülpung der Darmwand. Etwa 2–3% der Menschen sind von dieser Sonderform eines Divertikels betroffen.

■ Meckel-Divertikel sind meist symptomlos.

Klinik:
Das Meckel-Divertikel bleibt in der Regel symptomlos und wird häufig als **Zufallsbefund** bei einer Operation entdeckt. Es führt nur bei Komplikationen zu Beschwerden:
- Blutung
- Entzündung
- Perforation.

Ein entzündetes Meckel-Divertikel kann typischerweise eine Appendizitis vortäuschen.

Therapie:
Kommt es zu Beschwerden, so wird das Meckel-Divertikel chirurgisch abgetragen. Außerdem sollte bei jedem operativen Eingriff im Bauchraum (z. B. Appendektomie) der Dünndarm routinemäßig nach einem Meckel-Divertikel abgesucht werden.

■ Bei jedem operativen Baucheingriff sollte auch eine routinemäßige Suche nach dem Meckel-Divertikel erfolgen.

3.3.3 Entzündliche Dünndarmerkrankungen

Bei den Entzündungen des Dünndarms spielt vor allem der Morbus Crohn eine klinisch wichtige Rolle.

Morbus Crohn (Enteritis regionalis)

Unspezifische, abschnittsweise Entzündung des Magen-Darm-Traktes, die alle Bereiche vom Ösophagus bis zum Rektum befallen kann, aber v. a. im Bereich des unteren Ileums (zu 75%) vorkommt (**Ileitis terminalis**). Von der Entzündung sind alle Wandschichten und die benachbarten Lymphknoten betroffen. Die Erkrankung, die eine familiäre Häufung zeigt, hat einen Altersgipfel zwischen 20 und 40 Jahren. Die Ursache des M. Crohn ist unbekannt, diskutiert werden **Autoimmunprozesse.**

Klinik:
Ein Morbus Crohn verläuft schubweise mit beschwerdefreien Intervallen. Hauptsymptome im akuten Stadium sind:
- Kolikartige Schmerzen im Unterbauch
- Bis zu 10 Durchfälle am Tag, selten blutig
- Blähungen
- Leichtes Fieber, Gewichtsverlust, Anämie
- Symptome außerhalb des Magen-Darm-Traktes wie Arthritis, Hauterscheinungen oder Entzündungen von Iris und Sklera des Auges.

■ Hinter der Diagnose „chronische Blinddarmentzündung" versteckt sich oft ein M. Crohn.

Die Diagnose wird gestellt durch eine Dünndarmdoppelkontrastdarstellung nach Sellink. In der Röntgenkontrastdarstellung des Darmes finden sich typische Wandveränderungen (Pflastersteinrelief, Geschwüre, Fistelbildung), langstreckige Stenosen und Fissuren.

Komplikationen:
Der M. Crohn ist gefürchtet wegen seiner Komplikationen, die vor allem bei längerem Verlauf auftreten können:
- Narbige Stenosen mit Ileus
- **Fisteln** und Abszesse (typische Komplikation)
- Perforation der geschädigten Darmwand
- Blutung
- Selten maligne Entartung.

■ Der M. Crohn ist gefürchtet wegen seiner Neigung zur Fistelbildung.

Therapie:
- Diät mit ballaststofffreier, vollresorbierbarer „Astronautenkost" bzw. faserarmer Mischkost, evtl. parenterale Ernährung im akuten Stadium
- Medikamentös mit Kortikoiden (Entzündungseindämmung) und Metronidazol (gegen bakterielle Überwucherung)
- Entzündungshemmende Sulfonamide (Azulfidine® oder Salofalk®), vor allem bei zusätzlichem Befall des Dickdarms
- Operative Resektion der befallenen Dünndarmabschnitte
- Begleitende psychologische Betreuung.

Indikationen zur Operation:
- Therapieresistente, medikamentös nicht beherrschbare Komplikationen wie Fistelbildung oder Blutung
- Anhaltende starke Beschwerden.

Obwohl man vor einer Operation alle konservativen Maßnahmen ausschöpfen sollte, wird bei der Mehrzahl der Fälle früher oder später eine operative Behandlung notwendig.

■ Bei Therapieresistenz und Komplikationen des M. Crohn sollte die sparsame Resektion der befallenen Dünndarmabschnitte erfolgen.

Prognose:
Selten komplette Ausheilung, hohe Rezidivrate.

3.3.4 Dünndarmverwachsungen

Verwachsungen und Strikturen des Dünndarms sind häufig, da wegen Länge und Lage der Dünndarmschlingen Verklebungen besonders leicht zustande kommen.

Ursachen:
- Vorausgegangene Operationen
- Entzündungen (M. Crohn)
- Tumoren.

Jeder noch so kleine operative Eingriff im Bauchraum birgt die Gefahr eines „**Verwachsungsbauches**".

■ Häufigste Ursache des „Verwachsungsbauches" ist eine vorausgegangene Operation.

Klinik:
- Bauchschmerzen
- Blähungen
- Stuhlunregelmäßigkeiten bis hin zum kompletten Ileus („Bridenileus").

Therapie:
- Operative Lösung der Verwachsungen.

Prognose:
- **Hohe Rezidivrate,** da die Verwachsungslösung ein adäquater Reiz für die folgenden Verwachsungen ist.

3.3.5 OP-Verfahren

Dünndarmsegmentresektion

Die operative Resektion der erkrankten Dünndarmabschnitte ist das wichtigste Verfahren bei Eingriffen am Dünndarm. Die verbliebenen Endstücke können End-zu-End, Seit-zu-Seit oder End-zu-Seit wieder aneinandergefügt (anastomosiert) werden. In manchen Fällen wird ein **Ileostoma** nötig, d.h. eine Ableitung des Dünndarmes nach außen durch die Bauchwand zur künstlichen Stuhlentleerung. Da ein komplettes Fehlen des Dünndarms nicht mit dem Leben vereinbar ist, muss die Teilentfernung möglichst sparsam und schonend erfolgen.

Indikationen zur Dünndarmteilresektion:
- Tumoröser Befall
- Mesenterialinfarkt
- Rezidivierender M. Crohn
- Blindschlingenbildung.

Enterotomie

Eröffnung der Darmwand durch einen kleinen Schnitt. Das Verfahren wird zur Entfernung von Fremdkörpern oder Adenomen angewandt.

Strikturoplastik

Bei der Strikturoplastik werden kurzstreckige Stenosen, wie sie z. B. beim M. Crohn vorkommen, durch Längseinschnitt und Quernaht in der Darmwand erweitert.

3.4 Dickdarm

Der Dickdarm beginnt an der Ileozökalklappe und endet mit Rektum und Anus. Er besteht aus mehreren anatomisch und auch funktionell abgrenzbaren Teilen:
- Blinddarm (Coecum): im rechten Unterbauch, unterhalb der Einmündungsstelle des Dünndarms liegender, funktionsloser Teil des Dickdarms; er trägt den Wurmfortsatz (Appendix)
- Colon ascendens: an der rechten Bauchwand aufsteigender Teil des Dickdarms
- Colon transversum: zieht quer durch den Bauchraum
- Colon descendens: an der linken Bauchwand absteigender Teil des Dickdarms
- Colon sigmoideum (Sigma): liegt in der linken Darmbeinschaufel und tritt S-förmig in das kleine Becken ein
- Rektum (Mastdarm): letztes Teilstück, endet mit dem Anus (After) nach außen und besitzt die Schließmuskeln zur willkürlichen Darmentleerung.

Funktion:
Der Dickdarm erfüllt im Wesentlichen zwei Funktionen:
- Resorption von Wasser und Elektrolyten
- Eindickung des Kotes und geregelte Stuhlentleerung.

3.4.1 Leitsymptome und Diagnostik im Bereich des Dickdarms

Beschwerden im Bereich des Magen-Darm-Traktes sind überaus häufig und machen einen Großteil des chirurgischen Krankengutes aus.

Typische Beschwerden bei Erkrankungen des Dickdarms

Abhängig vom zugrundeliegenden Krankheitsbild können folgende klinische Symptome auf eine Erkrankung im Bereich des Dickdarms hinweisen:
- Verstopfung (**Obstipation**): Funktionelle Darmstörungen, ernährungsbedingte Ursachen, Tumoren
- Durchfall (**Diarrhö**): Funktionelle Darmstörungen, ernährungsbedingte Ursachen, Colitis ulcerosa, Tumoren
- Blähungen (**Meteorismus**): Funktionelle Darmstörungen, ernährungsbedingte Ursachen
- Schmerzen (**krampfartiger Stuhldrang**): Colitis ulcerosa, Tumoren, Verengungen
- **Blutungen:** Tumoren, Polypen, Hämorrhoiden.

Untersuchungsmethoden

Die folgenden Untersuchungsmethoden stehen bei Verdacht auf eine Erkrankung des Dickdarms zur Verfügung:
- Tastbefund (Druckschmerz, Darmsteifungen, Resistenzen)
- Auskultation (fehlende oder gesteigerte Darmgeräusche)
- Endoskopie (Prokto-, Rekto-, Koloskopie)
- Röntgen-Doppel-Kontrastaufnahmen (Einbringen von Kontrastmittel und Einblähen von Luft)
- Computertomographie
- Sonographie
- Hämoccult-Test.

■ **Das wichtigste und aussagekräftigste Untersuchungsverfahren im Bereich des Dickdarms ist die Koloskopie.**

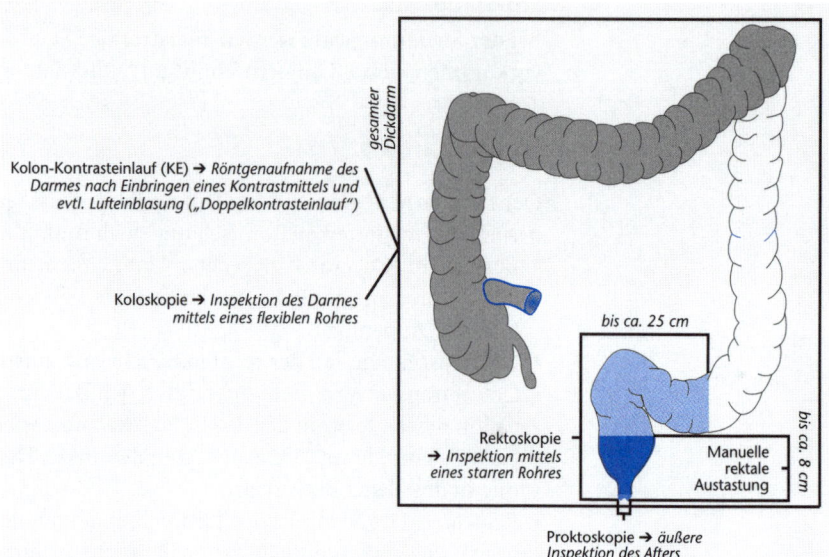

Abb. 23: Diagnostik im Bereich des Kolons

3.4.2 Operationsverfahren

Je nach Sitz, Art und Ausmaß des Prozesses am Dickdarm lassen sich verschiedene Standardoperationen anwenden.

Kolotomie

Eröffnung der Darmwand durch einen kleinen Schnitt. Das Verfahren wird zur Entfernung von Fremdkörpern oder Adenomen angewandt. Danach wird die Darmwand wieder durch eine Naht verschlossen.

Resektionsoperationen

Operationen mit Entfernung eines Teiles des Dickdarms. Dabei stehen verschiedene Resektionsmöglichkeiten zur Auswahl:
- **Segmentresektion:** Entfernung eines kleineren Dickdarmabschnittes mit anschließender End-zu-End Verbindung
- **Hemikolektomie rechts:** Entfernung des rechts an der Bauchwand aufsteigenden Kolonanteiles unter Mitnahme des Caecums, anschließende Naht des Ileums an das Colon transversum (Ileotransversostomie)
- **Transversumresektion:** Entfernung des quer verlaufenden Kolonanteiles mit anschließender Anastomose von Colon ascendens und Colon descendens (Transversotransversostomie)
- **Hemikolektomie links:** Entfernung des links an der Bauchwand absteigenden Kolonanteiles, anschließende Naht des Colon transversum an das Sigma (Transversosigmoideostomie)
- **Kolektomie:** Entfernung des gesamten Dickdarms, anschließend entweder Anastomose von Ileum und Rektum (Ileorektostomie) oder Blindverschluss des Rektums und Ileostomie
- **Rektumamputation** (abdominoperineale Rektumresektion): komplette Entfernung des gesamten Sigma, Rektum und Anus mit Ausleitung eines Anus praeter
- **Anteriore Rektumresektion:** Entfernung der oberen ⅔ des Rektums mit Anastomosennaht von Sigma und Rektum
- **Appendektomie:** Entfernung des am Blinddarm anhängenden Wurmfortsatzes
- **Hartmann-Operation:** zweizeitiger Eingriff, bei dem zunächst das Kolon als Anus praeter ausgeleitet wird und der Rektumstumpf verschlossen wird; in einer zweiten Sitzung kann dann der Anus praeter wieder rückverlagert werden.

Komplikationen bei Dickdarmeingriffen:
- **Anastomoseninsuffizienz:** Nahtbruch mit Leckbildung und Peritonitis
- Verwachsungen mit Ileus
- Blindsacksyndrom: vermehrte Infektionsgefahr durch Ansammlung von Bakterien in ausgeschalteten Darmschlingen
- Wundheilungsstörungen, Abszesse
- Störungen der Harnblasenentleerung und Potenzstörungen durch Verletzung des vegetativen Nervengeflechtes
- Milz- und Pankreasverletzungen.

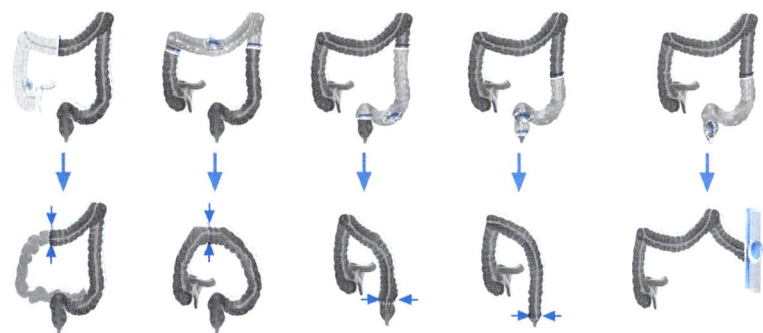

Abb. 24: Resektionsverfahren

Palliativoperationen

Bei inoperablem Tumor kann zur Umgehung des Tumors eine Kurzschlussverbindung zwischen Dünn- und Dickdarm angelegt werden.

Anus praeter (Stoma)

Ein **Stoma** ist eine operativ hergestellte Öffnung eines Hohlorgans nach außen. Im Bereich des Darmtraktes wird ein Stoma als **Enterostoma** oder **Anus praeter** bezeichnet. Bei manchen Darmoperationen ist die vorübergehende oder endgültige Anlage eines solchen künstlichen Darmausganges zur Stuhlableitung unvermeidbar oder von Vorteil. Je nach ableitender Darmschlinge und Ableitungsart kann man den Anus praeter einteilen in:
- Ileostomie (Ableitung einer Ileumschlinge)
- Kolostomie (Ableitung einer Kolonschlinge)
- Doppelläufiges Stoma (zwei Öffnungen)
- Endständiges Stoma (eine Öffnung).

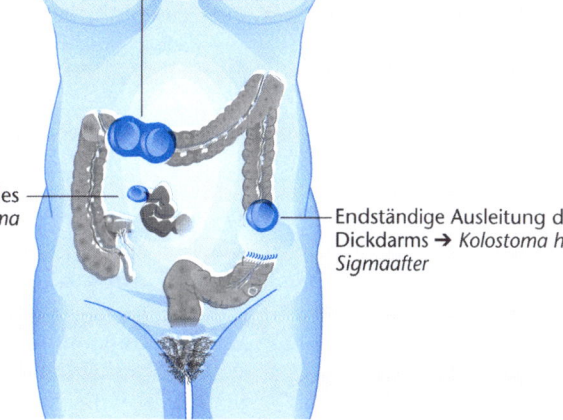

Abb. 25: Anlagemöglichkeiten des Anus praeter

Indikationen:
- Nach umfassenden Darmresektionen mit fehlender Anastomosenmöglichkeit
- Nach operativer Mitentfernung des Schließmuskelapparates
- Bei schweren Entzündungen im Bereich des Bauchraumes zur vorübergehenden Entlastung des Darmes
- Bei Darmresektionen zur vorübergehenden Entlastung der Anastomosennaht bis zur Heilung (besonders nach Entzündungen)
- Bei starker Analfistelbildung bis zur Heilung der Fisteln
- Bei nicht operablen stenosierenden Darmtumoren.

Komplikationen:
Ein Stomaträger kann und sollte möglichst normal leben. Weder beim Sport noch im Beruf (außer körperliche Schwerstarbeit) muss sich der Patient einschränken. Trotzdem sind Probleme und Komplikationen häufig:
- Psychische Probleme der Stomaträger
- Vorfall von Darmschlingen über das Hautniveau (Prolaps)
- Stenosen im Bereich der Mündungsstelle
- Chronische Hautentzündungen im Bereich des Stomas durch den aggressiven Dünndarminhalt (Hautschutzplatte)
- Evtl. erhöhte Karzinomrate.

Geruchs- und Hygieneprobleme der Stomaträger dürfen heute durch die Anwendung neuer Klebebeutel und Hautschutzfolien keine große Rolle mehr spielen, so dass die soziale Integration eines Stomaträgers problemlos möglich ist.

3.4.3 Fehlbildungen

Missbildungen im Bereich des Dickdarms sind selten. Praktisch am wichtigsten ist das Megakolon, eine Erweiterung eines begrenzten Dickdarmabschnittes. Ein solches **Megakolon** kann angeboren (M. Hirschsprung) oder ohne erkennbare Ursache erworben sein.

Megakolon congenitum (M. Hirschsprung)

Das Megakolon congenitum ist eine im frühen Säuglingsalter auftretende, angeborene Erweiterung eines Dickdarmabschnittes. Ursache ist ein angeborenes Fehlen eines Nervenzellgeflechtes in der Darmwand.

Klinik:
Das nervenfreie Darmstück ist durch die fehlende Peristaltik enggestellt, das vorangehende durch den Kotstau massiv erweitert. Leitsymptom ist eine schwere Obstipation und ein aufgetriebener Bauch.

■ Leitsymptom des Megakolon congenitum: schwere Stuhlverstopfung.

Therapie: Entfernung des betroffenen Darmabschnittes.

3.4.4 Verletzungen

Verletzungen und Perforationen des Dickdarms können viele Ursachen haben.

Ursachen:
- Perforation bei Endoskopien
- Trauma (selten)
- Anales Einführen von Fremdkörpern (Flaschen, Vibratoren).

■ Häufigste Ursache von Kolonverletzungen sind die Endoskopie und anale Selbsteinführung von Fremdkörpern.

Klinik:
Abhängig von den Begleitverletzungen, bei Perforation Peritonitis.

Therapie:
Bei Perforation: Eröffnung der Bauchhöhle (Laparotomie) und Defektverschluss.

3.4.5 Appendizitis

Entzündung des Wurmfortsatzes. Die Appendizitis ist eine der häufigsten operationsbedürftigen Erkrankungen überhaupt und tritt am häufigsten im 5.–30. Lebensjahr auf. Bis heute ist die eigentliche Funktion des Wurmfortsatzes unklar. Das lymphatische Gewebe deutet auf eine Rolle im Immunsystem hin.

■ Die Appendizitis ist eine häufige Indikation zur Operation.

Ursachen:
Die Ursache der Appendizitis ist weitgehend unklar. Vermutet werden:
- Sekretstau
- Entzündlich veränderte Kotsteine
- Magen-Darm-Infektionen
- Erregerstreuung anderer Infektionen.

Klinik:
Die akute Appendizitis beginnt typicherweise mit Oberbauchschmerzen, die sich dann in den rechten Unterbauch verlagern. Weitere Beschwerden sind:
- **Druckschmerz** im rechten Unterbauch (am McBurney-Punkt)
- **Loslassschmerz** (Schmerzen bei ruckartigem Loslassen nach tiefem Eindrücken der Bauchdecke)
- Fieber mit **Temperaturdifferenz** von mehr als 0,8 °C axillar-rektal
- Übelkeit und Erbrechen
- Anstieg der Leukozytenzahlen (Leukozytose)
- Druckschmerz im Douglas-Raum bei rektaler Untersuchung
- Bei Mitentzündung des Bauchfelles Abwehrspannung mit hartem Bauch
- Psoas-Zeichen: Schmerzen im rechten Unterbauch bei Streckung des Hüftgelenkes
- Abwehrspannung als Zeichen einer Peritonitis.

Die Diagnose der akuten Appendizitis ergibt sich in der Regel aus der Anamnese und den typischen klinischen Symptomen. Untersuchungen wie Röntgen und Sonographie liefern meistens keine spezifischen Befunde. Die Diagnose kann erschwert werden durch die häufigen Lagevarianten des Appendix.

■ Die Diagnose Appendizitis ergibt sich in der Regel aus den typischen klinischen Symptomen.

Eine Appendizitis kann im Alter sehr symptomarm verlaufen und wird deshalb oft zu spät erkannt (Altersappendizitis).

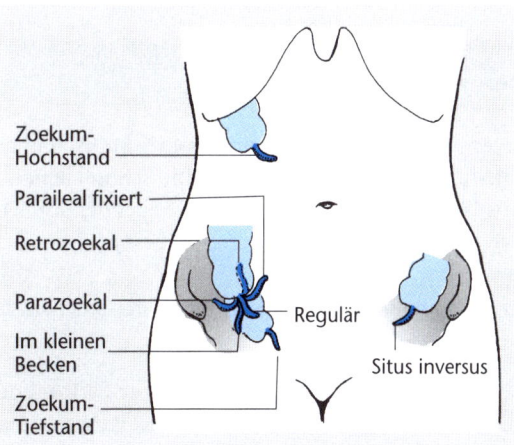

Abb. 26: Lagevarianten des Appendix

Komplikationen:
- **Perforation** mit erheblicher Verschlechterung des Allgemeinbefindens
- Peritonitis mit septisch-toxischem Schock.

■ Rasche Verschlechterung des Allgemeinzustandes nach kurzen, beschwerdefreien Intervall spricht für eine Perforation.

Differentialdiagnose:
Trotz der typischen Symptomatik der Appendizitis erweist sich die Diagnose bei kaum einer anderen Erkrankung häufiger als falsch. Viele Erkrankungen verlaufen ähnlich, weshalb die Differentialdiagnose häufig schwierig ist. Die wichtigsten sind:
- Gastroenteritis (Magenverstimmung bzw. „Magen-Darm-Grippe")
- Lymphadenitis mesenterica
- Morbus Crohn
- Eierstockentzündungen
- Menstruationsbeschwerden
- Magen- und Zwölffingerdarmgeschwüre
- Ileus
- Entzündetes Meckel-Divertikel
- Divertikulitis
- Tumor.

Therapie:
Jede akute Appendizitis muss operiert werden. Nur bei chronischen Appendizitiden bei gutem Allgemeinzustand des Patienten und blander klinischer Symptomatik kann man unter konservativer Therapie mit Eisblase und Diät abwarten.

■ Jede akute Appendizitis muss sofort operiert werden. Bei ausreichendem Verdacht sollte die Indikation zur Appendektomie großzügig gestellt werden, da diese ungefährlicher ist als die Komplikationen.

Operationsverfahren:
- Appendektomie über einen kleinen Hautschnitt im rechten Unterbauch
- Suche nach einem Meckel-Divertikel und ggf. Abtragung
- Histologische Untersuchung des Appendix
- Bei Perforation und Peritonitis zusätzliches Einlegen einer Drainage und Spülung der Bauchhöhle.

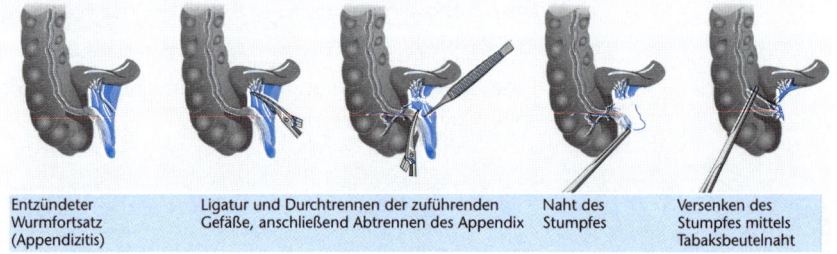

Abb. 27: Appendektomie

Die Appendektomie kann auch **laparoskopisch** über in die Bauchdecke eingeführte Trokare erfolgen. Wegen des ohnehin schon kleinen Zugangs und der kurzen Operationsdauer bei der konventionellen Appendektomie hat sich das Verfahren bisher aber noch nicht durchgesetzt. Häufig wird eine Laparoskopie aber zur Diagnosesicherung eingesetzt.

■ Bei der Appendektomie wird der Wurmfortsatz, nicht der Blinddarm, entfernt.

Prognose:
- Ausgezeichnet bei Frühoperation ohne Perforation
- Letalität bis zu 10% bei Perforation mit Peritonitis
- Gelegentlich Jahre nach der Operation Ileuszustände durch Verwachsungen (Bridenileus).

3.4.6 Colitis ulcerosa

Unspezifische, meist chronisch rezidivierende, entzündliche Erkrankung von Kolon und Rektum. Die Erkrankung, die einen Altersgipfel zwischen dem 20. und 40. Lebensjahr zeigt, beginnt meist im Rektum und schreitet oralwärts fort. Im Gegensatz zum M. Crohn sind hier nicht alle Wandschichten, sondern nur Mukosa und Submukosa betroffen.

Ursachen:
- Familiäre Disposition
- Autoimmunmechanismen
- Psychische Belastungen.

■ Wie bei kaum einer anderen Krankheit ist die psychische Situation des Patienten eng mit der Auslösung der Colitis ulcerosa verbunden.

Klinik:
- Blutig-schleimige Durchfälle bis 20-mal/Tag
- Kolikartige Leibschmerzen
- Fieber, Gewichtsverlust
- Hauterscheinungen, Arthritis, Entzündungen der Aderhaut am Auge.

■ Leitsymptom der Colitis ulcerosa sind die blutig-schleimigen Durchfälle bis zu 20-mal am Tag.

Verlaufsformen:
- Hochakute Form mit plötzlich einsetzenden, choleraähnlichen Durchfällen und toxischem Megakolon (Lebensgefahr)
- Subakute Form mit langsamem Beginn und milderer Symptomatik
- Chronisch rezidivierende Form, oft unerkannt als Entzündung des Afters verlaufend.

Komplikationen:
- **Toxisches Megakolon** (Erweiterung des Kolons mit fehlender Peristaltik, fehlendem Stuhlabgang und systemischer Intoxikation)
- **Karzinomentwicklung** (nach 25 Jahren in 40% aller Fälle)
- Perforation des Colons mit Peritonitis
- Blutungen
- Stenosen.

■ Das toxische Megakolon ist die gefährlichste Komplikation der Colitis ulcerosa.

Therapie:
- Im akuten Schub: Nulldiät und parenterale Ernährung
- Entzündungshemmende Medikamente: Kortikoide, Azulfidine® und Salofalk®
- Psychosomatische Betreuung der Kranken
- Bei Komplikationen: operative Entfernung der befallenen Darmabschnitte, evtl. mit Anlage eines Ileostomas.

Indikationen zur Operation:
- Toxisches Megakolon
- Perforation
- Schwere Blutung
- Fistelbildung, Verwachsungen mit Stenosen, Karzinomentwicklung.

Prognose:
- Letalität beim toxischen Megakolon ohne operatives Eingreifen 70–100%, mit Operation unter 10%
- Gute Langzeitprognose bei Kolektomie (Operationsrisiko ca. 5%)

3.4.7 Divertikulose und Divertikulitis

Divertikel sind Ausstülpungen der Darmwand, meist im Kolon- und Sigmabereich. Von einer Divertikulose spricht man beim Auftreten mehrerer Divertikel.

Ursachen:
- Schwäche der Darmwand
- Vermehrter Tonus der Darmmuskulatur
- Zu geringer Ballaststoffgehalt der Nahrung
- Fettsucht und Übergewicht.

Klinik:
Die Divertikulose an sich macht praktisch keine Beschwerden. Durch den Kotstau in den Divertikeln kann es dann aber zu einer Entzündung (**Divertikulitis**) kommen, die zu folgenden Symptomen führt:
- Schmerzen vor allem im linken Unterbauch (appendizitisähnlich)
- Vermehrte Obstipation
- Völlegefühl, Übelkeit, Erbrechen
- Schmerzhafter Stuhldrang
- Blutungen
- Störungen der Peristaltik bis hin zum Ileus.

Die Diagnose wird gesichert durch eine **Kontrastmitteldarstellung** des Kolons (Kolonkontrasteinlauf) und eine **Endoskopie,** bei der die Ausstülpungen der Darmwand sichtbar werden.

■ Appendizitisähnliche Beschwerden im höheren Alter sprechen für eine Divertikulitis.

Komplikationen:
- Perforation der entzündeten Darmwand
- Blutung
- Stenose durch narbige Verwachsungen bei chronischen Entzündungen
- Abszessbildung.

Therapie:
Nur die Divertikulitis, nicht die Divertikulose, bedarf einer Therapie:
- Bei unkomplizierter Divertikulitis: Bettruhe, Diät, Antibiotika
- Bei Komplikationen: operative Resektion des betroffenen Darmabschnittes.

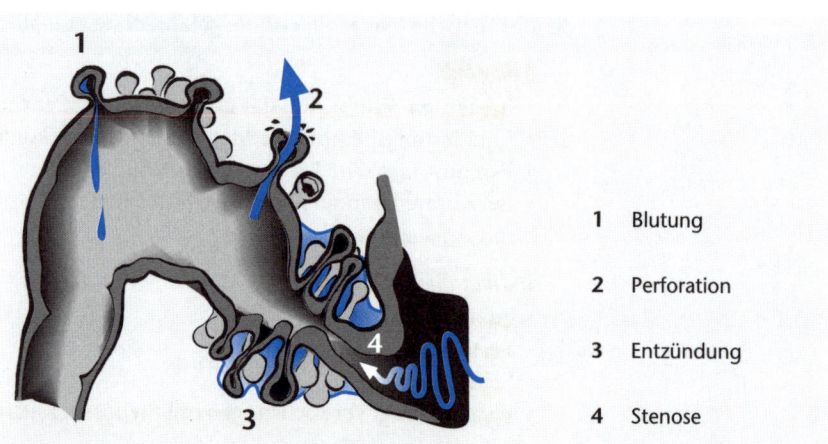

Abb. 28: Typische Komplikationen der Divertikulose

3.4.8 Tumoren des Dickdarms

Polypen (Adenome)

Polypen sind gutartige, gestielte Geschwülste, die sich meist aus Schleimhaut aufbauen und in den Hohlraum des Darmes vorwölben. Etwa 10% aller Erwachsenen sind betroffen. Grundsätzlich sollten alle Polypen endoskopisch mit einer Schlinge entfernt werden, da sie, abhängig von Größe und Gewebsaufbau, häufig entarten.

Hohes Entartungsrisiko (Krebsrisikoerkrankung):
- Familiäre Polyposis mit vielen verstreut liegenden Polypen → Entartungsrisiko fast 100%
- Breitbasig aufsitzende Polypen → Entartungsrisiko 15%.

■ Dickdarmpolypen haben – u.a. abhängig von ihrer Größe – ein hohes Entartungsrisiko und sollten deshalb grundsätzlich kontrolliert und in der Regel auch entfernt und histologisch untersucht werden.

Dickdarmkarzinom

Die meisten bösartigen Tumoren des Magen-Darm-Traktes sind im Kolon und Rektum lokalisiert. Beim Mann (nach dem Lungenkrebs) wie bei der Frau (nach dem Brustkrebs) sind Kolon- und Rektumkarzinome die zweithäufigsten Krebserkrankungen mit einem Altersgipfel zwischen dem 50. und 70. Lebensjahr. Mehr als bei jeder anderen Krebserkrankung spielen hier Krebsrisikoerkrankungen (Präkanzerosen) wie Colitis ulcerosa und Polypen eine Rolle.

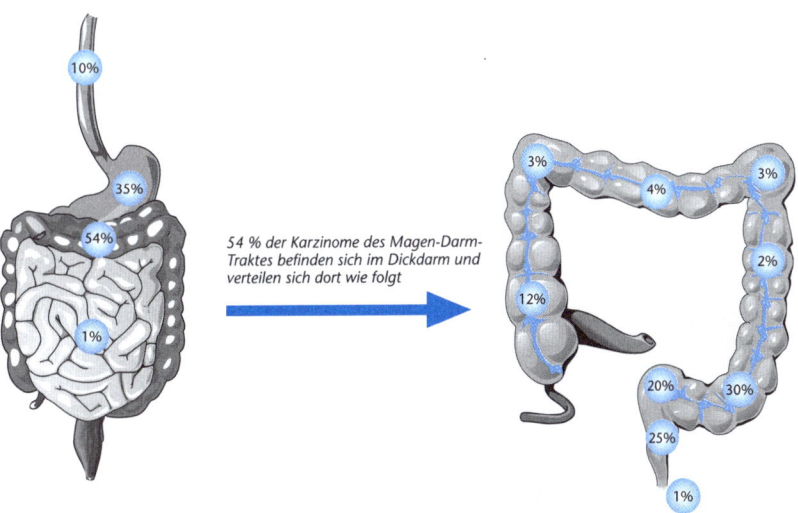

Abb. 29: Lokalisation der Karzinome des Magen-Darm-Traktes

Risikofaktoren:
- Lang bestehende Colitis ulcerosa
- Polypen (besonders familiäre Polyposis)
- Genetische Disposition
- Ernährungsfaktoren (fettreich und ballaststoffarme Kost).

■ Fettreiche und ballaststoffarme Kost begünstigen die Entstehung eines Dickdarmkarzinoms.

Stadieneinteilung:
Die Stadieneinteilung der Dickdarmtumoren erfolgt nach Dukes oder dem internationalen TNM-System. Nach **Dukes** werden vier Stadien unterschieden:
- Dukes A: Tumor ist auf die Darmwand beschränkt
- Dukes B: Tumor befällt auch das umliegende Gewebe
- Dukes C: Mitbefall von Lymphknoten
- Dukes D: Fernmetastasen.

Nach dem **TNM-System** wird das Kolonkarzinom eingeteilt in:
- T_1–T_4: je nach Infiltrationsgrad des Tumors in Submukosa, Muskularis, Subserosa und umliegende Gewebe
- N_0–N_3: je nach Menge der befallenen Lymphknotenstationen
- M_0 und M_1: je nach Vorhandensein von Fernmetastasen.

Klinik:
Uncharakteristische Anfangssymptome erschweren die Frühdiagnose eines Dickdarmkarzinoms. Erst im fortgeschrittenen Stadium treten Symptome auf:
- Blutbeimengungen im Stuhl
- Plötzliche Änderungen der Stuhlgewohnheiten (Obstipation, Diarrhö)
- Leistungsknick, Müdigkeit
- Evtl. unklares Fieber
- Im Spätstadium Ileus, Perforation oder Penetration in Nachbarorgane, außerdem Metastasenabsiedlung.

■ **Änderungen der Stuhlgewohnheiten und Blutungen aus dem Anus sind im höheren Lebensalter in höchstem Maße verdächtig auf ein Dickdarmkarzinom und müssen abgeklärt werden. Die wichtigste Differentialdiagnose sind Hämorrhoiden.**

Diagnostik:
- Anamnese (Stuhlgewohnheiten, Gewichtsverlust)
- Fingeraustastung des Rektums (digitale Untersuchung)
- Stuhluntersuchung auf Blut (Hämoccult®)
- Rektoskopie und Koloskopie
- Kolondoppelkontrasteinlauf (Engstelle des Darms im Bereich des Tumors)
- Evtl. CT und Röntgen-Thorax zur Sicherung der genauen Ausdehnung und zum Nachweis von Metastasen
- Oberbauchsonographie und Endorektalsonographie.

■ **Fast die Hälfte aller Rektumkarzinome kann digital getastet werden.**

Therapie:
- Mittel der Wahl: möglichst radikale Resektion der betroffenen Darmabschnitte unter Mitnahme befallener Lymphstationen (z. B. paraaortale Lymphknoten)
- Immer zusätzliche Chemotherapie mit z. B. 5-Fluoruracil (5-FU) und Folinsäure: Hinweise auf deutliche Verbesserung der 5-Jahres-Überlebensrate
- Bei Befall des Rektums zusätzliche Strahlentherapie zur präoperativen Tumorverkleinerung und Besserung der Beschwerden.

Praktisch alle Dickdarmkarzinome sollten operiert werden. Selbst in fortgeschrittenen Stadien mit ausgeprägter Metastasenabsiedelung kann eine Palliativoperation zu einer Lebensverlängerung und v. a. zu einer Besserung der Lebensqualität führen. Fast immer ist eine Kontinenz erhaltende Operation möglich. Nur Tumoren, die näher als 2 cm am Anus liegen, werden in der Regel durch eine radikale Rektumextirpation entfernt, wobei ein Anus praeter angelegt wird.

Prognose:
Die Prognose des Dickdarmkarzinoms ist vom Stadium abhängig und insgesamt relativ gut. Die meisten Rezidive nach Operation entstehen in den ersten zwei Jahren.
- 5-Jahres-Überlebensrate im günstigsten Fall bis zu 90%
- 5-Jahres-Überlebensrate aller Fälle: ca. 50%
- Schlechteste Prognose beim tief sitzenden Rektumkarzinom (ausgeprägte Metastasierung).

Prophylaxe:
Gerade wegen der uncharakteristischen Frühsymptome und der guten Heilungsaussichten im Anfangsstadium kommt der **Früherkennung** des Kolonkarzinoms eine besondere Bedeutung zu. Folgende Maßnahmen sind deshalb wichtig:
- Regelmäßige Rektoskopie bei Krebsrisikoerkrankungen wie Colitis ulcerosa oder familiärer Polyposis
- Regelmäßige Stuhluntersuchungen auf Blut im höheren Alter
- Schlingenabtragung von Darmpolypen
- Nach Operation eines Dickdarmkarzinoms Verlaufskontrolle vor allem des CEA und CA 19–9 Wertes.

	Divertikel	**Polypen**	**Karzinome**
Symptome	Meist keine (nur bei Entzündungen)	Meist keine (nur bei Blutungen)	Änderungen der Stuhlgewohnheiten, Blutungen, Darmverschluss
Dignität	Gutartig	Präkanzerose	Bösartig
Therapie	Meist keine notwendig	Endoskopische Abtragung	Möglichst radikale Resektion des betroffenen Darmabschnittes

Tab. 5: Veränderungen des Dickdarms

3.4.9 Erkrankungen des Anus

Der Anus (**After**) ist das Abschlussorgan des Darms. Er bildet mit dem Rektum eine funktionelle Einheit und ist für die Stuhlkontinenz verantwortlich.

Untersuchungsmethoden:
- Inspektion
- Digitale Austastung
- Proktoskopie
- Rektoskopie
- Druckmessung des Schließmuskels.

Hämorrhoiden

Hämorrhoiden sind knotenförmige Erweiterungen (**Krampfadern**) des arteriovenösen Gefäßgeflechtes im Analbereich. Hämorrhoiden sind überaus häufig und werden je nach Ausprägung in 3 Schweregrade eingeteilt.

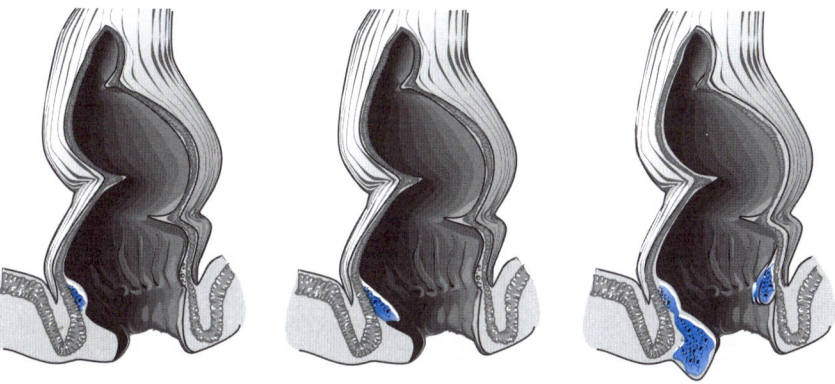

Abb. 30: Ausprägungsgrade der Hämorrhoiden

Hämorrhoiden I. Grades   Hämorrhoiden II. Grades   Hämorrhoiden III. Grades

Ursachen:
- Verstärktes Pressen bei chronischer Obstipation (Verstopfung)
- Während einer Schwangerschaft (erhöhter Druck im Bauchraum)
- Veranlagung zur Bindegewebsschwäche.

Klinik:
- Jucken, Nässen, Brennen, Fremdkörpergefühl
- Tastbare, nach außen vorgewölbte Knoten im Analbereich, vor allem beim Pressen
- Hellrote Blutauflagerungen auf dem Stuhl
- Gelegentlich starke Blutungen
- Evtl. schmerzhafte Thrombosierung des Hämorrhoidalknotens.

Da Blut im Stuhl immer verdächtig auf einen höhersitzenden bösartigen Prozess im Darm ist, sollte man sich nie mit der Erklärung „Hämorrhoiden" zufrieden geben.

■ **Blut im Stuhl nie leichtfertig als Hämorrhoiden abtun, sondern weiter abklären.**

Therapie:
Im Anfangsstadium bei weniger ausgeprägten Befunden kann man eine konservative Behandlung anstreben:
- Stuhlerweichende Maßnahmen (Lactulose)
- Regelmäßige Stuhlentleerungen (Laxanzien)
- Reduktion des Körpergewichtes
- Gründliche Analhygiene
- Lokale Salbenbehandlung
- Kamillesitzbäder

Im fortgeschrittenen Stadium bei größeren Hämorrhoidalknoten kommt nur die Operation in Frage.

Operationsverfahren:
- Verödung oder Ligatur der Hämorrhoidalknoten
- Ausschälung der Hämorrhoidalknoten mit Unterbindung der zuführenden Gefäße (**Hämorrhoidektomie).**

■ Nach der Operation für eine gute **Analhygiene** und weichen Stuhlgang sorgen.

Perianale Thrombose
Sehr schmerzhafte, akut auftretende Bildung eines Blutgerinnsels in dem am äußeren Analrand gelegenen Venengeflecht (Plexus hämorrhoidales).
Bei der Untersuchung findet sich ein harter, stark **schmerzhafter** und bläulich verfärbter Knoten im äußeren Analbereich. Im Frühstadium kann die Thrombose durch einen **Einstich** entleert werden. Zusätzlich sollte für eine Stuhlregulierung mit milden Laxanzien gesorgt werden.

■ Leitsymptom der perianalen Thrombose ist der schmerzhafte, harte Knoten im Analbereich.

Analfissuren
Analfissuren sind Schleimhautrisse im Analbereich als Folge chronischer Entzündungen und Dehnungen bei verhärtetem Stuhlgang. Die Fissuren sind bei, und v. a. nach der Stuhlentleerung extrem schmerzhaft, so dass bei den Patienten eine große Angst vor dem Toilettengang entsteht. Nach Versagen der konservativen Therapie mit Salben, Sitzbädern und Analdehnern kann man die Fissuren elektrochirurgisch abtragen oder durch eine Teildurchtrennung des Schließmuskels (Sphinkterotomie) das schmerzhafte Zusammenkrampfen verhindern.

■ Typisch für Analfissuren ist der starke Schmerz nach der Defäkation.

Anal- und Rektumprolaps
Ausstülpen von Anus bzw. Rektum nach außen. Beim Rektumprolaps sind alle Wandschichten betroffen, der Darm kann bis zu 20 cm nach außen vorfallen. In der Regel ist dabei die Funktion der Schließmuskulatur gestört, es liegt eine **Inkontinenz** vor. Beim Analprolaps stülpt sich nur die Darmschleimhaut vor, die Schließmuskelfunktion ist in der Regel nicht gestört.
Begünstigend wirken Hämorrhoiden (Analprolaps), chronische Verstopfung und eine Schwäche der Beckenbodenmuskulatur (häufig im höheren Alter, nach vielen Geburten). Während beim Analprolaps konservative Therapieversuche meistens ausreichen, muß beim Rektumprolaps häufig eine operative Rektumfixation oder Rektumresektion durchgeführt werden.

■ Beim Rektumprolaps liegt im Gegensatz zum Analprolaps meistens eine Inkontinenz vor.

Analfisteln und Abszesse

Abszesse und Fisteln im Analbereich entstehen auf dem Boden von Entzündungen der Drüsen im Analbereich. Die Entzündung bzw. der Abszess ist dabei das akute Stadium, der Fistelgang, der die Abflussmöglichkeit schafft, das chronische Stadium. Da die Entzündungen wegen der Verbindung zum mit Bakterien angereicherten Analkanal nur schwer ausheilen, bleiben die Fisteln meist lange bestehen. Typisch ist die ausgeprägte Tendenz zur Fistelbildung beim M. Crohn.

Klinik:
- Nässen und Juckreiz
- Evtl. sichtbare äußere Fistelöffnung
- Evtl. eitrige oder gelb-schleimige Sekretion aus der Fistelöffnung
- Im akuten Abszessstadium stechende, starke Schmerzen, besonders bei und nach dem Stuhlgang.

Wenn eine Fistelbildung vorliegt, kann der Fistelgang sondiert oder mit einem Farbstoff (Methylenblau) dargestellt werden. Zusätzlich sollte immer eine Proktoskopie und Rektoskopie erfolgen, um andere Erkrankungen auszuschließen.

Therapie:
Analabszesse und -fisteln werden chirurgisch behandelt:
- Breite **Eröffnung** und Spaltung der Fistel bzw. des Abszesses
- Gründliche **Säuberung** der entstehenden Wundhöhle
- **Offene Wundbehandlung** mit antiseptischen Lösungen und Tamponaden
- Tägliche **Sitzbäder** und Stuhlregulierung.

Bei Verlauf der Fistel durch die Schließmuskulatur wird möglicherweise eine vorsichtige Spaltung der Muskulatur mit vorübergehendem Verlust der Kontinenz notwendig. Bei ausgedehnten und hochsitzenden Fisteln ist unter Umständen die Anlage eines vorübergehenden Anus praeter (Kolostomie) nötig, um die Ausheilung der Fisteln zu ermöglichen.

■ Fisteln werden operativ möglichst breit eröffnet und gespalten. Danach erfolgt eine offene Wundbehandlung.

Analkarzinom

Das Analkarzinom ist ein relativ seltener Tumor im Bereich der Analregion (1–2% der Karzinome des unteren Verdauungstraktes). Der Tumor ist sehr bösartig und metastasiert früh in die regionären Lymphknoten.

Klinik:
- Chronischer Juckreiz
- Nicht heilendes Geschwür mit Tendenz zur Blutung
- Fremdkörpergefühl und Kontinenzstörungen.

Der Tumor ist meistens bereits von außen gut sichtbar und kann durch eine Gewebeentnahme gesichert werden. Zusätzlich muss bei Diagnosestellung eine ausgedehnte Diagnostik mit Röntgen-Thorax und Computertomographie zum Nachweis evtl. Metastasen durchgeführt werden **(Staging).**

Therapie:
- Radikale Rektum- und Analamputation unter Mitnahme der betroffenen Lymphknoten (örtliche und Leistenlymphknoten)
- Begleitende Chemo- und Strahlentherapie.

Prognose:
- Wegen der ausgedehnten und frühen Metastasenabsiedelung schlecht.

■ Je näher ein Dickdarmkarzinom am Anus sitzt, desto schlechter die Prognose.

3.5 Leber, Gallenblase und Gallenwege

Die Leber nimmt den Großteil der aus dem Verdauungstrakt resorbierten Stoffe über das Pfortadersystem auf und verarbeitet sie weiter. Die Leber ist die größte exokrine Drüse und zentrales Stoffwechsel- und Entgiftungsorgan.

Aufgaben der Leber:
- Synthese von Harnstoff, Harnsäure, Fettsäuren und Cholesterin
- Speicherung, Mobilisierung und Umbau von Zucker
- Synthese von Cholesterin
- Bildung von 500–1000 ml Galle pro Tag.

Die Galle wird in der Gallenblase eingedickt, gespeichert und über die Gallenwege in den Zwölffingerdarm abgegeben. Sie ist notwendig zur Aufnahme der nicht wasserlöslichen Fette.

Bestandteile der Galle:
- Wasser (Hauptbestandteil)
- Gallensäuren und Gallenfarbstoffe (Bilirubin)
- Cholesterin.

3.5.1 Leitsymptome

Einige charakteristische Symptome finden sich bei Erkrankungen von Leber und Galle relativ häufig:
- Druckgefühl und Schmerzen im rechten Oberbauch (gelegentlich kolikartig)
- Gelbfärbung von Haut und Skleren (Ikterus, Gelbsucht)
- Übelkeit, Brechreiz, Appetitlosigkeit
- Juckreiz infolge von erhöhtem Bilirubin
- Wasseransammlung im Bauch (Aszites)
- Heller Stuhl
- Gerinnungsstörungen.

■ **Ein charakteristisches klinisches Symptom von Leber- und Gallenblasenerkrankungen ist die Gelbsucht (Ikterus).**

3.5.2 Untersuchungsmethoden

Im Gegensatz zu vielen anderen Bereichen spielt die Labordiagnostik bei Erkrankungen von Leber und Galle eine relativ große Rolle.

Labordiagnostik

Wichtig zur Beurteilung von Ausmaß und Art einer Leberschädigung oder Gallenblasenerkrankung sind verschiedene Enzyme und der Gerinnungsstatus:
- Transaminasen (GOT, GPT)
- Alkalische Phosphatase
- Gamma-GT
- Serum-Bilirubin
- Gerinnungsstatus.

Sonographie

Die Ultraschalluntersuchung ist das Standardverfahren zur Leber- und Gallendiagnostik. Vor allem geeignet zur Feststellung einer Strukturveränderung der Leber (Zirrhose) oder eines Gallensteinleidens (Gallensteine).

Röntgen

Nur bedingt aussagekräftig. Dient zum Steinnachweis bei Gallensteinleiden, wobei sich aber nicht alle Steine im Röntgenbild darstellen.

ERCP

Bei der ERCP (**E**ndoskopische **R**etrograde **C**holangio-**P**ankreatikographie) wird die Papilla duodeni (gemeinsame Mündungsstelle von Pankreas- und Gallengang im Duodenum) endoskopisch sondiert und dann ein Kontrastmittel eingebracht. Dadurch können Gallengang, Gallenblase und Pankreasgang dargestellt werden. Das Verfahren eignet sich v. a. zur Darstellung und Lokalisation von Wandveränderungen und Steinen. Wenn der Gallenstein günstig lokalisiert ist, kann auch eine Entfernung des Steines über eine ERCP versucht werden. Dabei ist häufig eine endoskopische **Papillotomie** (Spaltung der Papille) notwendig.

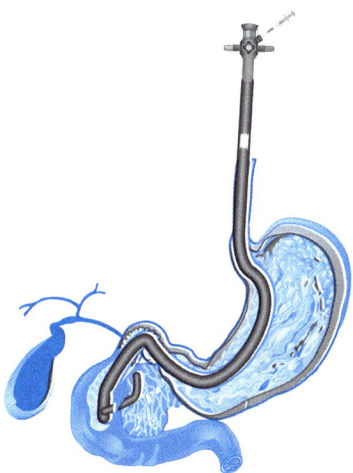

Abb. 31: Technik der ERCP

Laparoskopie

Bauchspiegelung mittels einer in Nabelhöhe eingeführten endoskopischen Optik zur direkten Betrachtung von Leber und Gallenblase.

Aszitesuntersuchung

Besonders bei Lebererkrankungen kann es zur Ausbildung eines Aszites („Wasserbauch") kommen. Die durch Punktion gewonnene Flüssigkeit kann dann z. B. auf maligne Zellen untersucht werden.

3.5.3 Operationsverfahren

Kapsel- und Parenchymnaht

Bei der Kapselnaht wird die Leberkapsel unter Mitnahme des Lebergewebes (Parenchym) mit einem speziellen Nahtmaterial genäht. Hauptindikation sind traumatisch verursachte Einrisse oder Quetschungen der Leber. In vielen Fällen kann der Einriss auch durch einen Infrarotkoagulator verödet werden.

Leberteilentfernung

Beispielsweise bei Zysten, Tumoren oder Abszessen im Bereich der Leber wird häufig die Entfernung von Leberanteilen notwendig. Die Ausschneidung des Lebergewebes richtet sich dabei, wenn möglich, nach den anatomischen Lappen- und Segmentgrenzen. Das Risiko für Komplikationen bei diesen Leberteilresektionen liegt heute bei etwa 10 %.

Lebertransplantation

Hauptindikation für eine Lebertransplantation ist die irreversible Schädigung des Lebergewebes z. B. durch eine chronisch-aggressive Hepatitis, angeborene Missbildungen (Budd-Chiari-Syndrom) oder eine fortgeschrittene Leberzirrhose. Das Verfahren hat aber trotz aller Fortschritte in der Transplantationschirurgie immer noch die schlechtesten Einjahres-Überlebenszeiten (60–70 %) aller Organtransplantationen. Nach der Transplantation ist eine lebenslange Immunsuppression notwendig.

Entfernung der Gallenblase (Cholezystektomie)

Die Methode der Wahl bei Erkrankungen der Gallenblase ist die operative Entfernung der Gallenblase (Cholezystektomie). Die Operation kann laparoskopisch oder konventionell erfolgen.

Indikationen zur Operation:
- Gallensteine
- Karzinom der Gallenblase
- Starke Entzündung der Gallenblase.

■ Häufigste Indikation zur Cholezystektomie sind Gallensteine.

Konventionelle Cholezystektomie
Bei der konventionellen Cholezystektomie wird die Bauchhöhle durch einen Schnitt am unteren, rechten Rippenbogenrand eröffnet. Dann erfolgt die:
- Unterbindung und Durchtrennung der A. cystica (Gallenblasenarterie)
- Unterbindung und Durchtrennung des Ductus cysticus (Gallenblasengang)
- Herauslösung der Gallenblase aus dem Leberbett
- Intraoperative Darstellung der Gallengangsverhältnisse (Cholangiographie) zum Ausschluss von Gallengangssteinen (fakultativ)
- Bei Steinen im Gallengang Entfernung der Steine und Einlage einer **T-Drainage** für einige Tage (Gallenabfluss).

■ Bei einer Cholezystektomie sollte auch die intraoperative Kontrastdarstellung der Gallengangsverhältnisse erfolgen.

Laparoskopische Cholezystektomie
Bei unkomplizierten Steingallenblasen ist heute die laparoskopische Entfernung der Gallenblase Mittel der ersten Wahl. Die Gallenblase wird hierbei mit dünnen Instrumenten, die durch 3–4 Trokare in die Bauchdecke eingeführt werden, entfernt. Bei akuten Entzündungen oder Perforationen sollte allerdings immer eine konventionelle Cholezystektomie durchgeführt werden.

Die Cholezystektomie ist ein Routineverfahren mit einer Letalität bei Wahleingriffen unter 0,1%. Manchmal bleiben hartnäckige Beschwerden nach Entfernung der Gallenblase bestehen (**Postcholezystektomiesyndrom**).

3.5.4 Verletzungen der Leber

Ausgedehntere Leberverletzungen führen wegen der starken Durchblutung (2 Liter/min) des Organs meist zu einem erheblichen lebensbedrohlichen Blutverlust. Ursache sind in den meisten Fällen Verkehrsunfälle (Gurtaufprall), seltener Schuss- oder Stichverletzungen.

Klinik:
- Häufigstes Symptom: durch den ausgeprägten Blutverlust auftretender Volumenmangelschock
- Prellmarken am Thorax.

Die Diagnostik erfolgt durch Sonographie, Abdomen-CT, Röntgen-Thorax und evtl. eine Peritoneallavage. Bei hochgradigem Verdacht und schwerem Verlauf sollte eine umgehende Probelaparotomie erfolgen.

Therapie:
- Eröffnung des Bauchraumes mit Blutstillung und Resektion der betroffenen Leberanteile.

Das Operationsrisiko ist bei kleineren Verletzungen gering. Bei ausgeprägteren Befunden mit Riss größerer Gefäße kommt es häufig zum Tod durch Verbluten.

3.5.5 Leber-Echinococcuszyste

Bei Verschleppung von Eiern des Hundebandwurms in die Leber kann es zur Zystenbildung kommen. Man unterscheidet die meist gut abgrenzbare Echinococcus cysticus- von der infiltrativ wachsenden Echinocoocus alveolaris-Zyste.

Klinik:
- Häufig symptomlos
- Unspezifischer Druckschmerz und Schwellung im Oberbauch
- Übelkeit, Brechreiz.

Therapie:
- Zystischer Typ: operative Ausschälung der Zyste
- Alveolärer Typ: Teilresektion der Leber.

Wegen der Gefahr der Verschleppung darf die Echinococcuszyste auf keinen Fall punktiert werden.

Prognose:
- Beim zystischen Typ: gut
- Beim alveolären Typ: abhängig vom Grad der Infiltration.

3.5.6 Leberabszess

Leberabszesse sind abgekapselte, eitrige Entzündungsherde in der Leber. Sie entstehen meist durch eine Keimverschleppung über die Gallenwege oder die Pfortader. Selten kann ein Leberabszess auch durch Erregerstreuung eines entfernten Entzündungsherdes auf dem Blutweg (z. B. bei Osteomyelitis, Tb) entstehen.

Klinik:
- Hohes Fieber, Schüttelfrost
- Druckschmerz im Oberbauch, Übelkeit und Erbrechen
- Ikterus.

Therapie:
- CT-gesteuerte Punktion und Absaugung des Abszesses
- Chirurgische Ausräumung und Drainage des Abszesses.

3.5.7 Lebertumoren

Man unterscheidet gutartige und bösartige Lebertumoren, wobei die gutartigen Lebertumoren klinisch eine untergeordnete Rolle spielen.

Gutartige Lebertumoren

Die gutartigen Tumoren der Leber sind meist Hämangiome, Fibrome, Lipome oder Hepatome. Die Ursachen sind meist unklar, die meisten Tumoren verlaufen asymptomatisch. In Einzelfällen können **Hämangiome** rupturieren und zu schweren Blutungen führen. **Hepatome** können karzinomatös entarten und sollten entfernt werden.

Bösartige Lebertumoren

Bösartige Lebertumoren können direkt aus entarteten Leberzellen (**primäre Leberzellkarzinome**) oder aber als Absiedelungen anderer Organtumoren entstehen (**sekundäre Lebertumoren, Metastasen**). In Europa sind weit mehr als 90% der Lebertumoren Metastasen anderer Organkarzinome (Pankreas, Magen, Dickdarm), ein primäres Leberzellkarzinom findet sich nur selten.

Klinik:
Zu Beginn sind die bösartigen Lebertumoren meist symptomlos. Erst bei entsprechender Größenzunahme kommt es zu:
- Schwellung der Leber (**Hepatomegalie**) mit Ausbildung eines **Aszites**
- Druckschmerzen im rechten Oberbauch, Fieber
- **Ikterus** durch den gestörten Gallenabfluss
- Evtl. begleitende Milzvergrößerung (**Splenomegalie**).

Zu einem messbaren Abfall der Leberfunktion kommt es erst bei weitgehender Zerstörung des Lebergewebes (> 90%). Die Diagnostik erfolgt durch **Sonographie** und **CT.**

Therapie:
- Bei Metastasen: Therapie des Primärkarzinoms, dann evtl. lokale Ausschneidung der Metastasen
- Bei kleinerem primärem Leberzellkarzinom evtl. Teilresektion der Leber
- Evtl. Lebertransplantation
- Regionale oder systemische Chemotherapie.

Prognose:
Die Prognose der bösartigen Lebertumoren ist sehr schlecht. Die Lebenserwartung beim primären Leberzellkarzinom beträgt etwa 6 Monate, das Auftreten von Lebermetastasen bei Magen-, Darm- oder Pankreaskarzinom bedeutet in der Regel Unheilbarkeit des Leidens.

3.5.8 Leberzirrhose

Die Leberzirrhose ist eine diffuse, chronische Lebererkrankung mit fortschreitender narbig-bindegewebiger Umwandlung des Lebergewebes. Folge ist eine Störung der Durchblutung mit einem Anstieg des Pfortaderdrucks (**portale Hypertension**) und der Ausbildung von Umgehungskreisläufen.

Ursachen:
- **Alkoholabusus** (täglicher Konsum von 60 g bei Männern und 20 g bei Frauen führt fast unweigerlich zur Zirrhose)
- Hepatitis (chronisch-aggressive Verlaufsform)
- Stoffwechselkrankheiten
- Folge von Vergiftungen (Tetrachlorkohlenstoff).

■ Alkohol ist für die Hälfte aller Lebererkrankungen verantwortlich.

Klinik:
- Oberbauchschmerzen
- Rötung der Handinnenflächen (Palmarerythem)
- Kleine, spinnenartige Gefäßzeichnungen in der Haut (Spider naevi)
- Pfortaderhochdruck mit Ösophagusvarizen (Umgehungskreislauf)
- Konzentrationsschwäche und Händezittern (Tremor)
- Albumin und Prothrombin (Quick) vermindert, BSG und Transaminasen erhöht
- Aszites.

Die Diagnose der Leberzirrhose erfolgt sonographisch und laborchemisch. Die begleitenden Gefäßerweiterungen der Umgehungskreisläufe lassen sich durch eine DSA oder eine Endoskopie (Ösophagusvarizen) nachweisen.

Komplikationen:
- Neurologische Störungen durch Einschränkung der Leberfunktion bis hin zum Leberkoma (Anstau von Stoffen, die nicht mehr von der Leber entgiftet werden können, z. B. Ammoniak)
- Blutungen aus Ösophagusvarizen und Magenulzera
- Leberkarzinom.

Therapie:
- Absolutes Alkoholverbot
- Eiweißreduzierte, vitaminreiche und leicht verdauliche Kost
- Körperliche Schonung und geregeltes Leben
- Gabe von Vitaminen und Leberextrakten.

3.5.9 Gallensteinleiden (Cholezystolithiasis)

Gallensteine gehören neben der Appendizitis zum häufigsten chirurgischen Patientengut überhaupt. Die Cholezystolithiasis ist die häufigste Erkrankung von Gallenblase und Gallenwege. Bei etwa 20–30% aller Routineobduktionen werden Gallensteine gefunden, wobei Frauen dreimal häufiger als Männer betroffen sind. Die Hälfte aller Gallensteine verursachen keine Beschwerden.

Verschiedene **Risikofaktoren** begünstigen die Ausbildung von Gallensteinen **(5-F-Regel):**
- **F**emale (weibliches Geschlecht, Frauen sind häufiger betroffen)
- **F**at (Fettsucht, Inaktivität, Verstopfung)
- **F**orty (Alter um die 40 Jahre)
- **F**ertile (fruchtbar, einige Schwangerschaften, kinderreich)
- **F**amily (erbliche Belastung).

Außerdem fördern Entzündungen, Gallenstau, Hämolysen und ein Diabetes die Ausbildung von Gallensteinen.

■ Der typische Risikopatient für Gallensteinleiden ist die übergewichtige, kinderreiche Frau um die Vierzig.

Klinik:
Gallensteine sind häufig symptomlos, gelegentlich kommt es zu Völlegefühl und Blähungen. Bei Ausschwemmung der Steine in den Gallengang kommt es dann häufig zur **Steineinklemmung** und der charakteristischen **Gallenkolik:**
- Typische kolikartige Schmerzen im rechten Oberbauch, die bis in die Schulter ausstrahlen können
- Entzündungszeichen (Fieber, erhöhte BSG).

Die Diagnostik erfolgt über eine Sonographie oder eine ERCP.

Komplikationen:
Über die Hälfte aller Gallensteinträger wird irgendwann mit mehr oder weniger schwer verlaufenden Komplikationen konfrontiert, die eine Therapie notwendig machen:
- **Gallenkolik** und Verschlussikterus durch Steineinklemmung
- Entzündung von Gallenblase (**Cholezystitis**) und Gallenwegen (**Cholangitis**) bis zum **Gallenblasenempyem** mit septischem Schock
- Durchbruch (Perforation) der Gallenblase in den freien Bauchraum mit Entzündung des Bauchfells (Peritonitis)
- Pankreatitis (Steinverschluss der Papille)
- Gallenblasenkarzinom
- Gallensteinileus durch Steinwanderung über eine Fistel zwischen Gallenblase und Darm.

■ Die häufigsten Komplikationen eines Gallensteinleidens sind die Cholezystitis und die Gallenkolik.

Therapie:
Mittel der Wahl beim Gallensteinleiden ist die laparoskopische oder konventionelle Entfernung der Gallenblase (**Cholezystektomie**). Daneben stehen alternative Behandlungsmöglichkeiten zur Verfügung:
- Endoskopische Entfernung der Steine durch Spaltung der Papille (**Papillotomie**) im Rahmen einer ERCP (Standardverfahren)

- Medikamentöse Steinauflösung (**Litholyse**)
- Zertrümmerung der Steine durch eine extrakorporale Stoßwellenlithotripsie (**ESWL**); die Steinreste werden dann über die Galle in das Duodenum ausgeschieden.

■ **Gallensteine sind die häufigste Indikation zur Cholezystektomie.**

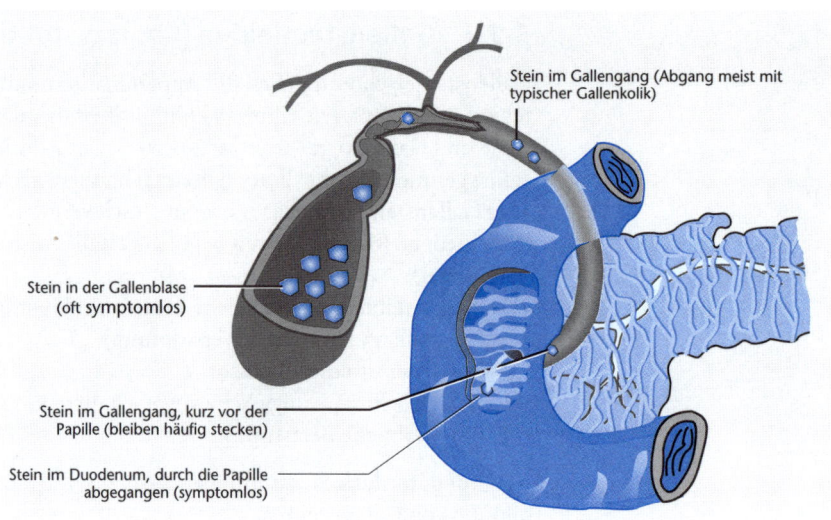

Abb. 32: Gallensteinleiden

3.5.10 Entzündung der Gallenblase (Cholezystitis)

In mehr als 90% der Fälle liegt bei der **Cholezystitis** gleichzeitig ein Steinleiden vor. Durch die chronische Wandreizung oder einen steinbedingten Gallengangsverschluss kommt es zur Entzündung der Gallenblase. Bei einer Mitentzündung der Gallengänge spricht man von einer **Cholangitis.**

Klinik:
- Fieber und rechtsseitige Oberbauchschmerzen
- Übelkeit und Erbrechen
- Ausgeprägte Druckempfindlichkeit der Gallenblasengegend
- Bei schweren Formen Schüttelfrost, septische Temperaturen und Leukozytose.

Die akute Verlaufsform wird auch als „**akute Galle**" bezeichnet.

Komplikationen:
- Empyem (abgekapselte Entzündung in der Gallenblase)
- Perforation (Durchbruch) in die freie Bauchhöhle mit Peritonitis
- Sepsis.

Therapie:
- Bettruhe, Schmerzbekämpfung mit Analgetika und Spasmolytika
- Antibiotika
- Fettfreie Kost und Teefasten.

Nach Ausheilung der akuten Entzündung erfolgt die Cholezystektomie. In schweren Fällen oder bei Auftreten von Komplikationen muß die sofortige Operation erfolgen. Wegen der häufigen und schwerwiegenden Komplikationen sollte eine akute Cholezystitis stationär behandelt werden.

Prognose:
Bei Steinleiden sind rezidivierende Entzündungen mit Übergang in eine chronische Gallenblasenentzündung häufig. Die Symptomatik ist milder als bei der akuten Form, eine Leberbeteiligung aber häufig.

3.5.11 Tumoren der Gallenblase und Gallenwege

Bei Tumoren des Gallensystems handelt es sich in den meisten Fällen um bösartige Karzinome mit einem bevorzugten Auftreten im 5.–6. Lebensjahrzehnt. Frauen sind etwa 5-mal häufiger betroffen als Männer. Die entscheidende Rolle bei der Entstehung spielt wohl das Gallensteinleiden, obwohl ein Zusammenhang bisher nicht sicher nachgewiesen ist. Bei fast allen Karzinomen finden sich gleichzeitig Gallensteine, die möglicherweise über die andauernde mechanische Wandirritation zum Auslöser des Tumors werden können.

■ Beim Gallenblasenkarzinom finden sich fast immer gleichzeitig Gallensteine.

Klinik:
Zu Symptomen kommt es meistens erst, wenn der Tumor aufgrund seiner Größe den Abfluss der Galle behindert:
- Schmerzloser **Ikterus** (häufiges Frühsymptom)
- Vergrößerte Gallenblase (Courvoisier-Zeichen).

Therapie:
- Entfernung der Gallenblase und des Leberbettes, je nach Lokalisation Mitentfernung des Pankreaskopfes.

Prognose:
Aufgrund der meist späten Entdeckung insgesamt schlecht.

3.6 Pankreas

Das Pankreas ist ein ca. 80 g schweres Drüsenorgan, das sowohl endokrine (Zuckerstoffwechsel), als auch exokrine (Verdauungsfermente) Aufgaben hat. Das Pankreas besteht aus Kopf, Körper und Schwanz und liegt mit dem Kopf in der C-förmigen Duodenalschlinge. Der Hauptausführungsgang (Ductus pancreaticus) mündet zusammen mit dem Ductus choledochus auf der Papilla Vateri in das Duodenum.

Funktionen:
- Abgabe der Verdauungsenzyme
- Regulation des Zuckerstoffwechsels mit den Hormonen Insulin (Senkung des Zuckerspiegels) und Glukagon (Steigerung des Zukkerspiegels).

Wegen der anatomischen Lage hinter dem Peritoneum (retroperitoneal) und der Nachbarschaft zu Milz, Gefäßen und Duodenum ist das Pankreas eines der am schwersten operativ zugänglichen Organe.

3.6.1 Entzündungen (Pankreatitis)

Bei einer Pankreatitis kommt es durch den Übertritt von Enzymen in das Pankreasgewebe zu einer Selbstverdauung des Organs. Diese Selbstverdauung (**Autodigestion**) kann alle Schweregrade von der leichten, klinisch unbemerkten Entzündung bis zur tödlich endenden Nekrose des gesamten Pankreas durchlaufen. Man unterscheidet eine akute und eine chronische Verlaufsform.

Akute Pankreatitis
Akute Entzündung der Bauchspeicheldrüse mit Selbstverdauung des Drüsengewebes.

Ursachen:
- Gallenwegserkrankungen mit **Gallensteinen** (häufigste Ursache, 60%)
- Mechanischer Verschluss der Pankreasgangmündung durch Tumoren, Narbenverwachsungen oder Gallensteine
- Alkoholabusus

- Virusinfektionen
- Bauchoperationen.

■ **Häufigste Ursache einer akuten Pankreatitis ist die Gallenwegserkrankung.**

Klinik:
- Akuter Beginn mit heftigstem, oft **gürtelförmig** ausstrahlendem Bauchschmerz
- Harte Bauchdecke mit zunehmender Abwehrspannung
- Übelkeit, Erbrechen
- Fieber
- Schockzeichen
- Pleuraerguss
- Evtl. Ikterus und EKG-Veränderungen
- Lipase und Amylase erhöht, Kalzium erniedrigt
- Erhöhung des Blutzuckerspiegels.

■ **Das Leitsymptom der akuten Pankreatitis sind die akuten, gürtelförmigen Schmerzen im Oberbauch.**

Die Diagnosesicherung erfolgt durch die Kombination von Laborbefunden, CT und Sonographie. Wegen der vielfältigen Symptomatik einer Pankreatitis kann allerdings die Abgrenzung gegen andere Erkrankungen in Einzelfällen besonders schwierig sein.

Differentialdiagnose:
- Herzinfarkt
- Nieren- oder Gallenkolik
- Appendizitis
- Perforiertes Hohlorgan (Magen, Darm)
- Verschluss von Mesenterialgefäßen.

■ **Die akute Pankreatitis kann die gleichen Symptome wie ein Herzinfarkt aufweisen.**

Komplikationen:
- Ausgedehnte **Nekrosen** des Pankreas und des umgebenden Gewebes (Nekrosestraßen bis in den Bauchraum)
- Schock mit Multiorganversagen (durch eingeschwemmte Toxine)
- Peritonitis (Bauchfellentzündungen) und Abszessbildung
- Gefäßrupturen
- Ausbildung von Pseudozysten.

Therapie:
Die Behandlung einer akuten Pankreatitis beginnt zunächst immer konservativ mit absoluter **Nahrungskarenz.** Durch den fehlenden Sekretionsreiz wird das Organ ruhiggestellt. Zusätzlich werden folgende Maßnahmen ergriffen:
- Magensonde
- Medikamentöse Hemmung der Magensäuresekretion
- Medikamentöse Hemmung der exokrinen Pankreasfunktion (Sandostatin)
- Schmerzbekämpfung mit Analgetika und entkrampfenden Medikamenten
- Evtl. Antibiotika zur Prophylaxe einer Zweitinfektion
- Infusionen zur Elektrolyt- und Flüssigkeitsbilanzierung.

■ **Zu Beginn einer akuten Pankreatitis immer konservative Therapie mit Nulldiät und Magensonde zur absoluten Ruhigstellung des Organs.**

Indikationen zur Operation:
- Schwerer nekrotischer Zerfall der Bauchspeicheldrüse
- Peritonitis und Bildung eines Abszesses.

Eine Verschlechterung des Allgemeinzustandes mit Ileus, Aszites und Elektrolytverschiebungen deutet auf einen schweren Verlauf hin.

Operationsverfahren:
- Entfernung der Nekrosen
- Regelmäßige Spülung und Drainage der Bauchhöhle.

■ Bei Pankreasnekrosen operatives Eingreifen mit Nekrosenentfernung und Drainage der Bauchhöhle.

Prognose:
- Letalität ohne Nekrosen: ca. 5%
- Letalität mit Nekrosen: ca. 50%, in schweren Fällen bis zu 80%.

Chronische Pankreatitis

Hauptursache einer chronischen Entzündung der Bauchspeicheldrüse ist der regelmäßige und übermäßige **Alkoholkonsum.** Seltenere Ursachen sind ein erhöhter Kalziumspiegel oder Autoimmunprozesse.

■ Häufigste Ursache der chronischen Pankreatitis ist der Alkoholismus.

Klinik:
- Wiederkehrender, nicht kolikartiger Schmerz in der Tiefe des Oberbauches
- Übelkeit, Erbrechen, und Schmerzen nach fettreichen Nahrungsmitteln
- Durch Mangel an Verdauungsenzymen Zeichen der gestörten Verdauung (Fettstühle, Durchfall)
- Durch Störung der Insulinproduktion Entwicklung eines Diabetes mellitus
- Im Röntgenbild Verkalkungen des Pankreas (**Kalkspritzer**)
- Amylase und Lipase im Serum erhöht.

Durch ein CT kann das Ausmaß der Pankreasschädigung nachgewiesen werden.

Therapie:
- Absolutes Alkoholverbot
- Kleine Mahlzeiten
- Gabe von Pankreasenzymen zum Ausgleich der exokrinen Insuffizienz
- Evtl. Gabe von Insulin zum Ausgleich der endokrinen Insuffizienz.

Indikationen zur Operation:

Zunächst sollte eine chronische Pankreatitis immer konservativ behandelt werden. In einigen Fällen ist eine Operation jedoch unumgänglich:
- Ursächliche Gallenwegserkrankungen
- Komplikationen wie Abszesse und Verwachsungen
- Verdacht auf Karzinomentwicklung
- Bei starken, konservativ nicht zu beeinflussenden Schmerzen
- Zystenbildung mit Verdrängungserscheinungen.

Operationsverfahren:
- **Drainage** des Pankreas: Verbindung des Pankreasganges mit dem Jejunum, damit das Sekret abfließen kann
- **Resektion** eines Pankreasanteils: Pankreaskopfresektion, Pankreasschwanzresektion, Operation nach Whipple oder totale Duodenopankreatektomie.

	Akute Pankreatitis	**Chronische Pankreatitis**
Typischer Beginn	Akuter Beginn mit heftigem, gürtelförmigen Schmerz	Wiederkehrender, dumpfer Schmerz
Leitsymptome	Schockzeichen, Abwehrspannung	Verdauungsstörungen, evtl. Diabetes mellitus
Hauptursache	Gallenwegserkrankungen mit Gallensteinen	Alkoholismus
Therapie	Nulldiät und Magensonde	Alkoholverbot, kleine Mahlzeiten, Gabe von Pankreasenzymen

Tab. 6: Akute – Chronische Pankreatitis

3.6.2 Tumoren des Pankreas

Pankreaskarzinom

Das Pankreaskarzinom findet sich am häufigsten im **Pankreaskopf,** meist ausgehend von den kleinen Pankreasgängen. Wegen der uncharakteristischen Beschwerden, der frühen Metastasierung und der schwierigen Therapie hat das Pankreaskarzinom eine besonders schlechte Prognose.

■ Das Pankreaskarzinom zeichnet sich aus durch schwierige Diagnose, schwierige Therapie und schlechte Prognose.

Ursache:
- Im Wesentlichen unbekannt
- Rauchen und Alkoholkonsum gelten als anerkannte Risikofaktoren.

Klinik:

Das Pankreaskarzinom führt meist erst spät zu Beschwerden:
- **Ikterus** (Abflussbehinderung durch die Ummauerung des Gallengangs)
- Oberbauchbeschwerden und Kreuzschmerzen
- Appetitlosigkeit und Gewichtsabnahme
- Thrombosen der unteren Körperhälfte (paraneoplastisches Syndrom).

■ Führendes klinisches Symptom des Pankreaskarzinoms ist der Ikterus.

Die Diagnostik und Abgrenzung gegen die chronische Pankreatitis sind schwierig. Häufig bringen erst Sonographie, CT und Kontrastdarstellungen der Pankreasgänge in Kombination die Diagnose. In einzelnen Fällen muss sogar der Bauchraum operativ eröffnet werden, um die Diagnose durch Schnellschnittuntersuchungen zu sichern.

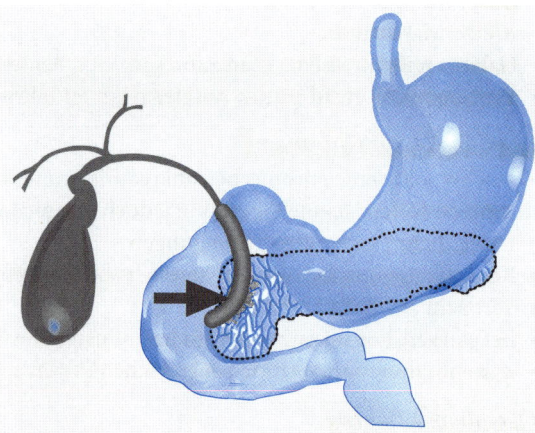

Abb. 33: Pankreaskarzinom

Therapie:

Ziel ist die radikale chirurgische Ausräumung des befallenen Gewebes durch eine **Operation nach Whipple.** Da dies nur bei etwa 20% der Betroffenen möglich ist, wird in den anderen Fällen lediglich ein Palliativeingriff (zur Linderung der Beschwerden) vorgenommen.

Operationsverfahren:
- Pankreaskopfresektion unter Mitnahme von unterem Magenanteil, Duodenum und Gallenblase (Op nach Whipple) unter Mitnahme aller Lymphknotenstationen
- Intraoperative Radiotherapie
- Palliative **biliodigestive Anastomose** unter Belassung des Pankreas.

Prognose:

Die Prognose des Pankreaskarzinoms ist schlecht:
- 2-Jahres-Überlebensrate: 20%
- 5-Jahres-Überlebensrate: 10%.

Insulinom
Seltener Tumor der Inselzellen des Pankreas. Es kommt zu einer erhöhten Insulinproduktion, die zu einem Abfall des Zuckerspiegels mit entsprechenden Symptomen führt (**Hypoglykämie**). Das gutartige Insulinom sollte chirurgisch entfernt werden.

Gastrinom (Zollinger-Ellison-Syndrom)
Gastrin produzierender Tumor der Pankreaszellen. Da durch Gastrin die Produktion der Magensäure angeregt wird, kommt es zu gehäuften **Magen-Darm-Geschwüren.** Therapiert werden kann mit Säureblockern (Antra®) oder durch eine chirurgische Entfernung des Gewebes.

3.7 Milz

Die Milz ist ein in den Blutstrom eingeschaltetes lymphoretikuläres, also der Immunabwehr dienendes, Organ. Sie liegt im linken Oberbauch unter dem Zwerchfell und ist ca. 200 g schwer.

Aufgaben der Milz:
- Kontrolle und Abbau der roten Blutkörperchen (Erythrozyten)
- Bildung von Lymphozyten
- Abwehrfunktion durch Mitarbeit bei der Antikörperbildung
- Beteiligung an der Blutgerinnung
- Bildung von Erythrozyten beim Feten.

Nicht alle Aufgaben der Milz sind völlig erforscht. Während die Milz eine wichtige Rolle bei Systemerkrankungen wie den Leukämien oder Lymphomen spielt (Stadieneinteilung), ist in der Chirurgie hauptsächlich die Milzverletzung und Milzentfernung von Bedeutung.

3.7.1 Verletzungen der Milz (Milzruptur)

Zu Verletzungen der Milz kommt es hauptsächlich bei stumpfen Bauchtraumen, z. B. im Rahmen eines Verkehrsunfalls. Wegen der starken Durchblutung sind Verletzungen der Milz immer mit einem erheblichen Blutverlust verbunden.

Ursachen:
- Anpralltrauma, vor allem mit Frakturen der linken Rippen (Verkehrsunfall)
- Schuss- und Stichverletzungen
- Verletzungen durch unvorsichtiges Operieren im Milzbereich (Hakeneinsatz).

Man kennt zwei Formen der Milzruptur, die sich in der klinischen Ausprägung wesentlich unterscheiden:
- **Einzeitige Milzruptur:** gleichzeitige Zerreißung von Milzgewebe und Kapsel
- **Zweizeitige Milzruptur:** Zerreißung zuerst der Milz bei noch intakter Kapsel; Stunden bis Wochen reißt dann durch das zunehmende Hämatom die Kapsel.

Während die einzeitige Milzruptur immer mit sofortiger, starker Blutung und Schocksymptomatik einhergeht, kann bei zweizeitiger Milzruptur durch die intakte Kapsel die Blutung tamponiert werden, bevor sich die volle Symptomatik nach Ruptur der Kapsel entwickelt.

■ Bei zweizeitiger Milzruptur kann sich möglicherweise erst nach Tagen ein schwerer Blutungsschock entwickeln.

Klinik:
- Blutdruckabfall mit Zeichen eines Schocks und eines akuten Abdomens
- Schmerzen im linken Oberbauch
- Schulterschmerz.

■ Symptome der Milzruptur sind Symptome des Schocks.

Therapie:
- Infusionen und Blutgabe zur Behandlung des Volumenmangelschocks
- Laparotomie mit Naht oder Koagulation der Milzverletzung (evtl. Fibrinkleber)
- Bei größeren Verletzungen Entfernung der Milz (Splenektomie).

■ **Wegen des noch in der Entwicklung begriffenen Immunsystems sollte bei Kindern die Indikation zur Milzentfernung streng gestellt werden.**

3.7.2 Hypersplenismus

Unter einem Hypersplenismus versteht man eine Überfunktion der Milz. Es kommt zu einem vermehrten Abbau von Blutzellen, wodurch es zu einer **Anämie** (verminderte Erythrozytenanzahl) und einer **Thrombozytopenie** (verminderte Thrombozytenanzahl) kommt.

Ursachen:
- Milzerkrankungen (Abszesse, Milzvenenthrombose)
- Erkrankungen des Immunsystems.

Klinik:
Leitsymptom des Hypersplenismus ist die Milzvergrößerung (**Splenomegalie**). Daneben finden sich:
- Anämie
- Thrombozytopenie
- Leukopenie
- Oberbauchbeschwerden.

Therapie:
Operative Entfernung der Milz.

3.7.3 Entfernung der Milz (Splenektomie)

Die operative Entfernung der Milz kann aus verschiedenen Gründen notwendig werden. Die wichtigsten Indikationen sind:
- Ausgeprägte Milzverletzung
- Stark vergrößerte Milz bei Tumor- oder Systemerkrankungen
- Diagnostische Stadieneinteilung bei M. Hodgkin und anderen Lymphomen (Staging).

Bei der Splenektomie wird zunächst über einen Rippenbogenrandschnitt der Bauchraum eröffnet und die Milz mobilisiert. Nach Unterbindung aller zuführenden Gefäße erfolgt die Absetzung der Milz unter Schonung von Pankreas und Magen. Das Hauptrisiko der Splenektomie ist der starke Blutverlust. Eine Entfernung der Milz hat darüber hinaus noch typische **Spätfolgen** für den Patienten:
- Vermehrung der Thrombozyten und gesteigerte Blutgerinnung mit erhöhter **Thrombosebereitschaft** (Dauertherapie mit Thrombozytenaggregationshemmern wie z. B. ASS®)
- Erhöhte **Infektbereitschaft** durch Schwächung des Immunsystems, vor allem bei Kindern (Impfungen)
- Allgemeine Schwäche.

■ **Nach Milzentfernung erhöhte Thromboseneigung und Abwehrschwäche.**

3.8 Hernien (Bruchleiden)

Unter einer Hernie versteht man das Vortreten von Baucheingeweiden in abnorme Bauchfellaussackungen. Im Gegensatz zum **Prolaps** (Vorfall, falsche Hernie) ist bei einer echten **Hernie** der Bruchinhalt immer von Peritoneum (Bauchfell) bedeckt. Eine Hernie besteht aus:
- Bruchpforte: Muskellücken in Bauchwand, Beckenboden oder Zwerchfell
- Bruchsack: Peritoneum (Bauchfell)
- Bruchinhalt: Baucheingeweide, meist Darmschlingen oder Mesenterium.

3.8 Hernien (Bruchleiden)

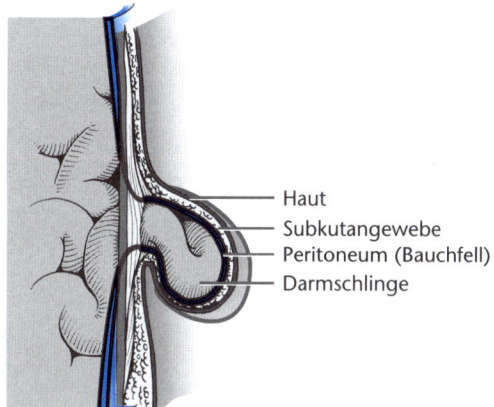

Abb. 34: Ausbildung einer Hernie, hier durch eine Muskellücke in der Bauchwand

3.8.1 Ursachen

Bei der Bildung einer Hernie spielen grundsätzlich zwei Faktoren eine Rolle, wobei ein Faktor auslösend sein kann.

Erhöhter Druck im Bauchraum

Ein über einen längeren Zeitraum erhöhter intraabdomineller Druck ist wichtigster Wegbereiter einer Hernie. Er findet sich bei:
- Chronischer Verstopfung
- Heben schwerer Lasten
- Blasmusikern, Emphysematikern
- Aszites (Wasseransammlung in der Bauchhöhle)
- Schwangerschaft.

Muskel- und Faszienlücken

Muskel und Faszienlücken finden sich vor allem:
- Entlang der größeren Gefäßstränge (Schenkelhernien)
- Entlang des Samenstranges (Leistenhernie)
- An Narben (Narbenhernie) oder dem Nabel (Nabelhernie).

3.8.2 Einteilung und allgemeine Symptomatik der Hernien

Hernien können, neben der üblichen Einteilung entsprechend der Lokalisation, nach einer Vielzahl von weiteren Gesichtspunkten eingeteilt werden:
- Äußere Hernie: Bruchsack vor der Bauchwand
- Innere Hernie: Bruchsack innerhalb der Bauchhöhle
- Angeborene Hernie: Bruchpforte und Bruchsack bei Geburt bereits vorhanden
- Erworbene Hernie: Nachgeben von muskelschwachen Stellen (häufigste Form)
- Reponible Hernie: Bruchsack lässt sich zurückschieben
- Irreponible Hernie: Bruchsack lässt sich nicht zurückschieben.

Symptomatik:
Komplikationslose, kleinere Hernien sind in der Regel symptomfrei und häufig nur durch eine gründliche klinische Untersuchung zu diagnostizieren. Mögliche Symptome größerer Hernien sind:
- Anprall des Bruchsackes beim Hustenstoß (Finger in Bruchkanal stecken und Husten lassen)
- Ziehende Schmerzen in der Umgebung der Bruchpforte
- Evtl. uncharakteristische Bauchbeschwerden
- Stuhlunregelmäßigkeiten.

Komplikationen:
- Erschwerte Darmpassage bis zum Ileus
- Einklemmung (Inkarzeration) des Bruchinhaltes (Darm, Netz) in der Bruchpforte.

Die **Inkarzeration** einer Hernie ist die schwerste Komplikation und erfordert eine sofortige Therapie. Sie kann im weiteren Verlauf zur Darmwandnekrose mit Darmperforation und Peritonitis führen.

■ Eine eingeklemmte (inkarzerierte) Hernie ist ein Notfall und erfordert unverzügliche Therapie.

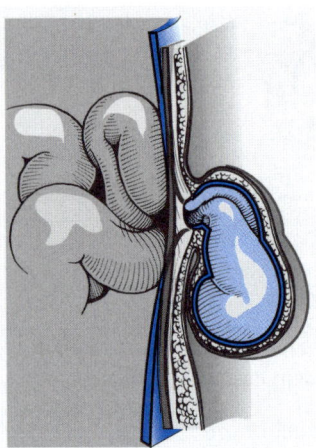

Abb. 35: Inkarzerierte Hernie mit beginnender Darmwandischämie

Therapie:
Bei eingeklemmten Hernien kann ein Therapieversuch mit manueller Reposition durchgeführt werden. Ansonsten erfolgt die operative Reposition, Abtragung des Bruchsackes und der Verschluss der Bruchpforte.

3.8.3 Spezielle Formen der Hernien

Leistenbruch (Leistenhernie)
Der Leistenbruch ist die häufigste Bruchform, zu 90% sind Männer betroffen.

■ Der Leistenbruch ist die häufigste Bruchform und betrifft überwiegend Männer.

Bruchpforte:
- Leistenkanal (indirekter Leistenbruch, 70% der Fälle)
- Senkrecht durch die Bauchwand (direkter Leistenbruch, 30% der Fälle).

Der Bruch kann beim indirekten Leistenbruch bis in das Skrotum (Hodensack) ziehen und dort mitunter monströse Ausmaße erreichen (**Skrotalhernie**).

Therapie:
Der komplikationslose Leistenbruch ist eine klassische Elektivindikation zur Operation (Wahleingriff). Es stehen zum Verschluss der Bruchpforte neben vielen anderen Operationstechniken die Operationen nach Bassini und Shouldice als zwei bewährte Techniken zur Verfügung, die eine Wiederherstellung des Leistenkanals zum Ziel haben. Dabei wird die Hinterwand des Leistenkanals verstärkt und der innere Leistenring eingeengt. Die Leistenhernie wird darüber hinaus heute an vielen Kliniken standardmäßig laparoskopisch mit Einlage eines Netzes zur Verstärkung der Bauchwand operiert. Rezidive treten in ca. 5% der Fälle auf.

■ Leistenbruch: klassischer Wahleingriff.

Schenkelhernie (Femoralhernie)
Die Schenkelhernie ist eine seltenere Bruchform (5%), zu 80% Frauen betreffend. Die Schenkelhernie ist immer erworben. Wegen der Inkarzerationsneigung sollten Schenkelhernien in der Regel operiert werden (Verschluss der Bruchpforte). Die Rezidivrate liegt bei 5%.

■ Die Schenkelhernie ist selten und betrifft überwiegend Frauen.

Bruchpforte:
Durchtrittsstelle der großen Beingefäße (A. und V. femoralis) unterhalb des Leistenbandes.

Narbenhernie

Narbenhernien entstehen im Bereich alter **Operationsnarben.** Sie kommen besonders häufig bei Hautschnitten im Bereich der Mittellinie des Bauches vor. Ursächlich können fehlender Halt der Fasziennaht, zu frühe körperliche Beanspruchung, schwache Muskulatur, Eiweißmangel, Wundheilungsstörung und Adipositas sein. Bruchpforten sind alte Operationsnarben.

Die Narbenhernie wird operativ versorgt. Dabei wird die alte Narbe ausgeschnitten, der Bruchsack reponiert und die Faszienränder stabil übereinander vernäht (**Fasziendoppelung** nach Mayo). In besonders schweren Fällen kann die Fasziennaht zusätzlich durch ein Vicrylnetz verstärkt werden.

Nabelhernie

Bruch im Bereich des Nabels, meist bei älteren Frauen auftretend. Der operative Verschluss des Bruchsackes durch Fasziennaht ist die einzig Erfolg versprechende Therapie.

Epigastrische Hernie

Epigastrische Hernien entstehen zwischen Schwertfortsatz und Nabel durch Faszienlücken hindurch. Die meist zufällig entdeckten Hernien werden mit durchgreifenden Fasziennähten und einer Fasziendoppelung operativ verschlossen.

Rektusdiastase

Unter einer Rektusdiastase versteht man ein Auseinanderweichen der Bauchmuskulatur im Bereich der Mittellinie (Linea alba) mit einer Vorwölbung der Bauchwand. Besonders sichtbar wird die Rektusdiastase beim Anspannen der Bauchmuskulatur, z. B. beim Anheben des Oberkörpers aus dem Liegen.

Die Rektusdiastase ist definitionsgemäß kein klassischer Bruch. Die Therapie erfolgt konservativ durch krankengymnastische Stärkung der Bauchmuskulatur. Bei stärkeren Beschwerden erfolgt die Fasziendoppelung nach Mayo.

4 Orthopädie

Die Orthopädie befasst sich mit allen angeborenen oder erworbenen Erkrankungen des Bewegungsapparates. Es besteht eine enge Vernetzung mit dem Fachgebiet Traumatologie.

4.1 Orthopädische Untersuchungsmethoden

Ein Großteil orthopädischer Diagnosen ist durch Anamnese und klinische Untersuchung zu stellen. Bild gebende Verfahren stehen im Vordergrund der apparativen Diagnostik.

4.1.1 Anamnese

Die Erhebung der persönlichen Vorgeschichte des Patienten (Anamnese) liefert wichtige Hinweise auf eventuell bestehende Erkrankungen. Die orthopädische Anamnese umfasst folgende Punkte:
- Art der Beschwerden, z. B. Bewegungseinschränkungen, Schmerzen
- Lokalisation und Ausstrahlung der Beschwerden
- Zeitliches Auftreten und Häufigkeit der Beschwerden, z. B. immer vorhanden, nur bei bestimmten Bewegungen, zu bestimmten Tageszeiten
- Intensität, Verlauf, Begleitumstände der Beschwerden
- Funktionsstörungen, Einschränkung des täglichen Lebens, z. B. Gelenkblockierung, Selbständigkeit
- Persönliche Anamnese wie frühere Unfälle, Familienanamnese, bösartige Erkrankungen, soziale Anamnese, z. B. berufliche Belastung.

4.1.2 Klinische Untersuchung

Inspektion

Die Inspektion umfasst die Beobachtung und Beurteilung des **Gesamtbildes** des Patienten. Sie ergibt einen ersten Eindruck von dem Patienten. Bei der Inspektion wird auf Folgendes geachtet:
- Konstitutionstyp und Ernährungszustand
- Symmetrie der Körperachsen
- Gangbild des Patienten
- Statik der Wirbelsäule
- Becken- und Schulterstand
- Achsen der Arme und Beine.

Manuelle Untersuchung

Nachdem sich der Arzt durch die Inspektion zunächst ein Gesamtbild verschafft hat, kann er nun einen **Befund** im Bereich der Beschwerden erheben.

Typische Befunde:
- Schmerzpunkte im Bereich von Sehnen, Sehnenansätzen und Gelenken
- Verhärtungen und/oder Atrophien der Muskulatur
- Schwellungen und/oder Überwärmung im Bereich von Gelenken.

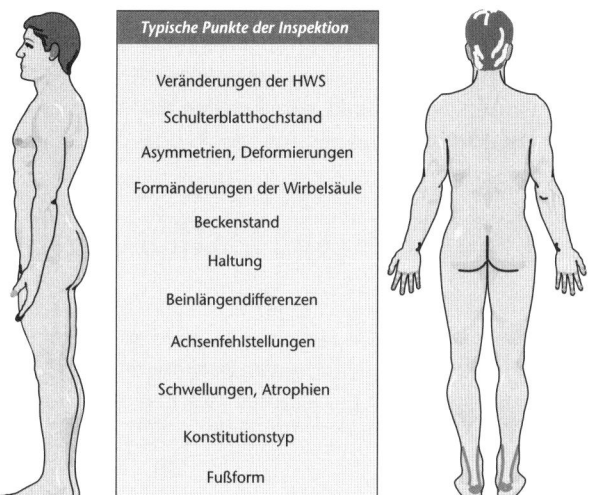

Abb. 36: Inspektion des Patienten

Funktionsprüfungen

Häufiges klinisches Zeichen krankhafter Veränderungen des Bewegungsapparates sind **Bewegungseinschränkungen.** Mit den Funktionsprüfungen wird ihr Ausmaß überprüft.

Man unterscheidet zwischen aktiven und passiven Bewegungen. Aktive Bewegungen führt der Patient selbstständig durch, passive Bewegungen werden vom Untersucher durchgeführt. Aktive und passive Beweglichkeit kann dabei erheblich differieren. Die Gelenkbeweglichkeit wird bei der Untersuchung mit Hilfe der Neutral-Null-Methode dokumentiert, die eine objektive Beurteilung ermöglichen soll.

Neutral-Null-Methode

Die Neutral-Null-Methode ist eine Befunddokumentation von Gelenkbeweglichkeiten. Hier wird die Beweglichkeit der Gelenke über die Normalstellung hinaus gemessen. Die Nullstellung ist definiert bei aufrechtem geraden Stand, Füße parallel, mit herabhängenden Armen. Die Beweglichkeit der Gelenke ist mittels dreier Gradzahlen definiert:
- 1. Zahl: maximal mögliche, vom Körper wegführende Bewegung, z. B. Streckung
- 2. Zahl: 0-Stellung (Normalstellung)
- 3. Zahl: maximal zum Körper hinführende Bewegung, z. B. Beugung.

Das Bewegungsausmaß wird mittels Winkelmesser ermittelt und dokumentiert. Zum Beispiel beträgt die normale Kniegelenksbeweglichkeit 5°/0°/140°. Das bedeutet:
- Leichte Überstreckung von 5° möglich
- Beugung von 140° möglich.

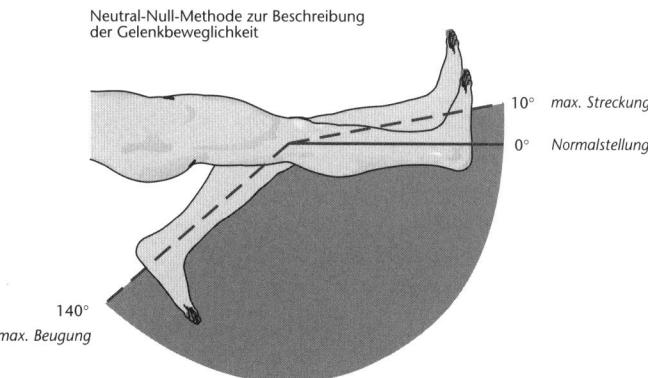

Abb. 37: Neutral-Null-Methode (hier: Kniegelenk)

Finger-Boden-Abstand

Die Messung des Finger-Boden-Abstandes prüft die Beweglichkeit der Wirbelsäule. Der Patient beugt sich mit gestreckten Kniegelenken nach vorne und lässt die Arme hängen. Der Abstand zwischen den Fingerspitzen und dem Boden wird in Zentimetern gemessen und gibt Aufschluss über die Gesamtbeweglichkeit.

Kinn-Brustbein-Abstand

Hierbei neigt der Patient den Kopf maximal nach vorne und versucht, mit dem Kinn das Brustbein zu erreichen. Geprüft wird dabei die Beweglichkeit der Halswirbelsäule.

Zeichen nach Ott und Schober

Sie messen die Streckenverlängerung von zwei markierten Punkten auf der Wirbelsäule bei maximaler Beugung nach vorne. Das **Ott-Zeichen** gibt Aussage über die Brustwirbelsäule, das **Schober-Zeichen** über die Lendenwirbelsäule.

■ Eine gründliche Untersuchung ist besser als fünf oberflächliche!

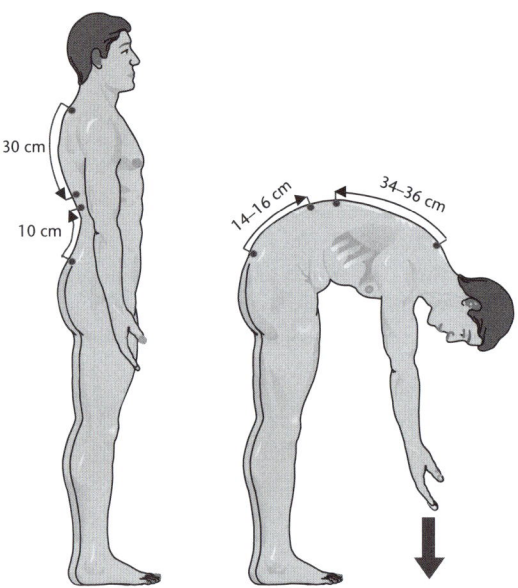

Abb. 38: Funktionsprüfungen der Wirbelsäule

4.1.3 Bild gebende Verfahren

Die weitergehende Diagnostik in der Orthopädie wird überwiegend beherrscht von Bild gebenden Verfahren. Laborchemische Analysen der Blutwerte treten demgegenüber in den Hintergrund.

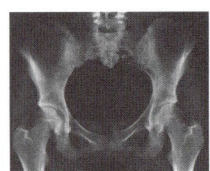 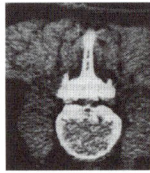 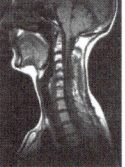 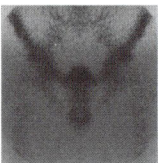 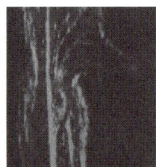

Röntgenbild
hier: Hüfte

Computertomographie
hier: Wirbelkörper

Kernspintomographie
hier: HWS

Szintigraphie
hier: Becken

Ultraschall
hier: Säuglingshüfte

Abb. 39: Bild gebende Verfahren

Röntgen

Die Röntgenuntersuchung dient vor allem der Diagnostik im Bereich des knöchernen Bewegungsapparates. Man erhält eine Darstellung des Knochens, die eine Aussage über Form, Lage und Struktur erlaubt. Im Regelfall werden Abbildungen in zwei Ebenen angefertigt. Zu diesen Standardaufnahmen können im Bereich einiger Gelenke zusätzliche, spezielle Einstellungen durchgeführt werden.

Indikation: Diagnostik im Bereich des knöchernen Bewegungsapparates.

Spezialaufnahmen:
- **Aufnahmen im Seitenvergleich** (wichtig z. B. zur Beurteilung von Normvarianten oder bei Kindern)
- **Funktionsaufnahmen;** z. B. im Bereich der Wirbelsäule als Aufnahmen in verschiedenen Stellungen
- **Gehaltene Aufnahmen,** z. B. im Bereich des Sprunggelenkes zur Prüfung des Bandapparates
- **Kontrastmitteluntersuchungen** zur besseren Darstellung von Hohlräumen, Fisteln oder Gelenken.

Computertomographie (CT)

Spezielle Röntgenaufnahmetechnik, die mittels Computer zu Schnittbildern verarbeitet wird.

Indikationen:
- Unklare Erkrankungen der Wirbelsäule
- Bandscheibenprozesse
- Enge des Spinalkanales (dieser beinhaltet das Rückenmark)
- Weichteildiagnostik, z. B. bei Tumorverdacht.

■ Im Bereich der Weichteildiagnostik ist das CT der konventionellen Röntgentechnik überlegen.

Kernspintomographie (MRT)

Durch Magnetfelder erzeugte schichtweise Darstellung des Körpers, ähnlich dem CT, aber ohne ionisierende Strahlung.

Indikationen:
- (Rezidiv-)Bandscheibenvorfälle
- Erkrankungen des zentralen und peripheren Nervensystems
- Hüftkopfnekrose
- Frakturen der Hüftpfanne
- Schulterluxationen
- Knorpeldarstellung (Abscherung).

■ Besonders im Bereich des zentralen Nervensystems ist die Kernspintomographie allen anderen Untersuchungsverfahren überlegen.

Patienten mit metallischen Implantaten, z. B. Herzschrittmacherträger, kommen für dieses Verfahren nicht in Frage.

Szintigraphie

Bei diesem Verfahren werden dem Patienten schwach radioaktive Pharmaka i.v. appliziert, die sich dann in Bereichen erhöhter Stoffwechselaktivität einlagern, z. B. im Tumor- oder entzündlichen Gewebe.

Indikationen der Szintigraphie:
- Differentialdiagnose einer frischen oder alten Fraktur
- Metastasen-Nachweis im gesamten Skelettsystem
- Entzündungen der Weichteile oder Knochen (Arthritis)
- Hüftkopfnekrose.

Ultraschall

Bei der Sonographie werden Schallwellen in das Gewebe ausgesendet. Die entgegenkommenden Echos werden von einem Empfänger registriert und zu einem Bild zusammengesetzt.

Indikationen zur Ultraschalldiagnostik:
- Verdacht auf Fehlbildung der Säuglingshüfte
- Schäden der Rotatorenmanschette der Schulter
- Hämatombildungen
- Weichteiltumoren
- Achillessehnenriss
- Meniskusverletzungen.

4.1.4 Labordiagnostik

Die Labordiagnostik tritt bei den Erkrankungen des Bewegungsapparates gegenüber den Bild gebenden Verfahren in den Hintergrund. Einige Werte haben aber dennoch, vor allem zur Diagnosesicherung und als Suchtest, besondere Bedeutung.

Blutkörperchensenkungsgeschwindigkeit (BKS, BSG)

Die BKS (BSG) ist eine unspezifische Basisuntersuchung. Gemessen wird die Senkung der roten Blutkörperchen im Citratblut.

Normwerte (1h/2h-Wert):
- Mann: 3–5/5–8 mm
- Frau: 8–10/10–15 mm

Klinische Bedeutung:
Eine erhöhte BKS (BSG) kann vor allem Hinweise geben auf:
- Entzündungen (Osteomyelitis, Gelenkinfektionen)
- Tumoren (Plasmozytom, Osteosarkom).

■ Die BKS ist ein unspezifischer Suchtest.

Rheumaserologie

Die Rheumaserologie dient zur Diagnose entzündlich-rheumatischer Erkrankungen und deren Verlauf. Bestimmt werden die sog. Rheumafaktoren, die antinukleären Faktoren (ANF) und das HLA-Antigen B27.

Alkalische Phosphatase

Die Erhöhung der alkalischen Phosphatase (AP) im Serum zeigt eine gesteigerte Knochenneubildung mit erhöhter Osteoblastentätigkeit (knochenaufbauende Zellen) an.

Erhöhung der alkalischen Phosphatase z.B. bei:
- Morbus Paget
- Rachitis und Osteomalazie (Knochenerweichung)
- Skelettmetastasen einiger Karzinome.

Kalzium- und Phosphatkonzentration im Serum

Die Bestimmung der Kalzium- und Phosphatkonzentrationen im Serum dient vor allem der Diagnostik von Erkrankungen der Nebenschilddrüse (Hyper-/Hypoparathyreoidismus).

Immun-Elektrophorese

Die Elektrophorese dient der Erfassung der Eiweiße. Sie dient in der Orthopädie vor allem zur Diagnostik des Plasmozytoms.

4.2 Orthopädische Behandlungsmethoden

Bei der Behandlung orthopädischer Erkrankungen stehen konservative und operative Therapiekonzepte zur Verfügung.
Die **operativen Therapiemaßnahmen** sind in Kap. 2 „Perioperative Maßnahmen" und in Kap. 5 „Traumatologie" beschrieben.

Folgende konservative Therapiemaßnahmen werden unterschieden:
- Orthopädische Hilfsmittel
- Medikamentöse Therapie
- Physikalische Maßnahmen
- Krankengymnastik (Physiotherapie)
- Ergotherapie.

4.2.1 Orthopädische Hilfsmittel

Orthopädische Hilfsmittel werden mit dem Ziel eingesetzt, eine Beeinträchtigung oder Einschränkung auszugleichen, einer drohenden Verschlechterung vorzubeugen und den Erfolg einer Heilbehandlung zu sichern.

Prothesen

Prothesen sind künstlicher Ersatz für fehlende Körperteile. Sie kommen hauptsächlich zum Einsatz nach Amputationen oder Verlust von Gliedmaßen. Sie werden nach individuellen Anpassungen vom Orthopädiemechanikermeister hergestellt. Im Bereich der oberen Extremitäten gibt es mittlerweile Fremdkraftprothesen mit elektrischem Antrieb.

Orthesen

Orthesen sind stützende Konstruktionen zur äußeren Anwendung. Sie sollen entweder entlasten, stützen, ruhigstellen oder korrigieren.

Anwendungsbeispiele:
- Funktionelle Knieorthesen bei Knieinstabilitäten
- Korsette oder Mieder im Bereich der Wirbelsäule zur Korrektur von Wirbelsäulendeformitäten oder Ruhigstellung bei Frakturen.

Einlagen

Durch Schuheinlagen wird ein von seiner Normalform abweichender Fuß korrigiert. Sie bestehen aus Kunststoff oder Korkleder und werden nach individuellem Abdruck gefertigt.

Indikationen:
- Korrektur von Fußdeformitäten (Knick-Senk-Fuß, Sichel- und Klumpfuß)
- Entlastung und Stützung (z. B. Locheinlage bei Fersensporn)

Schuhzurichtungen

Neben der Verordnung eines „orthopädischen Schuhes", der als Einzelarbeit in handwerklicher Maßarbeit hergestellt wird, gibt es auch die Möglichkeit, einen normalen Konfektionsschuh entsprechend umzuarbeiten.

Mögliche Zurichtungen:
- Pufferabsatz (Auftrittsdämpfung bei Knie- und Hüftverschleiß)
- Ausgleich bei geringer Beinlängendifferenz
- Umpolsterungen.

Stützverbände

Stützverbände dienen der Stabilisierung von Knochen, Gelenken oder Weichteilen. Sie bestehen aus elastischen Binden oder unelastischen Materialien wie Pflaster oder Tapeband.

Anwendungsgebiete:
- Zerrungen
- Muskelfaserrisse
- Verrenkungen
- Entzündliche oder überlastungsbedingte Sehnenschäden
- Manche Frakturen, z. B. Rucksackverband bei Claviculafraktur.

Fixationsverbände

Fixationsverbände dienen der Ruhigstellung und Fixation von Knochen, Gelenken oder Weichteilen. Im Gegensatz zum Stützverband ist hier eine völlige Ruhigstellung erwünscht. Häufigste Form des Fixationsverbandes ist der Gips.

Anwendungsgebiete:
- Frakturen
- Korrektur von Deformitäten im Wachstumsalter.

Bei der Anlage des Gipses ist auf ausreichende Polsterung zu achten, um evtl. Druckschäden vorzubeugen.

■ Der Patient im Gips hat immer Recht.

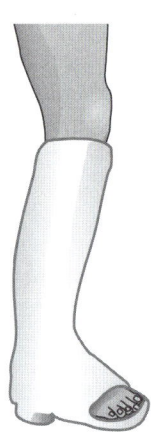
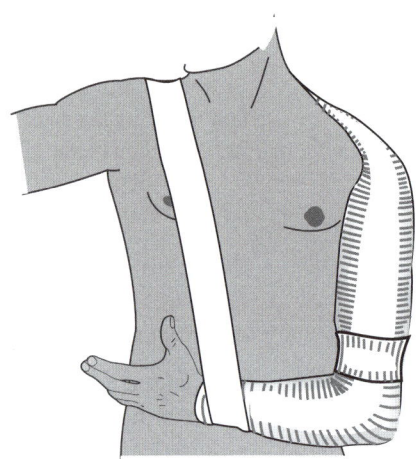

Abb. 40: Stütz- und Fixationsverband

Fixationsverband
hier: *Unterschenkelgehgips*

Stützverband
hier: *Gilchrist-Verband zur Ruhigstellung von Achsel, Schulter und Ellenbogen*

4.2.2 Medikamentöse Therapie

Die medikamentöse Therapie in der Orthopädie dient in der Mehrzahl der Fälle der vorübergehenden Linderung von Schmerzen und ist damit häufig rein symptomatischer Natur. Man unterscheidet Medikamente zur lokalen (örtlichen) und systemischen Anwendung.

Systemische Therapie

Die Gabe der Medikamente erfolgt entweder oral, rektal oder durch Injektion.

Angewandte Stoffgruppen:
- Analgetika (Schmerzmittel, z. B. Paracetamol)
- Muskelrelaxanzien (zur Lösung von Muskelverspannungen, z. B. Musaril®)
- Antibiotika (bei Entzündungen)
- Antiphlogistika (entzündungshemmende Mittel, z. B. Diclofenac®)
- Vitamin D (bei Störungen des Vitamin D Stoffwechsels, z. B. Osteomalazie)
- Calcitonin (zur Förderung des Knochenaufbaus)
- Kortikoide (stark entzündungshemmende Wirkung)
- Zytostatika (bei chronischer Polyarthritis).

Entzündungshemmende Medikamente wie Diclofenac® werden auch als nicht-steroidale Antirheumatika bezeichnet und gehören zu den meist gebrauchten Medikamenten in der Orthopädie.

■ Eine der häufigst gebrauchten Medikamentengruppe in der orthopädischen Behandlung sind die nicht-steroidalen Antirheumatika.

Lokale Therapie

Zur örtlichen Anwendung kommen in der Orthopädie vor allem Salben, Lokalanästhetika und Kortikoide.

Typische Anwendungen:
- Salbengabe auf schmerzhafte Bereiche
- Lokale Infiltration von Lokalanästhetika und Kortikoiden zur Schmerzlinderung und Entzündungshemmung
- Injektion in ein Gelenk (intraartikuläre Injektion, z.B. Knorpel aufbauende Substanzen).

4.2.3 Physikalische Maßnahmen

Physikalische Therapiemaßnahmen müssen individuell auf den Patienten ausgerichtet werden. Die Wirkung der meisten physikalischen Therapiemaßnahmen beruht auf der Durchblutungssteigerung.

Wärmeanwendungen

Wärme wird beispielsweise in Form von Heißluft oder Infrarotbestrahlung angewandt.

Indikation: Verspannungen der Muskulatur.

Kälteanwendungen

Kälte wird in Form von Eispackungen oder Auflagen angewandt. Kälte führt zunächst zu einer Gefäßverengung und sekundär zur Steigerung der Durchblutung.

Indikationen:
- Frische Verletzungen (Stauchungen, Blutergüsse)
- Als abschwellende Maßnahme postoperativ
- Akute Entzündungen
- Erkrankungen des rheumatischen Formenkreises.

Hydrotherapie

Bei der Hydrotherapie werden vor allem Bewegungsbäder, Wechselbäder und Wannenbäder angewandt. Das im Wasser reduzierte Körpergewicht macht eine frühzeitige Bewegungstherapie möglich. Es können auch Übungen gegen den Widerstand des Wassers zur Anwendung kommen.

Indikationen:
- Bewegungsübungen
- Degenerative Erkrankungen.

Massage

Die Wirkung der Massage beruht auf einer Förderung der Durchblutung und einem verbesserten Abfluss im Lymphsystem. Man unterscheidet verschiedene Formen der Massage:
- Muskelmassage
- Unterwassermassage
- Lymphdrainage
- Bindegewebsmassage.

Indikationen:
- Muskelverspannungen
- Lymphabflussstörungen.

Elektrotherapie

Die Elektrotherapie umfasst die Anwendung elektrischen Stroms zu therapeutischen Zwecken. Hauptwirkung ist auch hier eine Förderung der Gewebedurchblutung.

Typische Formen der Elektrotherapie:
- Galvanisation: Anwendung von kontinuierlichem Gleichstrom → Behandlung von Neuralgien, Durchblutungsstörungen
- Diadynamische Ströme: gleichgerichtete Wechselströme → je nach Einstellung schmerzstillend, durchblutungsfördernd, resorptionsfördernd
- Iontophorese: Einbringen von Medikamenten (Salben) durch die Haut mittels galvanischen Stroms → posttraumatische Hämatome
- Reizstromtherapie: Reizung der Muskulatur durch zunehmende Stromstärken → Lähmungen, frische Nervenverletzungen.

Therapeutischer Ultraschall

Der Ultraschall als therapeutische Maßnahme entfaltet seine Wirkung überwiegend im Bereich von Sehnenansätzen und bewirkt eine Durchblutungsförderung und Stoffwechselsteigerung.

Indikation: Sehnenreizungen (Tendopathien).

4.2.4 Physiotherapie

Die Physiotherapie stellt bei vielen Erkrankungen des Bewegungsapparates einen Hauptpfeiler der Therapie dar. Hierzu gehören z. B. Schmerzlinderung, Kräftigung und Stabilisierung, Dehnungen, Mobilisation oder die Koordination schulen.
Aus einer Reihe von Techniken wählen die Therapeuten die für den Patienten geeignete Methode aus.

Indikationen:
- Wiederherstellung oder Erhaltung von Gelenkbeweglichkeiten, z. B. nach Frakturen
- Muskelkräftigung, z. B. nach Gipsanlage
- Dehnung von Kontrakturen
- Einüben von Bewegungsabläufen, z. B. nach Aufstehen nach endoprothetischen Eingriffen
- Rückenschule als vorbeugende Maßnahmen.

Auswahl physiotherapeutischer Techniken:
- Manuelle Therapie: Behandlung von Bewegungsstörungen → chronische Polyarthritis
- Gangschulung: Erlernen des physiologischen Gangbilds → Gebrauch von Hilfsmitteln und Prothesen aber auch Teilbelastungen
- Vojta: Behandlung von neurologisch bedingten Bewegungsstörungen → Säuglinge mit Cerebralparese oder querschnittgelähmte Patienten.

4.2.5 Ergotherapie

Die Ergotherapie hat zum Ziel, den Patienten wieder an die Bewegungen und Belastungen des täglichen Lebens heranzuführen. Soweit möglich, erfolgt die Wiedereingliederung des Patienten in Privat- und Berufsleben, ggf. durch Anpassung der häuslichen Umgebung bzw. des Arbeitsplatzes.

4.3 Angeborene orthopädische Erkrankungen des Bewegungsapparates

Hierbei handelt es sich um angeborene Fehlbildungen und Entwicklungsstörungen von Bindegewebe oder Skelett, die an einer Stelle oder am ganzen Körper (generalisiert) auftreten können. Sie sind teilweise bereits bei Geburt nachweisbar, treten aber manchmal auch erst im späteren Leben auf.

Ursachen:
Ursachen sind Störungen der intrauterinen Entwicklung durch:
- Alkohol- und Medikamentensucht
- Infektionserkrankungen der Mutter (z. B. Röteln)
- Röntgenstrahlen
- Erberkrankungen.

Untersuchungsmethoden:
- Chromosomenanalysen
- Körperliches Erscheinungsbild
- Krankhafte Stoffwechselwerte
- Röntgenbilder
- Fruchtwasseranalyse (Amniozentese)
- Ultraschalldiagnostik.

4.3.1 Entwicklungsstörungen des Skelettes (Skelettdysplasien)

Skelettdysplasien sind Wachstums- und Entwicklungsstörungen der Röhrenknochen und der Wirbelsäule. Bei den Skelettdysplasien kommt es zur fehlerhaften Zusammensetzung und/oder Entwicklung von Knorpel und Knochengewebe.

Achondrodysplasie (Minderwuchs)

Erblich bedingter Minderwuchs infolge Fehlen der Knorpelwachstumszone. Die Achondroplasie ist mit 2–3/Geburten die häufigste Skelettdysplasie. Das Bild ist bereits bei der Geburt voll ausgeprägt.

Ursache:
Autosomal-dominant vererbte Störung des Längenwachstums des Knochens.

Klinik:
- Kleinwuchs mit einer Körpergröße von max. 125 cm
- Kurze, plumpe Gliedmaßen mit O-Stellung der Beinachsen
- Charakteristische Gesichtsform mit eingedrückter Nasenwurzel, vorgewölbter Stirn, normal großem Schädel
- Fehlbildungen des Hüftgelenkes
- Völlig normale bis überdurchschnittliche Intelligenz.

Therapie:
Die Therapie ist überwiegend symptomatisch und richtet sich nach den Beschwerden des Patienten. In Frage kommen:
- Operative Korrekturen im Bereich des Hüftgelenkes
- Evtl. Längen-Korrektur des Schien- und Wadenbeines
- Evtl. korrigierende Eingriffe an der Wirbelsäule bei engem Spinalkanal.

In aller Regel lernen die Patienten, mit ihrer Behinderung gut umzugehen und sich in das normale Leben einzufügen.

Exostosenkrankheit (Multiple kartilaginäre Exostosen)

Exostosen sind von der Knochenoberfläche ausgehende Knochenvorsprünge. Bei dieser erblich auftretenden Erkrankung kommt es zu multiplen Exostosen am ganzen Skelettsystem; Männer sind häufiger betroffen.

Ursache:
Autosomal-dominant vererbtes, überschüssiges Knorpelwachstum (die Knorpelvorsprünge verknöchern).

Klinik:
- Im Röntgenbild nachweisbare, über das gesamte Skelettsystem verbreitete Knochenauswüchse
- Lokalisation vor allem in der Nähe der Wachstumsfugen (Epiphysen).

Komplikationen:
- Maligne Entartung möglich, aber selten (< 10%)
- Einschränkung der Gelenkbeweglichkeit
- Druckschäden an Nerven, Gefäßen und Weichteilen.

Therapie:
Bei Komplikationen operative Entfernung.

Osteogenesis imperfecta (Glasknochenkrankheit)

Angeborene Störung der Knochenbildung, die mit schweren Deformitäten und erhöhter Knochenbruchanfälligkeit einhergeht. Man unterscheidet eine bereits bei der Geburt bestehende Frühform von der im Kleinkindalter auftretenden Spätform.

Ursache:
- Autosomal-dominant vererbte Störung des Knochenaufbaus mit geringerer Knochendichte

Klinik:
- Vermehrte Knochenbrüchigkeit
- Erhebliche Fehlstellungen der Knochen mit Minderwuchs
- Schwerhörigkeit
- Blaufärbung der Skleren (Lederhaut des Auges)
- Überstreckbarkeit der Gelenke

■ **Die Osteogenesis imperfecta ist durch eine erhöhte Knochenbruchanfälligkeit gekennzeichnet.**

Formen:
- Frühform: bereits vor der Geburt bestehen multiple Frakturen; Totgeburten sind häufig
- Spätform: Knochenbrüche treten meist erst in der Übergangszeit vom Krabbeln zum Gang und Stand auf.

Therapie:
- Versorgung der Kinder mit Gehapparaten
- Operativ stabilisierende Maßnahmen mit intramedullären Kraftträgern (Osteosynthese)
- Rollstuhltraining
- Medikamentös mit Calzitonin, Vitamin C, Magnesium und ggf. Bisphosphonaten.

Prognose:
- Frühform: max. Lebenserwartung 2 Jahre
- Spätform: Abnahme der Knochenbrüchigkeit nach der Pubertät, manchmal harmloser Verlauf.

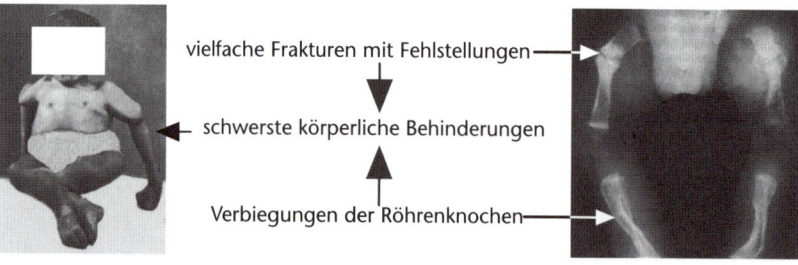

Abb. 41: Glasknochenkrankheit

4.3.2 Marfan-Syndrom

Angeborene Störung der Entwicklung des Bindegewebes. Das klinische Bild des Marfan-Syndroms ist charakteristisch.

Ursache:
Rezessiv und dominant vererbte Störung des Bindegewebsstoffwechsels.

Klinik:
Kennzeichnend für das klinische Bild ist der meist auffällig lange und grazile Körperbau. An weiteren Befunden finden sich:
- Seitverbiegung und Verdrehung der Wirbelsäule (Skoliose) und Brustkorbdeformitäten
- Auffallende Überlänge von Zehen und Fingern
- Überstreckbarkeit von Gelenken
- Linsenluxation am Auge
- Evtl. Ausbuchtung (Dilatation) von Herz- und Aortenwand oder anderen Gefäßen (Aneurysmaneigung).

■ Bei langem und grazilem Körperbau mit überstreckbaren Gelenken Verdacht auf Marfan-Syndrom.

Therapie:
- Bei entsprechender Symptomatik konservative und chirurgische Behandlung der Deformitäten.

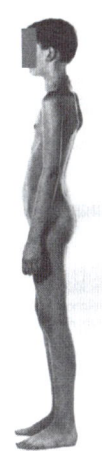

Ab. 42: Marfan-Syndrom

4.3.3 Progressive Muskeldystrophie

Gruppe von Erkrankungen, bei denen es zum Schwund der Muskelmasse kommt. Der Muskelschwund ist hierbei durch eine Schädigung des Muskels selbst und nicht der versorgenden Nerven verursacht. Die Erkrankung tritt zwischen dem 7. und 30. Lebensjahr auf und verläuft sehr unterschiedlich.

Ursache:
Genetisch bedingter Enzymdefekt mit Schädigung der Muskelzellen.

Einteilung:
- Schultergürtel-Form mit vorwiegender Beteiligung der Schultergürtelmuskulatur
- Beckengürtel-Form mit vorwiegender Beteiligung der Beckengürtelmuskulatur.

■ Muskeldystrophien sind eine Gruppe von vererbbaren Erkrankungen, die durch den Abbau von Muskelmasse gekennzeichnet sind, wobei die Ursache in einem Defekt des Muskelstoffwechsels selbst liegt.

Schultergürtel-Form

Die Schultergürtel-Form wird autosomal-dominant vererbt, die Erkrankung beginnt meist im 20.–30. Lebensjahr. Sie schreitet relativ langsam fort, die Lebenserwartung der Patienten ist kaum eingeschränkt.

Klinik:

- Muskelschwäche im Bereich der Arme (Hochheben von Gegenständen wird zunehmend schwerer)
- Mitbefall der Gesichtsmuskulatur.

Beckengürtel-Form (Duchenne-Form)

Diese Form der Muskeldystrophie ist die häufigste. Sie wird X-chromosomal-rezessiv vererbt und ist somit geschlechtsgebunden. Der Verlauf ist wesentlich ungünstiger als bei der Schultergürtel-Form, die Symptomatik prägt sich meist schon im Jugendalter voll aus.

Klinik:

- Muskelschwäche im Bereich des Beckens und Oberschenkels mit Watschelgang und Schwierigkeiten beim Aufstehen
- Durch den Abbau der Oberschenkelmuskulatur erscheinen die Waden besonders dick (Pseudohypertrophie, „Gnomenwaden")
- Abstehendes Schulterblatt (Scapula alata)
- Hohlkreuz

■ **Die Duchenne-Muskeldystrophie ist die häufigste Form der Muskeldystrophie. Sie ist gekennzeichnet durch eine zunehmende Schwäche im Bereich der Becken- und Oberschenkelmuskulatur.**

Neben diesen beiden Hauptformen der Muskeldystrophie gibt es weitere Ausprägungen, die auch durch Mitbefall der Atemmuskulatur früh zu schweren Komplikationen (Ateminsuffizienz, Pneumonien) führen können.

Therapie der Muskeldystrophien:
Eine kausale Therapie der Muskeldystrophien ist nicht möglich. Daher beschränkt sich die Behandlung auf die üblichen symptomatischen Maßnahmen:
- Krankengymnastische Übungstherapie zur Muskelkräftigung
- Dehn-Übungen zur Kontrakturenprophylaxe (z. B. Nachtschienen)
- Korsett bei Schwäche der rumpfstabilisierenden Muskulatur

4.4 Erworbene orthopädische Erkrankungen des Bewegungsapparates

Hierbei handelt es sich um eine Gruppe von Störungen des normalen Wachstums, die erst im Laufe des Lebens in Erscheinung treten. Gehäuft kommen diese Erkrankungen im Kindes- und Jugendalter vor.

4.4.1 Aseptische Knochennekrosen

Gruppe von Erkrankungen, bei denen es zur lokalisierten Nekrose von bestimmten Knochen kommt. Die Erkrankung tritt meist bei Kindern und Jugendlichen auf, Knaben sind häufiger als Mädchen betroffen. Am häufigsten treten aseptische Knochennekrosen im Bereich von Wachstumsfugen und Gelenken auf.

Ursache:
Durchblutungsstörungen des Knochens und Knorpels (Ischämie)
Die Ursache der Durchblutungsstörung ist unbekannt, diskutiert werden Anomalien der Gefäßversorgung.

Häufigste Lokalisation von Knochennekrosen und ihre Eigennamen:
- Hüfte (Perthes-Erkrankung)
- Wirbelsäule (Scheuermann-Erkrankung)
- Knie (Osteochondrosis dissecans, Morbus Ahlbäck)
- Schienbein (Morbus Osgood-Schlatter)
- Fuß (Morbus Köhler I und II).

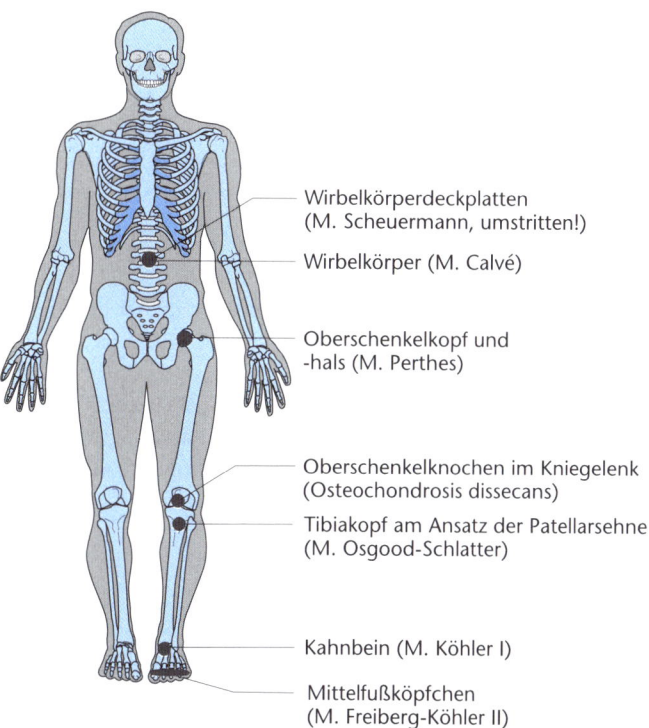

Abb. 43: Aseptische Knochennekrosen (Typische Lokalisationen)

Perthes-Erkrankung (Jugendliche Hüftkopfnekrose)

Nekrose von Knochengewebe des Hüftkopfes und manchmal auch der Hüftpfanne. Die Perthes-Erkrankung ist die häufigste Form der aseptischen Knochennekrose. Sie tritt am häufigsten zwischen dem 5.–7. Lebensjahr auf, Knaben sind ca. viermal so häufig betroffen. In 30% der Fälle sind beide Hüftköpfe betroffen.

Klinik:
- Hinken, Schmerzen in der Hüfte und am Knie
- Bewegungseinschränkung beim Abspreizen und Drehen im Hüftgelenk.

Diagnose:
Die Diagnosestellung erfolgt durch den Untersuchungsbefund, das Röntgenbild und ggf. einer Skelettszintigraphie. Anhand des Röntgenbildes erfolgt die Einteilung in vier Stadien.

Stadien:
Der M. Perthes verläuft in mehreren Stadien, die nur radiologisch erfassbar sind. Nach der Verbreiterung des Gelenkspaltes ist bald der deformierte, oft unterteilte (fragmentierte) Hüftkopf zu sehen. Im anschließenden Reparationsstadium kommt es zum Wiederaufbau des deformierten Hüftkopfes.
Häufig stehen die Gelenkflächen dann unphysiologisch zueinander, so dass eine normale Funktion des Hüftgelenkes nicht gegeben ist. Folge ist die frühe Ausbildung einer Coxarthrose.

■ **Typische Spätfolge des M. Perthes ist die Coxarthrose.**

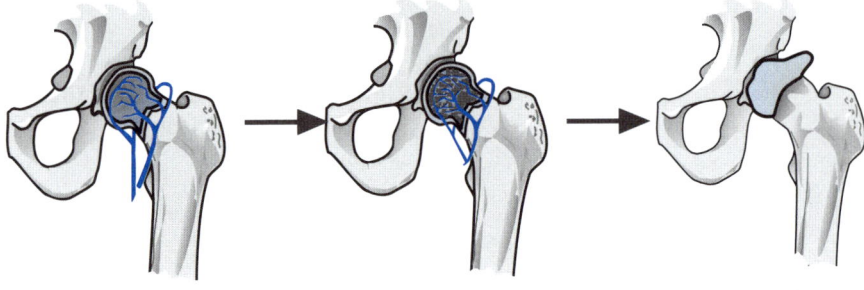

Abb. 44: M. Perthes — Durchblutungsstörung des Hüftkopfes → Nekrosen des Knochengewebes → Ausbildung schwerer Gelenkdeformierungen und einer Früharthrose

Therapie:
Die Therapie ist abhängig von Alter, Untersuchungsbefund und den bereits röntgenologisch bestehenden Veränderungen. Ziel ist es, die Hüftkopfverformung und die Veränderungen des Gelenkes so gering wie möglich zu halten.
Die **konservative Therapie** ist besonders im Frühstadium von Bedeutung:
- Konsequente, langjährige Entlastung und Ruhigstellung der betroffenen Hüfte (Thomas-Schiene mit Beinlängen-Ausgleich der Gegenseite bis zur Ausheilung)
- Intensive, passive Krankengymnastik der betroffenen Hüfte unter Entlastung.

Trotz früher und mitunter langjähriger Therapie sind die Ergebnisse der konservativen Maßnahmen unbefriedigend. Über 50% der Betroffenen entwickeln eine Coxarthrose.

Die **operative Therapie** im Frühstadium ist beim M. Perthes Mittel der Wahl:
→ Intertrochantäre Umstellungsosteotomie mit Varisierung des Schenkelhalses
Bei der Varisierungsosteotomie erfolgt die Entnahme eines keilförmigen Knochenstückes aus dem Oberschenkelknochen. Folge ist ein spitzerer Winkel zwischen Schaft und Hals und eine bessere Zentrierung des Hüftkopfes in der Pfanne mit besserer Durchblutung.

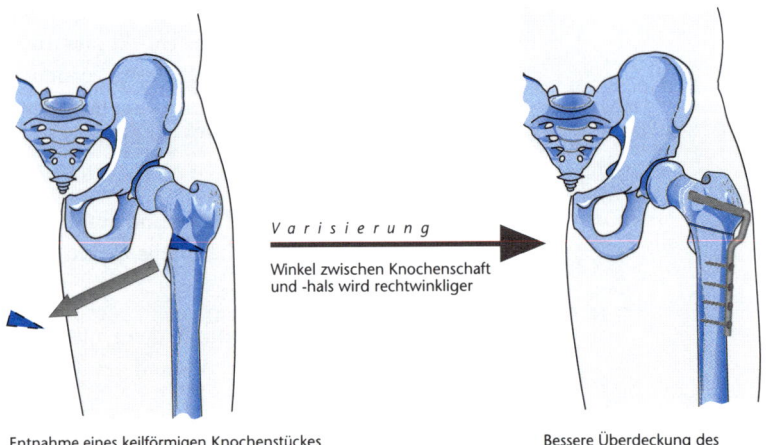

Abb. 45: Varisierungsosteotomie — Entnahme eines keilförmigen Knochenstückes an der Innenseite des Oberschenkelknochens. *Varisierung:* Winkel zwischen Knochenschaft und -hals wird rechtwinkliger. Bessere Überdeckung des Hüftkopfes durch die Hüftpfanne.

Prognose:
- Ungünstig bei bereits deutlicher Bewegungseinschränkung zum Zeitpunkt der Diagnosestellung
- Günstig bei Frühdiagnose und rechtzeitigem operativem Eingriff.

Scheuermann-Erkrankung (Adoleszenten-Kyphose)

Aseptische Knochennekrose der Wirbelkörper, vor allem im Brustwirbelbereich. Der M. Scheuermann ist die häufigste Erkrankung der Wirbelsäule im Kindes- und Jugendalter.

■ Der M. Scheuermann ist die häufigste Erkrankung der jugendlichen Wirbelsäule.

Ursache:

Die Ursache der Durchblutungsstörungen im Bereich der Wirbelkörper ist noch immer nicht hinreichend geklärt. Folgende Faktoren scheinen das Auftreten eines M. Scheuermann zu begünstigen:
- Haltungstyp (Astheniker)
- Mechanische Überbeanspruchung (Leistungsturnen bei Kindern).

Klinik:
- Ausbildung eines Rundrückens (Leitsymptom)
- Schlechte Haltung
- Selten Schmerzen (in ca. 10–15% der Fälle)
- Eingeschränkte Beweglichkeit im fortgeschrittenen Stadium.

■ Leitsymptom des M. Scheuermann ist der Rundrücken.

Röntgenbefund:
- Unregelmäßig begrenzte Grund- und Deckplatten der Wirbelkörper
- Keilförmige Wirbelkörper mit erniedrigter Vorderkante
- „Schmorl-Knötchen" als Zeichen für eingebrochenes Bandscheibenmaterial in die Grund- und Deckplatten.

Therapie:
- Haltungsturnen, Krankengymnastik
- Bei starker Fehlhaltung evtl. Korsett.

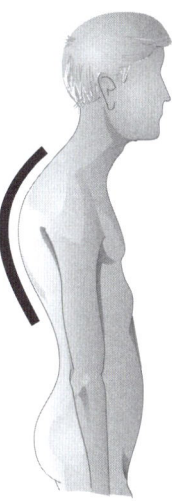

Abb. 46: Typische Haltung bei Scheuermann-Erkrankung

Osteochondrosis dissecans

Lösung eines Knorpel-Knochenfragmentes im Gelenkbereich, das dann als freier Gelenkkörper („Gelenkmaus") im Gelenk frei beweglich ist. Der verbleibende Defekt in der Gelenkfläche wird als „Mausbett" bezeichnet. Die typische Lokalisation der Osteochondrosis dissecans ist das Knie, Oberschenkelkondyle und Sprunggelenk. Betroffen sind meistens Jugendliche und junge Erwachsene, das männliche Geschlecht ist bevorzugt.

Ursache:
- Durchblutungsstörung im Knorpel-Knochen-Übergang als Folge einer Gefäßmissbildung oder eines Unfalles.

Klinik:
- Gelenkreizung mit bewegungsabhängigen Schmerzen
- Einklemmungs-Erscheinungen, die durch den freien Gelenkkörper hervorgerufen werden (Blockierung)
- Gelenkergüsse.

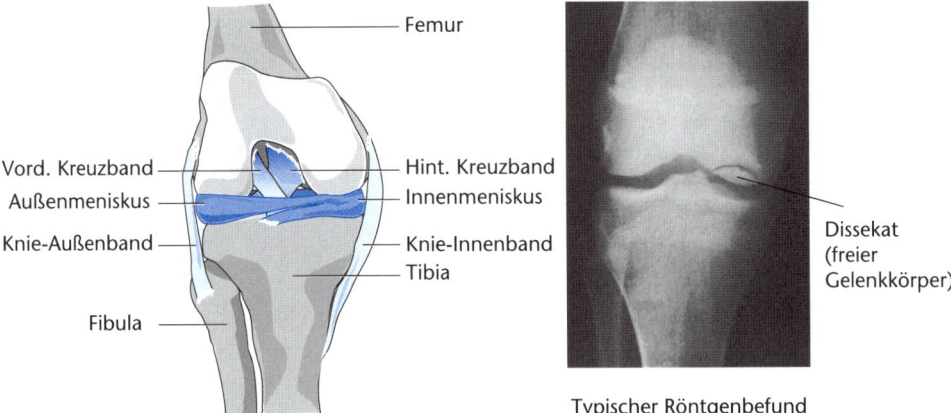

Abb. 47: Osteochondrosis dissecans

■ **Am häufigsten findet sich ein freier Gelenkkörper im Kniegelenk.**

Therapie:
- Konservativ: Ruhigstellung des Gelenkes mittels Gipstutor über 8–12 Wochen (wenn sich die Gelenkmaus noch nicht gelöst hat)
- Chirurgisch: Fixierung des gelösten Stückes mit Knochenspänen oder Schrauben (wenn sich die Gelenkmaus bereits gelöst hat) oder arthroskopische Entfernung des freien Gelenkkörpers.

Morbus Osgood-Schlatter

Nekrose der Schienbeinkopf-Apophyse im Bereich des Ansatzes der Patellarsehne (Sehne des großen Oberschenkelstreckers, die durch die Kniescheibe zieht). Betroffen sind meist männliche Jugendliche zwischen dem 8. und 15. Lebensjahr.

Ursache:
- Durchblutungsstörung am Ansatz der Patellarsehne, möglicherweise durch den verstärkten Zug.

Klinik:
- Schwellung und Schmerzen am Ansatzbereich der Patellarsehne
- Schmerzverstärkung bei Belastung.

Therapie:
- Schonung des Beines, ggf. auch Gipsruhigstellung über 6 Wochen
- physikalische Maßnahmen wie Ultraschall, Kurzwelle, elektrophysikalische Behandlung.

Morbus Köhler I und II

Nekrosen im Bereich des Kahnbeines (Köhler I) oder der Mittelfußköpfchen (Köhler II) des Fußes. Betroffen sind Kinder und Jugendliche, die klinische Symptomatik ist meist gering.

Ursache: Durchblutungsstörungen nach mechanischer Überbelastung.

Klinik: Belastungsabhängige Beschwerden mit Schwellungen im Bereich des Fußes.

Therapie: Ruhigstellung des Fußes im Unterschenkel-Gehgips.

4.4.2 Erkrankungen mit veränderter Knochendichte

Der Knochen besteht aus Grundsubstanz und eingelagerten Kalksalzen. Die Dichte der Knochensubstanz kann lokal oder auch im allgemeinen verändert sein. Entzündungen oder längere Ruhigstellung des Knochens (z. B nach Gipsverband) können lokal zu verminderter Knochendichte führen. Hormonbedingte Veränderungen des Mineral- oder Grundsubstanz-Gehaltes (z. B. Frauen in der Menopause) betreffen das gesamte Skelettsystem.

Osteoporose

Verminderung des Knochengewebes durch gesteigerten Knochenabbau bzw. verminderten Knochenaufbau. Eine Osteoporose im Alter ist völlig normal und Folge der allgemeinen Organrückbildung im höheren Lebensalter.

Formen:
- Primäre Osteoporose: im Alter, nach den Wechseljahren, Ursachen unbekannt
- Sekundäre Osteoporose: nach Ruhigstellung von Knochen und Gelenken, bei Stoffwechselstörungen wie Diabetes mellitus, Nebenschilddrüsenüberfunktion.

Klinik:
- Schmerzen im Bereich der Wirbelsäule
- Keilwirbelbildung mit Wirbelsäulendeformitäten
- Verminderte Körpergröße durch Zusammensacken der Wirbelkörper
- Erhöhte Frakturneigung (häufig Schenkelhalsfrakturen im Alter schon bei leichten Stürzen).

Diagnose:
- Vermehrte Strahlendurchlässigkeit der Knochen im Röntgenbild
- Messung der Knochendichte mittels CT.

Therapie:
- Hormontherapie (Östrogene) während des Klimakteriums
- Krankengymnastik, balneo-physikalische Anwendungen
- Analgetika
- Kalzium, Vitamin D, Bisphosphonate und ggf. Natrium-Fluorid sowie Calcitonin vom Lachs (Karil®, Calsynar®)

■ Im fortgeschrittenen Alter kommt es zwangsläufig zur Osteoporose.

Osteomalazie

Verminderter Einbau von Mineralstoffen in die Knochensubstanz. Folge ist eine verminderte Knochendichte.

Ursachen:
- Vitamin D-Mangel durch fehlende Sonnenexposition oder verminderte Aufnahme im Darm
- Vitamin-D-Stoffwechselstörung

■ Im Kindesalter werden die Vit. D-bedingten Knochenstörungen als Rachitis bezeichnet, im Erwachsenenalter als Osteomalazie.

Klinik:
- Skelettdeformierungen (Keil- und Fischwirbelkörper, Wirbelsäulenverbiegungen, Verbiegungen der Röhrenknochen)
- Leistenschmerz, Gelenkbeschwerden
- Vermehrte Strahlendurchlässigkeit im Röntgenbild, „Glasknochen".

Therapie:
- Zufuhr von Vitamin D (oral oder i.m.)
- operative Beseitigung evtl. schwerwiegender Fehlstellungen.

4.4.3 Metabolische Knochenerkrankungen

Stoffwechselerkrankungen können Entwicklung und Erhalt des Knochens erheblich beeinflussen. Stoffwechselstörungen mit Einfluss auf die Knochenbildung sind:
- Rachitis
- Gicht
- Pseudogicht
- Diabetes mellitus.

Gicht (Hyperurikämie)

Erhöhung des Harnsäure-Spiegels im Blut mit Ablagerung von Uratkristallen, vor allem in Niere und Gelenken.

Ursachen:
- Genetisch fixierter Enzymdefekt im Purinstoffwechsel
- Purin- und fettreiche Kost
- Alkoholabusus
- Verminderte Ausscheidung, z. B. bei Niereninsuffizienz.

Klinik:
Ursache der klinischen Beschwerden ist die Bildung und Ablagerung von Uratkristallen:
- Podagra: Befall des Großzehengrundgelenkes mit heftigsten Schmerzen und lokalen Entzündungszeichen
- Gicht-Tophi: Ablagerung der Kristalle in die Weichteile (z. B. Ohrläppchen) oder im Bereich von Fingergelenken.

Laborwerte:
- Harnsäure-Werte beim Mann > 7,5 mg% (0,45 mmol/l)
- Harnsäure-Werte bei der Frau > 6,0 mg% (0,36 mmol/l)

Therapie:
- Purin- und fettarme Diät (keine Innereien, kein Fleisch, kein Spinat)
- Im Anfall: Colchizin-Gabe (Mitosehemmung) und Antiphlogistika (Ammuno®)
- Zur Prophylaxe: Allopurinol® → Verminderung der Harnsäurebildung
- Urikosurika (z. B. Probenezid®) → vermehrte Ausscheidung der Harnsäure durch die Niere (Gefahr von Harnsäuresteinen).

4.5 Orthopädische Erkrankungen der Wirbelsäule

Die Wirbelsäule gliedert sich in Hals-, Brust- und Lendenwirbelsäule sowie Kreuz- und Steißbein. Sie besteht aus stabilen Anteilen (**Wirbelkörper**) und elastischen Elementen (**Längsbänder, Bandscheiben**). Einerseits dient sie der Stabilität, andererseits gewährleistet sie Mobilität. Ebenso umgibt und schützt die Wirbelsäule das Rückenmark. Je weiter fußwärts sich ein Wirbelkörper befindet, desto kräftiger ist er ausgebildet. Bei Gesunden steht die Wirbelsäule in der Frontalebene im Lot. In der Seitansicht findet man physiologischerweise eine HWS-Lordose, Brust-Kyphose und Lenden-Lordose.

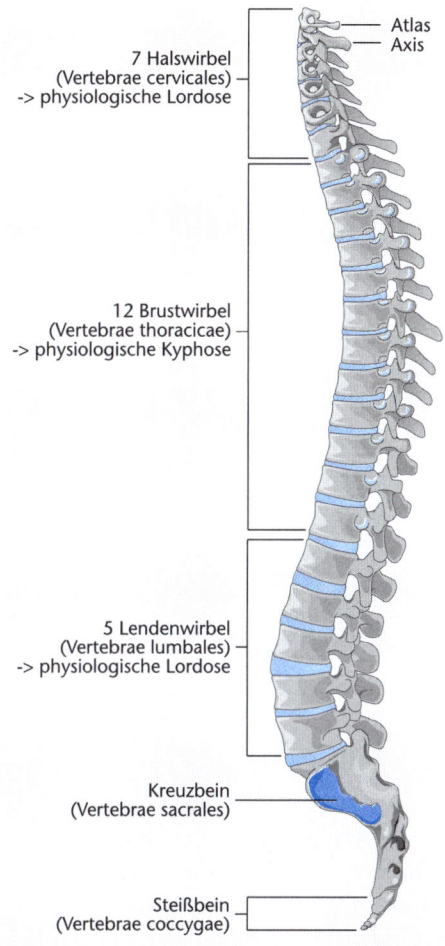

Abb. 48: Wirbelsäule

Abweichungen von der physiologischen Form der Wirbelsäule können erhebliche Beschwerden erzeugen. Das Rückenmark endet beim Erwachsenen in Höhe des LWK 1–2. Darunter ziehen die lumbalen und sakralen Nervenwurzeln als Cauda equina zu ihren Austrittsstellen weiter. Zwischen den Wirbelkörpern treten beidseits Nervenwurzeln vom Rückenmark durch die entsprechenden Öffnungen (Foramina intervertebralia) in die Peripherie.

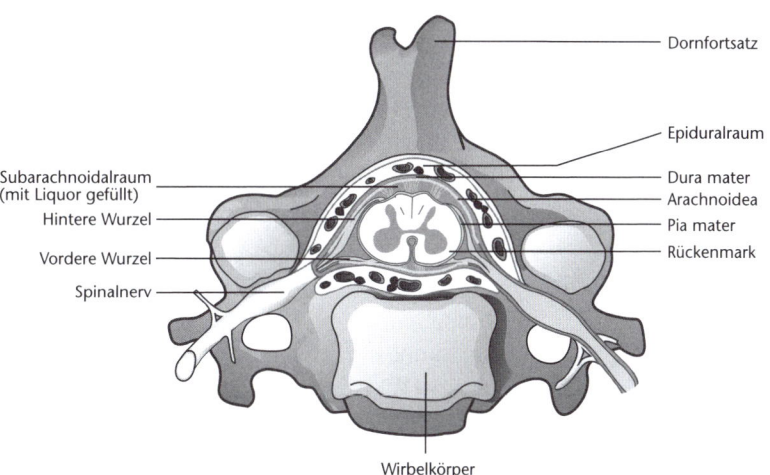

Abb. 49: Querschnitt Wirbelsäule mit Rückenmark

4.5.1 Wirbelgleiten (Spondylolyse, Spondylolisthese)

Abgleiten des Wirbelkörpers nach vorne (ventral). Ursache ist eine Spaltbildung im Bereich der Bogenwurzel des Wirbelkörpers, betroffen sind in aller Regel der 4. und 5. Lendenwirbelkörper. Die vollständige Abkippung des Wirbelkörpers über den darunter liegenden wird Spondyloptose genannt.

Ursachen:
Ursachen der Spaltbildung des Wirbelbogens sind ein Zusammentreffen von:
- Angeborene Fehlbildung
- Traumatisch bedingte Überbelastung, vor allem bei Leistungssportlern (Speerwerfer, Delphinschwimmer, Turner).

■ **Das Wirbelgleiten entsteht durch eine angeborene oder erworbene Spaltbildung im Bereich der Wirbelbogen des Wirbelkörpers.**

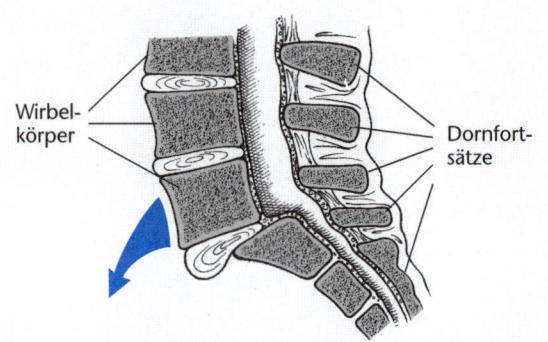

Abb. 50: Wirbelgleiten (Spondylolyse)

Klinik:
Zum Abgleiten des Wirbelkörpers kommt es meist zwischen dem 12. und 18. Lebensjahr. Es zeigen sich folgende klinische Symptome:
- Schmerzhaft eingeschränkte Beweglichkeit am Lendenwirbel-Kreuzbein-Übergang
- Kreuzschmerzen mit Ausstrahlung in die Beine
- Hohlkreuzbildung
- Bei Kindern Hüft-Lenden-Strecksteife: Die Hüften können bei gestreckten Kniegelenken nicht gebeugt werden.

Röntgen:
In den Nativ- und Schrägaufnahmen sind die Spaltbildung und das Abgleiten sichtbar. Eine Kontrastmittel-Aufnahme (Myelographie) kann vor allem bei totalem Abrutschen des Wirbelkörpers Verschiebungen oder Einengung des Dura-Sackes darstellen.

Differentialdiagnosen:
Zu einem Wirbelgleiten kann es auch bei degenerativen Veränderungen der Bandscheiben und daraus resultierender Höhenminderung des Zwischenwirbelraumes kommen (Pseudospondylolisthesis).

Therapie:
- Krankengymnastische Stärkung der Rücken- und Bauchmuskulatur
- Ggf. Rumpforthese (Mieder)
- Bei zunehmenden, therapieresistenten Beschwerden operative Stabilisierung durch Verblockung der Wirbelkörper.

■ **Therapie der Wahl bei Spondylolyse ist die frühzeitige krankengymnastische Stärkung der Rückenmuskulatur.**

4.5.2 Skoliose

Skoliosen sind fixierte Seitverbiegungen der Wirbelsäule. Meistens kommt es neben der Seitabweichung zusätzlich zur Rotation der einzelnen Wirbelkörper. Etwa 2–4% der Bevölkerung leiden unter einer mehr oder minder schweren Skoliose, wobei Mädchen ca. 6-mal häufiger als Jungen betroffen sind. Die ersten Symptome und damit die Diagnosestellung treten meist um das 10.–12. Lebensjahr auf.

■ Skoliosen sind fixierte Seitverbiegungen mit Rotation der Wirbelsäule.

Ursachen:
- Anlagebedingte Skoliosen, z.B. bei Spina bifida
- Erworbene Skoliosen, z.B. nach Unfällen
- Neurogene Skoliosen, z.B. bei infantiler Cerebralparese durch Asymmetrie
- Idiopathische Skoliosen (unbekannt) ca. 90% der Fälle

■ In 90% der Fälle ist die Ursache der Skoliose nicht bekannt.

Klinik:
- Seitabweichung der Wirbelsäule
- Vor allem in Vorneigung vorgewölbte Rippen (Rippenbuckel)
- Einseitiger Schulterhochstand und asymmetrische Taillendreiecke
- Zusätzliche Verdrehung (Rotation) der Wirbelkörper.

In 80% der Fälle besteht eine rechts-konvexe BWS-Skoliose.

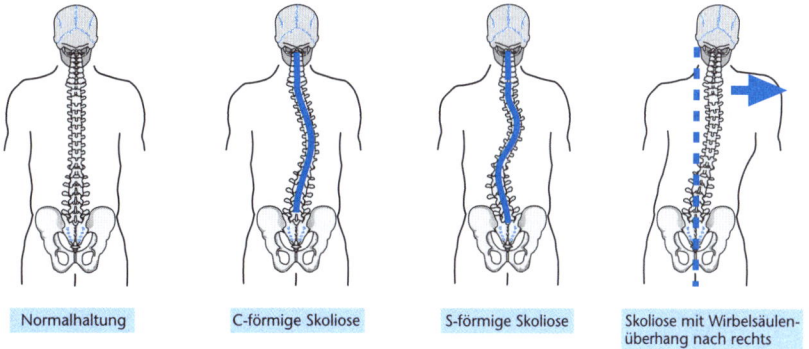

Abb. 51: Skoliose

Röntgenologische Stadieneinteilung:

Die Stadieneinteilung der Skoliose erfolgt röntgenologisch durch Messung der Achsenabweichungen nach Cobb. In der Regel erfolgt die Messung durch Festlegung zweier Wirbelkörper, durch die dann eine Achse gezogen wird.

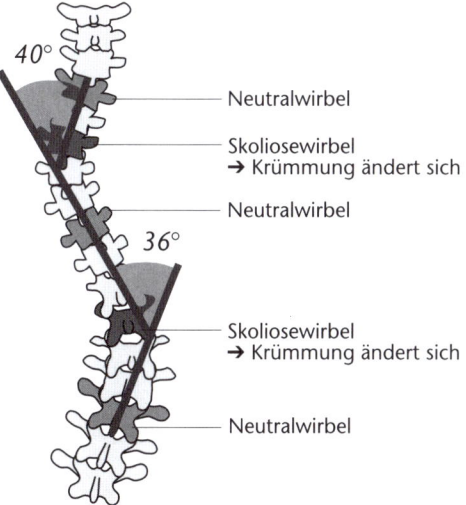

Abb. 52: Messung des Skoliosewinkels

Therapie:
Die Therapie hängt von Ursache, Ausprägung und Progredienz der Skoliose ab:
- Bei leichten Skoliosen (Skoliosewinkel < 20°) → Krankengymnastik mit Stärkung der Rückenmuskulatur und Wirbelsäulengymnastik
- Bei mittelschweren Skoliosen (Skoliosewinkel 20–50°) → Krankengymnastik und Korsett bzw. Stützmieder
- Bei schweren Skoliosen (Skoliosewinkel > 50°) und entsprechendem Leidensdruck → operative Therapie.

Operationsverfahren:
Ab einem Krümmungswinkel von 50° sollte die operative Versorgung der Skoliose erfolgen. Das bevorzugte Alter für den Eingriff liegt bei 12–15 Jahren. Durchgeführt wird eine Versteifungsoperation (Spondylodese), bei der die Wirbelsäule mittels innerer Fixation aufgerichtet wird.

■ **Bei schweren Skoliosen: Versteifung der Wirbelsäule mittels Spondylodese.**

4.5.3 Kyphose

Physiologischerweise findet man im Bereich der BWS und des Kreuzbeines eine Kyphose. Eine Verstärkung der Kyphose bezeichnet man im BWS-Bereich als Hyperkyphose oder Rundrücken.

Ursachen:
- Haltungsverfall bei Schwäche der Rückenmuskulatur
- Wirbelsäulen-Tuberkulose
- M. Scheuermann.

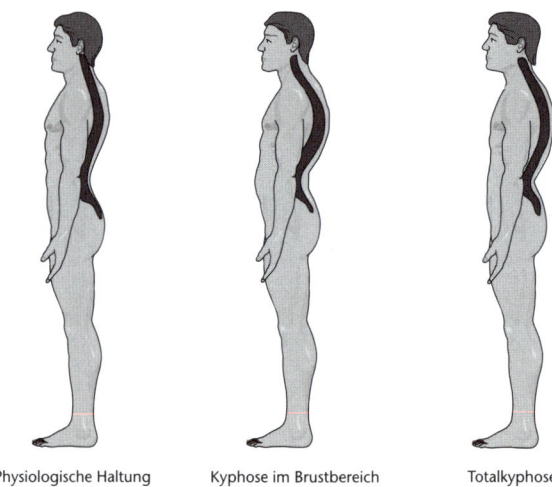

Abb. 53: Kyphose — Physiologische Haltung — Kyphose im Brustbereich (Rundrücken) — Totalkyphose

Therapie:
- Haltungsturnen oder Korsettversorgung
- In Ausnahmefällen operative Stabilisierung.

4.5.4 Lumbaler Bandscheibenvorfall

Die Bandscheibe besteht aus einem innen liegenden Gallertkern (Nucleus pulposus) und einem darum liegenden faserartigen Ring (Anulus fibrosus). Rissbildungen oder Degeneration des Faserringes führen zum Austreten von Bandscheibengewebe, das dann in Abhängigkeit von der Richtung auf die Fasern des Rückenmarks oder den Spinalnerven drückt. Von einem Bandscheibenvorfall sind zu 90% die Segmente L4/L5 und L5/S1 betroffen.

Der am häufigsten auftretende, seitliche Bandscheibenvorfall drückt dabei auf eine der beidseits abgehenden Nervenwurzeln der Spinalnerven.

■ Am häufigsten findet sich ein Bandscheibenvorfall im Bereich L4/L5 oder L5/S1.

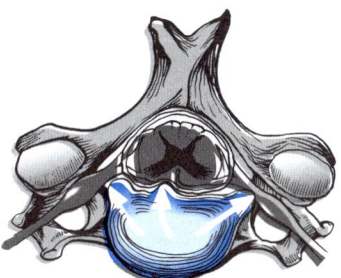

Abb. 54: Bandscheibenvorfall mit Kompression

Klinik:
- Starke Schmerzen im Bereich der Lendenwirbelsäule (Lumbago) mit Schonhaltung
- Ziehende Schmerzen in den unteren Extremitäten (Ischialgien)
- Evtl. Ausfälle von Sensibilität, Muskelkraft und Reflexen entsprechend der betroffenen Nervenwurzel
- Ausweichhaltung der WS ohne Drehung der Wirbelkörper
- Paravertebraler Muskelhartspann
- Schmerzverstärkung durch Husten und Pressen, da sich der intradurale Druck erhöht.

■ Bei ausgeprägtem medialem Bandscheibenvorfall kann es zu einer Blasen-Mastdarmlähmung kommen.

Röntgen:
Das normale Röntgenbild ist häufig unauffällig. Mittels Myelographie (Einbringung von Kontrastmittel in den Duralsack) können die meisten Bandscheibenvorfälle lokalisiert werden. Zur Diagnosestellung wird in der Regel ein CT oder MRT durchgeführt.

Therapie:
Die Therapie des Bandscheibenvorfalls sollte zunächst konservativ erfolgen. Erst bei fehlender Rückbildungstendenz und zunehmenden neurologischen Ausfällen muss das Bandscheibengewebe operativ entfernt werden.
Konservative Maßnahmen sind:
- Schmerztherapie (Analgetika und Antirheumatika)
- Leichte Bewegungsübungen
- Krankengymnastik
- Stufenbettlagerung
- Nervenwurzelblockade durch Infiltrationen eines Lokalanästhetikums
- Massage, Elektrotherapie, balneo-physikalische Anwendungen
- Gewichtsnormalisierung.

Chemonukleolyse
Dieses Verfahren kommt vor allem bei reinen Bandscheibenvorwölbungen (Protrusion des Nucleus pulposus) zum Einsatz. Gewebe auflösende Enzyme werden durch die Haut in den Bandscheibenraum appliziert und wirken dort lokal.

Operative Therapie
Bei therapieresistenten Beschwerden kann, bei zunehmenden neurologischen Ausfällen muss die Indikation zur Operation gestellt werden. Hierbei wird das vorgefallene Bandscheibengewebe entfernt. Vereinzelt kommt es nach einer Operation zu fortbestehenden Beschwerden. Sie entstehen durch Vernarbungen und Instabilität im operierten Segment (Postnukleotomie-Syndrom).

■ Bandscheibenvorfall mit zunehmenden Lähmungserscheinungen: absolute und dringliche Indikation zur sofortigen Operation!

4.5.5 Degenerative Veränderungen der Wirbelsäule

Mit zunehmendem Alter treten im Bereich der Wirbelsäule Beschwerden durch Verschleißerscheinungen auf. Die degenerativen Veränderungen können dabei die Bandscheiben (Elastizitätsverlust des Gallertkerns), die Wirbelbogengelenke (arthrotische Veränderungen) und die Wirbelkörper betreffen.

Der Verlust der Pufferfunktion der Bandscheibe führt zu einer Verhärtung der Grund- und Deckplatten der Wirbelkörper. Die Wirbelkörper reagieren auf die Lockerung mit einer Instabilität und Randzackenbildung (**Spondylophyten**). Zusätzlich kommt es zur Verknöcherung der kleinen Wirbelgelenke (**Spondylarthrose**).

Klinik:
In 70% der Fälle finden sich die Verschleißerscheinungen an der LWS:
- Paravertebraler Muskelhartspann
- In die Beine ausstrahlende Schmerzen (pseudo-radikulär).

Therapie:
- Stufenbettlagerung
- Analgetika, Antiphlogistika
- Wärmeanwendungen und Krankengymnastik, evtl. Stützmieder
- Bei Versagen der konservativen Maßnahmen operative Therapie (Spondylodese)

4.6 Orthopädische Erkrankungen der oberen Extremität

4.6.1 Erkrankungen des Schultergürtels

Das Schultergelenk ist das beweglichste Gelenk des menschlichen Körpers. In ihm ist der Arm als Greiforgan rein muskulär verankert. Die Stabilität des Schultergelenks und der benachbarten Anteile wird durch einen stabilen Muskelsehnenapparat und den Bandapparat gewährleistet. Abnormitäten und Erkrankungen im Bereich des Schultergürtels haben daher weit reichende funktionelle Behinderungen zur Folge.

Habituelle Schulterluxation
Rezidivierendes (gewohnheitsmäßiges) Auskugeln des Schultergelenkes spontan oder nach Bagatellverletzungen.

■ **Die Schulterluxation ist die häufigste Verrenkung.**

Ursachen:
- Angeborene Fehlstellung der Gelenkpfanne (zu klein oder abgeflacht)
- Schwäche des Kapsel-Band-Apparates.

Klinik:
Prinzipiell kann die Luxation der Schulter nach vorne, unten oder hinten erfolgen. In über 80% der Fälle luxiert die Schulter nach vorne-unten. Die habituelle Schulterluxation erfolgt häufig bereits bei normaler Belastung und ist nicht sehr schmerzhaft.

Röntgen:
- Meist nach vorne und unten luxierter Oberarmkopf
- Leere Gelenkpfanne.

Therapie:
- Reposition nach Hippokrates oder Arlt
- Krankengymnastik zur Muskelkräftigung, Vermeiden von Auslösebewegungen
- Ggf. Gelenkspiegelung zum Ausschluss von Binnenschäden
- Sehnen- und Faszienplastiken zur Stabilisierung des Gelenkes

■ **Die Reposition der Schulter bei habitueller Schulterluxation erfolgt meist mühelos und spontan.**

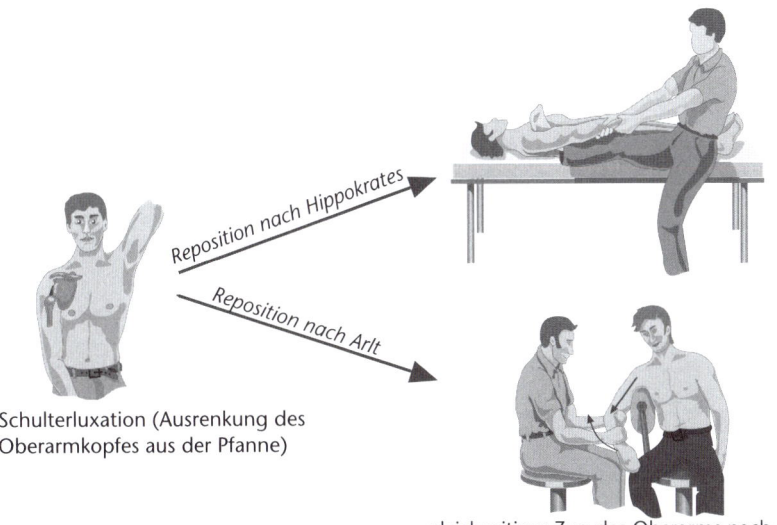

Abb. 55: Reposition des Schultergelenkes nach Hippokrates und nach Arlt

Traumatische Schulterluxation

Unfallbedingte Luxation der Schulter. Da hier ein stabiler und gesunder Kapsel-Band-Apparat vorliegt, sind erhebliche Kräfte zur Luxation notwendig.

Klinik:
- Schmerzhafte Verformung der Schulter
- Außerhalb der Pfanne stehender, oft federnder Oberarmkopf.

Therapie:
- Schnellstmögliche Reposition nach Hippokrates oder Arlt
- Anschließende Ruhigstellung im Desault-Verband für 3–4 Wochen.

■ **Nach Diagnosestellung schnellstmögliche Reposition der traumatischen Schulterluxation zur Verhinderung von Gefäß- und Nervenschäden.**

DMS (Durchblutung, Motorik, Sensibilität) vor und nach Reposition überprüfen und dokumentieren.

Rotatorenmanschettenruptur

Riss der die Schulter überdeckenden Muskel-Sehnenplatte, evtl. mit Knochenausriss. In der Regel ist die Supraspinatussehne betroffen. Der Riss der Rotatorenmanschette tritt v. a. bei älteren Menschen häufig auf und verläuft ohne wesentliche Schmerzen.

Ursachen:
- Bei jungen Patienten meist schwerer Sturz auf die Schulter
- Bei älteren Patienten meist auf dem Boden bestehender, degenerativer Veränderungen.

Klinik:
- Starke Schmerzen beim seitlichen Anheben des Armes
- Aktive Abspreizung des Armes nicht oder nur erschwert möglich.

Diagnose:
- Röntgen
- Sonographie
- MRT.

Therapie:
- Beim jungen Menschen und totaler Ruptur: operative Wiederherstellung mit anschließender Krankengymnastik
- Beim älteren Menschen evtl. konservative Therapie mit Krankengymnastik, Infiltrationen und Lagerung auf einer Thoraxabduktionsorthese
- Häufig langer Verlauf.

4.6.2 Erkrankungen des Ellenbogengelenks

Das Ellenbogengelenk, an dem drei Knochen beteiligt sind, ist ein kompliziertes Gelenk. Besonders anfällige Stellen des Ellenbogengelenkes sind der Schleimbeutel und der Ulnaris-Nerv, der hinter dem medialen Oberarmknöchel in einer Furche (Sulcus nervus ulnaris) verläuft.

Epicondylitis humeri radialis („Tennisarm") und ulnaris („Golfer- oder Werferellenbogen")

Aufgrund von einseitiger Belastung kommt es zu Degeneration der Muskelansätze.

Ursachen:
- Funktionelle Überbelastungen
- Degenerative Veränderungen.

Klinik:
- Druck- und Belastungsschmerz über dem medialen Epicondylus („Golfer-Ellenbogen")
- Druck- und Belastungsschmerz über dem lateralen Epicondylus („Tennis-Ellenbogen").

Röntgen: Unauffällig.

Therapie:
- Im akuten Stadium Ruhigstellung mit Bandage oder Gips
- Konservative Therapie mit Eis, Ultraschall, KG
- Evtl. Injektion von Lokalanästhetika oder Kortikoiden
- Bei therapieresistenten Beschwerden: operative Durchtrennung der dortigen sensiblen Nerven (Operation nach Hohmann).

Bursitis olecrani

Entzündliche Reizung des Schleimbeutels über dem Olecranon des Ellenbogens.

■ Die Bursitis des Ellenbogengelenkes ist die häufigste Entzündung eines Schleimbeutels.

Ursachen:
- Mechanische Dauerbelastung (häufigste Ursache)
- Stumpfe Verletzungen, Reizergussbildung ohne Eiter
- Infektion nach offener Verletzung.

Klinik:
- Druckschmerzhafte Schwellung, evtl. mit Rötung
- Tastbare Flüssigkeitsansammlung.

Therapie:
- Salbe, Eisverband
- Ggf. Ruhigstellung in Oberarm-Gipsschiene
- Evtl. operative Schleimbeutel-Entfernung (Bursektomie).

Radiusköpfchensubluxation (Morbus Chassaignac)

Unvollständige Ausrenkung (Subluxation) des Radiusköpfchens aus dem Ligamentum anulare des Ellenbogengelenkes, tritt häufig bei Kleinkindern auf. Ursächlich ist meist ein plötzlicher Zug am ausgestreckten Arm des Kindes.

Klinik:
- Schmerzhafte Bewegungseinschränkung des Ellenbogengelenkes
- Typische innengedrehte Stellung (Pronation) des Unterarms.

Therapie:
Außendrehung (Supination) und Streckung des Gelenkes. In der Regel ist das Kind sofort danach schmerzfrei und kann den Ellenbogen frei bewegen.

4.6.3 Erkrankungen von Unterarm und Hand

Der Unterarm besteht aus Elle und Speiche. Am körperfernen Handgelenk liegen die acht Handwurzelknochen, an die sich die fünf Mittelhandknochen anschließen. Die Finger bestehen aus Grund-, Mittel- und Endgliedern. Der Daumen besitzt lediglich Grund- und Endglied.

Morbus Dupuytren (Dupuytren-Kontraktur)

Narbige Schrumpfung der Hohlhandfaszie (Palmaraponeurose). Die Erkrankung beginnt meist nach dem vierzigsten Lebensjahr, betroffen sind vor allem Männer.

Ursache:
Die Ursache ist unbekannt, familiär gehäuftes Auftreten und ein Zusammenhang mit Diabetes und Leberzirrhose wird beschrieben.

Klinik:
- Schmerzlose Schrumpfung der Hohlhandfaszie mit ausgeprägter Beugekontraktur der Finger
- Knötchen und harte Stränge in der Hohlhand
- Im Endstadium völliger funktioneller Verlust der Hand

■ Die Dupuytren-Kontraktur ist eine Erkrankung des Bindegewebes, die zur narbigen Schrumpfung der Hohlhandfaszie mit ausgeprägter Beugekontraktur der Finger führt.

Therapie:
Operative Entfernung der befallenen Faszienregion. Die Erkrankung hat auch nach der operativen Revision eine ausgeprägte Rezidivneigung.

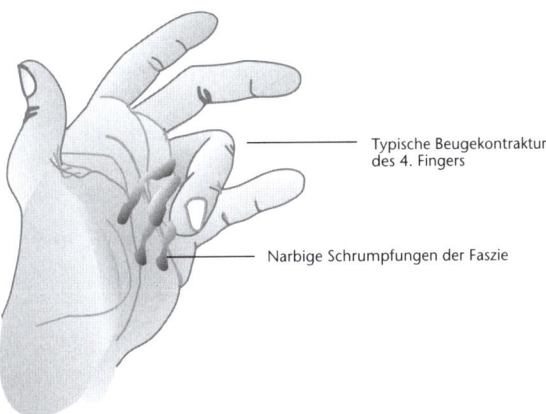

Abb. 56: Dupuytren-Kontraktur

Kahnbeinpseudarthrose

Häufigste Komplikation nach einer Kahnbeinfraktur ist die Pseudarthrose (Falschgelenkbildung) des Kahnbeins. Die Gefahr der Pseudarthrose besteht vor allem bei übersehenen und unzureichend behandelten Frakturen. Folge sind langwierige Beschwerden und Funktionseinbußen im Bereich der Hand.

■ Gefürchtetste Komplikation einer Kahnbeinfraktur ist die Pseudarthrose des Kahnbeins.

Therapie:
Operatives Einbringen eines Knochenspans bzw. Auffüllen mit Spongiosa (OP nach Matti-Russe).

Karpaltunnel-Syndrom

Der Karpaltunnel wird von den Handwurzelknochen und dem beugeseitig darüber ausgespannten Ringband (Retinaculum flexorum) gebildet. Beim Karpaltunnel-Syndrom handelt es sich um eine Einengung und Kompression des N. medianus im Bereich des Karpaltunnels an der Beugeseite des Handgelenkes.

Frauen in der Menopause sind am häufigsten betroffen, wobei die rechte Hand häufiger als die linke befallen ist. In 50% der Fälle tritt das Karpaltunnelsyndrom doppelseitig auf.

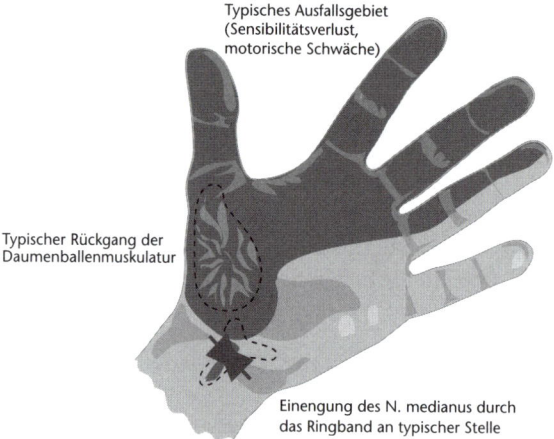

Abb. 57: Karpaltunnelsyndrom

Ursachen:
Einengung des Karpaltunnels:
- Idiopathisch (häufigste Ursache)
- Bei rheumatischen Veränderungen der Sehnenscheiden
- Nach Verletzungen der Handwurzel.

Klinik:
- Kribbelnde Beschwerden (Parästhesien) im Bereich des Daumens, Zeige-und Mittelfingers
- Typischerweise nächtliche Schmerzattacken und Gefühl des „Einschlafens" der betroffenen Finger
- Abnahme der Daumenballenmuskulatur
- Klopfschmerzhaftigkeit über dem Karpaltunnel bei Überstreckung im Handwurzelbereich (Tinel-Zeichen)

■ **Typisch beim Karpaltunnelsyndrom sind die nächtlichen Kribbelparästhesien und Schmerzattacken.**

Diagnose:
Messung der Nervenleitgeschwindigkeit (NLG).

Therapie:
- Im Anfangsstadium Therapieversuch mit Ruhigstellung und lokalen Injektionen
- Mittel der Wahl: operative Spaltung des Ringbands.

Schnellender Finger

Entzündlich bedingte Einengung der Sehnenscheiden der Fingerbeuger in Höhe der Grundgelenke.

Klinik:
- Bei Streckung typische, schnappende, schnellende Bewegung bei Überwinden der Enge (Ringband)
- Tastbare, druckschmerzhafte Verdickung des Bereiches.

Therapie:
- Längsspaltung der Sehnenscheide der Beugesehne (Ringbandspaltung)

4.7 Orthopädische Erkrankungen der Hüfte und des Beckens

Das ringförmig aufgebaute Becken besteht aus Darm-, Scham- und Sitzbein. Vorne besteht durch die Symphyse eine Verbindung, hinten sind die Lendenwirbelsäule und das Kreuzbein durch die Kreuzdarmbeinfugen eingepasst. Starke Bandzüge sorgen für gute Stabilität des Beckens und des Hüftgelenkes.

4.7.1 Arthrose des Hüftgelenkes (Coxarthrose)

Das Hüftgelenk ist eines der stabilsten und beweglichsten Gelenke des menschlichen Körpers. Zugleich ist es aber auch häufiger Sitz eines klinisch relevanten arthrotischen Verschleißes.

Einteilung:
- Primäre Form: Arthrose durch alters- und belastungsbedingte Veränderungen des Gewebes (Beginn gewöhnlich nach dem 50. Lj.)
- Sekundäre Form: Arthrose nach abgelaufenen Erkrankungen wie z. B. Hüftdysplasie, Epiphysenlösung, Morbus Perthes, chronische Polyarthritis oder Frakturen.

Diese Erkrankungen sind, falls es nicht zu einer vollständigen Ausheilung gekommen ist, als praearthrotische Deformitäten zu werten.

Klinik:
- Einlaufschmerz (Gelenkschmerzen, die bei zunehmender Bewegung nachlassen)
- Schmerz- und Versteifungshinken
- Eingeschränkte Beweglichkeit des Gelenkes
- Im Endstadium Wackelsteife des Gelenkes.

■ **Leitsymptom der Coxarthrose ist der Einlaufschmerz.**

Röntgenbefunde bei fortgeschrittener Arthrose:
- Gelenkspaltverschmälerung
- Reaktive Verhärtung des Knochen (Sklerose)
- Knochenneubildungen am Rand des Gelenkes (Osteophyten)
- Geröllzysten in der Hauptbelastungszone von Pfanne und Hüftkopf
- im Endstadium komplette Zerstörung und Verformung des Hüftkopfes.

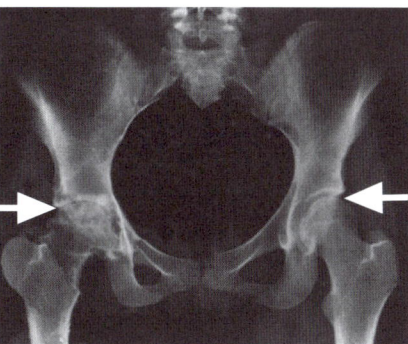

Abb. 58: Typischer Röntgenbefund einer Coxarthrose

schwere Arthrose des Hüftgelenkes mit verschmälertem Gelenkspalt und Knochenneubildungen (Osteophyten)

normales Hüftgelenk mit klaren Konturen und normal weitem Gelenkspalt

Therapie:
Bei der Coxarthrose stehen in Abhängigkeit vom röntgenologischen und klinischen Befund konservative und chirurgische Maßnahmen zur Verfügung.
Zunächst sollte eine konservative Therapie durchgeführt werden:
- Gangerleichterungen mit orthopädischen Hilfsmitteln (Gehstock, Pufferabsätze)
- Balneo-physikalische Maßnahmen
- Intraartikuläre Injektionen von Lokalanästhetika.

Vor allem bei fortgeschrittenem Befund und entsprechendem Leidensdruck erfolgt die operative Versorgung. Bei der primären verschleißbedingten Arthrose (häufigste Form) erfolgt die Implantation einer Totalendoprothese (TEP) mit Einbau eines künstlichen Hüftkopfes und -pfanne. Bei der TEP handelt es sich um eine klassische Elektivoperation, bei der Patient und Arzt gemeinsam OP-Indikation und OP-Termin festlegen.

■ **Mittel der Wahl bei fortgeschrittener Coxarthrose: Implantation einer Gelenkprothese (TEP).**

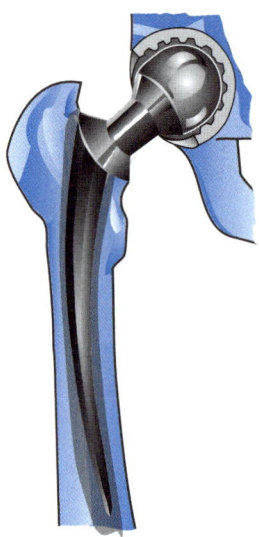

Abb. 59: Totalendoprothese des Hüftgelenkes (TEP)

Lediglich bei jüngeren Patienten mit Deformationen des Hüftgelenkes (juvenile Hüftdysplasie) wird eine Umstellungsoperation durchgeführt (Varisierung), um die Biomechanik des Gelenkes zu verbessern. Dieses Operationsverfahren dient allerdings mehr der Vorbeugung einer Arthrose als der Behandlung einer manifesten Arthrose.

4.7.2 Idiopathische Hüftkopfnekrose

Durch eine Durchblutungsstörung verursachtes Absterben (Nekrose) von Knochengewebe im Hüftkopfbereich. Es sind überwiegend Männer zwischen dem 25. und 45. Lebensjahr betroffen; häufig liegen gleichzeitig Allgemeinerkrankungen vor wie Gicht, Diabetes mellitus oder Herz-Kreislauferkrankungen.

Klinik:
- Zunächst Belastungs-, später Ruheschmerzen im Oberschenkel
- Schmerzhafte Bewegungseinschränkungen.

Therapie:
- Konservativ: Entlastung der Hüfte durch Schienenapparate
- Chirurgisch: Korrekturosteotomie, evtl. Arthrodese.

4.7.3 Angeborene Hüftgelenksverrenkung (Hüftdysplasie)

Dyplasie bzw. Luxation des Hüftgelenkes durch eine angeborene Skelettfehlform. Ursache der Luxation des Hüftkopfes aus der Pfanne ist eine zu steil stehende Hüftpfanne (Dysplasie), aus der dann der Hüftkopf auswandert und luxiert. Die angeborene Hüftluxation ist die häufigste angeborene Skelettfehlbildung. Bei etwa 2–4% der Neugeborenen liegt eine Dysplasie vor, davon sind etwa 2% luxiert.
Die Hüftdysplasie tritt in 40% der Fälle doppelseitig auf, Mädchen sind 6-mal häufiger als Jungen betroffen. In Sachsen, der Oberpfalz und Hessen kommt die Erkrankung gehäuft vor.

Ursachen:
- Genetische Veranlagung (unregelmäßig dominanter Erbgang)
- Intrauterine Steißlage mit resultierender Kapselüberdehnung
- Neuromuskuläre Grunderkrankungen.

Die Bedeutung der letztgenannten Faktoren ist unklar, der genetischen Veranlagung scheint sicher die Hauptbedeutung zuzukommen.

■ **Für die Entwicklung einer Hüftdysplasie hat die genetische Veranlagung (dominanter Erbgang) die Hauptbedeutung.**

Entwicklung und Stadieneinteilung:
Als Primärveränderung liegt immer eine abgeflachte und steilgestellte Hüftpfanne (Hüftdysplasie) vor. Aus dieser Veränderung resultieren dann bei zunehmender Belastung des Hüftgelenks die **Folgeschäden:**
- Steilstellung der Hüftpfanne (bei Geburt)
- Bei zunehmender Belastung durch Muskelzug, Stehen und Gehen Hochwandern des Hüftkopfes nach oben (Subluxation)
- Schaffung einer neuen, funktionell unzureichenden Hüftpfanne (Sekundärpfanne, komplette Luxation)
- Ausprägung einer Coxarthrose.

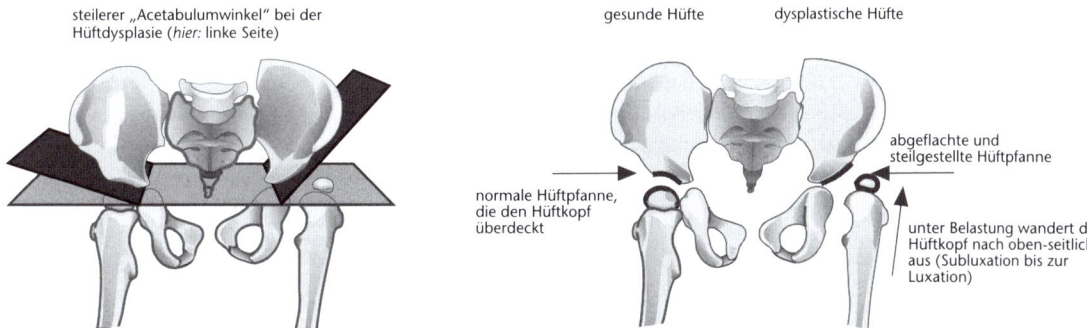

Abb. 60: Anatomische Grundlagen und Folgen einer Hüftdysplasie

Klinik:
Die klinische Symptomatik hängt vom Ausprägungsgrad der Luxation ab. Handelt es sich nur um eine Dysplasie, können zunächst eindeutige Hinweise fehlen. Bei Subluxation oder Luxation gibt es dagegen sichere klinische und diagnostische Zeichen:
- Bewegungsarmut
- Bewegungseinschränkung der betroffenen Hüfte
- Abspreizhemmung des betroffenen Hüftgelenkes
- Beinlängendifferenz (betroffenes Bein kürzer)
- Faltenasymmetrie der Gesäßfalten
- Ortolani-Zeichen (Schnappen der Hüfte bei Durchbewegung)
- Watschelnder Gang
- Leere Hüftpfanne mit tastbarer Delle (nur bei echter Luxation).

■ **Häufige Erstsymptome bei Hüftdysplasie sind Bewegungsarmut und Beweglichkeitseinschränkung der betroffenen Hüfte.**

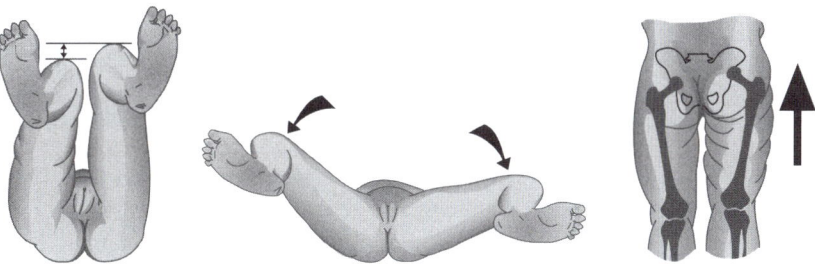

Abb. 61: Klinische Zeichen der Hüftdysplasie (hier: rechte Seite)

Diagnostik:
- Ultraschalluntersuchung der Hüfte (im ersten Jahr)
- Röntgenübersichtsaufnahme des Beckens.

Wichtigste diagnostische Maßnahme ist die routinemäßige Ultraschalluntersuchung der Säuglingshüfte direkt nach der Geburt, mit der auch eine nicht ausgeprägte Hüftdysplasie erkannt werden kann. Eine Röntgendiagnostik ist erst ab dem 3. Monat sinnvoll, da es zu einer zunehmenden Verknöcherung der knorpelig angelegten Strukturen kommt.

■ Routinemäßige Sonographie der Säuglingshüfte innerhalb der ersten 2 Lebensmonate.

Therapie:
Die Therapie einer Hüftdysplasie muss sofort nach der Geburt erfolgen. Sie erfolgt stadien- und altersabhängig konservativ oder operativ. Das frühe Einsetzen der Therapie sofort nach Diagnosestellung ist für den Verlauf des Leidens entscheidend. Therapieansatz aller Verfahren ist die möglichst genaue, zentrierte Einstellung des Hüftkopfes in die Hüftpfanne.

■ Sofortige Therapie der Hüftdysplasie entscheidet die Prognose.

Bei Verdacht auf eine Hüftdysplasie oder Subluxation sollten direkt nach der Geburt folgende Maßnahmen einsetzen:
- Ab dem 1. Tag breites Wickeln der Windeln (bei unkomplizierter Hüftdysplasie ausreichend)
- Ab dem 3. Lebensmonat Spreizhose
- Intensive Krankengymnastik
- Evtl. spezielle Spreizbandage (Pavlik-Bandage).

■ Bei einer unkomplizierten Hüftdysplasie ist das Breitwickeln in den ersten Lebensmonaten als Therapie völlig ausreichend.

Beim Vorliegen einer ausgedehnteren Luxation geht man wie folgt vor:
- Einrenken und Zentrierung des Hüftkopfes
- Fixation mittels Gipsschale oder Extensionen.

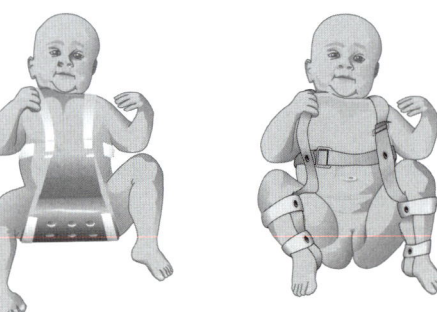

Abb. 62: Therapie der Hüftgelenksdysplasie bzw. -luxation

Spreizhose — Pavlik-Bandage — Gips in Lorenz-Stellung

Bei zu spät begonnener oder unzureichender konservativer Therapie kommen nach dem 2. Lebensjahr operative Behandlungsmaßnahmen zum Zuge. Standardmethode ist die Beckenosteotomie nach Salter, bei der die operativ gelockerte Hüftpfanne vermehrt über den Oberschenkelkopf gestülpt wird. Kirschnerdrähte fixieren diese Stellung. Eine andere Methode ist die Pfannendachplastik, bei der oberhalb des Pfannenerkers ein Knochenspan eingebracht und das Pfannendach dadurch nach unten umgebogen wird. Eine Osteotomie erfolgt hierbei nicht.

4.7.4 Säuglingskoxitis

Entzündung des Hüftgelenkes durch Bakterien. Ursache ist meist eine septische Erkrankung mit Aussaat der Erreger über den Blutweg. Davon abzugrenzen ist der ungefährliche, etwa drei Tage andauernde „Hüftschnupfen" (Coxitis fugans).

Klinik:
- Schmerzhafte Bewegungseinschränkung der Hüfte
- Entzündliche Allgemeinerkrankung
- Schonhaltung des Beines in Beugung, Außendrehung und Abspreizung.

Diagnose:
- Ultraschalluntersuchung zum Nachweis eines Ergusses
- Hüftgelenkspunktion, Abstrich zum Keimnachweis und Resistenzbestimmung.

Therapie:
- Operative Eröffnung des Gelenkes mit Entfernung des Eiters und Spülung
- Antibiotika.

4.7.5 Epiphyseolysis capitis femoris

Lösung der körpernahen Wachstumsfuge im Oberschenkel mit Abrutschen der Hüftkopfkappe vom Schenkelhals. Die Epiphyseolyse tritt vorwiegend bei Knaben zwischen dem 10. und 16. Lebensjahr auf, in 80% der Fälle sind beide Seiten betroffen.

Ursachen:
- Hormonelles Ungleichgewicht zwischen Wachstums- und Geschlechtshormonen
- Schädigungen der Wachstumsfuge durch Vitaminmangel
- Evtl. mechanische Schädigungen (unklar).

Die Erkrankung tritt gehäuft bei übergewichtigen Knaben mit unterentwickeltem Genitale und verminderter Geschlechtshormon-Produktion und bei eunuchoidem Hochwuchs auf.

■ **Bei der Epiphyseolysis capitis femoris kommt es durch eine Schädigung der Wachstumsfuge zum Abkippen und Abrutschen des Schenkelhalses gegen die Hüftkopfkappe.**

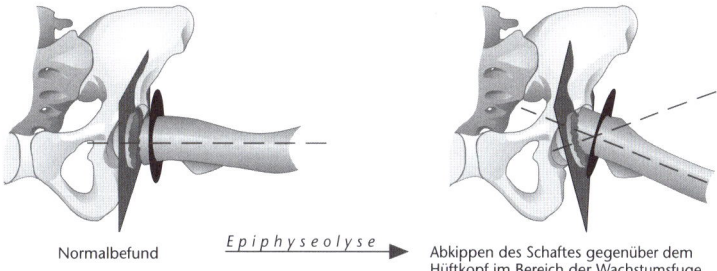

Abb. 63: Epiphyseolysis capitis femoris

Klinik:
Man unterscheidet eine „Akuta-" und eine „Lenta"-Form. Während bei der akuten Form die Epiphysenfuge komplett gelöst ist, ist bei der Lenta-Form die Fuge lediglich aufgelockert. Die klinische Symptomatik wird durch das Abkippen und anschließende Abgleiten des Schenkelhalses von der Hüftkopfkappe bestimmt:
- Schnelles Ermüden der Beine
- Leisten-, Oberschenkel- und Knieschmerzen
- Bei Verschiebung des Schenkelhalses zunehmende Bewegungseinschränkung
- Bei der akuten Form evtl. plötzliche Belastungsunfähigkeit des betroffenen Beines.

Röntgen:
Die Diagnose wird neben den Standardaufnahmen durch die Aufnahme nach Lauenstein gesichert.

■ **Die akute Epiphysiolysis ist ein orthopädischer Notfall! Bettruhe, Belastungsverbot und schnellstmögliche OP.**

Therapie:
Die Therapie richtet sich nach dem Abkippwinkel:
- Winkel < 30°: Fixation mit Kirschnerdrähten und ggf. einer Schraube mit prophylaktischer Versorgung der Gegenseite
- Winkel > 30°: Stellungskorrektur der Fuge durch eine Osteotomie mit gleichzeitiger Fixation des Kopfes durch Drähte oder Schrauben (Operation nach Imhäuser).

4.7.6 Iliosakralgelenk-Syndrom

Die Kreuzdarmbeinfuge (Iliosakralgelenk, ISG) ist häufig Sitz vieler lokaler und generalisierter Erkrankungen.

Erkrankungen, die die Kreuzdarmbeinfuge befallen können:
- Bechterew-Erkrankung
- Reiter-Syndrom
- Schuppenflechte (Psoriasis)
- Tuberkulose
- Entzündliche Darmerkrankungen (z. B. Morbus Crohn)
- Blockierungen.

■ **Häufiger Befall der Kreuzdarmbeinfuge (Iliosakralgelenk) bei verschiedenen systemischen Erkrankungen.**

Bechterew-Erkrankung
Chronisch entzündliches Systemleiden aus dem rheumatischen Formenkreis, das neben der Hauptlokalisation Wirbelsäule häufig als erstes die Kreuzdarmbeinfugen befällt.

Klinik:
- Unklare Schmerzen im Kreuzbereich
- Eingeschränkte Beweglichkeit der Fugen

Röntgen:
Beidseitige knöcherne Durchbauung der Gelenkspalten.

4.8 Orthopädische Erkrankungen des Knies

Das Kniegelenk wird vom Ober- und Unterschenkel und der Kniescheibe (Femoropatellar-Gelenk) gebildet. Die Gelenkflächen sind mit Knorpelgewebe überzogen, die Gelenkkapsel schließt das Gelenk ab. Sie führt Gefäße und Nerven und wird innen von einer Synovialschleimhaut überzogen, die die Gelenkschmiere bildet. Die Führung des Gelenkes erfolgt durch Muskeln und Bänder. Im zentralen Anteil des Gelenkes liegen das vordere und hintere Kreuzband. Auf dem Unterschenkelplateau liegt der Meniskus als Pufferstruktur in der Form von zwei halbmondförmigen Scheiben.

4.8.1 Arthrose des Kniegelenkes

Der Kniegelenkverschleiß (Gonarthrose) ist ebenso wie die Coxarthrose häufig.

Ursachen:
- Fehlstellung der Beinachsen (X- oder O-Bein-Stellung)
- Seitinstabilitäten nach Meniskusentfernung oder Kreuzbandschäden
- Einblutungen in das Gelenk durch Unfall oder bei Blutern (Hämophilie)
- Rheumatische Erkrankungen
- Übermäßige Belastung bei Leistungssportlern (Fußballern).

Klinik:
- Ergussbildung
- Überstreck- und Belastungsschmerz
- Einlaufschmerz sowie eingeschränkte Gehstrecke.

Röntgen:
- Gelenkspaltverschmälerung
- Osteophytäre Randzacken
- Geröllzysten
- Verhärtungszonen unter dem Knorpel (subchondrale Sklerosierung).

Therapie:
Ebenso wie bei der Arthrose des Hüftgelenkes erfolgt hier die Therapie in Abhängigkeit vom Stadium und dem Leidensdruck des Patienten.
Konservativ werden folgende Therapiemaßnahmen ergriffen:
- Mechanische Entlastung durch Handstock, Pufferabsätze sowie einseitige Sohlenerhöhung, die eine X- oder O-Beinstellung korrigieren
- Intraartikuläre Gelenkinjektionen mit Schmerzmitteln und knorpelaufbauenden Substanzen (umstritten)
- Punktion eines evtl. Gelenkergusses.

An **operativen Therapiemöglichkeiten** stehen folgende Verfahren zur Verfügung:
- Arthroskopie mit Gelenktoilette und Spülung (Lavage)
- Umstellungsoperation an Ober- und Unterschenkel
- Bei erheblichem Verschleiß: Gelenkersatz mit einer Kniegelenksprothese

■ Wie auch die Hüftprothese, ist die Kniegelenksprothese ein klassischer Wahleingriff.

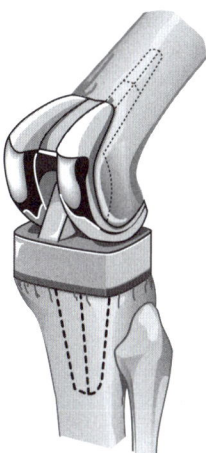

Abb. 64: Kniegelenksprothese

4.8.2 Meniskusschäden

Der Meniskus wirkt als mechanisches Puffersystem zwischen Oberschenkelknochen und Schienbein und ist demzufolge hohen Belastungen ausgesetzt. Mit zunehmendem Lebensalter kommt es somit zwangsläufig zu einer Degeneration, die aber symptomlos bleiben kann.
Bei Schäden des Meniskus handelt es sich in der Regel um Einrisse des Innen- bzw. Außenmeniskus. Der Riss kann sich am Vorder- oder Hinterhorn befinden und dort als Lappen-, Korbhenkel- oder Querriss auftreten. Meist ist der Innenmeniskus betroffen.

Ursachen:
- Verdrehbewegungen mit Scherkräften, die auf den Meniskus wirken (Sport- oder Verkehrsunfall)
- Degenerative Veränderungen bei hoher unphysiologischer Dauerbelastung (Arbeit in Knie- und Hockstellung, z. B. bei Plattenlegern oder im Bergbau).

■ Hauptursache eines Meniskuseinrisses ist der Sportunfall auf dem Boden einer degenerativen Vorschädigung.

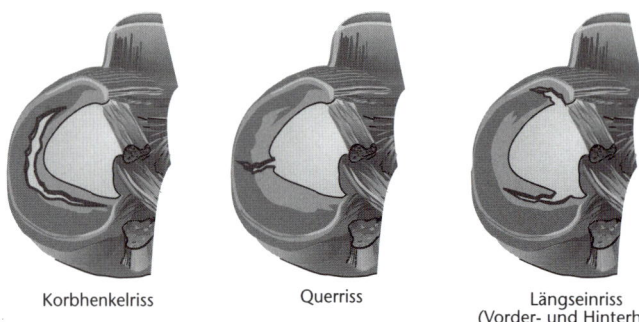

Abb. 65: Formen des Meniskuseinrisses — Korbhenkelriss, Querriss, Längseinriss (Vorder- und Hinterhorn)

Klinik:
Bei chronischen Meniskusverletzungen kommt es meist zu unspezifischen Knieschmerzen mit Schonhaltung des Beines. Frische Meniskusverletzungen zeigen folgende Symptomatik:
- Gelenkerguss, evtl. blutig
- Bewegungshemmung mit plötzlich einschießendem Schmerz insbesondere bei Streckung (Einklemmungserscheinungen, Gelenksperre)
- Druckschmerz am Gelenkspalt
- Schmerzen bei Kompression des Gelenkspaltes (Zeichen nach Böhler, Steinmann II, Payr)
- Schmerzen bei Verdrehung des Unter- gegen den Oberschenkel (Steinmann I).

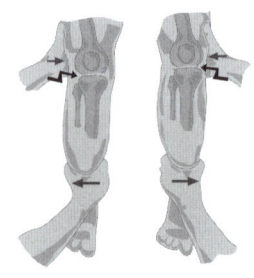
Böhler-Zeichen
Schmerz bei Ad- (Innenmeniskus) bzw. Abduktion (Außenmeniskus) des Unterschenkels

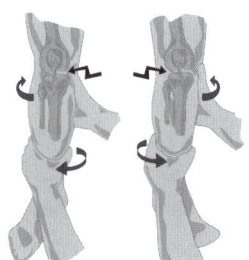
Steinmann I-Zeichen
Schmerz bei Außenrotation (Innenmeniskus) bzw. Innenrotation (Außenmeniskus) des Unterschenkels

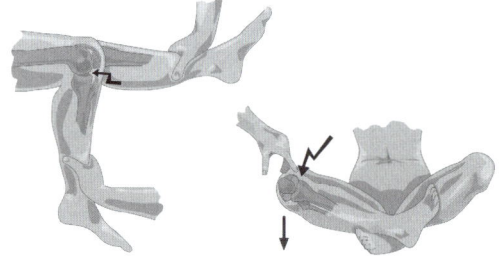
Steinmann II-Zeichen
Schmerz bei zunehmender Beugung des Kniegelenkes

Payr-Zeichen
Schmerz bei Druck aufs Knie im Schneidersitz (Innenmeniskus)

Abb. 66: Symptome des Meniskusschadens

■ **Leitsymptom des frischen Meniskusschadens: Einklemmungserscheinungen bei Überstreckung des Knies.**

Therapie:
Die Therapie des Meniskusschadens erfolgt heute in aller Regel arthroskopisch:
- Entfernung des Risses unter Erhaltung des unverletzten Gewebes.

■ **Bei Verdacht auf Meniskusschaden: Kniegelenksarthroskopie.**

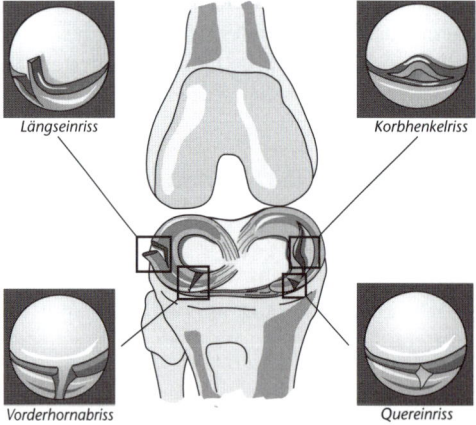

Abb. 67: Arthroskopischer Befund beim Meniskusschaden

4.8.3 Chondropathia patellae

Knorpelerweichung des femoro-patellaren Gleitlagers. Es kommt zur Erweichung des Knorpels hinter der Kniescheibe sowie im Bereich des Oberschenkel-Gleitlagers.

Ursachen:
- Fehlformen oder Frakturen der Kniescheibe
- Überlastung der Kniescheibe (Plattenleger)
- Unfallbedingte Schädigung der Kniescheibe.

Röntgen:
Röntgenaufnahmen der Kniescheibe zeigen eine Seitverschiebung mit verschmälertem seitlichen Gelenkspalt sowie knöcherne Verhärtungen.

Klinik:
- Druckschmerz unter der Kniescheibe
- Knieschmerzen, insbesondere beim Berg- und Treppensteigen
- Knieschmerzen beim Sitzen mit gebeugten Knien.

Therapie:
- Krankengymnastische Stärkung der Oberschenkelmuskulatur
- Evtl. arthroskopische Knorpelglättung
- Evtl. arthroskopisches Durchtrennen der seitlichen Haltebänder der Kniescheibe.

4.8.4 Habituelle Patellaluxation

Wiederkehrende, spontane oder unfallbedingte Ausrenkung der Kniescheibe, meist nach lateral. Die Patellaluxation tritt meist beim älteren Kind oder Jugendlichen auf, Mädchen sind vermehrt betroffen.

Ursachen:
- Formveränderungen der Kniescheibe
- Bindegewebsschwäche
- Unfallbedingte Schädigung der Muskel- und Bandführung.

Bei der habituellen Form kann die seitliche Verschiebung der Kniescheibe bereits durch kleine Traumen oder einfache Beugung ausgelöst werden. Häufig kann die Kniescheibe durch die Patienten selbst reponiert werden.

Klinik:
- Typischer Seit- und Hochstand der Patella
- Bei Luxation Knieschmerzen mit Ergüssen
- Entwicklung einer Arthrose.

Therapie:
- Reposition (oft durch Patienten selbst), danach 3–4 Wochen Ruhigstellung
- Bei rezidivierenden Luxationen operative Fixierung der Patella.

4.8.5 Kniekehlenzysten

Im Bereich der Kniekehle kann es zur Zystenbildung unterschiedlicher Ursache und klinischer Symptomatik kommen.

Baker-Zyste

Ausstülpung der hinteren Kniegelenkkapsel, die dann als Zyste in der Kniekehle tastbar ist.

Ursachen:
- Oft chronischer Gelenkerguss, z. B. auf der Basis eines Meniskusschadens.

Klinik:
- Prallelastische Schwellung im Bereich der Kniekehle, besonders gut nach Belastung tastbar.

Mit Hilfe der Sonographie ist die Baker-Zyste gut darzustellen. Zusätzliche Kontrastmittelapplikation in das Gelenk kann zur Klärung beitragen, ob die Zyste mit dem Gelenk in Zusammenhang steht.

Therapie:
- Operative Abtragung der Zyste in der Kniekehle (selten indiziert)
- Arthroskopische Sanierung eines evtl. Kniebinnenschadens (danach kommt es dann in der Regel zur Verklebung und Rückbildung der Zyste).

4.8.6 Fehlstellungen des Knies

Die Kniegelenksachse kann in X-(Valgus), O-(Varus) oder in Überstreck-Stellung (Recurvatum) abweichen.

X-Bein (Genu valgum)
Abweichung der Oberschenkel-Unterschenkel-Achse nach lateral. Das X-Bein ist die häufigste Fehlstellung des Kniegelenks.

O-Bein (Genu varum)
Abweichung der Oberschenkel-Unterschenkel-Achse nach medial. Beim Säugling findet man physiologischerweise ein O-Bein.

Ursachen von X- und O-Bein:
- Angeborene Bindegewebsschwäche
- Knöcherne Fehlentwicklung
- Deformierung durch Belastung bei unzureichender Knochenfestigkeit (Rachitis)
- Asymmetrische Funktion der Wachstumsfugen.

Klinische Folgen von X- und O-Bein:
Die asymmetrische Belastung des Kniegelenkes führt durch den erhöhten Druck auf den lateralen (X-Bein) bzw. medialen (O-Bein) Gelenkanteil früh zu Verschleißerscheinungen. In der Folge kommt es zu:
- Raschem Ermüden der Beine
- Belastungsabhängigen Knieschmerzen
- Kniegelenksergüssen.

■ Ein X-und O-Bein führt praktisch zwangsläufig zur frühen Kniegelenksarthrose (präarthrotische Deformierung).

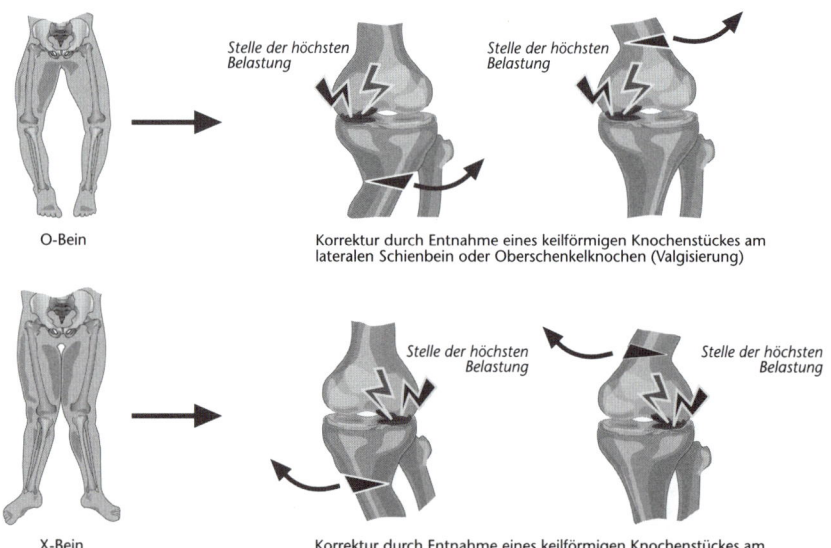

Abb. 68: X- und O-Bein mit operativer Korrektur

Therapie von X- und O-Bein:
- Behandlung der Grundkrankheit
- Krankengymnastische Muskelkräftigung
- Korrigierende Gipsschalen
- Bei Versagen der konservativen Therapie: operative Korrektur.

Überstreckbares Kniegelenk (Genu recurvatum)

Unphysiologische Überstreckbarkeit des Kniegelenkes.

Ursachen:
- Angeborene Bindegewebsschwäche
- Überdehnungen des Kniegelenkes bei schlaffen Lähmungen
- Wachstumsstörungen der Epiphysen
- Bandverletzungen.

Klinik:
- Abnorm überstrecktes Kniegelenk mit Instabilität
- Stand- und Gehunsicherheit
- Frühe Entwicklung einer Kniegelenksarthrose.

Therapie:
- Meist konservativ mit korrigierenden Gipsschienen oder orthopädischen Apparaten, die eine Überstreckung verhindern
- Nur in schweren Fällen Korrekturosteotomien.

4.9 Orthopädische Erkrankungen des Unterschenkels und des Sprunggelenkes

Der Unterschenkel besteht aus Schien- und Wadenbein, die durch ein flächiges Band (Membrana interossea) verbunden sind. Daran schließen sich oberes und unteres Sprunggelenk sowie der Fuß an.

4.9.1 Achillodynie

Funktionsabhängige Schmerzen im Bereich der Achillessehne werden als Achillodynie bezeichnet.

Ursachen:
- Chronische Überbelastung
- Seltener auch Kristall-Einlagerungen bei Stoffwechselerkrankungen (Gicht).

Klinik:
- Verdickung und Druckschmerzhaftigkeit der Sehne
- Reflektorische Spitzfußstellung als Schonhaltung im oberen Sprunggelenk.

Therapie:
- Spitzfußgips
- Analgetika, Infiltration von Lokalanästhetika
- Absatzerhöhungen.

■ Infiltrationen von Kortison in den Bereich der Sehne sind wegen der Gefahr einer Nekrose kontraindiziert.

4.9.2 Achillessehnenruptur

Ein Riss der Achillessehne tritt durch indirekte Gewalteinwirkung, meist nach verschleißbedingtem Vorschaden auf.

Ursache:
- Gewalteinwirkung bei verschleißbedingter Vorschädigung der Sehne

■ Bei einer Achillessehnenruptur ist die Sehne meist degenerativ vorgeschädigt.

Klinik:
- Peitschenschlagartiges Geräusch
- Fußspitzenstand unmöglich oder erschwert
- Tastbare Delle oberhalb des Sehnenansatzes am Fersenbein.

Diagnose:
- Sonographischer Nachweis der Ruptur
- Thomsen-Test: bei gerissener Sehne führt eine Kompression der Wade nicht zu einer Beugung des Fußes.

Therapie:
- Operative Rekonstruktion der Sehne mit anschließender Gipsruhigstellung in einem Oberschenkel-Spitzfußgips (6 Wochen).

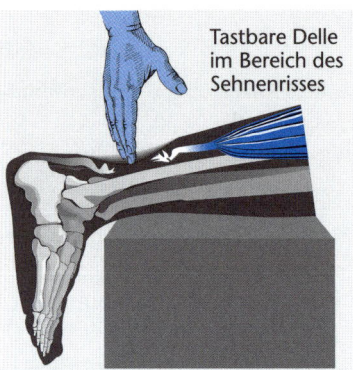

Abb. 69: Achillessehnenruptur

4.10 Orthopädische Erkrankungen des Fußes

Das knöcherne Skelett des Fußes wird durch eine Vielzahl von Bändern, Sehnen und Muskeln in einem konstruktiven Gleichgewicht gehalten, das für eine normale Funktion des Fußes unerlässlich ist. Veränderungen in der Architektur des Fußes können zu schweren Fehlbelastungen von Knochen und Gelenken mit entsprechenden Spätschäden führen.

4.10.1 Angeborene Fußdeformitäten

Angeborene Fußdeformitäten können einzeln oder als Teil einer Systemerkrankung auftreten.

Klumpfuß

Der Klumpfuß ist eine komplexe Deformität des Fußskelettes, die aus mehreren Komponenten besteht. Die Häufigkeit ist 3 : 1 000, Jungen sind hiervon doppelt so häufig wie Mädchen betroffen.

Ursachen:
- Multifaktorielle Vererbung (Genschädigung)
- Raumbeengende Prozesse in der Gebärmutter
- Nervenschäden, z. B. bei Poliomyelitis und Spina bifida (Lähmungsklumpfuß).

Fehlstellungen beim Klumpfuß:
- Supinationsstellung des Fersenbeines (Varusstellung)
- Hohlfuß
- Spitzfuß durch kurze Achillessehne
- Sichelfuß (Adduktion des Vorfußes)
- Verkürzung und Verminderung der Wadenmuskulatur.

Durch die Fehlstellung kommt es zu einem Überwiegen der medialseitigen Fußmuskulatur und zu weiterer Verstärkung der Symptomatik.

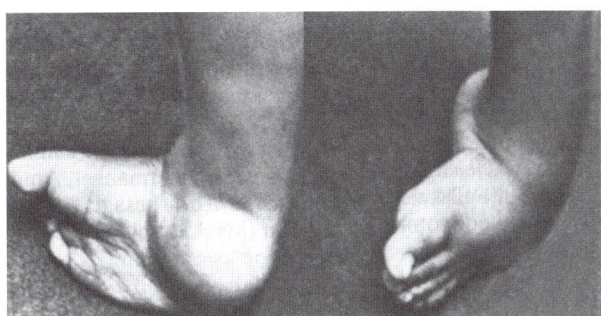

Abb. 70: Klumpfuß

Therapie:
- Anlage eines korrigierenden Oberschenkel-Gipsverbandes unmittelbar nach der Geburt
- Bei weiter bestehendem Spitzfuß operative Verlängerung der Achillessehne nach dem vierten Lebensmonat
- Muskelübungen sowie redressierende Schienenversorgungen
- Einlagen (beim stehenden und gehenden Kind).

Bei Rezidiv oder inkonsequenter Behandlung erfolgt in den ersten Lebensjahren ein umfassender Weichteileingriff mit Sehnenverlängerung.

■ **Bei angeborenem Klumpfuß muss die Therapie unmittelbar nach der Geburt mit korrigierenden Gipsverbänden einsetzen.**

Sichelfuß

Vermehrte Abweichung des Vor- und Mittelfußes und der Zehen nach medial. Der Sichelfuß ist meist angeboren und multifaktoriell vererbt. Ein Sichelfuß tritt gelegentlich auch bei Säuglingen auf, die bevorzugt auf den Bauch gelagert werden. Dabei steht der Vorfuß nämlich in Innendrehung.

Therapie:
- Anlage eines korrigierenden Gipsverbandes unmittelbar nach der Geburt
- Korrigierende Schienen für die Nacht
- Redressionen durch die Hände der Eltern sowie Bestreichen des Fußaußenrandes mit reflektorischer Außenrandhebung.

Knick-, Senk- und Plattfuß

Der relativ häufige Knick-, Senk- und Plattfuß tritt meist als kombinierte Deformität auf und stellt eine statische Veränderung dar. Ursache ist eine Schwäche des aktiven und passiven Halteapparates.

Klinik:
Bei Belastung im Stand kommt es zu einer Abflachung des Längsgewölbes, das Fersenbein knickt zusätzlich nach außen weg (Valgus-Stellung).

Therapie:
- Fußgymnastik
- Ggf. Einlagenversorgung
- Bei schweren Befunden im Erwachsenenalter kann eine Korrektur durch Versteifung des unteren Sprunggelenkes (selten notwendig) erfolgen.

4.10.2 Erworbene Fußdeformitäten

Spreizfuß

Absenkung des Quergewölbes (statische Deformität), meist mit unterschiedlich stark ausgeprägtem Hallux valgus.

Ursachen:
- Übergewicht
- Überlastung
- Unzweckmäßiges Schuhwerk
- Polyarthritis.

Klinik:
- Absinken des Quergewölbes mit Verbreiterung des Vorfußes
- Druckbelastung und schmerzhafte Schwielen an den Mittelfußköpfchen
- Sekundäre Entwicklung eines Hallux valgus (s. u.) und zunehmende Verschleißerscheinungen des Vorfußes.

Therapie:
- Fußgymnastik
- Fußbettung mit Einkleben einer Pelotte in den Konfektionsschuh
- Evtl. Clayton-Resektionsarthroplastik (operatives Entfernen der Mittelfußköpfchen), insbesondere bei chronischer Polyarthritis.

Hallux valgus

Abknickung der Großzehe im Grundgelenk nach medial in Richtung der Kleinzehe. Der Hallux valgus findet sich meist doppelseitig beim Spreizfuß, Frauen sind häufiger als Männer betroffen. Der Hallux valgus ist Folge einer Störung des normalen Muskelzuges.

Ursachen:
- Unzweckmäßiges Schuhwerk
- Sekundäre Entwicklung beim Spreizfuß.

Klinik:
- Abgeknickte Großzehe in Valgusposition, der erste Mittelfußknochen ist abgeknickt in Gegenrichtung
- Starke Belastungs- und Bewegungsschmerzen, vor allem beim Gehen.

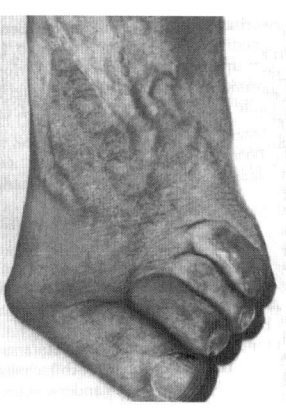
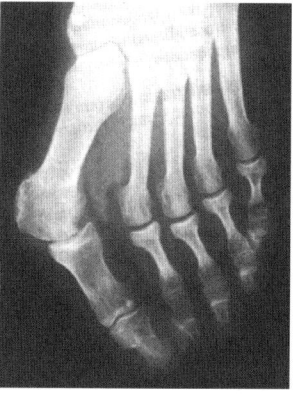

Abb. 71: Hallux valgus

Therapie:
- Konservativer Therapieversuch mit Fußgymnastik, Fußbädern, Spreizfußeinlagen und Ruhigstellung durch Nachtlagerungsschienen
- Operation nach Hohmann: keilförmige Knochendurchtrennung am I. Mittelfußknochen und Verschiebung der Zehe nach lateral und fußsohlenwärts, danach Fixation mit Kirschnerdraht für 4 Wochen
- Operation nach Brandes: Resektion der Hälfte des Grundgliedes und der Exostose am I. Mittelfußknochen, danach Fixation über ca. 14 Tage mit einem Kirschner-Draht oder Gipsverband.

Hallux rigidus

Arthrose des Großzehengrundgelenkes mit Einsteifung.

Ursachen:
- Anlagebedingt
- Gehäufte Verletzungen
- Überbelastung
- Entzündung.

Klinik: Schmerzhafter Abrollvorgang beim Gehen.

Therapie:
- Ballenrolle oder Metalleinlage mit Großzehenlasche im Schuh
- Bei Versagen konservativer Maßnahmen OP nach Brandes (s.o.), anschließend Einlagenversorgung.

Das Großzehengrundgelenk ist das am häufigsten befallene Gelenk bei der Gicht. Hierbei tritt die entzündliche Reizung jedoch anfallsartig und mit Überwärmung auf (Podagra).

Hammer- und Krallenzehen

Diese Veränderungen treten meist im Zusammenhang mit anderen Fußdeformitäten auf (Spreizfuß, Hallux valgus), können aber auch durch zu enges Schuhwerk oder eine Cerebralparese entstehen.

Klinik:
- Hammerzehe: gestrecktes Grundglied bei fixierter Beugung im Endgelenk
- Krallenzehe: Überstreckung im Grundgelenk bei gebeugtem Mittel- und Endglied.

Vom Patienten werden Druck- und Belastungsschmerz angegeben. Es entstehen typische Hornhautschwielen (Clavus) auf den Zehen.

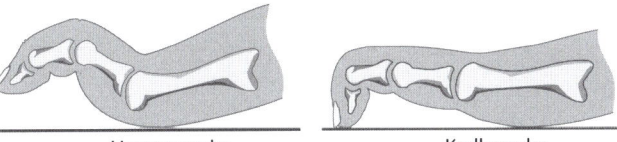

Abb. 72: Hammer-/Krallenzehe

Hammerzehe   Krallenzehe

Therapie:
- Bequemes Schuhwerk
- Filzringe zur Entlastung der Schwielen
- Nachtlagerungsschienen
- OP nach Hohmann: die hervorstehenden Köpfchen der Grundglieder werden entfernt, die Strecksehne wird gleichzeitig gerafft.

4.10.3 Unterer Fersensporn

Der untere Fersensporn ist eine zehenwärts gerichtete Knochenausbuchtung (Exostose) an der Unterseite des Fersenbeins. Bei etwa 20% der Erwachsenen ist im Röntgenbild ein solcher Fersensporn zu sehen, der in der Mehrzahl der Fälle allerdings keine Beschwerden verursacht.

Ursache:
- Ansatzreizung der Sehnenplatte der Fußsohle (Plantaraponeurose) am Fersenbein.

Klinik:
- Belastungs- und Ruheschmerz im Bereich der hinteren Fußsohle
- Im Röntgenbild sichtbare Kalkeinlagerungen.

Therapie:
- Locheinlage mit Aussparung der druckschmerzhaften Stelle
- Infiltrationen mit Lokalanästhetika
- Fußsohlengymnastik.

Das gleiche Krankheitsbild im Bereich des Ansatzes der Achillessehne wird als oberer Fersensporn bezeichnet.

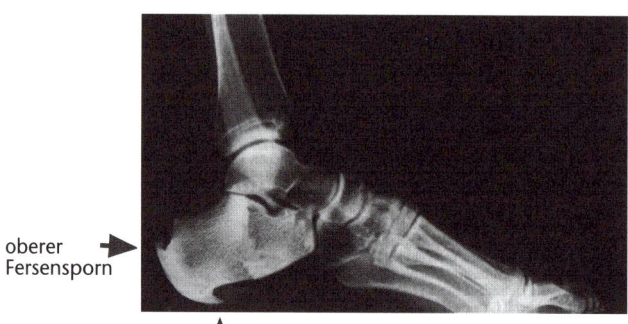

Abb. 73: Unterer/Oberer Fersensporn

4.10.4 Morbus Ledderhose

Narbige Schrumpfung der Plantarfaszie, klinisch entsprechend der Dupuytren-Kontraktur an der Hand. Als Ursachen werden Entzündungen, hormonelle Einflüsse und Rheuma vermutet. Klinisch finden sich Knotenbildungen mit Verkürzungen im Bereich der Fußsohlenfaszie. Wegen der hohen Rezidivneigung ist eine operative Therapie nicht Erfolg versprechend.

4.10.5 Tarsaltunnel-Syndrom

Einengung des Nervus tibialis im Bereich des Tarsaltunnels am Innenknöchel, entsprechend dem Karpaltunnel-Syndrom an der Hand.

Klinik:
- Druckschmerzhaftigkeit des Nervs im Tunnel
- Gefühlstörungen und fortgeleitete Schmerzen in Fußsohle und Zehen, besonders nachts
- Schwäche beim Zehenspreizen (Lähmung der Fußmuskeln).

Therapie:
Operative Durchtrennung des über dem Tunnel liegenden Ringbandes oder evtl. einschnürender Beugemuskeln.

4.11 Knochentumoren

Die Häufigkeit der Tumoren des Haltungs- und Bewegungsapparates ist mit etwa 1% deutlich geringer als die der Weichteil- und Organtumoren. Knochentumoren kommen als Primärtumor oder sekundär als Metastase (weitaus häufiger) vor.
Man unterscheidet gutartige, bösartige und tumorähnliche Neubildungen sowie Metastasen. Knochentumoren können dabei von allen am Knochen beteiligten Zellformen ausgehen.

4.11.1 Methoden zum Tumornachweis

Eine Reihe von Untersuchungen ermöglicht die Lokalisation der Tumoren, weitere sagen etwas über die Gewebecharakteristik (bösartig oder gutartig) aus. Folgende Verfahren kommen zur Anwendung:
- Klinische Befunderhebung
- Röntgen

- Sonographie/MRT/CT
- Szintigraphie
- Angiographie
- Labor
- Biopsie.

Klinische Befund

Das klinische Bild ist häufig unspezifisch. Schwellungen, Schmerzen und Bewegungseinschränkungen stehen im Vordergrund, manchmal auch Spontanfrakturen (Metastasen). Häufig Zufallsbefund.

Röntgenbild

Mit Hilfe des Röntgenbildes lassen sich Lokalisation, Ausdehnung und oft auch schon die Dignität des Tumors beurteilen. Eine Randverhärtung (Sklerose) und genaue Abgrenzung des tumorösen Prozesses weist auf ein langsames, nicht-infiltratives Wachstum und einen eher gutartigen Tumor hin.

Zeichen für Bösartigkeit des Tumors im Röntgenbild:
- Spiculae: sonnenstrahlartige, senkrecht zum Schaft verlaufende Knochenneubildungen
- Codman-Dreieck: Anhebung der Knochenhaut durch darunter liegende Tumormassen
- Mottenfraßähnliche Ausfransungen
- Knochendefekte (Osteolysen)
- Zwiebelschalenform des Periosts (Knochenhaut).

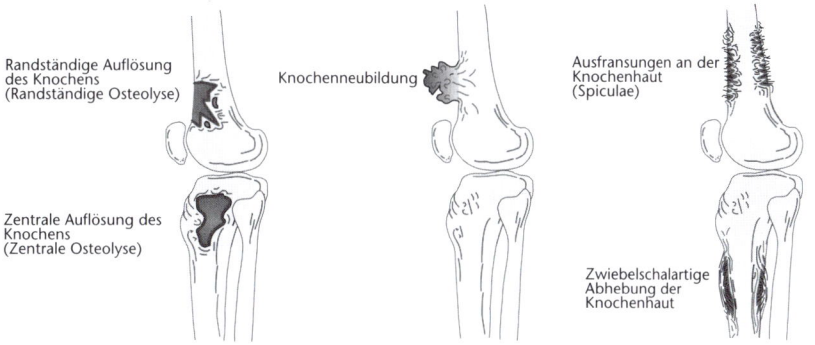

Abb. 74: Erscheinungsformen der Knochentumoren

Kernspintomographie (MRT)

Dient zur Beurteilung der Ausbreitung, mittels Kontrastmittel bessere Abgrenzung zum gesunden Gewebe möglich. Wird vor OP bei allen Malignomen durchgeführt.

Szintigraphie

Die Szintigraphie dient zur Lokalisation des Tumors, sowie zum Aufsuchen von Tochtergeschwülsten.
Bei der Szintigraphie werden schwach radioaktive Arzneimittel injiziert, die sich dann im Bereich eines erhöhten Knochenstoffwechsels im Körper anreichern. Die bildliche Darstellung erfolgt mit einer Gamma-Kamera. Die Szintigraphie macht keine Aussage über die Gut- oder Bösartigkeit eines Gewebes, sondern stellt nur einen erhöhten Knochenstoffwechsel dar. Sie kann auch bei arthrotischen Veränderungen und Entzündungen positiv sein.

■ **Mithilfe der Szintigraphie können Bezirke erhöhter Knochenstoffwechselaktivität lokalisiert werden.**

Angiographie

Die Kontrastmitteldarstellung der Gefäße erfolgt kurz nach Injektion einer röntgendichten Injektionslösung. Mit Hilfe der Angiographie kann die für einen bösartigen Tumor typische Vielzahl versorgender Gefäße nachgewiesen werden.

■ Bösartige Tumoren haben meist eine Vielzahl versorgender Gefäße.

Laborchemische Untersuchungen

Laborchemisch spielen bei der Diagnostik von Knochentumoren neben den Entzündungsparametern vor allem die alkalische Phosphatase (AP) und die BSG (BKS) eine Rolle. Die alkalische Phosphatase ist bei allen Knochenabbau, -umbau oder -aufbauprozessen erhöht. Bei Kindern und Jugendlichen in der Wachstumsphase ist die AP nur eingeschränkt verwertbar.

■ Eine Erhöhung der alkalischen Phosphatase spricht für einen erhöhten Knochenstoffwechsel.

Biopsie

Eine Probeentnahme (Biopsie) des verdächtigen Areals mit anschließender feingeweblicher Untersuchung durch den Pathologen sichert die endgültige Diagnose.

4.11.2 Therapie der Knochentumoren

Die Therapie eines Knochentumors hängt von mehreren Faktoren ab:
- Dignität (gutartig oder bösartig)
- Entartungsrisiko (bei gutartigen Tumoren)
- Klinische Beschwerden.

Operative Therapie

Bösartige Tumoren werden, wenn möglich, radikal im Gesunden entfernt. Im Bereich der Extremitäten erfolgt die Entfernung ganzer Weichteilkompartimente oder eine Amputation.

Gutartige Tumoren und tumorähnliche Veränderungen sollten dann operativ entfernt werden, wenn es zu klinischen Beschwerden oder Komplikationen (Frakturen, Druck auf umliegende Nerven und Gefäße) kommt oder ein Entartungsrisiko besteht. In der Regel genügt hier eine sparsame Entfernung des Tumors ohne das umliegende Gewebe.

■ Mittel der Wahl bei bösartigen Knochentumoren ist immer die komplette Entfernung der Tumormasse.

Strahlentherapie

Die meisten Knochentumoren sind nicht strahlensensibel. Lediglich beim Ewing-Sarkom nimmt diese Therapieform einen festen Platz ein. Bei der Behandlung von Knochenmetastasen kann die Strahlentherapie vor allem eine Besserung der Schmerzen erzielen.

Chemotherapie

Insbesondere beim Osteosarkom und beim Ewing-Sarkom wird die Chemotherapie zunehmend erfolgreich eingesetzt. Eine Chemotherapie sollte aber immer nur begleitend erfolgen, Ziel muss die operative Entfernung der Tumormasse bleiben.

Verwendete Chemotherapeutika:
- Adriamycin
- Methotrexat®
- Cisplatin.

Alternative Therapieformen

Neben den klassischen Therapieformen gibt es therapeutische Alternativen, die teilweise lediglich als Palliativ-Maßnahmen (Linderung, keine Heilung) anzusehen sind.

Alternative Therapien:
- Immuntherapie mit speziellen Seren
- Kryotherapie (Vereisung)
- Homöopathische Therapieansätze.

4.11.3 Gutartige Knochentumoren

Die gutartigen Knochengeschwülste gehen vom Knorpel-, Knochen-, Binde- oder Gefäßgewebe aus. Gutartige Tumoren bedürfen in der Regel erst dann einer Therapie, wenn es zu Komplikationen wie Spontanfrakturen oder Druckschäden an Nerven und Gefäßen kommt.

Solitäre Exostose (Osteochondrom)

Eigentlich kein echter Knochentumor, mehr eine Wachstumsstörung. Er befindet sich häufig am Oberschenkel- oder Oberarmknochen im Bereich der gelenknahen Wachstumsfuge (Knorpelzellen). Das Osteochondrom tritt vor allem im 2. Lebensjahrzehnt auf und ist der häufigste gutartige Knochentumor.

Klinik:
- Knöcherne Vorwölbungen
- Druckschmerz
- Evtl. Beschwerden aufgrund der Kompression umliegender Nerven und Gefäße.

Therapie:
Bei klinischer Symptomatik operative Entfernung.

Prognose:
Gut, maligne Entartung selten.

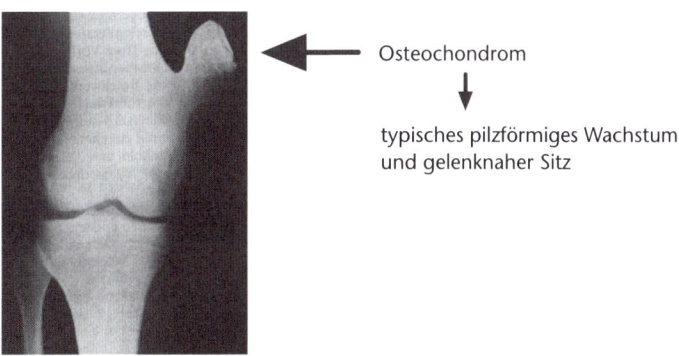

Abb. 75: Osteochondrom

Multiple kartilaginäre Exostosen (Exostosenkrankheit)

Dominant vererbte Sonderform der Osteochondrome mit gehäuftem Auftreten der Osteochondrome. Mit zunehmender Anzahl und Größe kommt es durch Druck auf umliegende Strukturen zu Beschwerden. Die Gefahr der bösartigen Entartung liegt bei 10%.

Enchondrom (Chondrom)

Aus Knorpelgewebe bestehender, gutartiger Tumor. Das Chondrom ist in langen und kurzen Röhrenknochen, im Becken und Schultergürtel lokalisiert. Betroffen sind meist Kinder und Jugendliche.

■ Chondrome sind die häufigsten Knochentumoren im Bereich der Hand.

Klinik:
- Schmerzen
- Schwellung.

Röntgen:
- Knochenauflösung mit umgebender Verhärtungszone (Skleroserand)

Therapie:
- Operative Entfernung und Auffüllung mit Spongiosa.

Prognose:
Das Risiko der malignen Entartung ist umso höher, je stammnäher der Tumor sitzt.

Riesenzelltumor (Osteoklastom, brauner Tumor)

Tumor unbekannten Ausgangsgewebes, der vor allem kniegelenksnah in Femur und Tibia auftritt.

Klinik:
- Schwellung, Schmerzen
- Uncharakteristische Gelenkbeschwerden.

Therapie:
Wegen des relativ hohen Entartungsrisikos (> 10%) erfolgt die frühzeitige operative Ausräumung des Herdes.

4.11.4 Bösartige Knochentumoren

Bösartige Knochentumoren sind am häufigsten im Kniegelenks- und Beckenbereich lokalisiert.

Osteosarkom

Das vom Knochengewebe ausgehende Osteosarkom ist der häufigste bösartige Knochentumor. Er tritt überwiegend bei Kindern und Jugendlichen auf, Hauptlokalisationen sind Femur, Tibia und Humerus. In 80% der Fälle liegen zum Zeitpunkt der Diagnosestellung bereits Lungenmetastasen vor.

■ Häufigste Lokalisationen des Osteosarkoms sind Femur und Tibia im Bereich des Kniegelenkes (> 60%).

Klinik:
Das Osteosarkom führt früh zu stärksten Beschwerden:
- Früh auftretende heftige Schmerzen
- Weichteilschwellung
- Frühe Metastasierung in die Lunge.

■ Das Osteosarkom führt früh zu stärksten Schmerzen.

Röntgen:
- Unscharf begrenzte Aufhellungen
- Wattebauschähnliche Spongiosazeichnung.

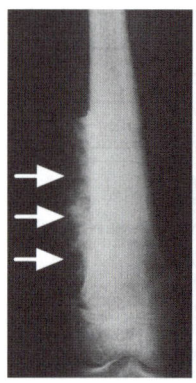 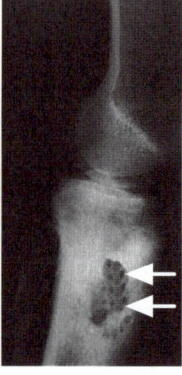

Ausfransungen des Knochens („Spiculae")

Defekt in der Knochenstruktur

Unterschiedliche röntgenologische Erscheinungsformen eines Osteosarkoms

Abb. 76: Osteosarkom

Therapie:
Zunächst erfolgt immer eine Probebiopsie mit histologischer Sicherung der Diagnose. Danach wird folgender Therapieplan angewandt:
- Präoperative hochdosierte Gabe von Zytostatika (z.B. Methotrexat®) zur Tumorverkleinerung
- Anschließende radikale Tumorentfernung, wenn möglich unter Erhalt der Extremität (künstlicher Ersatz der Röhrenknochen)
- Postoperatives Fortführen der Chemotherapie
- Evtl. Entfernung einzelner Lungenmetastasen.

Prognose:
Die Prognose des Osteosarkoms ist durch die frühe Metastasierung relativ schlecht, hat sich aber in den letzten Jahren durch die zusätzliche Chemotherapie deutlich gebessert. Die Strahlentherapie spielt kaum noch eine Rolle.

Chondrosarkom
Vom Knorpelgewebe ausgehender bösartiger Tumor. Das Chondrosarkom tritt hauptsächlich im 4.–7. Lebensjahrzehnt auf, Männer sind häufiger betroffen. Hauptlokalisationen sind Becken und hüftgelenksnaher Oberschenkel.

Klinik:
- Schmerzen (weniger heftig als beim Osteosarkom)
- Weichteilschwellungen.

Röntgen:
- Tupferartige, kalkdichte Einsprenkelungen.

Therapie:
- Radikal-operative Therapie
- Strahlen- und Chemotherapie ist erfolglos.

Prognose:
Wegen der späteren Metastasierung ist die Prognose des Osteochondroms deutlich besser als die des Osteosarkoms. Mit radikalen Tumorentfernungen kann häufig eine Langzeitheilung erreicht werden.

Ewing-Sarkom
Bösartiger Knochentumor des Kindes- und Jugendalters (ca. 10–15 Jahre), ausgehend von den Retikulum-Zellen. Das Ewing-Sarkom ist meist in den langen Röhrenknochen von Oberschenkel und Schienbein lokalisiert.

Klinik:
- Schwellung
- Schmerzen
- Allgemeines Krankheitsgefühl
- Entzündungszeichen wie Fieber, Leukozytose, Erhöhung der BSG.

■ **Starke Knochenschmerzen und Fieber bei Kindern: Verdacht auf Ewing-Sarkom.**

Röntgen:
- „Mottenfraß-Nekrosen" der Kortikalis
- Abhebung des Periosts („Zwiebelschalenbildung").

Therapie:
Nach Diagnosesicherung durch Probebiopsie:
- Hochdosierte Chemotherapie
- Anschließende operative Entfernung (Amputation)
- Strahlentherapie evtl. auch intraoperativ, je nach Lokalisation.

Plasmozytom (Multiples Myelom)

Bösartige Entartung der Plasmazellen des Knochenmarkes. Häufigster primär bösartiger Knochentumor. Das Plasmozytom tritt im 6.–7. Lebensjahrzehnt auf und ist hauptsächlich in Becken und Wirbelsäule lokalisiert.

Klinik:
- Knochenschmerzen (wie bei Osteoporose)
- Allgemeines Krankheitsgefühl mit Abgeschlagenheit.

Labor:
- Erhöhung des Gesamteiweißes
- Nachweis von pathologischen Paraproteinen (Bence-Jones-Proteine) im Urin
- Starke Erhöhung der BSG („Sturzsenkung").

Beim Plasmozytom werden massenhaft Immunglobuline gebildet, die jedoch fehlerhaft sind und ihre Funktion nicht erfüllen. Sie werden Paraproteine genannt.

Röntgen:
- Scharf begrenzte Knochenauflösungen (Osteolysen)
- Typ. Befund am Schädel mit knöchernen Aussparungen, „Schrotschussschädel".

■ **Die Diagnose des Plasmozytoms erfolgt anhand der typischen laborchemischen und radiologischen Befunde.**

Therapie:
Eine kausale Therapie ist nicht möglich, die Kombination von Strahlen- und Chemotherapie und ggf. operative Stabilisierung der Wirbelsäule bringt lediglich eine Verbesserung der Symptomatik.

Prognose:
Das Plasmozytom ist nicht heilbar, bei entsprechender Therapie sind aber Überlebenszeiten von über 10 Jahren mit ausreichender Lebensqualität erzielbar.

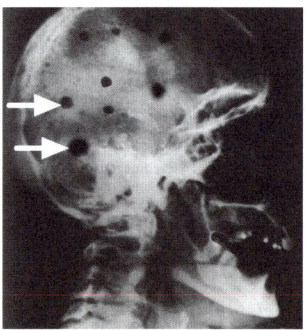

Typische Defekte im Schädelknochen

Abb. 77: Plasmozytom (Schrotschussschädel)

4.11.5 Tumorähnliche Prozesse

Tumorähnliche Prozesse sind dadurch gekennzeichnet, dass nach klinischem und radiologischem Bild ein Knochentumor vorliegt, der aber nicht infiltrativ oder metastasierend wächst.

Ganglion (Überbein)

Vom Bindegewebe ausgehende Neubildung, vor allem an Handgelenk, Fußrücken und Zehen. Die Ganglien nehmen ihren Ausgang von Sehnen, Gelenken und Sehnenscheiden.

Klinik:
Die Ganglien verursachen i.d.R. keine Beschwerden, lediglich bei Größenzunahme kann es zum Druck auf Nerven und Gefäße kommen.

Therapie:
- Unblutiges Zerdrücken oder Zertrümmern (meist erfolglos, praktisch immer Rezidive)
- Operative Entfernung Mittel der Wahl.

Juvenile Knochenzyste

Ausbildung einer meist einkammerigen Zyste im Bereich der langen Röhrenknochen. Betroffen sind meist Kinder und Jugendliche, Leitsymptom ist die pathologische Fraktur. Bei Frakturneigung wird die Zyste mit Spongiosa aufgefüllt.

■ **Leitsymptom der meist schmerzlosen Knochenzyste ist die pathologische Fraktur.**

Aneurysmatische Knochenzyste

Durch Erweiterungen von Knochengefäßen verursachte Erweiterungen des Knochens. Die Erkrankung tritt meist im zweiten Lebensjahrzehnt auf und ist vor allem in den langen Röhrenknochen und der Wirbelsäule lokalisiert.

Ursache:
Druck und Ausweitung der Knochengefäße, z. B. bei Venenthrombosen oder arteriovenösen Kurzschlussverbindungen (A-V-Fistel).

Klinik:
- Schmerzen und Schwellung an betroffenen Skelettanteilen
- Spontanfrakturen möglich.

Röntgen:
Blasige Auftreibungen der Knochenanteile oder Wirbelkörper.

Therapie:
Operative Ausräumung der Zyste.

4.11.6 Knochenmetastasen (sekundäre Knochentumore)

Knochenmetastasen sind Tochtergeschwülste anderer bösartiger Primärtumoren. Sie werden in der Regel über den Blutweg eingeschwemmt. Die meisten Metastasen siedeln sich in der Wirbelsäule oder den langen Röhrenknochen an.

Typische Primärtumoren bei Knochenmetastasen:
- Mammakarzinom (häufig)
- Prostatakarzinom (häufig Metastasierung in die Wirbelsäule)
- Bronchialkarzinom
- Nierenkarzinom
- Schilddrüsenkarzinom
- Hauttumoren.

Klinik:
Die klinische Symptomatik der Knochenmetastasen wird häufig von der Grunderkrankung überlagert. Es finden sich Schmerzen, Schwellungen und Bewegungseinschränkungen.

Diagnose:
- Erhöhung der alkalische Phosphatase
- Skelettszintigraphie (Lokalisation und Ausmaß der Metastasen).

Therapie:
- Suche und Behandlung des Primärtumors
- Ggf. Strahlentherapie und/oder operative Entfernung und Stabilisierung durch Osteosynthese.

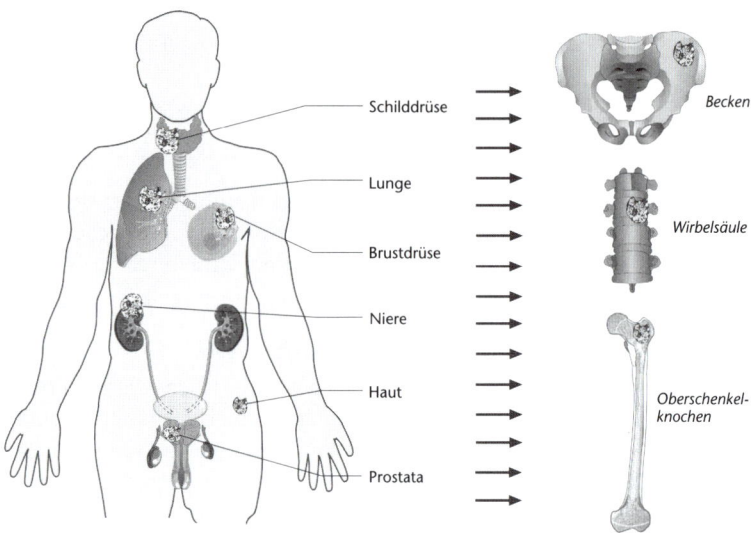

Abb. 78: Häufige Ausgangsherde für Knochenmetastasen

Häufige Ausgangspunkte von Knochenmetastasen   Häufige Lokalisation von Knochenmetastasen

4.12 Rheumaorthopädie

Unter dem Begriff „Rheuma" wird eine Reihe von Krankheiten mit unterschiedlicher Ursache und Ausprägung zusammengefasst. Fälschlicherweise wird der Begriff im Volksmund auch allgemein für Verschleißerkrankungen verwendet.

Merkmale der rheumatischen Erkrankungen:
- Genetische Disposition mit familiärer Häufung
- Zusammenhang mit Autoimmun-Prozessen
- Bindung an ein Antigen des HLA-Systems (HLA-B-27).

Das HLA-System (Human lymphocyte antigen system) ist eine Gruppe genetisch bestimmter Gewebsantigene des Menschen, die auf den Zellen fast aller menschlicher Gewebe vorkommen. Vor allem das HLA-B-27-Antigen, das bei ca. 7% der Normalbevölkerung vorkommt, scheint mit einer erhöhten Anfälligkeit gegenüber Autoimmunprozessen einherzugehen.

■ **Erhöhtes Risiko für Autoimmunerkrankungen bei HLA-B-27-positiven Patienten.**

Betroffene Körperbereiche bei rheumatischen Erkrankungen:
Im Prinzip können alle Körperteile und Organsysteme von rheumatoiden Erkrankungen betroffen sein; praktisch immer beteiligt sind:
- Gelenke
- Sehnen, Muskeln und Bänder.

4.12.1 Chronische Polyarthritis (rheumatoide Arthritis, Gelenkrheumatismus, CP)

Die CP ist die häufigste rheumatische Erkrankung. Sie tritt familiär gehäuft auf, Frauen sind ca. dreimal häufiger als Männer betroffen. Die Erkrankung beginnt meist im 5. Lebensjahrzehnt. Wohl keine andere Krankheit führt zu einer so ausgeprägten, langjährigen, fortschreitenden Behinderung mit erheblicher Einschränkung der Lebensqualität.

Ursachen:

Ursachen der CP sind Autoimmunprozesse gegen körpereigenes Gewebe. An auslösenden Faktoren werden diskutiert:
- Infektionen
- Genetische Disposition
- Körperliche und psychische Stresssituationen
- Klimatische Bedingungen.

Klinik:

Die klinischen Symptome der CP sind stadienabhängig und betreffen vor allem im fortgeschrittenen Stadium den gesamten Körper.

Im Anfangsstadium finden sich:
- Bevorzugter Befall der kleinen Gelenke (Fingermittel- und Grundgelenke, Zehengrundgelenke) mit Gelenkschwellungen und schmerzhaften Bewegungseinschränkungen
- Morgensteifigkeit der Gelenke
- Allgemeinsymptome wie vermehrte Schweißneigung, Appetitlosigkeit, Gewichtsabnahme.

Im fortgeschrittenen Stadium finden sich:
- Erhebliche Gelenkdeformierungen mit ausgeprägter Muskelatrophie (typische Abknickung der Langfinger und Zehen kleinfinger- bzw. kleinzehenwärts → ulnare Deviation)
- Erhebliche Bewegungseinschränkung bis hin zur völligen Einsteifung mit hochgradig eingeschränkter Gelenkfunktion
- Mitbeteiligung innerer Organe (Herzbeutel, Gefäße, Leber, Milz).

■ **Typisches Symptom der CP ist die ulnare Deviation der Finger.**

Im fortgeschrittenen Stadium der CP sind die Patienten oft an Bett oder Rollstuhl gefesselt und vollständig auf fremde Hilfe angewiesen.

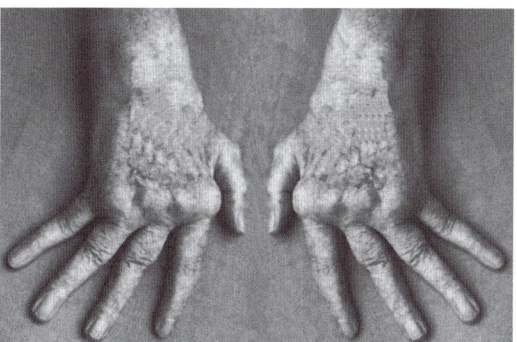

Abb. 79: Typische Gelenkfehlstellung bei CP

Diagnosestellung:

Neben der klinischen Symptomatik kommt den Laborbefunden bei der CP sowohl für die Diagnose als auch den Verlauf eine wichtige Bedeutung zu. Es finden sich regelmäßig:
- Erhöhung der BSG (Blutsenkungsgeschwindigkeit)
- Erhöhung des C-reaktiven Proteins (CRP)
- Erniedrigung des Hämoglobins (Hb-Wert)
- Positive Rheumaserologie
- Evtl. antinukleäre Faktoren (Antikörper gegen Zellbestandteile).

Zum Ausschluss eines akuten rheumatischen Fiebers erfolgt die Bestimmung des ASL (Anti-Streptolysin-Titer). Alle durchzuführenden Tests sind nicht für eine Rheuma-Erkrankung beweisend, sondern in ihrer Gesamtheit und unter Berücksichtigung der klinischen Zeichen zu werten.

Röntgen:
- Gelenknahe Entkalkung
- Verschmälerung des Gelenkspaltes bis hin zum knöchernen Durchbau
- Zystische Aufhellungen im Bereich des unter dem Knorpel liegenden Knochens.

Therapie:

Bei der CP stehen viele Therapieschemata zur Verfügung, die individuell dem Stadium und jeweiligen Verlauf der Erkrankung angepasst werden müssen.

Allgemeinmaßnahmen

Vor allem im akuten Schub ist für den Rheumakranken körperliche Ruhe und Abschirmung von psychischen Reizen erforderlich. Eiweiß- und vitaminreiche Kost scheinen den Krankheitsverlauf günstig zu beeinflussen.

Medikamentöse Therapie

Die medikamentöse Therapie dient lediglich der symptomatischen Behandlung:
- Nichtsteroidale Antiphlogistika gegen entzündliche Reizungen und Schmerzen: Diclofenac®, Aspirin®, Indometacin®, Ibuprofen®
- Kortikosteroide, vor allem im akuten Schub (strenge Indikationsstellung wegen erheblicher Nebenwirkungen)
- Basistherapeutika: Chloroquin, Goldpräparate (Ridaura®), D-Penicillamin
- Immunsuppressiva, Zytostatika (Methotrexat®) bei besonders aggressiven Verläufen.

Die im akuten Schub und bei aggressiven Verläufen eingesetzten Kortikoide und Zytostatika sind mit erheblichen Nebenwirkungen behaftet und dürfen nur unter strenger Indikationsstellung eingesetzt werden.

Physikalische Therapie

Balneo-physikalische Maßnahmen sollten immer begleitend in jedem Stadium der rheumatischen Erkrankung eingesetzt werden. Sie wirken schmerzlindernd und können vor allem die Beweglichkeit der Gelenke länger erhalten:
- Krankengymnastische Kontrakturenprophylaxe mit Durchbewegung aller Gelenke
- Wärmeanwendung
- Im akut-entzündlichen Schub Kältetherapie
- Bewegungsbäder
- Ergotherapie
- Orthopädische Schuhe
- Unterarm-Orthesen bei ulnarer Deviation.

Operative Therapie

Operative Eingriffe kommen bereits im Frühstadium der Polyarthritis zum Einsatz:
- Synovektomie: Entfernung der betroffenen Gelenkschleimhaut bzw. des Sehnenscheidengewebes
- Gelenkersatz (Hüft- und Knieprothesen).

■ **Die Therapie der rheumatoiden Arthritis erfordert meist eine Kombination aus physikalischen, medikamentösen und operativen Maßnahmen.**

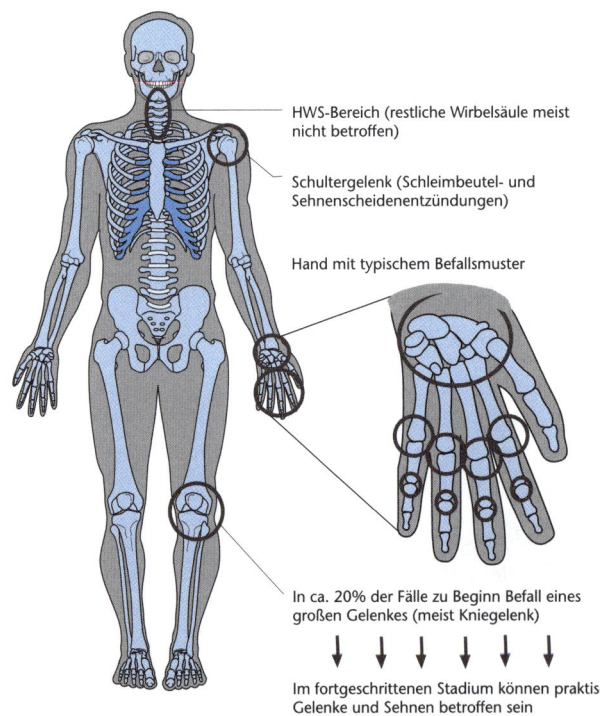

Abb. 80: Typische Lokalisation der CP

4.12.2 Morbus Bechterew (Spondylitis ankylosans)

Chronisch-entzündliche Erkrankung des Skelettsystems mit zunehmender Versteifung und Verknöcherung der Wirbelsäule. Die Erkrankung tritt gehäuft mit Psoriasis, M. Crohn und Colitis ulcerosa auf. Betroffen sind meist Männer zwischen 15 und 30 Jahren.

Ursache:

Wahrscheinlich genetisch fixierte Störung (alle Patienten HLA-B-27-positiv).

Klinik:

Durch die zunehmende chronische Entzündung kommt es zu Versteifungen und Verknöcherungen vor allem im Bereich der Wirbelsäule mit folgenden Auswirkungen:
- Zu Beginn meist leichte Schmerzen im Bereich der LWS und des Iliosakralgelenkes
- Zunehmende Versteifung und Bewegungseinschränkung in Wirbelsäule und Brustkorb
- Hohlrückenbildung mit Einsteifung
- Eingeschränkte Brustatmung mit Lungenemphysem und Herzinsuffizienz
- Oft begleitend Psoriasis, M. Crohn oder Colitis ulcerosa

■ Leitsymptom des M. Bechterew ist die zunehmende Versteifung der Wirbelsäule.

Diagnostik

Röntgen
- Verknöcherung der Wirbelsäulenlängsbänder
- Knöcherne Durchbauung und unscharfe Konturen der Kreuzdarmbeinfugen
- Kastenform der Wirbelkörper

Die brückenförmigen Knochenspangen im Bereich der Seiten- und Vorderkanten der Wirbelkörper, deren Bildung über die gesamte Wirbelsäule zu verfolgen ist, nennt man „Bambusstabform".

Labor:
- HLA-B-27-Faktor im Serum positiv
- BSG erhöht
- Eisen und Kupfer im Serum erhöht.

■ Beim M. Bechterew ist fast immer das HLA-B-27-Antigen vorhanden.

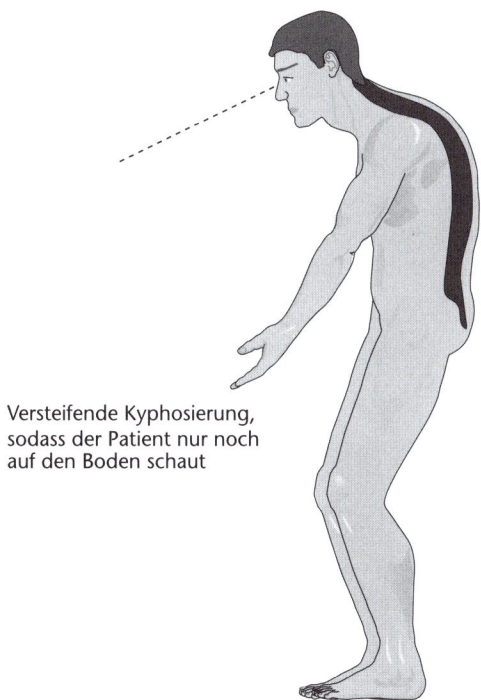

Versteifende Kyphosierung, sodass der Patient nur noch auf den Boden schaut

Abb. 81: Rundrücken bei M. Bechterew

Therapie:

Die Erkrankung ist kausal nicht behandelbar. Symptomatisch erfolgen:
- Frühe und konsequente Krankengymnastik und Atemübungen
- Antiphlogistika
- In seltenen Fällen Aufrichtungsoperationen der HWS und LWS (sog. Kolumnotomien).

■ Frühe und konsequente Atemtherapie beim M. Bechterew.

4.12.3 Reiter-Syndrom

Zum rheumatischen Formenkreis gehörende Erkrankung mit typischer Befundkonstellation.

Ursache:

Ungeklärt, diskutiert werden Infektionen oder allergische Prozesse (häufig geht eine Infektion mit Salmonellen, Shigellen oder Yersinien voraus).

Klinik:

Klinisch findet sich eine typische Befundtrias:
- Entzündung der Harnröhre (Urethritis)
- Bindehautentzündung (Konjunktivitis)
- Entzündung von Gelenken (Polyarthritis).

Labor:
- BKS erhöht
- HLA-B-27 in > 80% positiv.

Therapie:
- Bettruhe, körperliche Schonung
- Antiphlogistika
- Antibiotika.

4.12.4 Rheumatischer Fuß

Erkrankungen des rheumatischen Formenkreises können am Fuß zu Fehlstellungen, Sehnenbeeinträchtigungen und Schleimbeutelentzündungen führen. Bei Befall der Gelenke kann dies bis zur knöchernen Versteifung führen (Ankylose).

Klinik:
- Abknickung der Großzehen nach außen, Kleinzehen nach innen
- Krallenzehenbildung II–IV
- Schleimbeutelentzündungen über den Mittelfußköpfchen.

Therapie:
- Behandlung der Grunderkrankung
- Schuhzurichtung mit Fußbettung oder Maßschuhverordnung.

Operative Entfernung von Schleimbeuteln, Sehnenscheiden- und Sehnenbegleitgewebe, evtl. Gelenkversteifungen oder operative Entfernung der gesamten Zehengrundgelenke.

4.13 Entzündungen von Knochen (Osteomyelitis)

Zu Entzündungen von Knochen (Osteomyelitis) und Gelenken (Arthritis) kommt es nach Unfällen mit Gewebsverletzungen oder nach Operationen. Knochen- und Gelenksinfektionen neigen im Gegensatz zu Weichteilentzündungen zu langwierigen Krankheitsverläufen. Ursache ist, dass Knorpel, Knochen und Gelenkanteile zu den wenig durchbluteten Geweben gehören. Entzündungsbekämpfende Zellen erreichen dort ihr Ziel im Vergleich zur Muskulatur oder anderen Organgeweben nur verzögert. Bei einer Osteomyelitis ist zunächst immer das Knochenmark betroffen. Man unterteilt die Knocheninfektionen hierbei nach Verlauf oder Ursache.

Einteilung nach Verlauf:
- Akute Osteomyelitis
- Chronische Osteomyelitis.

Einteilung nach Entstehungsmechanismus:
- Endogene (hämatogene) Osteomyelitis (durch Keimverschleppung in den Knochen auf dem Blutweg)
- Exogene Osteomyelitis (durch äußere Verletzungen übertragene Keime).

4.13.1 Akute hämatogene Osteomyelitis

Auf dem Blutweg übertragene Entzündung des Knochens und Knochenmarks. Betroffen sind meist die langen Röhrenknochen. Im Erwachsenenalter ist die akute hämatogene Osteomyelitis selten, sie tritt vor allem bei Neugeborenen (Nabelschnurinfektion) oder Säuglingen auf.

■ **Die akute hämatogene Osteomyelitis tritt vorwiegend bei Neugeborenen oder Säuglingen auf.**

Ursache:
Verschleppung von Bakterien (meist Staphylokokken) auf dem Blutweg in den Knochen.
Die Infektion nimmt ihren Ausgang häufig von einer Angina tonsillaris oder einer Mittelohrentzündung.

Klinik:
- Hohes Fieber mit schlechtem Allgemeinzustand
- Schwellung und Überwärmung des betroffenen Körperteils
- Schmerzhafte Bewegungseinschränkung und Ergussbildung benachbarter Gelenke
- Neigung zur Fistelbildung von der Markhöhle bis in das Weichteilgewebe.

Therapie:
- Gezielte Antibiotikatherapie (nach Antibiogramm)
- Ruhigstellung der betroffenen Extremität im Gipsverband
- Evtl. operative Entfernung des Eiterherdes (Abszessdrainage).

■ **Frühe Antibiotikatherapie sollte gezielt nach Abstrich und Erstellung eines Antibiogrammes erfolgen.**

4.13.2 Akute exogene Osteomyelitis

Knocheninfektion durch von außen auf den Knochen übertragene Erreger. Am häufigsten findet sich diese Form der Osteomyelitis nach Unfällen mit Knochenbeteiligung, seltener nach Operationen.

Ursache:
Infektion nach offenen Verletzungen (meist offene Frakturen).

Klinik:
Die klinische Symptomatik entspricht der akuten hämatogenen Form, die Diagnose ergibt sich aus der Vorgeschichte.

Therapie:
- Antibiotikatherapie und Ruhigstellung
- Evtl. operative Revision und Abszessdrainage.

4.13.3 Chronische Osteomyelitis

Eine chronische Osteomyelitis tritt als Spätfolge vorheriger Knochenverletzungen oder nach nicht ausgeheilten akuten Formen auf.

Klinik:
- Wiederkehrende entzündliche Schübe, in der Symptomatik ähnlich der akuten Verlaufsform
- Vermehrte Ausbildung von Fistelgängen.

Therapie:
- Ausgiebige operative Entfernung des betroffenen Gewebes mit Einlegen einer Saug-Spül-Drainage
- Evtl. Einlegen von antibiotikahaltigen Ketten (PMMA-Kette)
- Ruhigstellung im Gips oder durch einen Fixateur externe
- Nach Ausheilung Spongiosa-Auffüllung zur Knochenstabilisierung.

■ **Therapie der chronischen Osteomyelitis: operative Herdsanierung.**

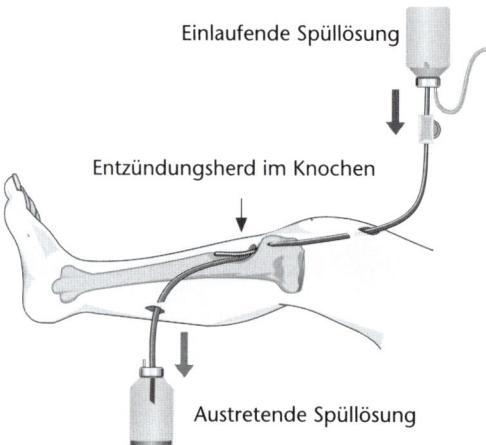

Abb. 82: Saug-Spül-Drainage bei Osteomyelitis

4.13.4 Tuberkulöse Osteomyelitis

Knochenentzündung mit dem Mycobacterium tuberculosis. Die Aussaat des Tuberkelbakteriums erfolgt vom Primärherd (z. B. Lunge) in den Knochen. Betroffen ist meist die Wirbelsäule, seltener Hüfte und Knie.

Klinik:
- Schmerzen und Schwellungen der betroffenen Abschnitte
- Einschmelzen von Wirbelkörpern, evtl. mit Destruktionen und Fehlstellungen der Wirbelsäule
- Gelenkergüsse.

Komplikationen:
- Senkungsabszesse
- Querschnittssyndrom.

Diagnose:
- Nachweis des Erregers im Abstrich des Abszesses.

Therapie:
- Klassische Tuberkulose-Therapie mit Viererkombination aus INH, Rifampicin, Pyrazinamid und Ethambutol (früher Streptomycin, aber immer häufiger Resistenzentwicklungen)
- Ruhigstellung
- Ggf. operative Ausräumung und Stabilisierung.

4.14 Entzündung von Gelenken (Arthritis)

Die Einteilung der Gelenkentzündungen erfolgt nach der Ursache und Beschaffenheit des Gelenkergusses (Leitsymptom der Arthritis).

4.14.1 Seröse Arthritis

Nicht-bakterielle Gelenkentzündung. Meist liegt eine reine Entzündung der Gelenkschleimhaut vor; am häufigsten betroffen ist das Kniegelenk.

Ursachen:
- Trauma (Stoß auf Knie, Distorsion)
- Gelenknahe Entzündungen oder Tumoren
- Allergische Reaktionen
- Rheumatische Erkrankungen
- Arthrose, Überlastung
- Spontan, ohne erkennbare Ursache.

■ **Häufigste Ursache der nicht-bakteriellen Arthritis ist das Trauma.**

Klinik:
- Gelenkerguss mit rein seröser Flüssigkeit (seröser Erguss)
- Schmerzen.

Therapie:
- Sterile Gelenkpunktion mit Untersuchung des Punktats
- Ruhigstellung des Gelenkes
- Diagnose und Behandlung einer evtl. Grunderkrankung.

Das Vorhandensein von vielen Fibrinbelägen im Gelenk spricht für einen rheumatischen Gelenkerguss und ist typisch für die chronische Polyarthritis.

4.14.2 Eitrige Arthritis (bakterielle Arthritis, Infektarthritis)

Bakterielle Gelenkentzündung mit eitrigem Gelenkerguss. Typische Krankheitserreger sind z. B. Staphylokokken, Streptokokken und Kolibakterien; am häufigsten ist das Kniegelenk betroffen.

Ursachen:
Zur Keimbesiedelung des Gelenkes kommt es über folgende Mechanismen:
- Direkte Keimverschleppung durch Gelenkpunktionen, Injektionen, offene Verletzungen oder operative Eingriffe (Arthroskopie)
- Keimverschleppung über den Blutweg bei anderen Infektionen (z. B. Mittelohrentzündung, Angina tonsillaris, Bronchitis).

■ **Häufigste Ursache der bakteriellen Arthritis ist die Infektion durch Gelenkpunktion oder -injektion.**

Diagnose:
Durch Abstrich oder Gelenkpunktion.

Klinik:
- Schwellung, Überwärmung und Schmerzen des betroffenen Gelenkes
- Starke, schmerzbedingte Bewegungseinschränkung
- Eitriger Gelenkerguss (Pyarthrose)
- Reduziertes Allgemeinbefinden
- Entzündungszeichen wie Fieber, Leukozytose, erhöhte BSG (BKS).

■ **Leitsymptom der bakteriellen Gelenkentzündung ist die schmerzhafte Schwellung und Überwärmung des Gelenkes.**

Komplikationen:
- Frühzeitiger Gelenkverschleiß (Praearthrotische Deformität)
- Gelenkeinsteifung (Ankylose).

Therapie:
- Sofortige Eröffnung des Gelenkes mit Entfernung des Eiters (z.B. arthroskopische Punktion mit Einlegen einer Saug-Spül-Drainage)
- Antibiotikabehandlung je nach Erregerspektrum.

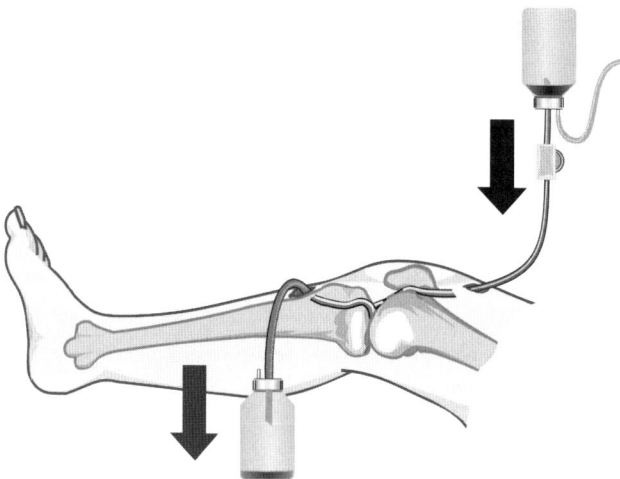

Abb. 83: Saug-Spül-Drainage bei bakterieller Gelenkentzündung (hier: Kniegelenk)

5 Allgemeine Traumatologie des Bewegungsapparates

Der Bewegungsapparat besteht aus **Muskulatur, Sehnen** und dem knöchernen **Skelett,** das über **Gelenke** miteinander verbunden ist und somit die vielfältigen Bewegungsmuster des Körpers ermöglicht. Die teilweise starken Beanspruchungen ausgesetzten Gelenke werden durch **Bänder** gesichert. Verletzungen des Bewegungsapparates sind überaus häufig und können alle Anteile betreffen.

Verletzungsformen des Bewegungsapparates:
- Fraktur (Knochenbruch)
- Kontusion (Prellung)
- Distorsion (Zerrung, Dehnung)
- Luxation (Verrenkung)
- Bänderriss, Sehnenriss, Muskelriss
- Gelenkknorpelverletzung
- Gelenkerguss (Flüssigkeitsbildung in Gelenkhöhle).

Untersuchungsmethoden:
Bei der Untersuchung des Bewegungsapparates steht eine Vielzahl vor allem klinischer Verfahren zur Verfügung, die eine Aussage über Intaktheit und Funktion des Knochen-, Band- und Gelenkapparates erlauben.

■ Bei der Diagnostik von Schäden des Bewegungsapparates stehen vor allem die klinischen Funktionsprüfungen im Vordergrund.

Diagnostische Maßnahmen:
- Anamnese über einen evtl. Unfallhergang
- Betrachtung des entkleideten Patienten auf Schwellungen, Asymmetrien, Fehlstellungen etc.
- Prüfung von Motorik, Sensibilität und Durchblutung
- Beweglichkeitsprüfung der Gelenke
- Umfangs- und Längenmessung der Extremitäten
- Röntgenaufnahmen (wichtigste Maßnahme bei Frakturverdacht)
- Gelenkpunktionen
- Arthroskopie (Einführen einer Optik, vor allem in das Kniegelenk) unter operativen Bedingungen.

5.1 Frakturen

Eine Fraktur ist die Durchtrennung eines Knochens durch direkte oder indirekte Gewalteinwirkung, bei der die Elastizität und Festigkeit des Knochens überschritten wird.

5.1.1 Knochenbruchzeichen

Unsichere Frakturzeichen:
- Schmerz
- Schwellung
- Bewegungseinschränkung
- Bluterguss.

Sichere Frakturzeichen:
- Fehlstellung
- Abnorme Beweglichkeit

- Knochenreibung bei Bewegung (Krepitation)
- Sichtbares, durchgespießtes Knochenfragment.

■ Bei Frakturverdacht ist immer eine Röntgenaufnahme in zwei Ebenen erforderlich

5.1.2 Einteilung der Frakturen

Eine Fraktur lässt sich nach unterschiedlichen Gesichtspunkten einteilen.

Art der Gewalteinwirkung
- Direktes Trauma (Schlag, Stoß, Tritt, Schuss)
- Indirektes Trauma (Biegung, Stauchung, Drehung)
- Biegungsfraktur mit Biegungskeil
- Torsionsfraktur mit spiralförmiger Frakturlinie
- Kompressionsfraktur durch Einstauchen eines zentralen Gelenkflächenanteils
- Abrissfraktur (durch Zugkraft abgerissenes Knochenstück, meist am Ansatz von Sehnen oder Muskeln).

Dislokationsform
Man unterscheidet Brüche ohne oder mit Dislokation (mit verschobenen Bruchstücken):
- Seitenverschiebung (Verlagerung des Bruchstücks zur Seite)
- Längsverschiebung (Verlängerung oder Verkürzung des Knochens)
- Achsenknickung (durch Druck auf eine Längsseite)
- Drehfehler (Rotationsverschiebung, Knochenfragmente sind gegeneinander verdreht).

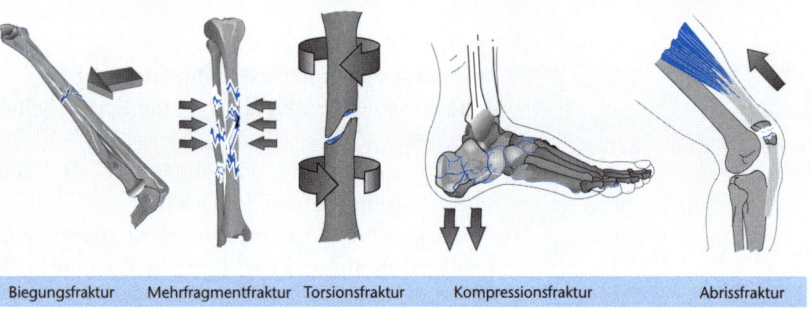

Abb. 84: Frakturformen — Biegungsfraktur, Mehrfragmentfraktur, Torsionsfraktur, Kompressionsfraktur, Abrissfraktur

Weichteil- und Hautbeteiligung
Wenn eine Hautverletzung im Bereich des Bruches mit Kontakt des Knochens nach außen besteht, spricht man von einer **offenen Fraktur.** Nach dem Ausmaß teilt man in drei Grade ein:
- Grad I: kleine Durchspießung der Haut durch Frakturteile von innen nach außen
- Grad II: größere Hautverletzungen ohne ausgedehnte Weichteilverletzungen
- Grad III: ausgedehnte Eröffnung des Frakturbereiches mit Schädigung von Muskeln, Gefäßen, Nerven.

■ Auf ausreichenden Tetanusschutz bei allen offenen Frakturformen achten!

Verlauf der Frakturlinie
- Querfraktur
- Schrägfraktur mit kurzem oder langem Verlauf
- Defektfraktur (mit Verlust von Knochensubstanz).

Anzahl der Fragmente
- Einfacher Bruch mit 2 Fragmenten
- Mehrfragmentbruch mit mehr als 2 Fragmenten
- Stückfraktur Bruch des Knochens an 2 Stellen (Doppelbruch).

Fraktursonderformen
- **Pathologische Fraktur:** Spontaner Bruch eines pathologisch veränderten Knochens (Tumor, Osteoporose) durch Bagatelltrauma
- **Ermüdungsbruch:** Spontaner Bruch eines gesunden Knochens nach längerer, chronischer Überbeanspruchung
- **Fissur** (Spaltbildung im Knochen ohne vollständige Unterbrechung).

■ Eine pathologische Fraktur entsteht im kranken Knochen.

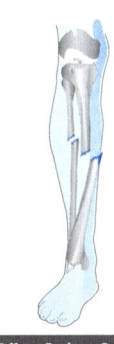
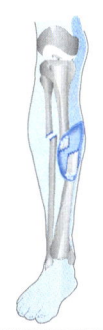
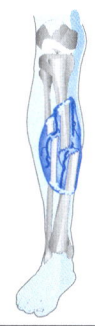

Offene Fraktur Grad I
Kleinere Hautwunde, die durch Durchspießung der Haut mit einem kleineren Frakturstück entsteht

Offene Fraktur Grad II
Größere Hautwunde durch äußere Verletzung, aber ohne größere Verletzung des Weichteilmantels, der die Knochen bedeckt

Offene Fraktur Grad III
Massive Zerstörung des Weichteilmantels mit großflächiger Eröffnung der Fraktur, begleitende Gefäß- und Nervenverletzungen

Abb. 85: Einteilung der offenen Frakturen

Kindliche Frakturen

Wegen der noch nicht abgeschlossenen Entwicklung des Knochens nehmen die kindlichen Frakturen eine Sonderstellung ein und weisen einige Besonderheiten auf. Zwar heilen kindliche Frakturen schneller und können auch durch das weitere Wachstum mögliche Fehlstellungen korrigieren, es kann jedoch zu folgenreichen Verletzungen der **Wachstumsfugen** (Epiphysenfugen) kommen.

Von besonderer Bedeutung sind **Frakturen der Wachstumsfuge,** die nach **Aitken** eingeteilt werden:
- Aitken I: Epiphysenfugenlösung mit metaphysärem Fragment
- Aitken II: Epiphysenfugenfraktur mit epiphysärem Fragment
- Aitken III: Epiphysenfugenfraktur mit epi- und metaphysärem Fragment.

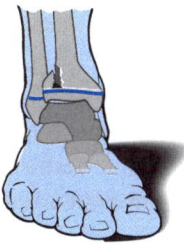
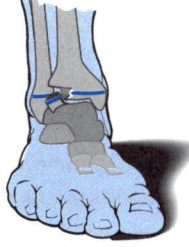
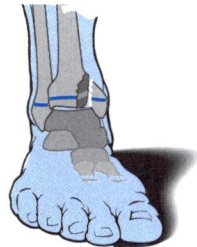

Aitken I
Epihysenfugenlösung mit metaphysärem Fragment

Aitken II
Epiphysenfugenfraktur mit epiphysärem Fragment

Aitken III
Epiphysenfugenfraktur mit epi- und metaphysärem Fragment

Abb. 86: Einteilung der kindlichen Frakturen nach Aitken

Eine weitere typische Fraktur des Kindesalters ist die **Grünholzfraktur,** bei der das Periost intakt bleibt.

5.1.3 Auswirkungen von Frakturen

Das Ausmaß der Komplikationen ist abhängig von den betroffenen Knochen, dem Ausmaß der Weichteilschädigung und der Mitbeteiligung anderer Organe:
- Infektion mit Osteomyelitis (bei offenen Frakturen)
- Starker Blutverlust bis hin zum Schock (bei Oberschenkelbruch bis zu 2 Litern Blutverlust in das Gewebe, beim Beckenbruch bis zu 4 Litern)

- Verletzung von inneren Organen (Leber, Milz, Lunge) durch Knochenstücke
- Abriss des Harnleiters bei Beckenbruch
- Mitverletzung von Gefäßen, Nerven und Sehnen mit nachfolgenden, bleibenden Bewegungs- oder Sensibilitätsstörungen
- **Kompartement-Syndrom**: Aufschwellung des Frakturgebietes mit Kompression von Nerven und Gefäßen und nachfolgender Durchblutungsstörung
- Falschgelenkbildung (Pseudarthrosen).

■ Bei einem normalen, komplikationslosen Oberschenkelbruch kann der Blutverlust bis zu 2 Litern betragen.

5.1.4 Frakturheilung

Der Knochen ist fähig, Frakturdefekte durch Bildung von neuem Knochengewebe vollständig auszugleichen.

Primäre Knochenheilung

Der Bruchspalt wird von den Knochen bildenden Osteoblasten direkt ohne sichtbare Kallusbildung („Knochennarbe") überbrückt. Voraussetzungen für eine ungestörte primäre Knochenheilung sind:
- Enger Kontakt der anatomisch korrekt stehenden Bruchstücke
- Ruhigstellung der Frakturenden.

Eine primäre Knochenheilung ist in der Regel nur durch operative Ruhigstellung (Osteosynthese) der Fraktur zu erreichen.

Sekundäre Knochenheilung

Der Bruchspalt wird zunächst mit Hämatom und Bindegewebe aufgefüllt (**Kallusbildung**). Nach einigen Wochen kommt es zur Stabilisierung durch Kalkeinlagerungen.

5.1.5 Therapieprinzipien bei Frakturen

Ziel jeder Frakturbehandlung ist die möglichst frühzeitige Mobilität mit bestmöglicher Funktion des verletzten Körperteils.
Prinzipiell gliedert sich die Frakturbehandlung in drei Schritte:

Reposition (Einrichten)
Das Zurückführen der Fragmente in die anatomisch korrekte Lage sollte so früh wie möglich und unter adäquater Schmerzausschaltung erfolgen. Es kann sowohl geschlossen als auch operativ durchgeführt werden.

Retention (Ruhigstellen)
Im zweiten Schritt wird die Fraktur bis zur Verheilung ruhiggestellt. Konservativ kann dies durch Gipsbehandlung, Extension und Verbände geschehen. Operativ stehen eine Reihe von Osteosyntheseverfahren zur Verfügung.

Rehabilitation (Wiederherstellung)
Mit Hilfe von frühfunktionellen Behandlungen kann direkt bei stabilen oder eingestauchten Frakturen begonnen werden. Durch physiotherapeutische Übungsbehandlung und Bewegungen aller nicht betroffenen Extremitäten wird der Muskelatrophie und Gelenkversteifung vorgebeugt. Im weiteren Verlauf wird der Bewegungsapparat in einem speziellen Rehabilitationsverfahren zur vollen (weitestgehenden) Beweglichkeit gebracht.

5.1.6 Konservative Frakturbehandlung

Die konservative, nicht operative Frakturbehandlung ermöglicht im Gegensatz zur operativen Therapie keine absolut exakte Ruhigstellung der Frakturenden, ist aber das schonendere Verfahren. Die Entscheidung, ob ein operativer Eingriff notwendig ist, muss im Einzelfall erfolgen. Bei kindlichen Frakturen steht die konservative Behandlung im Vordergrund.

Gipsbehandlung

Der Gipsverband ist die klassische Methode der Ruhigstellung einer gebrochenen Extremität.

Es stehen Gips- und Kunststoffverbände zur Verfügung. Welche Art des Verbandes zur Anwendung kommt entscheidet der Arzt abhängig von Dauer und Art der Ruhigstellung. Kunststoffgipse sind wegen des niedrigeren Gewichtes besonders geeignet für Kinder, alte oder gehbehinderte Patienten. Sie sind teurer und kaum nachzuarbeiten. Der klassische Gipsverband eignet sich für alle Ruhigstellungen und ist nach wie vor am gebräuchlichsten.

Grundsätze der Gipsbehandlung:
- Mitruhigstellung der beiden der Fraktur benachbarten Gelenke
- Gelenke in Funktionsstellung eingipsen
- Kein zirkulärer, rundum geschlossener Gipsverband bei frischem Trauma wegen der Gefahr der Weichteilschwellung mit anschließenden Durchblutungsstörungen
- Gipskontrolle innerhalb von 24 Stunden
- Thromboseprophylaxe.

■ Kein rundum geschlossener Gips bei frischen Verletzungen.

Vorteile:
- Kein Operationsrisiko
- Keine Infektionsgefahr
- Evtl. ambulante Therapie möglich.

Nachteile:
- Nicht immer genaue Anpassung der Frakturenden möglich
- Keine vollkommene Ruhigstellung der Frakturenden
- Gefahr von Druckstellen und Durchblutungsstörungen durch zu engen Gips
- Gefahr von Gelenkversteifungen und Muskelschwund durch lange Ruhigstellung
- Eingeschränkte Betrachtungsmöglichkeit der Weichteile
- Erhöhte Thrombosegefahr.

Die Dauer der Ruhigstellung im Gips richtet sich nach dem Frakturtyp, dem Lebensalter und der Frakturlokalisation.

Extension (Streckverband)

Eine Extensionsbehandlung erreicht die Richtigstellung der Fraktur durch ständigen entgegengesetzten Zug an den Frakturenden. Typischerweise geeignet ist dieses Verfahren bei Frakturen der unteren Extremität, die durch starken Muskelzug zu Ineinanderverschiebungen der Frakturenden neigen. Bei der Extension wird in den Knochen am distalen Ende ein Metallstift eingebracht, der als Halt für die Zuggewichte dient. Das Körpergewicht dient dabei als Gegenzug.

Vorteile:
- Ständige Sicht auf den Weichteilmantel
- Keine Gefahr der Druckstellenbildung oder Durchblutungsstörung
- Schmerz entlastende Ruhigstellung bis zu einer evtl. definitiven Frakturversorgung.

Nachteile:
- Lange Bettlägerigkeit des Patienten
- Infektionsgefahr am eingebrachten Metallstift.

5.1.7 Operative Frakturbehandlung

Die operative Versorgung einer Fraktur erfolgt nach Indikationsstellung in der Regel spätestens 6 Stunden nach dem Bruch, weil sonst die Weichteilschwellung zu groß ist. Ziel der operativen Osteosynthese ist die anatomisch exakte Reposition der Frakturteile.

Indikationen:
- Zweit- oder drittgradig offene Frakturen
- Stark dislozierte Frakturen
- Begleitende Gefäß-, Nerven- oder Organverletzungen
- Frakturen mit Gelenkbeteiligung
- Oberschenkelfrakturen beim Erwachsenen
- Alte Menschen (Vermeidung längerer Bettlägerigkeit).

Vorteile:
- Exakte anatomische Stellung der Frakturteile
- Direkte Bewegungs- oder sogar Belastungsstabilität der Fraktur
- Freie Sicht auf den Weichteilmantel.

Nachteile:
- Operations- und Infektionsrisiko.

Zur Frakturstabilisierung stehen verschiedene Hilfsmittel zur Verfügung. Prinzipiell kann man eine Stabilisierung im Knochen (**intramedullär**) oder außen am Knochen (**extramedullär**) anbringen.

Intramedulläre Stabilisierung

Bei der intramedullären Stabilisierung (innere Schienung) einer Fraktur erfolgt die Stabilisierung durch Einbringen von Nägeln in den Markraum des Knochens.
Bei der **Marknagelung** erfolgt das Einbringen eines Nagels über die gesamte Länge der Markhöhle eines Röhrenknochens („Rohr-in-Rohr"-Schienung). Dieses Verfahren, das vor allem an den langen Röhrenknochen der oberen und unteren Extremität angewandt wird, entspricht einer inneren Schienung. Beim **Verriegelungsnagel** wird zusätzlich das obere und untere Ende des Nagels mit einem Bolzen im Knochen verankert. Später kann dann der Bolzen entfernt werden und so eine Dynamisierung erreicht werden (zusätzlicher Druck auf die Frakturenden als Heilungsreiz).

Extramedulläre Stabilisierung

Bei der extramedullären Stabilisierung unterscheidet man folgende Verfahren:
- **Schraubenosteosynthese:** Eindrehen von Zugschrauben quer durch den Frakturspalt; dadurch werden die Frakturenden zusammengepresst und fixiert.
- **Plattenosteosynthese:** Verbindung der Fragmente mit einer anatomisch entsprechend geformten Platte, die auf beiden Frakturenden in den Knochen eingeschraubt wird.
- **Zuggurtung:** Fixierung der Fragmente durch Drahtzug, bevorzugtes Verfahren bei Bruch der Kniescheibe.
- **Fixateur externe:** Fixierung der Knochenteile durch von außen eingebrachte Schrauben und Metallstifte, die über außen verlaufende Rohre miteinander fest verbunden sind; besonders für Frakturen mit ausgedehnten Weichteilverletzungen geeignet, klassische Anwendung bei komplizierten Brüchen des Unterschenkels.
- **Spickdrahtosteosynthese:** Einbringen von dünnen Drähten durch den Frakturspalt; Hauptindikation der Spickung sind die Frakturen der Mittelhandknochen – da dieses Verfahren keine Übungsstabilität bietet, muss die Fraktur zusätzlich noch mit Gips ruhiggestellt werden.
- **Verbundosteosynthese:** Auffüllung eines bestehenden Knochendefektes mit Knochenspongiosa (**Spongiosaplastik**) und anschließende Plattenosteosynthese oder

Fixateur; dieses Verfahren kommt bei pathologischen Frakturen zur Anwendung, wenn ein echter Substanzdefekt im Bereich der Fraktur vorliegt.
- **Endoprothese:** Implantation eines künstlichen Gelenks bei z. B. Schenkelhalsfrakturen mit Gelenkdegeneration (Coxarthrose), seltener an anderen Gelenken.

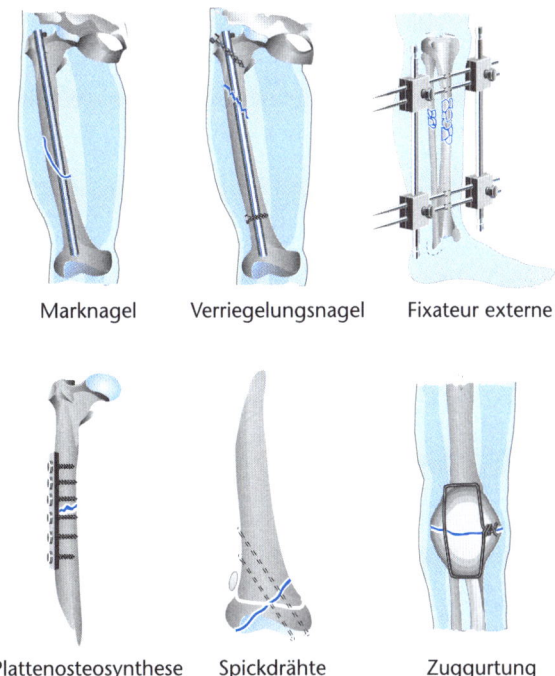

Abb. 87: Verfahren der operativen Osteosynthese

5.1.8 Komplikationen der Frakturheilung

Mehrere Störungen können die normale Knochenheilung beeinflussen:

Kompartmentsyndrom

Durch eine Weichteilschwellung (Frakturhämatom, Muskelödem) innerhalb einer Muskelfaszie (Kompartment) kann es zu einem starken Anstieg des Gewebedruckes mit Kompression der versorgenden Gefäße kommen. Da sich die Faszien kaum ausdehnen können, nimmt der Druck innerhalb des Kompartments immer weiter zu. Folge ist eine Minderdurchblutung des Gebietes mit schweren Nekrosen und narbigen Kontrakturen.

Klinik:
- Schmerzen, Schwellung und Hautrötung (Stadium I)
- Gefühlsstörungen, fehlender Puls, muskuläre Ausfälle (Stadium II)
- Nekrose von Muskulatur und Haut (Stadium III).

Hauptsächlich betroffen vom Kompartmentsyndrom sind Unterarm und Unterschenkel, da hier die Muskellogen durch eine enge Faszie umgeben sind.

■ Bei Frakturen an Unterarm und Unterschenkel besteht immer die Gefahr eines Kompartmentsyndroms.

Therapie:
- Sofortige operative Spaltung der Muskelfaszie zur Entlastung des Gewebsdruckes (**Fasziotomie**)
- Im fortgeschrittenen Stadium III Amputation
- Einlage einer Drucksonde in die Muskelloge.

■ Kompartmentsyndrom: sofortige Faszienspaltung.

Sudeck-Erkrankung

Beim M. Sudeck kommt es zu einer Dystrophie von Knochen und Weichteilen nach Frakturen. Ursache ist eine lokale Stoffwechsel- und Durchblutungsstörung, deren Ursache unbekannt ist. Bevorzugt betroffen sind gelenknahe Frakturen, begünstigend wirken wiederholte Repositionsmanöver.

Klinik:
- Schmerzen, Schonhaltung, blau-livide verfärbte Haut, Überwärmung (Stadium I)
- Blasse-livide Haut, zunehmende Gelenkversteifung, Muskeldystrophie (Stadium II)
- Einsteifung und Gebrauchsunfähigkeit der betroffenen Extremität pergamentdünne Haut, keine Schmerzen mehr (Stadium III).

Therapie:
Je nach Stadium:
- Absolute Ruhigstellung, abschwellende Medikamente
- Konsequente Analgesie
- Physikalische Anwendungen (Bäder, Lymphdrainagen)
- Durchblutungsfördernde Medikamente, Kortikoide
- Vorsichtige krankengymnastische Übungsbehandlung, Gelenkmobilisation.

Ostitis und Osteomyelitis

Eine Ostitis ist eine Entzündung des Knochens, eine Osteomyelitis eine Entzündung des Knochenmarks. Die Erreger können durch offenen Frakturen, einen operativen Eingriff oder auf dem Blutweg in die Knochen verschleppt werden.

Klinik:
- Rötung, Schwellung, Schmerz
- Fieber, Erhöhung der Leukozyten
- Fistelung.

Therapie:
- Ausräumung des Eiterherdes
- Einbringen einer Spül-Saug-Drainage
- Ruhigstellung
- Systemische und lokale Antibiotikatherapie.

Pseudarthrose

Eine bleibende bewegliche Verbindung an der ursprünglichen Frakturstelle („Falschgelenk") wird als Pseudarthrose bezeichnet.

Ursachen:
- Mangelhafte Ruhigstellung
- Infektionen
- Durchblutungsstörungen.

■ **Mangelhafte Ruhigstellung kann zur Pseudarthrose führen.**

Klinik:
- Dauernde Instabilität der Fraktur
- Evtl. Schmerzen.

Therapie:
- Anfrischung der Frakturenden, Auffüllung des Defektes durch Spongiosa und Osteosynthese.

5.2 Spezielle Verletzungen der Wirbelsäule

Verletzungen und Frakturen der Wirbelsäule entstehen durch indirekte Gewalteinwirkung wie Stauchung, Überbiegung oder durch direkten Stoß oder Schlag. In der Hälfte der Fälle ist die Lendenwirbelsäule betroffen.

Verletzungen der Wirbelsäule betreffen nicht nur die Wirbelkörper, sondern auch die Wirbelbögen, Gelenk-, Quer- und Dornfortsätze sowie Bandscheiben und Bandapparat. Grundsätzlich wird bei Wirbelfrakturen unterteilt in:
- **Stabile Verletzungen:** Die Wirbelkörper sind gestaucht aber nicht verschoben. Die Bandstruktur ist intakt.
- **Instabile Verletzungen:** Die Bandstruktur ist zerrissen, die Wirbel sind gegeneinander verschoben (Subluxation). Es besteht die Gefahr einer Querschnittlähmung.

■ Der weitaus größte Teil sind stabile Verletzungen.

Bei Verdacht auf Wirbelfraktur jede unnötige Bewegung vermeiden um Schäden am Rückenmark zu verhindern. Keine Repositionsversuche am Unfallort. Schonender Transport mittels Vakuummatratze in Rückenlage.

■ Bei Verdacht auf Wirbelfraktur jede unnötige Bewegung vermeiden.

5.2.1 Frakturen des 1. und 2. Halswirbels (Atlas und Axis)

Der Atlas stellt die gelenkige Verbindung der Halswirbelsäule zum Schädel dar. Der Axis ragt als 2. Halswirbel mit einem knöchernen Zapfen in den Atlas hinein und ermöglicht zusammen mit dem Atlas die Drehbewegungen des Kopfes.

Klinik:
- Nacken- und Bewegungsschmerzen (Leitsymptom)
- Gestützte Kopfhaltung (der Patient hält den Kopf mit beiden Händen gestützt)
- Neurologische Ausfälle bei starken Verschiebungen der Frakturstücke.

Therapie:
- Crutchfield-Extension (zur Reposition der Fraktur)
- Ruhigstellung der HWS mittels eines Halo-Fixateurs für ca. 8–10 Wochen
- Zusätzliche Physiotherapie zur Stärkung der Nacken- und Halsmuskulatur.

Spezielle Frakturformen:
- **Jefferson-Fraktur:** Atlasberstungsfraktur durch starke axiale Gewalteinwirkung
- **Dens-Fraktur:** Bruch des Dens Axis bei Überstreckungen der HWS, z.B. bei einem Autounfall
- **Hanged-Man-Fraktur:** Bruch des Wirbelbogens des 2. HWK, typisch beim Erhängen

Eine operative Osteosynthese ist nur in Ausnahmefällen notwendig. Eine OP-Indikation besteht bei neurologischen Ausfällen, schweren Luxationsfrakturen und Pseudarthrosenbildung.

5.2.2 Frakturen der sonstigen Halswirbel

Frakturen der Halswirbelkörper von C3–C7 entstehen durch Stauchung oder Überdehnung der HWS. Zumeist handelt es sich dabei um Luxationsfrakturen.

Klinik:
- Nacken- und Bewegungsschmerzen
- Gestützte Kopfhaltung.

Therapie:
- Ruhigstellung mit stabilisieren Cervikalstütze (Philadelphia-Krawatte) bei unkomplizierten Frakturen (6 Wochen)
- Extensionsbehandlung mit Crutchfield-Extension zur Reposition
- Kopf-Brust-Ruhigstellung mit Gips oder Fixateur externe (Halo-Fixateur).

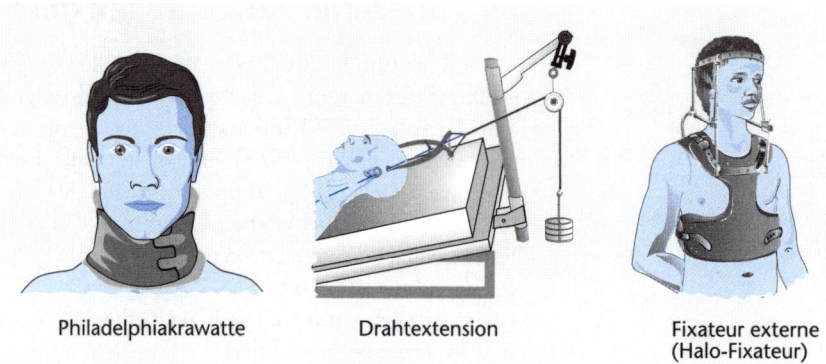

Abb. 88: Behandlungsverfahren bei Frakturen der HWS

Philadelphiakrawatte   Drahtextension   Fixateur externe (Halo-Fixateur)

5.2.3 Frakturen der Brust- und Lendenwirbelsäule

Zu Frakturen der Brust- und Lendenwirbelsäule kommt es meist durch einen Sturz auf das Gesäß oder den Rücken. Dabei kann es zu Stauchungsfrakturen, Berstungsfrakturen und Absprengungen der Vorderkante kommen. Bei instabilen Frakturen können sich Fragmente in Richtung Rückenmark verschieben und zu neurologischen Ausfällen führen.

Klinik:
- Klopf- und Stauchungsschmerz des betroffenen Segmentes
- Bei instabilen Frakturen möglicherweise begleitende neurologische Störungen.

Therapie:
- Stabile Frakturen: Bettruhe mit Flachlagerung bis zur Beschwerdefreiheit, frühzeitige krankengymnastische Übungsbehandlung
- Instabile Frakturen: operative Stabilisierung, in Ausnahmefällen Liegetherapie für 8–12 Wochen mit Hyperlordorsierung in der LWS (Kissenunterlage), evtl. Anlage eines Korsetts, leichte krankengymnastische Übungsbehandlung
- Bei Verletzungen des Rückenmarkes oder Wirbelkörperluxationen chirurgische Stabilisierung durch eine Fixateur interne.

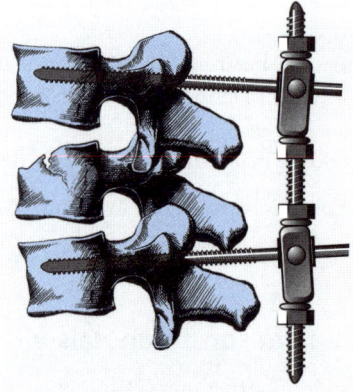

Abb. 89: Versorgung einer instabilen Wirbelfraktur mittels Fixateur interne

5.2.4 HWS-Distorsion

Zerrung der Halsweichteile dadurch schmerzhafte Verspannung der Halsmuskulatur. Häufig nach Auffahrunfällen. Der Begriff Schleudertrauma beschreibt den Verletzungsvorgang und sollte nicht mehr verwandt werden.

Klinik:
Die Symptomatik reicht vom leichten Nacken- und Bewegungsschmerz bis hin zu heftigsten Schmerzen und völliger Haltlosigkeit des Kopfes. Es kann sofort aber auch noch nach Stunden eintreten.

Therapie:
Die Therapie erfolgt durch Ruhigstellung mittels einer **Schanz-Krawatte** für die Dauer der Beschwerden (möglichst kurz). Begleitend erfolgt eine Schmerztherapie, frühzeitige Mobilisation und stabilisierende Physiotherapie.

5.3 Spezielle Verletzungen der oberen Extremität

Zu der oberen Extremität zählen Verletzungen des Schultergürtels, Ober- und Unterarmes und der Hand.

5.3.1 Klavikulafraktur

Die Fraktur des Schlüsselbeins, meist durch Sturz auf den ausgestreckten Arm, gehört zu den häufigsten Frakturen des Kindes- und Erwachsenenalters.

Klinik:
- Weichteilschwellung im Frakturbereich
- Typischer Hochstand des körpernahen Frakturteiles (Zug des M. sternocleidomastoideus).

Bei starker Dislokation der Frakturstücke kann es zu Verletzungen von Nerven und Gefäßen kommen (Armplexus, A. subclavia).

Therapie:
- Ruhigstellung der Fraktur im **Rucksackverband** für etwa 3–4 Wochen
- In der ersten Woche täglich nachspannen.
- Operative Osteosynthese nur bei starker Dislokation oder begleitenden Gefäß- und Nervenverletzungen (Plattenosteosynthese).

Bei Klavikulafrakturen der Neugeborenen (Geburtsverletzung) ist keinerlei Therapie notwendig.

■ Klavikulafrakturen werden in aller Regel konservativ mit einem Rucksackverband ruhiggestellt.

5.3.2 Schultereckgelenkssprengungen

Durch Sturz auf die Schulter (Reiter, Radfahrer) kann es zu Verletzungen des Bandapparates zwischen Schlüsselbein und Schulterblatt kommen (**Schultereckgelenkssprengungen**).

Klinik:
- Funktionsschmerzen in der Schulter
- Typischer Hochstand des äußeren Klavikula-Endes (**Klaviertastenphänomen**).

Röntgen:
Unter Gewichtsbelastung (beidseits 10 kg-Hanteln) kommt es zu einer Abstandsvermehrung zwischen Schlüsselbein und Schulterdach auf der erkrankten Seite. Somit wird die Stadieneinteilung festgelegt

Stadieneinteilung nach Tossy:
- Tossy I: Bänderdehnung
- Tossy II: das körperferne Schlüsselbeinende steht um eine halbe Schaftbreite über dem Schulterblatt (teilweiser Bänderriss)
- Tossy III: Hochstand um ganze Schaftbreite (kompletter Bänderriss).

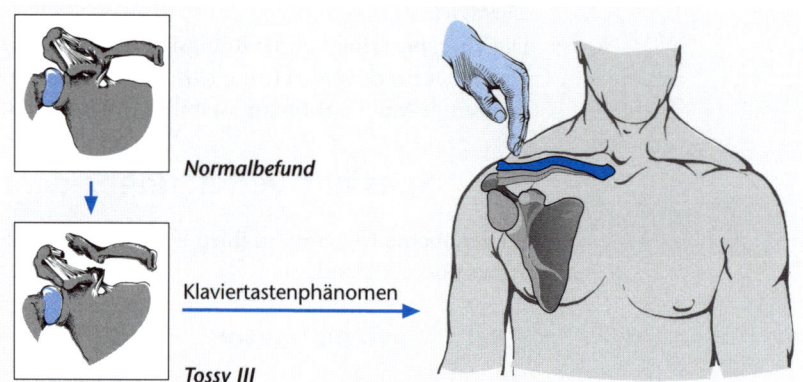

Abb. 90: Schultereckgelenkssprengung (hier: Tossy III)

Therapie:
- Tossy I: Symptomatisch (Salbenverbände)
- Tossy II: Bandage (Gilchrist-Verband)
- Tossy III: relative OP-Indikation, operative Naht der Bänder mit Zuggurtungsosteosynthese oder Hakenplatte. Vor allem bei jüngern Patienten mit hoher Belastung der Schulter (Handwerker, Leistungssportler).

5.3.3 Bicepssehnenruptur

Ein Riss der langen Bicepssehne tritt meist bei maximaler Anspannung auf dem Boden einer verschleißbedingten Vorschädigung der Sehne auf. Gesunde Sehnen reißen in der Regel nicht.

Klinik:
- Stechender Schmerz
- Nicht mehr sicht- und tastbare Sehne
- Vorwölbung des Muskelbauches bei Beugung des Unterarms.

Therapie:
- Bei unfallbedingten Rissen: sofortige operative Sehnennaht mit anschließender Ruhigstellung für ca. 2–4 Wochen
- Bei degenerativen Rissen: konservative Therapie und Ruhigstellung für ca. 2–3 Wochen

5.3.4 Humeruskopffraktur und subkapitale Humerusfraktur

Frakturen des Oberarmkopfes und Frakturen direkt unterhalb des Humeruskopfes entstehen durch Sturz auf den gestreckten Arm. Sie sind typische Knochenbrüche des alten Menschen.

Klinik:
- Weichteilschwellung, Druckschmerz
- Bewegungseinschränkung
- Hämatombildung.

Therapie:
- Ruhigstellung im Desault- oder Gilchristverband für max. 1 Woche
- Frühfunktionelle Übungsbehandlung (aktive Pendelübungen).

Eine operative Osteosynthese wird nur bei stark disloziierten Frakturen durchgeführt.

■ **Subkapitale Humerusfraktur: typischer Knochenbruch des alten Menschen.**

5.3.5 Humerusschaftfraktur

Frakturen im Schaftbereich des Oberarms entstehen durch direkte oder indirekte Gewalteinwirkung.

Klinik:
- Weichteilschwellung und Schmerzen
- Gelegentlich Begleitverletzungen des N. radialis mit Lähmung oder Teillähmung der Hand (10%).

Therapie:
- Meist operativ
- Evtl. Ruhigstellung mittels Oberarmgipsschiene.

Eine operative Stabilisierung mittels Verplattung, Marknagel oder Fixateur externe ist wegen der starken Dislokation oder Begleitverletzungen wie Gefäß- und Nervenschäden häufig angezeigt.

5.3.6 Ellenbogenluxation

Verrenkungen des Ellenbogengelenkes entstehen meist durch Sturz auf den gestreckten Arm. Sie sind nach der Schulterluxation die zweithäufigste Luxation des Menschen. Relativ häufig liegen gleichzeitig knöcherne Verletzungen vor (Abrissfrakturen).

■ Bei Ellenbogenluxation häufig knöcherne Begleitverletzungen.

Klinik:
- Deformiertes Ellenbogengelenk
- Schmerzhafte Schwellung.

Therapie:
- Sofortige Reposition durch Zug (meist Narkose notwendig)
- Anschließende Ruhigstellung des Gelenkes im Oberarmgipsverband
- Danach aktive Bewegungstherapie (nach ca. 4 Wochen).

Bei knöchernen Verletzungen oder Zerreißungen des Kapsel-Band-Apparates erfolgt die operative Versorgung.

5.3.7 Olekranonfrakturen

Frakturen des Olekranons entstehen meist durch Sturz auf den gebeugten Ellenbogen. Sie sind im Erwachsenenalter relativ häufig. Durch den starken Muskelzug am Olecranon (M. trizeps) kommt es zu einem Auseinanderweichen der Frakturstücke.

Klinik:
- Charakteristische **Delle** über dem Olecranon
- Schmerzhafte Bewegungseinschränkung (keine Armstreckung gegen Widerstand möglich).

Therapie:
- Übungsstabile Zuggurtungsosteosynthese
- Frühzeitige Bewegungstherapie.

Nur bei Kindern und nicht verschobenen Olekranonfrakturen ist eine konservative Behandlung im Gips gerechtfertigt.

5.3.8 Frakturen des Unterarmschaftes

Frakturen des Unterarms entstehen meist durch direkte (Abwehrreaktion) oder indirekte (Sturz auf die Hand) Gewalteinwirkung. Sind sowohl Ulna als auch Radius gebrochen, spricht man von einer **Unterarmschaftfraktur.**

Spezielle Frakturformen:
- Grünholzfraktur: kindliche Fraktur mit intaktem Periost
- Wulstfraktur: kindliche Stauchungsfraktur
- Monteggia-Fraktur: Ulnaschaftfraktur mit Radiusköpfchenluxation
- Galeazzi-Fraktur: Radiusschaftfraktur mit Luxation des distalen Radioulnargelenkes.

Klinik:
Schmerzhafte Bewegungseinschränkung des Unterarms.
Ist nur ein Knochen betroffen, ist die Diagnose manchmal erst im Röntgenbild zu stellen.

Therapie:
- Meist operative Versorgung durch eine Plattenosteosynthese notwendig
- Nur bei kindlichen Frakturen oder absolut unverschobenen Frakturen Ruhigstellung in der Oberarmgipsschiene.

5.3.9 Distale Radiusfraktur

Der handgelenksnahe Bruch der Speiche ist die häufigste Fraktur des Menschen (25% aller Frakturen). Ursache ist meist der Sturz auf die abstützende Hand. In Abhängigkeit von der Handstellung unterscheidet man die häufigere **Extensionsfraktur** (Colles-Fraktur) bei Sturz auf die gestreckte Hand und die seltenere **Flexionsfraktur** (Smith-Fraktur) bei Sturz auf die gebeugte Hand.

Klinik:
- Weichteilschwellung
- Typische **Bajonett-Fehlstellung** (seitliche Verschiebung) bei Frontalansicht
- Typische Fourchette-Stellung (Gabelstellung) bei der Seitansicht.

Therapie:
- Reposition und Ruhigstellung in einer Unterarmgipsschiene für 3–4 Wochen
- Operative Versorgung mit Kirschner-Drähten oder Platten bei nicht zu reponierenden Frakturen oder begleitenden Gefäß-Nervenverletzungen.

■ **Die Radiusfraktur an typischer Stelle ist die häufigste Fraktur des Menschen.**

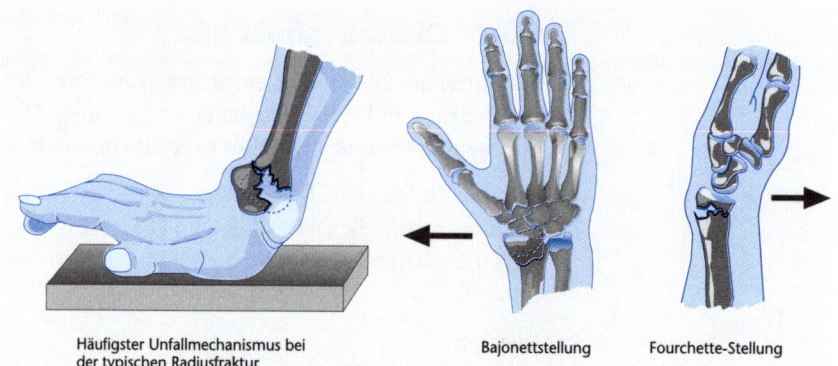

Abb. 91: Radiusfraktur — Häufigster Unfallmechanismus bei der typischen Radiusfraktur — Bajonettstellung — Fourchette-Stellung

5.3.10 Kahnbeinfraktur (Navicularefraktur)

Das Kahnbein ist der am häufigsten von einer Fraktur betroffene Handwurzelknochen. Ursache ist meistens der Sturz auf die überstreckte Hand. Die Diagnose ist mitunter schwierig, da bei nicht verschobenen Frakturen die Frakturlinie oft erst nach Wochen im Röntgenbild sichtbar wird.

Klinik:
- Druckschmerz über dem Kahnbein an der streckseitigen Handwurzel
- Druckschmerz am Daumengrundgelenk (Hauptschmerzpunkt)
- Stauchungsschmerz über dem zweiten Mittelhandknochen bei Faustschluss

Röntgen:
Im Röntgenbild ist die Kahnbeinfraktur häufig nur schwer zu erkennen. In der Regel muss die Diagnose bei begründetem Verdacht auf eine Naviculare-Fraktur durch MRT gesichert werden.

Therapie:
- Konsequente Ruhigstellung im Unterarmfaustgipsverband für mindestens 12 Wochen (einschließlich Daumengrundgelenks).

Bei der Kahnbeinfraktur kann es vor allem bei unzureichender Ruhigstellung zu einer verzögerten Knochenbruchheilung mit der Ausbildung einer schmerzhaften **Pseudarthrose** kommen. In einem solchen Fall muss die operative Fixierung mit einem Knochenspan (Matti-Russe-Plastik) oder einer Schraube erfolgen.

■ **Wegen der Gefahr der Pseudarthrose konsequente Ruhigstellung der Kahnbeinfraktur.**

5.3.11 Mittelhand- und Fingerfraktur

Mittelhand- und Fingerknochen brechen durch direkte Gewalteinwirkung. Nach Reposition der meist komplikationslosen Frakturen erfolgt die Ruhigstellung durch eine palmare Gipsschiene in Funktionsstellung für 3–6 Wochen. Lediglich dislozierte und nicht reponierbare Frakturen oder Gelenkfrakturen werden operativ durch Kirschner-Drähte oder Zugschrauben stabilisiert.

5.3.12 Sehnenverletzungen an Hand und Finger

Sehnenrisse an Beuge- und Strecksehnen der Finger werden meist durch Schnittwunden oder direkte Traumata wie Schlag auf die ausgestreckten Finger (Volleyball) verursacht. Zu spontanen Rupturen kann es in Einzelfällen bei rheumatischen Erkrankungen kommen. Man unterscheidet Streck- und Beugesehnenrupturen.

Strecksehnenruptur

Verletzungen der Strecksehnen sind im Vergleich zu Beugesehnenrupturen unproblematisch.

Klinik:
Je nach betroffener Sehne kommt es zu unterschiedlichen Funktionsausfällen:
- Ruptur am Endgelenk: schlaff herunterhängendes Fingerendglied
- Ruptur am Mittelgelenk: Überstreckung des Grundgelenkes und Beugung der Mittelgelenke (**Knopflochdeformität**)
- Ruptur am Grundgelenk: Überstreckung des mittleren Fingergliedes und Beugung des Endgelenkes (**Schwanenhalsdeformität**).

Um einen begleitenden knöchernen Ausriss auszuschließen, muss immer auch eine Röntgenaufnahme in zwei Ebenen angeführt werden.

Therapie:
- Ruptur am Endgelenk: Ruhigstellung in der **Stack-Schiene** für 6 Wochen
- Ruptur am Mittel- und Grundgelenk: primäre Sehnennaht und anschließende Ruhigstellung im Gipsverband.

■ **Nur Strecksehnenrisse des Endgelenkes können konservativ durch eine Stack-Schiene behandelt werden. Alle anderen Rupturen sollten durch eine primäre Sehnennaht versorgt werden.**

Beugesehnenverletzungen

Verletzungen der Beugesehnen sind vor allem wegen der schwierigeren anatomischen Verhältnisse und der Gefahr der postoperativen Verklebungen erheblich problematischer als Strecksehnenrupturen.

Klinik:
- Je nach betroffenen Sehnen unterschiedlich starke Einschränkung der Beugung.

Therapie:
- Vorsichtige und schonende primäre Sehnennaht
- Anschließende Ruhigstellung durch eine dynamische Schienung nach Kleinert.

Bei der **dynamischen Schienung nach Kleinert** wird der betroffene Finger mit einem am Fingernagel befestigten Gummiband in Beugestellung ruhiggestellt. Das entlastet die frisch genähten Beugesehnen, außerdem kann die Streckung aktiv geübt werden.

■ Nachbehandlung der Beugesehnenverletzungen durch eine dynamische Schienung nach Kleinert.

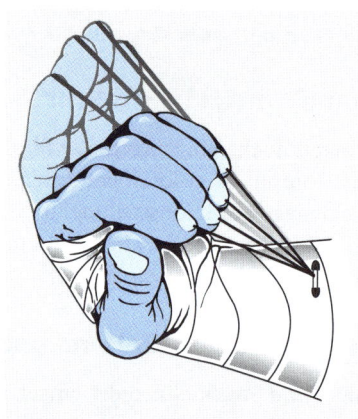

Abb. 92: Dynamische Schienung nach Kleinert bei Beugesehnenverletzungen

5.4 Spezielle Verletzungen des Beckens

Das Becken ist zentraler Baustein des menschlichen Skeletts. Es besteht aus Darm-, Sitz- und Schambein, die zusammen mit dem Kreuzbein den Beckenring bilden. Frakturen des Beckens lassen sich einteilen in die **Beckenrand-** und **Beckenringfrakturen.** Eine Sonderform stellt die Fraktur der Hüftgelenkspfanne (**Azetabulumfraktur**) dar.

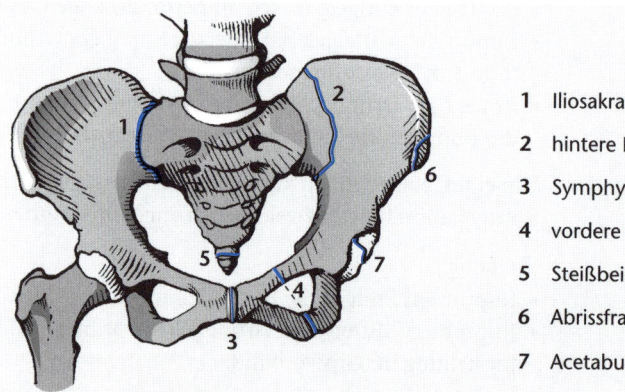

1. Iliosakralfugensprengung
2. hintere Beckenringfraktur
3. Symphysenruptur
4. vordere Beckenringfraktur
5. Steißbeinfraktur
6. Abrissfraktur Beckenschaufel
7. Acetabulumfraktur

Abb. 93: Arten der Beckenfraktur (Verlauf der Bruchlinie)

5.4.1 Beckenringfraktur

Verletzungen des Beckenringes liegen vor, wenn die Ringstruktur des Beckens durch die Frakturlinie komplett unterbrochen ist. Da der stabile Beckenring nur durch massive Gewalteinwirkung reißt, sind zusätzliche Verletzungen an Blase, Darm, Harnleiter oder Gefäßen nicht selten. Beckenringfrakturen werden eingeteilt in:
- Vordere Beckenringfraktur: Frakturlinie durch Schambein, Sitzbein oder Symphyse (**Symphysensprengung**)
- Hintere Beckenringfraktur: Frakturlinie durch die Beckenflügel
- Doppelte Beckenringfraktur: vordere und hintere Beckenringfraktur (Malgaigne-Fraktur).

Klinik:
- Entstellte Beckenkontur
- Hämatom
- Evtl. schmerzbedingter Funktionsverlust des Hüftgelenkes
- Evtl. Beinlängendifferenz.

Komplikationen:
- Massiver Blutverlust (bis zu 3,5 Litern bei instabiler Beckenringfraktur)
- Verletzung von Blase, Harnröhre, Rektum und Anus.

■ Bei Beckenringfrakturen Gefahr der Verletzung von Gefäßen, Blase und Harnröhre.

Therapie:
Vor der definitiven Versorgung der Beckenfraktur steht die Stabilisierung des Kreislaufes durch Infusionen und evtl. Blutersatz (hoher Blutverlust). Danach werden die Beckenfrakturen in Abhängigkeit des Befundes behandelt:
- Stabile Beckenfraktur: konservative Therapie durch Bettruhe für 4 Wochen
- Leicht verschobene Beckenfraktur: konservative Therapie mit der Rauchfuß-**Beckenschwebe**
- Dislozierte, instabile Beckenfraktur: operative Stabilisierung durch Verplattung, Verdrahtung (Drahtcerclage)
- Fixateur externe.

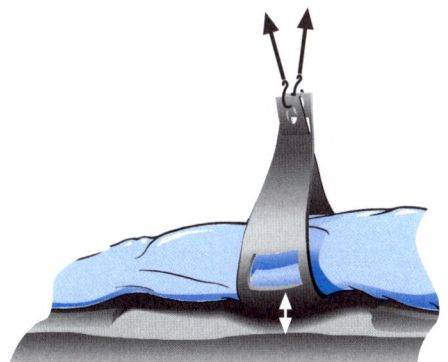

Abb. 94: Rauchfuß – Beckenschwebe

5.4.2 Azetabulumfraktur

Frakturen der Hüftgelenkspfanne entstehen typischerweise durch eine direkte Gewalteinwirkung auf das gebeugte Knie beim sitzenden Menschen (typischer Auffahrunfall mit Anprall des Knies am Armaturenbrett). Eine Azetabulmfraktur liegt bei etwa der Hälfte aller Beckenringfrakturen vor.

Klinik:
- Beinverkürzung und Fehlstellung
- Bewegungseinschränkung der Hüfte.

Bei Azetabulumfrakturen kann es zu einer zusätzlichen Verletzung des **N. ischiadicus** kommen, der in unmittelbarer Nachbarschaft verläuft. Folgen sind Störungen der Sensibilität und Motorik.

Therapie:
- Umgehende Reposition des Hüftkopfes
- Danach Ruhigstellung des Beines unter starkem Zug (Extension) für 6–8 Wochen
- Entlastung des Beines für mindestens 4 Monate
- Bei dislozierten Fragmenten operative Rekonstruktion mit Platten und Schrauben.

5.4.3 Hüftgelenksluxation

Meist unfallbedingte Luxation des Oberschenkelkopfes aus der Hüftpfanne. Da das Hüftgelenk durch starke Band- und Muskelzüge gesichert ist, sind erhebliche Kräfte notwendig, um das Gelenk zu luxieren. Nach der Reposition erfolgt die Ruhigstellung für mindestens 3–4 Wochen, danach aktive Bewegungsübungen.
Eine Sonderform stellt die **Luxation von Hüftendoprothesen** dar.

Klinik:
- Beinverkürzung und Fehlstellung
- Bewegungseinschränkung der Hüfte.

Röntgen:
- Fehlstellung des Hüftkopfes außerhalb der Pfanne.

Therapie:
- **Konservativ**: geschlossene Reposition in Kurznarkose und Antirotationsgips
- **Operativ**: Offene Reposition und Antirotationsgips.

5.5 Spezielle Verletzungen des Oberschenkels

Der Oberschenkel ist der kräftigste Röhrenknochen des Menschen. Im jüngeren Alter kommt es nur bei massiver direkter oder indirekter Gewalteinwirkung zu Frakturen des Oberschenkels. Im höheren Alter sind Oberschenkelfrakturen (vor allem im Oberschenkelhalsbereich) durch die altersbedingte Osteoporose häufiger.

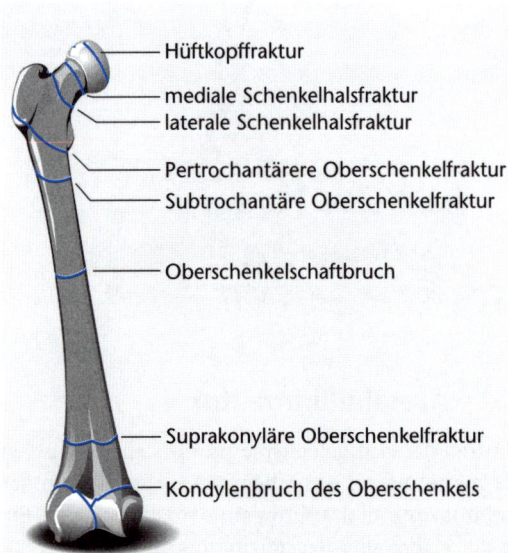

Abb. 95: Frakturen des Oberschenkels

5.5.1 Hüftkopffraktur

Frakturen des Femurkopfes sind selten und meistens kombiniert mit einem Hüftpfannenbruch (Azetabulumfraktur). Es handelt sich meistens um Impressions- oder Abscherfrakturen. Die klinische Symptomatik entspricht der Hüftluxation.

Therapie:
- Nicht-dislozierte Frakturen: Ruhigstellung und Beinentlastung
- Dislozierte Frakturen: operative Reposition und Osteosynthese.

5.5.2 Schenkelhalsfrakturen

Die Schenkelhalsfraktur ist eine typische Verletzung des hohen Lebensalters, meist durch Sturz auf die Hüfte verursacht. Der osteoporotische Knochen bricht innerhalb (**mediale Schenkelhalsfraktur**) oder außerhalb der Gelenkkapsel (**laterale Schenkelhalsfraktur**).

Die medialen Schenkelhalsfrakturen lassen sich weiter in **Abduktionsfrakturen** (bei denen die Fragmente einstauchen) und die häufigeren **Adduktionsfrakturen** (bei denen die Fragmente sich voneinander entfernen) einteilen.

Der Schweregrad wird in Abhängigkeit des Frakturlinienverlaufs in drei Grade nach **Pauwels** eingeteilt:
- Pauwels I: Winkel zwischen der Horizontalen und der Frakturlinie > 30°
- Pauwels II: Winkel zwischen der Horizontalen und der Frakturlinie bis 50°
- Pauwels III: Winkel zwischen der Horizontalen und der Frakturlinie um 70°

Je steiler der Bruchlinienverlauf, desto größer ist die Gefahr der Dislokation der Fraktur.

Klinik:
- Außenrotation und Verkürzung des betroffenen Beines (Leitsymptom)
- Schmerzhafte Bewegungseinschränkung.

Therapie:
Nur die seltenen eingestauchten Abduktionsfrakturen können konservativ mit frühfunktioneller Übungsbehandlung therapiert werden. Alle anderen Schenkelhalsfrakturen werden operativ versorgt:
- Schraubenosteosynthese bei Patienten unter 70 Jahren
- Künstlicher Hüftgelenkersatz (TEP) bei älteren Patienten über 70 Jahren (Kopf und/oder Pfanne)
- Evtl. dynamische Hüftschraube (DHS) bei sehr lateralen Schenkelhalsfrakturen.

■ Schenkelhalsfraktur im höheren Lebensalter: künstlicher Hüftgelenkersatz und Frühmobilisation.

5.5.3 Pertrochantäre Frakturen

Bei den pertrochantären Frakturen des Oberschenkels verläuft die Bruchlinie durch den Trochanter. Häufig ist der Trochanter minor mit abgebrochen.

Klinik:
- Außenrotation und Verkürzung des betroffenen Beines (Leitsymptom)
- Schmerzhafte Bewegungseinschränkung

Therapie:
Die Behandlung der pertrochantären Frakturen erfolgt prinzipiell operativ:
- Dynamische Hüftschraube (**DHS**): hier kann die Osteosyntheseschraube unter Druck gleiten und kann so eine zusätzliche Kompression der Frakturteile ermöglichen
- Gammanagelung (ermöglicht ebenfalls die Frühmobilisierung)
- Marknagelung nach Ender (bei Kindern).

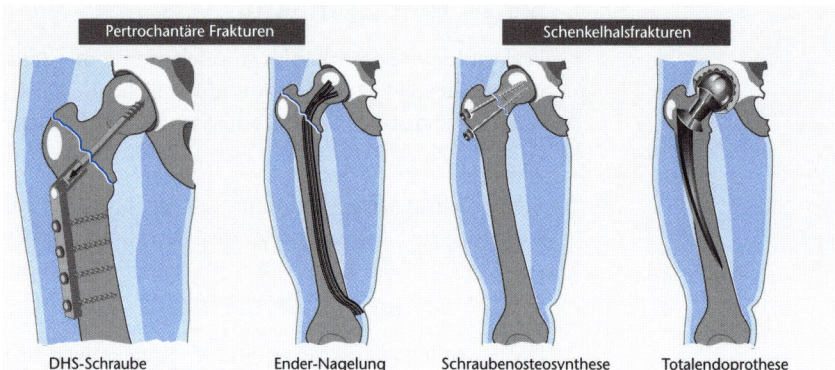

Abb. 96: OP-Verfahren bei Schenkelhals- und pertrochantären Frakturen

5.5.4 Oberschenkelschaftfrakturen

Oberschenkelschaftfrakturen entstehen durch direkte Gewalteinwirkung (typische Motorradverletzung).

Klinik:
Typische Frakturzeichen.

Komplikationen:
- Hoher **Blutverlust** (bis zu 2 Litern)
- Fettembolien bei Verschleppung aus dem Markkanal

■ Oberschenkelschaftbruch: hoher Blutverlust auch bei geschlossener Fraktur.

Therapie:
Die Behandlung erfolgt in der Regel operativ:
- Plattenosteosynthese
- Fixateur externe (bei offenen Frakturen oder ausgedehnten Weichteilschäden)
- Nagelung.

5.5.5 Supra- und perkondyläre Oberschenkelfrakturen

Frakturen im unteren Drittel des Oberschenkels entstehen durch direkte Gewalteinwirkung. Die Fraktur kann dabei oberhalb der Kondylen (**suprakondylär**) oder durch die Kondylen (**perkondylär**) verlaufen. Aufgrund des Verletzungsmechanismus finden sich häufig Zusatzverletzungen im Hüftgelenk.

Klinik:
- Typische Frakturzeichen
- Evtl. blutiger Kniegelenkserguss bei perkondylären Frakturen.

Therapie:
Nur absolut unverschobene suprakondyläre Frakturen können in Einzelfällen konservativ durch Ruhigstellung behandelt werden. In den meisten Fällen, vor allem wenn das Gelenk beteiligt ist, muss eine **operative** Versorgung erfolgen:
- Kondylenplatte
- Schrauben und Kirschner-Drähte
- Evtl. Spongiosaauffüllung von Trümmerzonen.

Das benachbarte Kniegelenk gehört zu den am stärksten belasteten Gelenken des Körpers. Eine anatomisch unkorrekte Belastung würde zu Früharthrosen führen.

5.6 Spezielle Verletzungen des Kniegelenks und Unterschenkel

5.6.1 Seitenband- und Kreuzbandruptur des Kniegelenks

Das Knie ist das am stärksten belastete Gelenk des Menschen. Es wird durch die Seitenbänder und die im Kniegelenk liegenden Kreuzbänder stabilisiert.

Verletzung der Seitenbänder

Zum Riss der Seitenbänder kommt es meist bei einer seitlichen Gewalteinwirkung.

Klinik:
- Schwellung und Druckschmerz
- Schmerzen bei Adduktion und Abduktion

Verletzung der Kreuzbänder

Die beiden Kreuzbänder sind für die Stabilität des Kniegelenkes außerordentlich wichtig. Verletzungen der Kreuzbänder können Zerrungen, teilweise oder komplette Zerreißungen sein; das vordere Kreuzband ist dabei weitaus häufiger betroffen. Ursache sind meist heftige Verdrehungen des Kniegelenkes (Rotationstraumen bei Sport- oder Verkehrsunfällen).

Häufig ist ein Riss des Kreuzbandes mit anderen Kniebinnenverletzungen kombiniert. Eine Kombinationsverletzung von vorderem Kreuzband, Innenmeniskus und Innenband wird als **„unhappy triad"** bezeichnet.

Klinik:
- Blutiger Kniegelenkserguss (Hämarthros)
- Gangunsicherheit und Gefühl der Instabilität
- **Schubladenphänomen:** erhöhte Beweglichkeit des Schienbeins nach vorne (vordere Kreuzbandruptur) und hinten (hintere Kreuzbandruptur)
- Pivot-Shift: Gelenkschnappen beim passiven Anbeugen des in Innendrehung und Abspreizung gehaltenen Unterschenkels

■ Leitsymptom der Kreuzbandruptur ist der blutige Gelenkerguss (Hämarthros) und das instabile Kniegelenk.

Therapie:

In einigen Fällen kann eine Kreuzbandruptur konservativ mit frühfunktioneller Übungsbehandlung und konsequentem Muskeltraining behandelt werden. Der kräftige Muskelmantel kann dabei das Kniegelenk stabilisieren. In den meisten Fällen sollte aber eine operative Kreuzbandnaht erfolgen:
- Zunächst **Arthroskopie** zur Diagnosesicherung (immer bei Hämarthros)
- Dann Naht der Kreuzbänder und evtl. Verstärkung der Bänder durch eigenes oder fremdes Material wie z. B. Patellasehne oder Kunststoffkordel (Kreuzbandplastik).

Die Kreuzbandplastik kann durch eine Eröffnung des Gelenkes (Arthrotomie) oder auch im Rahmen einer Arthroskopie erfolgen (**arthroskopische Kreuzbandplastik**). Postoperativ muss wegen der Gefahr der Einsteifung und zum muskulären Auftraining eine intensive krankengymnastische Übungsbehandlung durchgeführt werden.

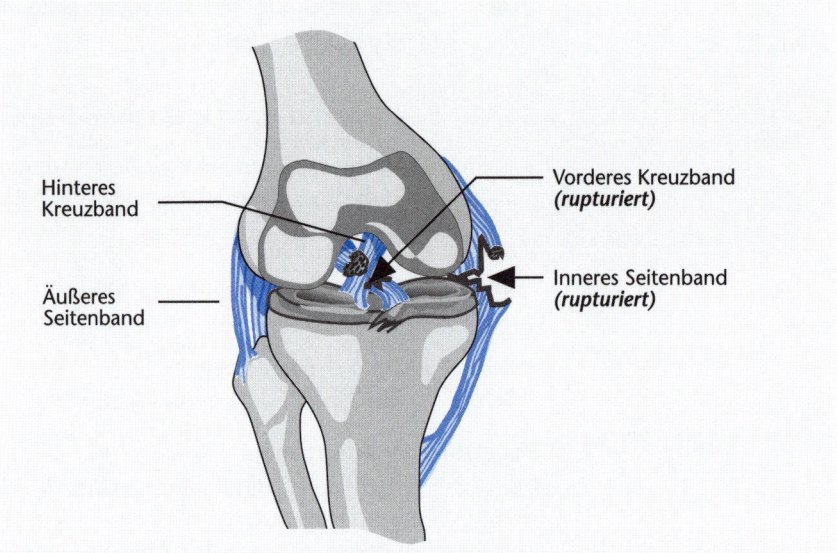

Abb. 97: Ruptur des vorderen Kreuzbandes mit Begleitverletzung des Seitenbandes

5.6.2 Kniescheibenfraktur (Patellafraktur)

Ursache der Patellafraktur ist am häufigsten eine direkte Gewalteinwirkung bei Sturz auf das Knie. Die Frakturlinie kann schräg, quer oder längs verlaufen.

Klinik:
- Keine Beinstreckung mehr möglich
- Blutiger Kniegelenkserguss (Hämarthros).

Die Diagnose erfolgt durch eine Röntgenaufnahme oder eine Arthroskopie.

Therapie:
- Dislozierte und offene Frakturen sowie Querfrakturen werden operativ versorgt (Drahtcerclage, Zuggurtung, Verschraubung) in Ausnahmefällen Entfernung der Patella
- Stabile und unverschobene Frakturen werden konservativ mit frühzeitiger Physiotherapie behandelt.

5.6.3 Patellaluxation

Durch meist angeborene anatomische Fehlbildungen im Bereich der Patella (flache Femurkondylen) kann es zum Herausspringen der Kniescheibe aus ihrem Gleitlager kommen. Die Patella luxiert dabei meistens nach lateral und springt auch spontan wieder zurück (**habituelle Patellaluxation**).

Therapie:
- Physiotherapie zur Stärkung der Muskulatur
- Bei wiederholten Luxationen operative Spaltung der äußeren Haltebänder (Retinakulum) und dadurch Verlagerung der Patella nach medial.

5.6.4 Tibiakopffrakturen

Tibiakopffrakturen werden meist durch auf die Längsachse des Unterschenkels einwirkende Stauchungskräfte verursacht. Es kann dabei zu Depressionsfrakturen, Impressionsfrakturen und Mehrfragmentfrakturen kommen, häufig sind die Gelenkflächen mitbeteiligt. Typische Begleitverletzungen sind Meniskusschäden und Verletzungen des Bandapparates.

Klinik:
- Weichteilschwellung und Hämatom
- Druckschmerz
- Hämarthros.

Therapie:
Eine konservative Therapie ist nur bei nicht dislozierten Fragmenten ohne Zusatzverletzungen vertretbar, ansonsten erfolgt immer eine Osteosynthese:
- Übungsstabile Osteosynthese mit Abstützplatten und Schrauben, evtl. Spongiosaplastik
- Versorgung von Begleitverletzungen (z. B. Bandnaht)
- Frühfunktionelle Nachbehandlung unter Entlastung des Beines für ca. 12 Wochen.

5.6.5 Unterschenkelschaftfrakturen

Bei Unterschenkelschaftfrakturen kommt es zum gleichzeitigen Bruch von Tibia und Fibula. Diese Frakturen sind problematisch, da die geringe Weichteildeckung an der Tibiavorderseite die Heilung verzögert und die Infektionsgefahr bei offenen Frakturen erhöht.

Klinik:
Klassische Frakturzeichen.

Therapie:
Nicht-dislozierte, geschlossene und stabile Unterschenkelschaftfrakturen können im aufgeschnittenen Oberschenkelgips für 8–10 Wochen ruhig gestellt werden. Alle anderen Frakturen werden operativ versorgt:
- Plattenosteosynthese (bei geschlossenen Frakturen im gesamten Bereich)
- Marknagel (bei geschlossenen Quer- und Schrägfrakturen)
- Fixateur externe (bei offenen Frakturen mit Weichteilschäden und bei Trümmerfrakturen)

■ **Unterschenkelschaftfrakturen neigen wegen der geringen Weichteildeckung zu Komplikationen.**

5.6.6 Distale Unterschenkelfrakturen (Pilon tibial)

Distale Unterschenkelfrakturen entstehen meist beim Sturz aus großer Höhe. Meistens ist das obere Sprunggelenk mitbeteiligt.

Klinik:
- Rasche Schwellung im Bereich des Sprunggelenkes
- Schmerzhafte Bewegungseinschränkung im Sprunggelenk.

Therapie:
Nur nicht dislozierte und stabile Frakturen dürfen konservativ durch Ruhigstellung im Gips behandelt werden. Alle anderen Frakturen werden operativ versorgt:
- Operative Rekonstruktion der Gelenkfläche mit Platten, Schrauben und evtl. Spongiosaplastik
- Bei offenen Frakturen zunächst Fixateur externe
- Entlastung des Beines für 12 Wochen.

5.7 Spezielle Verletzungen des Sprunggelenks und des Fußes

5.7.1 Bänderdehnung und Bänderriss des Sprunggelenkes („Seitenbandruptur")

Das obere Sprunggelenk wird innen und außen von starken Bändern gesichert. Durch ein **Abknicken** des Fußes nach innen (Supinationstrauma) kommt es zur Überdehnung oder zum Abriss des äußeren Bandes (Seitenband). Die Außenbandrupturen kommen besonders bei Sportlern vor und gehören zu den häufigsten Verletzungen des Menschen.

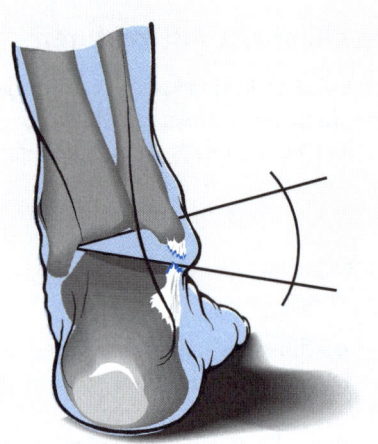

Abb. 98: Seitenbandruptur mit vermehrter Aufklappbarkeit des oberen Sprunggelenkes

Klinik:
- Schwellung und Hämatom am Sprunggelenk
- Schmerzhafte Bewegungseinschränkung.

Die Diagnosestellung erfolgt durch eine **gehaltene Röntgenaufnahme,** mit deren Hilfe die Aufklappbarkeit des Gelenkspaltes gemessen wird. Dabei wird der Fuß gegenüber dem Unterschenkel nach innen abgeknickt.

Therapie:
- In der Regel konservativ durch Ruhigstellung in einer Schiene bei nicht sicherer Ruptur oder geringer Instabilität (**Orthese**)
- Operativ durch eine Kapsel-Bandnaht bei ausgedehnten Bandverletzungen und hoher Instabilität des Gelenkes.

5.7.2 Sprunggelenksfraktur

Das obere Sprunggelenk ist ein reines Scharniergelenk, das von der **Malleolengabel** und der **Talusrolle** gebildet wird. Die Malleolengabel wird von dem Außenknöchel und dem Innenknöchel gebildet.

Bei einer Sprunggelenksfraktur können der zur Tibia gehörende Innenknöchel, der zur Fibula gehörende Außenknöchel oder auch beide (**bimalleoläre Sprunggelenksfraktur**) Knochen betroffen sein. Die häufigeren Frakturen des Außenknöchels werden nach der Lokalisation und der Mitbeteiligung der Syndesmose zwischen Tibia und Fibula nach **Weber** eingeteilt:
- **Weber A-Fraktur:** Fraktur des Außenknöchels unterhalb der Syndesmose, die Syndesmose ist intakt
- **Weber B-Fraktur:** Fraktur des Außenknöchels in Höhe der Syndesmose, die Syndesmose kann zerrissen sein
- **Weber C-Fraktur:** Fraktur der Fibula oberhalb der Syndesmose, die bei diesem Frakturtyp immer zerrissen ist.

Zusätzlich können bei einer Sprunggelenksfraktur auch noch die Innenbänder (Lig. deltoideum) einreißen. Bricht außerdem noch die hintere Tibiakante ab (Volkmann-Dreieck), so spricht man von einer **trimalleolären Sprunggelenksfraktur.**

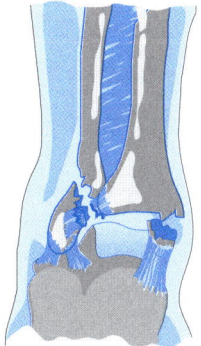

Abb. 99: Sprunggelenksfraktur Weber B mit Fraktur des Innenknöchels (Bimalleoläre Sprunggelenksfraktur)

Klinik: Massive schmerzhafte Schwellung des Sprunggelenkes.

Therapie:
Nicht dislozierte Frakturen mit unverletzter Syndesmose (Weber A und B) werden konservativ im Gehgips für 6 Wochen ruhiggestellt. Alle anderen Frakturen werden operativ versorgt:
- Reposition und Fixierung mit Platten, Schrauben und Zuggurtung
- Naht der Syndesmose
- Postoperative Ruhigstellung für 6 Wochen.

5.7.3 Kalkaneusfraktur

Das Fersenbein bricht meist durch axiale Gewalteinwirkung, z. B. beim Sturz aus großer Höhe.

Klinik:
- Deformierung der Ferse
- Schmerzhafte Schwellung, kein Auftreten mehr möglich.

Therapie:
- In der Regel konservative Ruhigstellung in einem Unterschenkelliegegips für mindestens 8 Wochen.
- Schraubenosteosynthese bei starker Dislokation und zerstörtem Fußgewölbe.

5.7.4 Mittelfuß- und Zehenfraktur

Mittelfuß- und Zehenfrakturen entstehen durch direkte Gewalteinwirkung. Es handelt sich dabei meistens um Querfrakturen.

Klinik:
- Schmerzhafte Schwellung über dem gebrochenen Knochen.

Therapie:
- Bei Mittelfußfrakturen: Ruhigstellung für 6–8 Wochen im Unterschenkelgips
- Bei Zehenfrakturen: Ruhigstellung mit einem Dachziegelverband aus Heftpflaster.

Nur in ausgeprägten Fällen mit starker Dislokation kann eine operative Osteosynthese notwendig werden (selten).

6 Urologie

6.1 Urologische Untersuchungsmethoden

Vor der Einordnung der urologischen Krankheitsbilder und der entsprechenden Therapie steht die exakte Diagnostik, für die im Bereich der Urologie einige spezifische Untersuchungsmethoden zur Verfügung stehen.

6.1.1 Anamnese

Wichtiger Ausgangspunkt der urologischen Diagnostik ist eine eingehende Anamnese des Patienten. Subjektive Veränderungen des Allgemeinbefindens, Schmerzen, Schmerzcharakter und Lokalisation der Schmerzen sowie Erhöhung der Körpertemperatur sind zu erfragen. Allgemeinerkrankungen stehen häufig mit urologischen Erkrankungen im Zusammenhang.

Typische urologische Leitsymptome:
- Schmerzen im Bereich der Nierenlager und der Blase
- Beschwerden beim Wasserlassen
- Koliken
- Hohes Fieber mit Schüttelfrost
- Veränderungen des Harns, z. B. Hämaturie.

Bei weiblichen Patienten ist eine genaue gynäkologische Anamnese zu erheben, die auch Fragen nach bestehenden oder abgelaufenen Geschlechtserkrankungen beinhaltet. An die Erhebung der Anamnese schließt sich dann eine körperliche Untersuchung an, die durch geeignete instrumentelle und radiologische Untersuchungsmethoden ergänzt werden kann.

6.1.2 Körperliche Untersuchung

Zunächst wird in üblicher Weise ein allgemeinmedizinischer Befund erhoben. Dies ist wichtig, da z. B. Eiterherde an anderen Organsystemen Ursache für entzündliche Prozesse der Nieren- und Harnwege sein können.

Neurologische Untersuchung:
- Erheben eines neurologischen Status → Blasenentleerungsstörungen haben häufig eine neurologische Ursache (Lähmung).

Untersuchung der Niere:
- Prüfung der Druck- und Klopfschmerzhaftigkeit der Nierengegend im Seitenvergleich → bei Nierenbeckenentzündungen häufig klopfschmerzhaft
- Versuch des Tastens der Niere → gesunde Nieren sind normalerweise nicht tastbar.

■ **Eine gesunde Niere ist normalerweise nicht tastbar.**

Untersuchung des Harnleiters:
- Der Harnleiter selber ist nicht tastbar, es kann lediglich eine Schmerzhaftigkeit geprüft werden.

Untersuchung der Blase:
- Die gefüllte Blase ist am oberen Rand der Symphyse zu tasten und mittels Klopfschall gegenüber dem Abdomen abgrenzbar.

Untersuchung des inneren Genitales:
Die Untersuchung des inneren Genitales erfolgt rektal. Sie umfasst und prüft folgende Punkte:
- Spannungszustand des Schließmuskels
- Beurteilung der Analschleimhaut in Bezug auf Hämorrhoiden und Fissuren
- Form, Größe und Konsistenz der Prostata (Vorsteherdrüse)
- Mögliche Resistenzen oder Tumoren im Enddarm.

■ **Die rektale Untersuchung in der Urologie ist vor allem für die Beurteilung der Prostata von Bedeutung.**

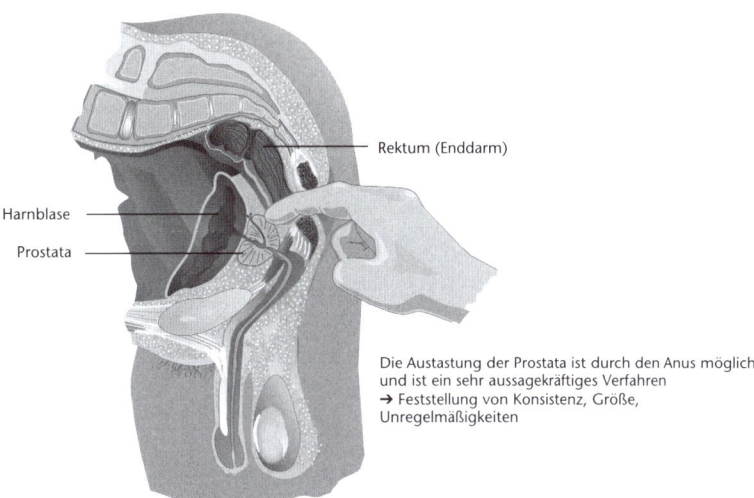

Die Austastung der Prostata ist durch den Anus möglich und ist ein sehr aussagekräftiges Verfahren
→ Feststellung von Konsistenz, Größe, Unregelmäßigkeiten

Abb. 100: Rektale Untersuchung

Untersuchung des äußeren Genitales:
- Untersuchung des Penis (Harnröhrenöffnung, Eichel, Kranzfurche und Vorhaut)
- Untersuchung der Hoden (Größe, Konsistenz und eventuelle Druckschmerzhaftigkeit)
- Abtasten des Samenstranges von seinem Beginn bis zum Eintritt in den Leistenkanal
- Suche nach geschwollenen und druckschmerzhaften Lymphknoten im Leistenbereich
- Prüfung der Bruchpforten.

6.1.3 Harngewinnung und -untersuchung

Die Analyse des Urins steht im Mittelpunkt der urologischen Untersuchungsverfahren, insbesondere im Bereich der routinemäßigen Labor-Suchmethoden.
Zur Gewinnung einer Urinprobe stehen mehrere Verfahren zur Verfügung.

Verfahren zur Uringewinnung:
- **Spontanurin:** Gewinnung des kompletten Blaseninhaltes einer Miktion
- **Mittelstrahlurin:** getrennt gewonnener Harn aus der Mitte des Miktionsvorganges
- **Morgenurin:** erste Harnentleerung des in der Nacht gesammelten Urins
- **24-Stunden-Sammelurin:** gesamte, in 24 Stunden ausgeschiedene Harnmenge
- **Blasenkatheterismus:** Gewinnung des Harns durch Katheterisierung der Blase
- **Suprapubische Blasenpunktion:** Gewinnung des Harns durch Punktion der Blase durch die Bauchdecke.

Mittelstrahlurin
Nach Desinfektion der Harnröhre erfolgt die Abgabe des Urins in mehreren Portionen. Die erste Portion, die verunreinigende Bestandteile der Harnröhre wie z.B. Bakterien, Leukozyten und Gewebereste enthält, wird verworfen. Die zweite Portion wird in einem sauberen Gefäß aufgefangen. Sie ist repräsentativ für den Inhalt der Blase.

■ **In der Regel erfolgt die Harngewinnung durch den Mittelstrahlurin, bei Frauen evtl. auch durch Einmalkatheterisierung.**

Blasenkatheter

Im Gegensatz zur aufwendigen Katheterisierung des Mannes ist bei der Frau die Gewinnung des Harns über einen Blasenkatheter einfacher und sinnvoll. Wegen der anatomischen Nähe von weiblicher Harnröhre und Anus kann es häufiger zu Verunreinigungen des Urins mit der entsprechenden Keimflora kommen. Durch einen Einmalkatheter kann man diese Fehlerquelle umgehen.

Blasenpunktion (suprapubische Blasenpunktion)

Die Blasenpunktion zur Gewinnung von Urin erfolgt bei gefüllter Blase etwa 2 cm oberhalb der Symphyse. Dort sticht der Arzt in der Mittellinie eine 10 cm lange Nadel senkrecht ein. Nach Aspirieren des Urins wird die Nadel rasch herausgezogen. Wegen der möglichen Komplikation und der Belastung für den Patienten wird dieses Verfahren selten angewandt.

Uringewinnung	Vorteil	Nachteil	Anwendung
Spontanurin	Keine	Verunreinigungen durch Harnröhrenbestandteile	Keine
Mittelstrahlurin	Geringe Verunreinigungen durch Harnröhrenbestandteile, geringe Belastung des Patienten	Besondere Sorgfalt des Patienten nötig	Häufigste Methode in der Praxis
Katheterurin	Geringe Verunreinigungen durch Harnröhrenbestandteile	Erhöhte Belastung des Patienten, Infektions- und Verletzungsgefahr	Routinemäßig beim Mann selten, bei der Frau häufiger
Blasenpunktion	Keine Verunreinigungen durch Harnröhrenbestandteile	Erhöhte Belastung des Patienten, aufwändige Technik	In der Regel nur in der Klinik möglich

Tab. 7: Methoden der Uringewinnung

Harnuntersuchung

Die Harnuntersuchung gehört zu den einfachsten und den Patienten am wenigsten belastenden Routineverfahren. Sie kann wichtige Hinweise auf eine Nierenerkrankung geben und ist häufig ein wichtiges Hilfsmittel zur Früherkennung bestimmter Krankheiten (Diabetes, Blasentumoren).

Urinuntersuchung	
Spezifisches Gewicht	1003–1040 mg/ml
Eiweißgehalt	bis 150 mg/Tag
Keimgehalt	bis 10000/ml
Erythrozyten im Sediment	bis 2/mm³
Leukozyten im Sediment	bis 3/mm³
Glukose	bis 30 mg/dl/24 h
pH-Wert	4,8–7,4

Tab. 8: Normwerttabelle Urin

Harnfarbe

Eine Farbänderung des normal gelblichen Harns ist unspezifisch und lässt nur Vermutungen, aber keine sichere Diagnose zu:
- Schmutzig-braun bis rötlich bei Harnwegsblutungen (Makrohämaturie)
- Wasserhell bei chronischer Niereninsuffizienz oder Diabetes insipidus
- Bräunlich-bernsteinfarben bei Harnkonzentrierung infolge Wassermangels

■ **Makrohämaturie: sichtbares Blut im Harn.**

Spezifisches Gewicht
Das spezifische Gewicht des Harns ist abhängig von der Osmolarität und liegt beim Gesunden zwischen 1,003 (nach Wasserbelastung) und 1,040 mg/ml (nach Dursten). Eine Verminderung des spezifischen Gewichtes deutet auf eine gestörte Konzentrationsfähigkeit der Niere (Diabetes insipidus); eine Erhöhung findet man z. B. bei Auftreten von Zucker (Glukosurie) oder Proteinen (Proteinurie) im Harn.

Glukosurie
Auftreten von Zucker (Glukose) im Harn. Häufigste Ursache ist der Diabetes mellitus mit erhöhten Blutzuckerwerten. Bei Erhöhung der Blutglukosekonzentration auf über 160–180 mg% kommt es zum Auftreten von Glukose im Harn, da ab dieser sog. „Nierenschwelle" die Rückresorptionskapazität der Niere für Zucker überschritten wird.

Proteinurie
Auftreten von Eiweißen (Proteinen) im Harn. Die normale Proteinausscheidung beträgt bis 150 mg/Tag. Eine größere Proteinurie ist immer abklärungsbedürftig und kann viele Ursachen haben:
- Glomerulonephritis (Nierenkörperchenentzündung)
- Pyelonephritis (Nierenbeckenentzündung)
- Fieber
- Plasmozytom
- Diabetische Nierenschädigung
- Schwangerschaftsgestose.

Erythrozyturie
Auftreten von Erythrozyten im Harn. Eine Erythrozyturie von mehr als 4 Erys/mm^3 ohne sichtbare Rotfärbung des Harns bezeichnet man als Mikrohämaturie, eine sichtbare Rotfärbung als Makrohämaturie. Mikro- und Makrohämaturie sind immer pathologisch und sollten noch während der Blutungsphase abgeklärt werden. Ursächlich kommen in Frage:
- Glomerulonephritis
- Pyelonephritis
- Tumoren
- Steine
- Harnblasenentzündungen
- Gerinnungsstörungen.

■ Eine Makrohämaturie ist noch in der Blutungsphase abzuklären.

Harnsediment
Untersuchung des abzentrifugierten Harnniederschlags auf Erythrozyten, Leukozyten, Epithelzellen und Zylinder (Ausgussfiguren der Nierenkanälchen).
- Erythrozyten: normal bis 2/mm^3
- Leukozyten: normal bis 3/mm^3
- Epithelzellen: Abschilferungen aus den ableitenden Harnwegen
- Zylinder: immer krankhafter Befund, besonders Erythrozytenzylinder.

■ Zylinder im Harnsediment weisen auf eine Nierenerkrankung hin.

Urinkultur
Nachweis und Klassifizierung von Bakterien im Urin:
- Normal: bis 10 000 Keime/ml Harn
- Kontrollbedürftig: 10 000–100 000 Keime/ml Harn
- Pathologisch: über 100 000 Keime/ml Harn.

Harnbefund	Deutung
Vermehrte Harnausscheidung (Polyurie)	Diabetes insipidus, Diabetes mellitus
Verminderte Harnausscheidung (Oligurie, Anurie)	Niereninsuffizienz, Nierenversagen
Schmutzig-brauner, rötlicher Harn	Blut im Harn (Hämaturie)
Dunkel-bernsteinfarbener Harn	Konzentrierter Harn (nach Dursten, Exsikkose)
Wasserheller Harn	Vermehrte Wasserbelastung, Diabetes
Glukose im Harn (Glucosurie)	Diabetes mellitus
Eiweiß im Harn (Proteinurie)	Entzündung von Nierenkörperchen oder Nierenbecken
Erythrozyten im Harn (Erythrozyturie)	Entzündung von Nierenkörperchen oder Nierenbecken, Tumoren
Leukozyten im Harn (Leukozyturie)	Entzündung von Nierenkörperchen oder Nierenbecken, Tumoren
Zylinder im Harn	Entzündung von Nierenkörperchen oder Nierenbecken
Bakterien im Harn (Bakteriurie)	Harnwegsinfekt

Tab. 9: Typische Harnbefunde

6.1.4 Blutuntersuchung

Bei Verdacht auf eine Nierenerkrankung sind einige Blutwerte von besonderer diagnostischer und prognostischer Bedeutung.

Harnpflichtige Substanzen

Stoffe, die nur über die Niere ausgeschieden werden können, werden als harnpflichtig bezeichnet:
- Harnstoff (Endprodukt des Eiweißstoffwechsels)
- Kreatinin (Endprodukt des Muskelstoffwechsels)
- Harnsäure (Endprodukt des Purinstoffwechsels).

Eine Konzentrationserhöhung dieser Stoffe im Serum wird als Azotämie bezeichnet und spricht für eine Funktionseinschränkung der Nieren. Insbesondere der Anstieg der Kreatininkonzentration (Norm: 0,7–1,3 mg%) ist ein aussagekräftiger Wert für das Ausmaß einer Nierenschädigung. Steigt das Kreatinin an, ist die Nierenfunktion bereits um die Hälfte reduziert.

■ **Mit Abnahme der Nierenfunktion steigt die Kreatininkonzentration im Serum.**

Blutuntersuchungen	
Kreatinin	0,7–1,3 mg/dl
Harnstoff	11–55 mg/dl
Harnsäure	2,6–7 mg/dl

Tab. 10: Normwerttabelle Blut

Elektrolyte

Da die Niere wichtige regulative Aufgaben im Elektrolyt- und Säure-Basen-Haushalt übernimmt, sind Kontrollen der Elektrolytkonzentrationen von diagnostischer und prognostischer Bedeutung. Eine Niereninsuffizienz z.B. geht meist mit einer Hyperkaliämie einher.

Eiweiße
Eine starke Proteinurie führt zur Abnahme der Serumeiweißkonzentration und zu entsprechenden klinischen Symptomen (Ödeme).

6.1.5 Untersuchung des Ejakulats

Insbesondere zur Abklärung einer eventuellen Unfruchtbarkeit wird die Beurteilung des Spermabefundes notwendig. Das Sperma wird nach etwa fünftägiger sexueller Abstinenz durch Masturbation in der Praxis des Arztes gewonnen. Das gewonnene, frische Sperma wird auf mehrere Kriterien geprüft (hier mit Angabe der Normalbefunde):
- Ejakulatmenge: 3–6 ml
- Eigenschaften des Ejakulats: Verflüssigung nach 20–30 Minuten, ph 7–7,8
- Konzentration der Spermatozoen: 40–250 Mio./ml
- Beweglichkeit der Spermatozoen: nach 2 Stunden noch 60–70% beweglich
- Spermatozoenform: max. 20% Fehlbildungen
- In Entwicklung (Spermiogenese) befindliche Zellen: 0,5–2%
- Fruktosegehalt des Spermas: 2000–4000 µg/l.

Liegt die Gesamtzahl gesunder Spermien im Ejakulat unter 40 Mio., kann man von einer Zeugungsunfähigkeit ausgehen.

■ Die Impotentia generandi ist die Unfähigkeit zur Zeugung.

6.1.6 Nierenfunktionsprüfungen

Die Nierenfunktionsprüfungen geben Aufschluss über die Konzentrationsfähigkeit der Niere und die Höhe der glomerulären Filtration. Klinisch ist hier nur noch die Bestimmung der Clearance bedeutsam.

Clearance-Verfahren

Die Nierenfunktion hängt in erster Linie von der Anzahl der funktionstüchtigen Nephrone ab. Mit Hilfe der Clearance-Verfahren kann die glomeruläre Filtrationsrate (GFR) bestimmt werden, die eine Aussage über das noch vorhandene funktionstüchtige Nierengewebe erlaubt. Die Clearance einer Substanz ist diejenige Menge Blutplasma, aus der die betreffende Substanz in einer Minute vollständig entfernt wird (stoffbezogene „Klärrate" des Blutplasmas):
- Endogene Clearance: Bestimmung der GFR durch zweimalige Messung der Plasmakreatininkonzentration und Messung der 24-Stunden-Urin-Kreatininausscheidung.
- Exogene Clearance: nach Injektion von radioaktiv markiertem EDTA oder DTPA wird in bestimmten Zeitabständen die im Körper verbliebene Restmenge gemessen.

6.1.7 Bild gebende Verfahren

Bei den Bild gebenden Verfahren spielen heute vor allem die Kontrastmitteldarstellungen von Niere mit ableitenden Harnwegen und die Sonographie eine Rolle.

Röntgenverfahren

Neben der Nierenleeraufnahme zur Beurteilung von Form, Größe und Lage ist das Ausscheidungs- bzw. Infusionsurogramm von besonderer Bedeutung.

Urogramm
Nach intravenöser Gabe eines Kontrastmittels werden die Nieren in verschiedenen Zeitabständen geröntgt und so das gesamte Kelchsystem und die ableitenden Harnwege dargestellt.

Nierenangiographie

Bei der Nierenangiographie wird der Nierengefäßbaum mit einem intravenös applizierten Kontrastmittel dargestellt. Dieses Verfahren kommt vor allem bei Verdacht auf Tumoren zum Einsatz.

Urographie

Röntgenaufnahme nach Einbringen von Kontrastmittel in Harnblase und Harnleiter. Heute durch die genauere Darstellung des Urogramms nur noch selten angewandtes Verfahren.

Sonographie

Standardverfahren zur Beurteilung von Form-, Größen- und Gewebsveränderungen von Nieren und Prostata. Geeignetes Screening-Verfahren, da einfach durchführbar und für den Patienten nicht belastend. Die Ultraschalluntersuchung der Prostata kann von rektal erfolgen.

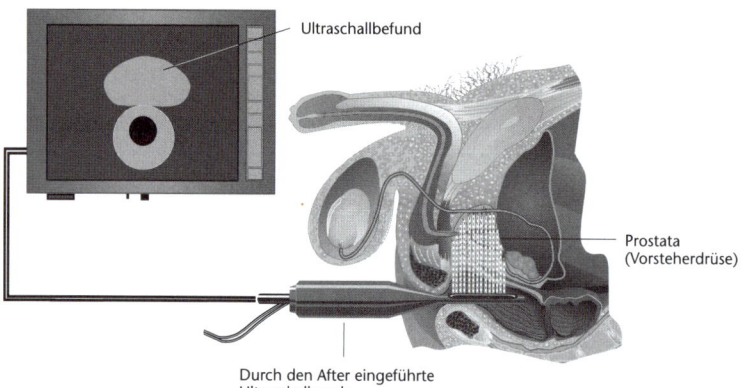

Abb. 101: Ultraschalluntersuchung der Prostata

Nuklearmedizinische Verfahren

Empfindliche Untersuchungsverfahren zur anatomischen Darstellung der Nieren mittels radioaktiver Substanzen.

Computertomographie (CT)

Ebenso wie bei allen anderen Körperregionen hat das CT auch im Urogenitaltrakt seine Bedeutung, hier vor allem zur genauen Operationsplanung bei Verdacht auf Tumoren.

Kernspintomographie (MRT)

Das Verfahren der Kernspintomographie gewinnt in der Urologie zunehmend an Bedeutung. Ein sinnvolles diagnostisches Verfahren ist es besonders bei Tumoren im Retroperitonealraum und kleinen Becken sowie in der urologischen Traumatologie.

6.1.8 Transurethrale Diagnostik

Die transurethrale Diagnostik hat durch die Einführung der Endoskopie sehr an Bedeutung gewonnen.

Endoskopie

Die Endoskopie umfasst das Einführen einer entsprechenden Optik mit einer Lichtquelle in einen Hohlraum. In der Urologie eignet sich die Endoskopie vor allem zur Beurteilung der Blase (Zystoskopie, Blasenspiegelung) und der Harnröhre (Urethrozystoskopie).

Zystoskopie (Blasenspiegelung)

Das Zystoskop ist ein Metallrohr, das bei gestrecktem Penis durch die Harnröhre bis in die Blase vorgeschoben werden kann.

Indikation der Zystoskopie:
- Beurteilung der Blasenwand (Tumoren, Entzündung, Papillome)
- Beurteilung der Einmündungsstellen der Harnleiter.

■ Hauptindikation zur Zystoskopie ist die Beurteilung der Blase bei Verdacht auf Tumoren.

Wird im gleichen Arbeitsgang die Harnröhre mitbeurteilt, so handelt es sich um eine Urethrozystoskopie.

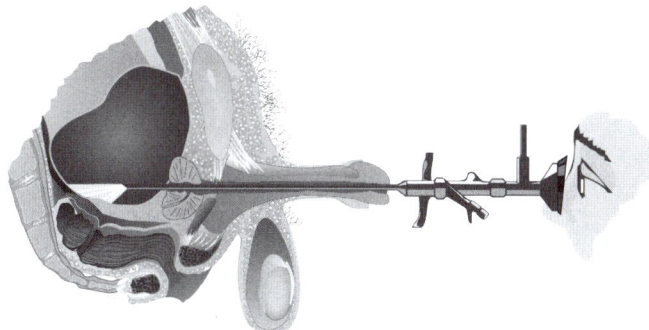

Abb. 102: Zystoskopie (Blasenspiegelung)

Ureteroskopie (Harnleiterspiegelung)

Eine Weiterentwicklung des Zystoskops ist das Ureterorenoskop (URS). Dieses Gerät ist flexibel und kann über die Blase und den Harnleiter bis zum Nierenbecken vorgeschoben werden. Eingriffe in diesem Bereich werden in Narkose durchgeführt.

Indikationen des URS:
- Harnleiter- und Nierenbeckendiagnostik
- Erweiterung des Harnleiters bei Stein
- Reststeinentfernung nach Stoßwellen-Lithotrypsie
- Schleimhautbiopsie
- Tumorbehandlung durch Laser.

Katheter

Neben der Therapie kommen Katheter auch in der Diagnostik zur Anwendung. Man verwendet Ballonkatheter, Einmalkatheter und Dreiweg-Spül (Hämaturie)-Katheter. Beim Dauerkatheterismus kommen vor allem Nelaton- oder Tiemann-Katheter zum Einsatz.

Das Kaliber urologischer Instrumente wird in Charrière (Ch.) gemessen. Ein Charrière entspricht 1/3 mm. Das Einlegen eines Katheters hat unter strengsten aseptischen Bedingungen zu erfolgen.

Gefahren des Blasenkatheterismus:
- Keimverschleppung
- Verletzung der Schleimhaut der Harnröhre
- Zurückgleiten der geblockten Ballons.

6.1.9 Punktionsverfahren

Die verschiedenen Punktionsverfahren dienen zur Gewinnung von Gewebeproben zur feingeweblichen Untersuchung.

Nierenbiopsie

Die Punktion der Niere erfolgt unter Ultraschallkontrolle durch die Haut (perkutan). Sie dient zur Gewinnung von Nierenparenchym, das dann feingeweblich untersucht wird.

Prostatabiopsie

Die Punktion der Vorsteherdrüse dient der weiteren Untersuchung eines sonographisch erfassten oder eines rektal getasteten, tumorverdächtigen Bezirks. Die Punktion erfolgt von rektal her.

6.1.10 Urodynamik

Die Urodynamik umfasst Druck- und Flussmessungen im Bereich der ableitenden Harnwege:
- Uroflowmetrie: Messung des Harnstrahlvolumens pro Zeiteinheit
- Zystometrie: Messung der Druckwerte im Bereich der Blase bei verschiedenen Füllungszuständen.

6.2 Urologische Leitsymptome

Urologische Erkrankungen zeigen häufig bestimmte Leitsymptome, die an eine Erkrankung im Bereich des Urogenitaltraktes denken lassen müssen.

6.2.1 Fieber

Katheterfieber

Eine bis auf 40 °C erhöhte Körpertemperatur kann nach instrumentellen Untersuchungen oder Katheterisierung der Harnwege auftreten. Diese als „Katheterfieber" bezeichnete Reaktion ist meist Folge einer mangelnden Hygiene, klingt aber in der Regel nach 24 Stunden folgenlos ab.

Fieber bei Harnstauung

Stark erhöhte Körpertemperaturen mit Schüttelfrost werden im Urogenitalsystem meist durch einen Harnstau (z. B. durch Harnleitersteine) hervorgerufen. Harnstauung und Infektion steigern und verschlimmern sich dabei gegenseitig in einer Art Teufelskreislauf.

Urosepsis

Gefürchtetste Komplikation einer Infektion ist der Befall des Nierenparenchyms mit einer Urosepsis. Folgen sind schwere Funktionseinschränkungen der Niere bis hin zur Urämie.

6.2.2 Schmerzen

Der Schmerz als häufiges Leitsymptom urologischer Erkrankungen tritt in verschiedenen Formen auf. Schmerzart und Lokalisation sind dabei für einige Erkrankungen äußerst charakteristisch.

Schmerzformen:
- Gleich bleibender Organschmerz
- Wellenförmig an- und abschwellender Schmerz (Koliken)
- Tast-, Druck- und Klopfschmerz.

Organschmerz

Der Organschmerz wird als dumpfer, tiefer Schmerz von gleich bleibender Intensität empfunden. Er wird ausgelöst durch die Spannungen innerhalb der Organkapsel.

Beispiel:
Nierenschmerzen: meist unterhalb des Rippenbogens, ausgelöst durch Ödeme, Schwellungen, Entzündungen, Tumoren und Zysten.

■ **Ein dumpfer, tiefer und konstanter Schmerz unterhalb des hinteren Rippenbogens ist charakteristisch für eine Störung im Bereich der Nieren.**

Kolikschmerz

Der kolikartige (wellenförmig) Schmerz tritt nur bei Hohlorganen auf. Ursache sind verstärkte peristaltische Kontraktionen der Muskulatur der Hohlorgane, meist um ein mechanisches Hindernis zu überwinden.

Betroffene Organe:
- Nierenbecken und Harnleiter (bei Nierensteinen)
- Darm (beim Darmverschluss)
- Gallenwege und -blase (bei Gallensteinen)
- Gebärmutter (bei der Geburt).

■ Kolikartige Schmerzen treten nur im Bereich von Hohlorganen auf. Sie sind in der Urologie charakteristisch für Nieren- bzw. Harnleitersteine.

Bei Harnleiterkoliken kommt es manchmal zur Schmerzausstrahlung bis in den Hoden bzw. die Schamlippen und die Oberschenkelinnenseite. Als Begleiterscheinungen können Magen-Darm-Unregelmäßigkeiten bis hin zum Darmverschluss (paralytischer Ileus) auftreten.

Tast-, Druck- und Klopfschmerz

Der Tast-, Druck- und Klopfschmerz ist nicht in dem Maße charakteristisch wie z.B. der kolikartige Schmerz. Er tritt häufig begleitend bei allen pathologischen Zustandsbildern auf.

Beispiele:
- Druckschmerz bei Entzündungen im Bereich der Prostata
- Klopfschmerz bei Erkrankungen der Niere.

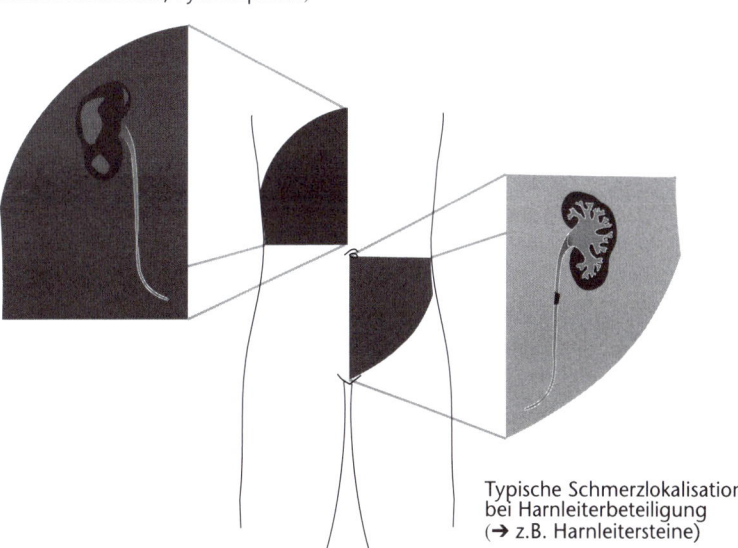

Abb. 103: Schmerzlokalisation (Beispiele)

6.2.3 Veränderungen des Harns

Veränderungen der physiologischen Zusammensetzung des Harns sind häufig wegweisend für die Diagnose. Daher gehört die Harnuntersuchung zur Routinemaßnahme bei jedem Verdacht auf eine Erkrankung im Bereich des Urogenitaltraktes.

Proteinurie

Vermehrtes Auftreten von Eiweiß im Harn. Ursache ist eine erhöhte Durchlässigkeit der Glomerula durch entzündliche oder toxische Prozesse.

Ursachen:
- Nierenentzündungen
- Nephrotisches Syndrom
- Plasmozytom.

Hämaturie

Auftreten von roten Blutkörperchen im Harn. Diese können in mikroskopisch (**Mikrohämaturie**) oder makroskopisch (mit dem bloßen Auge, **Makrohämatourie**) sichtbaren Mengen auftreten.

Makrohämaturie

Sichtbare Blutbeimengung zum Harn mit rosa bis dunkelrot verfärbtem Harn. Bei der initialen Form tritt die Blutung zu Beginn, bei der terminalen Form zum Ende der Miktion auf.
Die Menge des Blutverlustes wird bei der Hämaturie meist überschätzt, da die Färbekraft des Blutfarbstoffes sehr intensiv ist.

Ursachen:
- Nierensteinleiden
- Nieren- oder Blasentumor
- Blasenentzündungen.

Mikrohämaturie

Für das bloße Auge nicht sichtbare Blutbeimengung zum Harn, die nur unter dem Mikroskop nachgewiesen werden kann.

Ursachen:
- Nierensteinleiden
- Nieren- oder Blasentumor
- Blasenentzündungen.

■ Jede Hämaturie ist ein alarmierendes Symptom und muss unverzüglich abgeklärt werden.

Pyurie

Auftreten von Leukozyten im Harn. Beim „Eiterharn" ist bereits mit bloßem Auge eine trüb-milchige Färbung des Harns zu beobachten.

Ursache: Entzündungen des Urogenitaltraktes.

6.2.4 Veränderungen der Harnausscheidung

Veränderungen des normalen Miktionsverhaltens geben häufig bereits erste Hinweise auf eine mögliche Diagnose. Daher gehört die genaue Befragung über Veränderungen der Harnausscheidung an den Beginn jeder Untersuchung.

Dysurie

Beschwerden beim Wasserlassen, insbesondere Schmerzen und Brennen, werden unter dem Oberbegriff der Dysurie zusammengefasst.

Ursachen:
- Harnwegsinfekte
- Blasenentleerungsstörungen.

Algurie

Schmerzhaftes Wasserlassen.

Ursache: Akute Entzündungen des unteren Harntraktes.

Pollakisurie

Häufiges Wasserlassen.

Ursachen:
- Entzündungen des unteren Harntraktes
- Prostatavergrößerungen.

■ Vermehrtes und schmerzhaftes Wasserlassen sind Leitsymptome bei Entzündungen des unteren Urogenitaltraktes.

Nykturie

Häufiges Wasserlassen während der Nacht.

Ursachen:
- Blasenentleerungsstörung, z. B. bei Prostatavergrößerungen
- Herzinsuffizienz.

Strangurie

Zwanghafter, schmerzhafter Harndrang, der nicht willentlich unterdrückt werden kann.

Ursache: Entzündungen der Blase, Harnröhre oder Prostata.

6.3 Fehlbildungen

Angeborene Fehlbildungen im Urogenitalsystem sind aufgrund der komplizierten Embryonalentwicklung relativ häufig. 30% aller angeborenen Fehlbildungen betreffen den Urogenitaltrakt. Die meisten Fehlbildungen bleiben allerdings symptomlos oder werden als Zufallsbefund entdeckt.

■ Leitsymptom der Fehlbildungen im Bereich des Urogenitaltraktes ist die erhöhte Infektionsneigung.

6.3.1 Fehlbildungen der Nieren

Angeborene Fehlbildungen betreffen die Niere im Vergleich zu anderen Organen weitaus am häufigsten. Oft sind die Nieren auch im Rahmen anderer Fehlbildungssyndrome mit betroffen.

■ Nierenfehlbildungen sind die häufigsten Organfehlbildungen.

Ursachen:
Die Ursachen der Nierenfehlbildungen entsprechen denen aller anderen angeborenen Fehlbildungen:
- Erbliche Faktoren (Chromosomenanomalien)
- Genmutationen durch schädigende Umweltfaktoren oder Einnahme bestimmter Medikamente während der Schwangerschaft.

Unterteilung der Fehlbildungen an der Niere:
Die Nierenfehlbildungen lassen sich klinisch in vier Gruppen unterteilen:
- Numerische Anomalien (überzählige oder fehlende Niere)
- Lageanomalien (z. B. Beckenniere)
- Form- und Größenanomalien (z. B. Hufeisenniere)
- Strukturanomalien (Dysplasie, Zysten).

Zystennieren

Erbliche, meist doppelseitig auftretende, massive Durchsetzung der Niere mit zystischen Hohlräumen. Die Zysten nehmen langsam an Ausdehnung zu und verdrängen das normale Nierengewebe. Folge ist eine allmähliche Abnahme der Nierenfunktion bis hin zur chronischen Niereninsuffizienz und Urämie.

Klinik:
In den ersten drei Lebensjahrzehnten verläuft die Erkrankung meist symptomlos (Zufallsbefund). Mit fortschreitender Verdrängung des Nierengewebes treten jedoch Beschwerden auf:
- Abdominalschmerzen
- Flankenschmerz
- Makrohämaturie
- Bluthochdruck.

Im Endstadium kommt es zur Niereninsuffizienz mit zunehmender Urämie.

Diagnose:
Die Diagnose wird anhand von Urographie, Ultraschall, Computertomographie und Angiographie gestellt.

Therapie:
Wegen der Doppelseitigkeit der angeborenen Krankheit ist eine Kausaltherapie nicht möglich. Im Vordergrund stehen:
- Konservative Therapie der Niereninsuffizienz
- Dialysebehandlung
- Evtl. Nierentransplantation.

■ **Die Zystenniere ist eine doppelseitige, angeborene Fehlbildung mit zunehmender Entwicklung einer Niereninsuffizienz.**

Nierenzyste

Nierenzysten treten meist einseitig und isoliert auf. Sie sind in der Regel harmlos, können aber aufgrund ihrer Größe durch Verdrängung Beschwerden verursachen. Durch Ultraschalluntersuchungen muss ein bösartiger Nierentumor ausgeschlossen werden.

Diagnose:
Die Diagnose wird anhand von Urographie, Ultraschall, Computertomographie, Angiographie und ggf. Punktion gestellt.

Therapie:
- Bei Beschwerdefreiheit keine notwendig
- Operative Entfernung der Nierenzyste unter Erhaltung der Niere (nur bei Verdrängungsbeschwerden).

■ **Die Nierenzyste ist eine einseitig auftretende, isolierte Zyste, in den allermeisten Fällen ohne Krankheitswert.**

Nierenaplasie

Seltene Fehlbildung mit völligem Fehlen einer Niere. Da die eine Niere die Funktion der fehlenden in vollem Umfang übernehmen kann, bleibt eine Nierenaplasie meist völlig symptomlos.

■ **Vor Entfernung einer Niere Existenz und Funktion der zweiten Niere prüfen!**

Hufeisenniere, Beckenniere, Doppelniere

Diese Formen der Nierenfehlbildungen gehen selten mit einer eingeschränkten Organfunktion einher und werden so meist als Zufallsbefund bei Routineuntersuchungen oder bei Sektionen festgestellt. Hufeisen- und Beckennieren können im Einzelfall Beschwerden durch Druck auf die großen Gefäße und das retroperitoneale Nervengeflecht hervorrufen.

Senkniere

Die Senkniere ist eine im Laufe des Lebens auftretende Verlagerung einer Niere nach unten zum Becken hin. Ursache ist eine Bindegewebsschwäche, die einerseits konstitutionell (beim Leptosomen), andererseits auch bei starker Gewichtsabnahme auftreten kann. Sie wird vornehmlich bei Frauen beobachtet.

Klinik:
- Druck- und Spannungsgefühl, überwiegend in aufrechter Körperhaltung (im Liegen Beschwerdefreiheit).

Therapie:
- Evtl. Leibbandage.

Hydronephrose

Angeborene Fehlbildung mit einem gemeinsamen Hohlraum aus Nierenbecken und Kelchen, der Kindskopfgröße annehmen kann. Die Niere ist hierbei völlig funktionslos, macht aber nur bei zusätzlichen Entzündungen Beschwerden.

Therapie:
- Evtl. Rekonstruktion von Becken und Kelchsystem (selten möglich)
- Entfernung der Niere (Nephrektomie).

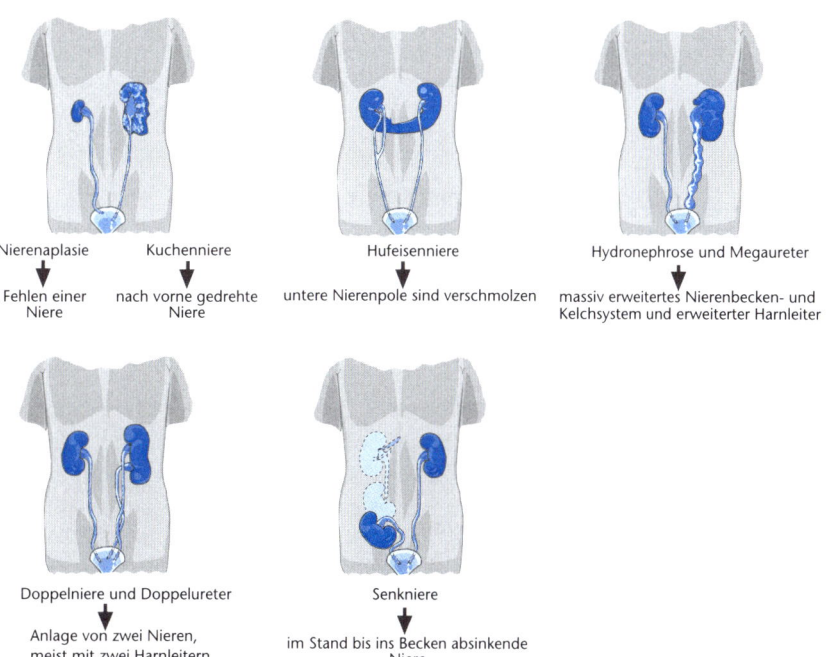

Abb. 104: Nierenfehlbildungen

6.3.2 Fehlbildungen der ableitenden Harnwege

Doppelfehlbildungen von Nierenbecken und Harnleiter

Verdoppelungen des Nierenbeckens und der Harnleiter sind relativ häufig, haben jedoch in der Regel keine klinische Bedeutung. Eine Behandlungsbedürftigkeit besteht erst dann, wenn andere urologische Erkrankungen (Steinleiden, Tumor, Entzündung) hinzukommen.

Nierenbeckenabgangsstenose (Subpelvine Stenose)

Angeborene Engstelle des Harnleiters kurz hinter dem Nierenbekken. Folge ist bei ausgeprägten Befunden die Weitstellung des Nierenbeckenkelchsystems mit entsprechenden Nierenschädigungen.

Klinik:
- Druckgefühl im Oberbauch
- Bei ausgeprägten Befunden Neigung zu Infekten und Einschränkung der Nierenfunktion.

Therapie:
- Operative Entfernung der Engstelle und des erweiterten Nierenbeckenanteils (Nierenbeckenplastik).

Megaureter

Massive Erweiterung des Harnleiters aus unterschiedlicher Ursache. Folge ist eine unzureichende Peristaltik zum Weitertransport des Urins mit nachfolgender Stauung und Infektionsgefahr.

Ursachen des Megaureters:
- Angeboren
- Rückstau des Urins bei Engstelle unterhalb der Blase
- Rückfluss aus der Blase bei nicht intaktem Verschlussmechanismus.

Therapie:
- Operative Entfernung einer evtl. Engstelle
- Evtl. Neueinpflanzung des Harnleiters unter Bildung eines Ventilmechanismus.

Fehlmündende Harnleiter

Angeborene Fehlanlage des Harnleiters mit Mündung in Harnröhre, Scheide oder Darm. In der Regel liegt gleichzeitig eine Doppelniere vor.

Blasenekstrophie

Fehlende Entwicklung der Bauchwand und der Blasenvorderwand im Bereich der Blase. Es kommt zur völlig offen liegenden Blase, wobei die Blasenschleimhaut in die Haut des Unterbauchs übergeht. Begleitend liegen Fehlbildungen des Penis vor. Die Blasenekstrophie ist eine schwere Fehlbildung, die mit erheblichen Komplikationen (Entzündungen) einhergeht und deshalb sofort versorgt werden muss.

Therapie:
Bei der Blasenekstrophie muss eine unverzügliche Operation zum Verschluss der Blase und zur Wiederherstellung der Bauchwand erfolgen.

Epispadie

Unvollständiger Verschluss der Harnröhren-Rinne mit Anlage der Harnröhrenöffnung auf der Rückseite des Penis. Die Epispadie ist selten, betroffen sind meistens Jungen. Die Therapie erfolgt operativ im frühen Kindesalter mit deckenden Hautplastiken.

Hypospadie

Auf der Unterseite des Penis liegende Harnröhrenöffnung. Da die Hypospadie zu Problemen beim Geschlechtsverkehr führt, sollte sie frühzeitig operativ korrigiert werden.

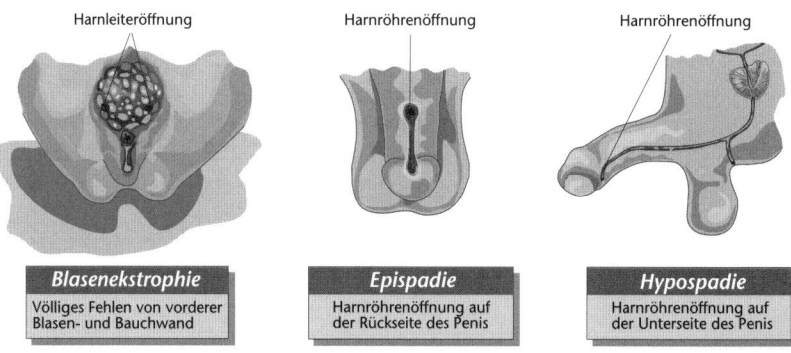

Abb. 105: Blasenekstrophie – Epispadie – Hypospadie

6.3.3 Fehlbildungen des äußeren Genitales

In der Praxis spielen vor allem Phimose, Paraphimose und Lageanomalien des Hodens eine Rolle.

Phimose

Angeborene Enge des äußeren Hautringes am Penis. Dadurch kann die Vorhaut (Präputium) nicht mehr vollständig über die Eichel zurückgezogen werden.
Sie sollte in der Regel durch Beschneidung beseitigt werden. Erfolgt keine Behandlung, können beim Erwachsenen Komplikationen auftreten. In den ersten zwei Lebensjahren ist eine Verklebung der Vorhaut normal und darf nicht gewaltsam beseitigt werden.

Komplikationen bei Phimose:
- Sekretstau und Entzündung (Balanitis)
- Peniskarzinom
- Paraphimose
- Präputialsteine (Steine unter der Vorhaut).

Therapie:
Beschneidung (Zirkumzision), am besten vor der Einschulung.

6.3.4 Lageanomalien des Hodens (Maldescensus testis)

Der Hoden sollte normalerweise bei der Geburt, spätestens aber gegen Ende des 1. Lebensjahres, im Hodensack liegen. Die Wanderung des Hodens im Laufe der Fetalentwicklung bezeichnet man als **Descensus.**
Folge einer Fehllage des Hodens sind Störungen der Spermienproduktion mit Infertilität und eine erhöhte Neigung zur bösartigen Entartung. Eine Fehllage sollte daher spätestens bis zum Ende des 2. Lebensjahres korrigiert werden.

Arten der Fehllage:
- Bauchhoden
- Leistenhoden
- Ektoper Hoden (meist an der Innenseite des Oberschenkels).

Häufigste Fehllage des Hodens ist der Leistenhoden, verursacht durch einen unvollständigen Abstieg des Hodens zum Hodensack.

Komplikationen:
- Gestörte Samenproduktion mit Infertilität
- Erhöhtes Entartungsrisiko.

Ursache der Komplikationen ist die im Vergleich zum Hodensack um ca. 2 °C erhöhte Umgebungstemperatur, bei der eine normale Spermienproduktion nicht möglich ist.

■ Hauptkomplikationen einer Lageanomalie des Hodens: Infertiliät und stark erhöhtes Entartungsrisiko.

Therapie:
- Medikamentös-hormoneller Versuch mit LH-RH-Analoga wie Kryptocur®, Primogonyl® (nicht bei ektopen Hoden)
- Bei erfolgloser hormoneller Behandlung operative Verlagerung des Hodens in den Hodensack (immer bei ektopen Hoden).

■ Beim Leistenhoden zunächst Hormonbehandlung. Bei Erfolglosigkeit muss vor dem Ende des 2. Lebensjahres die operative Korrektur erfolgen.

Gleit- bzw. Pendelhoden

Eine abgeschwächte Form der Hodenretention ist der Gleithoden. Der Hoden lässt sich dabei per Hand in den Hodensack ziehen, gleitet aber von selbst wieder nach oben. In der Regel genügt hier die konservative Behandlung mit der Gabe von Hormonen (Nasenspray). Bei Erfolglosigkeit erfolgt die operative Therapie durch Verlagerung und Annaht des Hodens an die Basis des Hodensackes. Der Pendelhoden „pendelt" dagegen spontan im Hodensack und bedarf meist keiner Therapie.

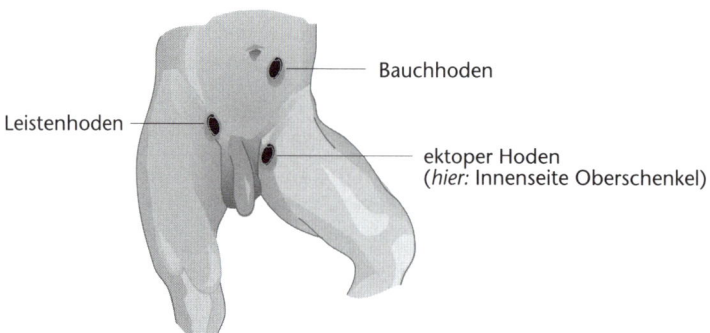

Abb. 106: Lageanomalien des Hodens

6.4 Entzündliche Erkrankungen

Entzündliche Erkrankungen des Urogenitaltraktes sind häufig und stellen das überwiegende Krankengut in der Praxis dar. Die Entzündungen können auf ein bestimmtes Organ begrenzt sein oder den ganzen Organismus beeinträchtigen. Die Keimbesiedlung der Organe kann auf verschiedene Weise erfolgen:
- Über den Blutweg (hämatogen)
- Durch Verletzungen von außen (exogen)
- Über infizierten Urin (kanalikulär).

Allgemeine begünstigende Faktoren:
- Schwangerschaft
- Gicht
- Diabetes mellitus
- Abwehrschwäche.

Spezielle begünstigende Faktoren:
- Verengung der Harnwege mit Abflussstörung
- Anatomische Anomalien
- Anatomische Gegebenheiten (kurze Harnröhre der Frau).

6.4.1 Einteilung

Die Einteilung der entzündlichen Erkrankungen des Urogenitaltraktes kann anhand verschiedener Kriterien erfolgen.

Nach auslösenden Erregern:
- Unspezifische Entzündungen (Bakterien, selten Viren)
- Spezifische Entzündungen (Tuberkulose).

Nach Verlauf:
- Akute Entzündung
- Chronische Entzündung.

Nach Lokalisation:
- Entzündung der oberen Harnwege (Nieren, Nierenbecken und Harnleiter)
- Entzündung der unteren Harnwege (Blase und Harnröhre).

Nach Ursache:
- Primäre Entzündung (Entzündung bei sonst normaler Anatomie und keinem weiteren Eiterherd im Körper)
- Sekundäre Entzündung (Entzündung als Folge eines anderen Grundleidens wie z. B. Abflussstörungen).

Nach betroffenem Organ:
- Parenchymatöse Organe (Niere, Prostata, Hoden) → im Verlauf oft komplizierter
- Hohlorgane (Nierenbecken, Harnleiter, Blase, Harnröhre)→ im Verlauf oft unkomplizierter.

6.4.2 Entzündung der Nierenhüllen

Die Entzündung der die Niere umgebenden Fettkapsel erfolgt meist durch Keimverschleppung auf dem Blutweg. Ausgangspunkt ist dabei ein entferntes Organ, das entzündet ist (z. B. Brustdrüsenentzündung, Angina, Furunkel). Häufig bildet sich ein Abszess (paranephritischer Abszess) aus.

■ **Entzündungen der Nierenkapsel erfolgen meist durch Keimverschleppung eines entfernten Herdes.**

Klinik:
- Hohes Fieber und Schüttelfrost
- Schmerzen in der Lendenregion
- Klopfempfindlichkeit.

Therapie:
- Fiebersenkende Mittel und Antibiotika
- Bei fortgeschrittenem Befund und Abszessbildung operative Freilegung und Drainage.

6.4.3 Pyelonephritis

Entzündung des Nierenbeckens und nachfolgend des Nierengewebes. Die Pyelonephritis ist die häufigste Nierenerkrankung. Man unterscheidet eine akute von einer chronischen Verlaufsform.
In der Krankengeschichte der Betroffenen finden sich häufig typische Hinweise auf begünstigende Faktoren:
- Harnabflussstörungen (Fehlbildungen, Steinleiden)
- Schwangerschaft
- Stoffwechselstörungen (Diabetes mellitus, Gicht)
- Schmerzmittelmissbrauch, Kortisoneinnahme
- Abwehrschwäche
- Operative Eingriffe am Urogenitalsystem.

Akute primäre Pyelonephritis

Die akute Verlaufsform der Pyelonephritis tritt häufig nach Kälte- oder Nässe-Exposition auf. Frauen, vor allem vor und nach der Regelblutung, sind vermehrt betroffen (aufsteigende Entzündung).

Ursachen:
- Kälte- oder Nässeexposition
- Manchmal keine erkennbare Ursache.

■ **Frauen sind von einer Entzündung des Nierenbeckens vermehrt betroffen.**

Klinik:
- Fieber und Schüttelfrost
- Spannungsgefühl im Nierenbereich
- Häufig in der Vorgeschichte Brennen beim Wasserlassen
- Harndrang
- Im Urinsediment massenhaft Bakterien und Leukozyten.

Therapie:
- Bettruhe
- Hohe Trinkmenge
- Feuchtwarme Lendenwickel
- Intensive, hochdosierte Antibiotika-Therapie
- Fiebersenkung.

Akute sekundäre Pyelonephritis

Bei der sekundären Form der Nierenbeckenentzündung liegen begünstigende Faktoren vor, die eine Entzündung fördern.

Ursachen:
- Abflussstörungen und Stauungen im Bereich der ableitenden Harnwege (Steine, Anomalien, Prostataadenom).

Klinik:
Symptome und Urinbefund entsprechen denen der primären Pyelonephritis, sind jedoch wesentlich stärker und intensiver ausgeprägt:
- Schweres Krankheitsbild mit hohem Fieber und Schüttelfrost
- Drohende Urosepsis.

■ Die akute sekundäre Pyelonephritis verläuft wesentlich schwerer als die primäre Form.

Therapie:
- Stationäre Behandlung
- Beseitigung der auslösenden Ursache (z. B. Harnleiterstein)
- Antibiotika
- Ggf. Entfernung der betroffenen Niere.

Chronische Pyelonephritis

Die chronische Pyelonephritis ist meist Folge einer nicht ausreichend ausgeheilten akuten Verlaufsform. Auch zunächst harmlos scheinende Infekte können in eine chronische Verlaufsform übergehen.

Klinik:
Vor allem in den ersten Jahren verläuft die chronische Pyelonephritis nahezu symptomlos. Mit zunehmender Dauer der Erkrankung kommt es dann zu:
- Müdigkeit, Abgeschlagenheit
- Brechreiz und Gewichtsabnahme
- Kopfschmerz
- Schleichender Anämie
- Im Endstadium Nierenfunktionsstörungen bis hin zur Urämie.

■ Im Endstadium einer chronischen Pyelonephritis kann nach jahrzehntelangem Verlauf die Schrumpfniere mit der Urämie stehen.

Therapie:
- Behandlung einer evtl. auslösenden oder prädisponierenden Ursache (z. B. Beseitigung einer Harnstauung)
- Beseitigung chronischer Infektionsherde (Dauerkatheter)
- Antibiotika.

Bei bereits bestehender, terminaler Niereninsuffizienz muss evtl. eine Nierentransplantation in Betracht gezogen werden.

6.4.4 Eitrige Nephritis und Nierenkarbunkel

Als Folge einer Pyelonephritis können sich zwei Formen der eitrigen Nierenentzündung ausbilden.

Eitrige Nephritis

Bei dieser Form finden sich multiple kleine Eiterherde, die über das gesamte Nierengewebe verstreut sind.

Nierenkarbunkel

Isolierter, meist polständiger, entzündlich-eitriger Nekroseherd.
Bei beiden Formen handelt es sich um schwere und lebensgefährliche Krankheitsbilder, die mit hohem Fieber und Nierendruckschmerz einhergehen. Bei einseitigen Prozessen ist unter Umständen eine Entfernung der betroffenen Niere (Nephrektomie) indiziert.

6.4.5 Blasenentzündung (Zystitis)

Infektiöse Entzündung der Blasenschleimhaut, meist durch Kolibakterien, Enterokokken und Proteusbakterien verursacht.

Die Zystitis kann durch Keimverschleppung aus einer Nierenbeckenentzündung (absteigende Infektion) oder einer Harnröhrenentzündung (aufsteigende Infektion) entstehen. Am häufigsten entsteht die Zystitis als aufsteigende Infektion, wobei Frauen aufgrund der kurzen Harnröhre und dem damit kürzeren Infektionsweg häufiger betroffen sind. In der Vorgeschichte finden sich meist Kälte- oder Nässeexposition.

Klinik:
Die Anschwellung der Blasenwandschleimhaut führt zu folgenden Symptomen:
- Verstärkter Harndrang (Pollakisurie)
- Häufig tropfenweise, unwillkürlich abgehender Harn
- Schmerzen beim Wasserlassen, vor allem gegen Ende der Miktion
- Blut im Urin (Hämaturie)
- Kein Fieber
- Massenhaft Leukozyten, Erythrozyten und Bakterien im Harn.

■ **Leitsymptome der Blasenentzündung sind verstärkter Harndrang (Pollakisurie), Schmerzen beim Wasserlassen (Algurie) und Blut im Harn (Hämaturie).**

Therapie:
- Bettruhe
- Hohe Trinkmenge (mind. 2 Liter)
- Sulfonamide oder Nitrofurantoin
- Krampflösende und schmerzlindernde Medikamente.

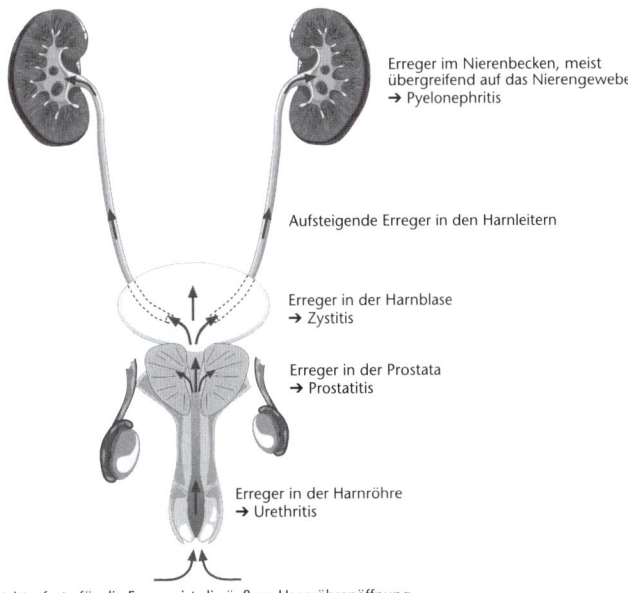

Abb. 107: Aufsteigende Infektionen im Urogenitaltrakt

6.4.6 Entzündung der Harnröhre (Urethritis)

Isolierte Entzündungen der Harnröhre sind selten. Hervorgerufen werden sie durch grampositive und gramnegative Bakterien, Mykoplasmen und Trichomonaden. Ursächlich sind meist instrumentelle Eingriffe (Endoskop) oder Blasendauerkatheter.

Klinik:
- Jucken und Brennen in der Harnröhre
- Schmerzen beim Wasserlassen.

Therapie:
- Gezielte Chemotherapie
- Bei Trichomonadenbefall: Metronidazol (Flagyl®, Clont®).

Bei einer Infektion mit Trichomonaden muss der Sexualpartner mit behandelt werden, da die Infektion durch den Geschlechtsverkehr übertragen wird.

6.4.7 Entzündung der Prostata und der Samenblasen

Prostata (Vorsteherdrüse) und Samenblasen sind anatomisch und funktionell als Einheit zu betrachten. Durch ihre anatomische Lage im Bereich der hinteren Harnröhre sind sie durch fortgeleitete Entzündungen aus Blase und Harnröhre besonders gefährdet.

■ Entzündungen der Prostata entstehen meist fortgeleitet von einer Entzündung der Harnblase oder der Harnröhre.

Eitrige Entzündung der Prostata (Eitrige Prostatitis)

Zur Entzündung der Prostata kommt es meist durch Keimverschleppung einer Blasen- oder Harnröhrenentzündung.

Klinik:
- Häufiges und schmerzhaftes Wasserlassen
- Schüttelfrost und hohes Fieber
- Schmerzen und Spannungsgefühl beim Stuhlgang
- Leichter Ausfluss aus der Harnröhre
- Bei der rektalen Untersuchung findet sich eine deutliche Druckschmerzhaftigkeit der Drüse.

■ Bei der Prostatitis ist die Stuhlentleerung äußerst schmerzhaft.

Therapie:
- Regulierung des Stuhlganges
- Antibiose
- Schmerzbekämpfung.

Bei Ausbildung eines Abszesses muss eine Abszesseröffnung und Drainage, meist vom Rektum her, erfolgen.

Chronische Prostatitis

Eine nicht vollständig ausgeheilte Prostataentzündung kann in eine chronische Prostatitis übergehen. Die chronische Verlaufsform zeigt sich in leichten Spannungs- und Druckschmerzen im Bereich der Prostata, Fieber liegt nicht vor.

Entzündung der Samenblasen

Die Symptome einer Samenblasenentzündung entsprechen denen der Prostataentzündung. Das Sperma ist häufig blutig gefärbt. Bei der rektalen Untersuchung lassen sich die geschwollenen und druckschmerzhaften Samenblasen jeweils seitlich der Prostata ertasten.

6.4.8 Entzündung von Hoden und Nebenhoden

Entzündungen der Hoden (Orchitis) oder Nebenhoden (Epididymitis) entstehen meist durch Keimverschleppung aus Harnröhre, Prostata oder Samenblasen. Hodenentzündungen sind selten, in über 90% der Fälle sind nur die Nebenhoden betroffen.

Klinik:
- Starke, schnell auftretende Schwellung der betroffenen Hodensackhälfte
- Schmerzhafter, gespannter und geröteter Hodensack.

Therapie:
- Salbenverband (z. B. Hirudoidsalbe)
- Hodenhochlagerung („Hodenbänkchen")
- Antibiotika
- Evt. Injektion eines Lokalanästhetikums.

■ **Mittel der Wahl bei Hoden- oder Nebenhodenentzündung ist die Hodenhochlagerung.**

Komplikationen:
Eine verschleppte Nebenhodenentzündung ist die häufigste Ursache der männlichen Sterilität. Daher muss bei entsprechendem Befund sofort eine rasche und wirksame Therapie eingeleitet werden.

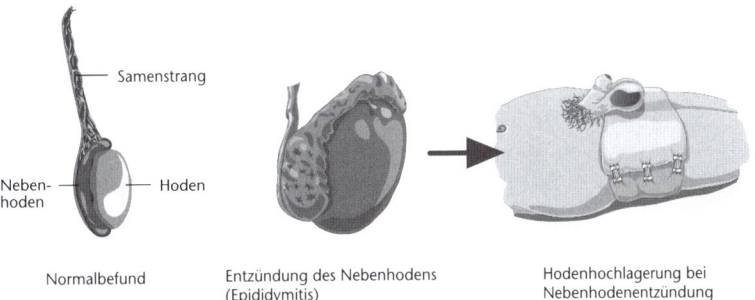

Abb. 108: Nebenhodenentzündung

6.4.9 Spezifische Entzündungen

Spezifische Entzündungen werden durch ganz bestimmte, definierte Erreger hervorgerufen und zeigen ein typisches, klinisches Bild.

Spezifische Entzündungen in der Urologie:
- Tuberkulose
- Bilharziose
- Filariasis (Elephantiasis)
- Lues (Syphilis).

Urogenitaltuberkulose

Das Urogenitalsystem ist bei den Organtuberkulosen am häufigsten betroffen. In den letzten Jahren ist, nachdem man die Tb ausgerottet glaubte, eine Zunahme der Tuberkulosefälle zu verzeichnen.

Ursache:
Streuung von Tuberkelbakterien aus der Lunge über den Blutweg in die Nierenrinde (hämatogene Streuung).
Von der Nierenrinde aus kommt es zu einem Befall des Nierenmarks und der Kelchnischen. Damit ist dann der Weg in das ableitende System gebahnt und die Tuberkelbakterien sind im Harn nachzuweisen. Die Entwicklung der Urogenitaltuberkulose wird in drei Stadien eingeteilt.

Stadien der Urogenitaltuberkulose:
- Stadium 1: parenchymatöses Stadium
- Stadium 2: ulcerokavernöses Stadium
- Stadium 3: Stadium der zerstörten Niere (Kittniere).

Infektiosität:
Der tuberkelhaltige Urin ist hoch infektiös, so dass in häuslicher Umgebung die Infektion anderer Familienmitglieder möglich ist.

Klinik:
Die Urogenitaltuberkulose ist nicht immer frühzeitig festzustellen, da die Symptome nicht typisch sind. Es finden sich im Frühstadium:
- Subfebrile Temperaturen
- Hämaturie
- Häufiges und schmerzhaftes Wasserlassen.

Bei weiter fortschreitender Tb finden sich entsprechende organtypische Beschwerden.

■ Die Tuberkulose des Urogenitaltraktes zeigt sich im Anfangsstadium meist als Blasenentzündung.

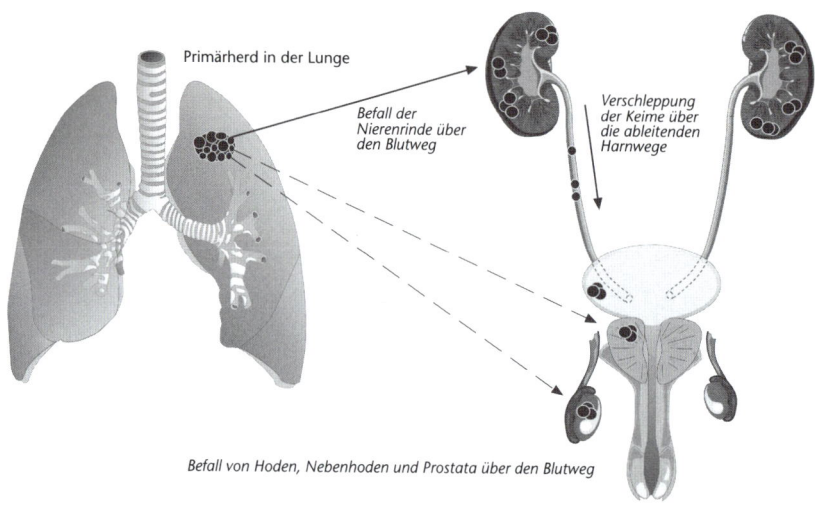

Abb. 109: Urogenitaltuberkulose

Diagnose:
Die Diagnose der Urogenitaltuberkulose stützt sich auf den Nachweis der Tuberkelbakterien in der spezifischen Kultur (Hohn-Kultur) und durch Tierversuche. Zur bakteriologischen Untersuchung wird an drei aufeinander folgenden Tagen Mittelstrahlurin verwendet. Es erfolgt dann die Spezialfärbung nach Ziehl-Neelsen oder der Tierversuch. Wenn eine Tuberkulose der Prostata oder des Nebenhodens vermutet wird, muss entsprechend Ejakulat oder Prostata-Exprimat untersucht werden. Der sicherste Nachweis gelingt im Tierversuch.

Therapie:
- 4-fach Chemotherapie mit Tuberkulostatika (Streptomycin, Isoniazid, Rifampicin und Pyazinamid) → siehe Band 4 Innere Medizin
- Symptomatische Behandlung auftretender Organkomplikationen.

Bilharziose

Die Bilharziose (Schistosomiasis) ist eine Wurmerkrankung, von der weltweit ca. 200 Millionen Menschen betroffen sind. Schnecken, die in den warmen Gewässern der Tropen und Subtropen vorkommen, sind die notwendigen Zwischenwirte. Die Wurmlarven durchdringen im Wasser die gesunde Menschenhaut und gelangen über die Lunge in die Leber, wo sie zu erwachsenen Würmern heranreifen (1–2 cm). Von dort aus begeben sie sich in bestimmte Venengebiete (vor allem in die Harnblasenvenen) und führen in Harnblase, Harnleitern und Nierenbecken zu einer chronischen Entzündung.

Klinik:
- Abgeschlagenheit, Fieber
- Rheumatische Gliederschmerzen
- Symptome der chronischen Harnblasenentzündung.

Auf dem Boden einer chronischen Entzündung kommt es zu Narbenbildungen und Verengungen der ableitenden Harnwege. Nach entsprechend langem Bestehen der Erkrankung kommt es gehäuft zu bösartigen Neubildungen der Blase.

Therapie: einmalige Verabreichung von Biltricide®.

Filariose

Infektion mit weißlichen, fadenförmigen Würmern, die sich im Bereich des Lymphabflusssystems einnisten. Die Filariose ist in den tropischen Ländern weit verbreitet; man rechnet mit etwa 200 Millionen Patienten weltweit.

Klinik:
- Abflussbehinderungen der Lymphflüssigkeit mit grotesken Schwellungen im Bereich der äußeren Geschlechtsorganen
- Milchig-trüber Urin
- Samenstrang-, Hoden- und Nebenhodenentzündungen.

Therapie:
- Ausschneidung infizierter Gewebsanteile
- Banozide®, Hetrasan® über 3–6 Wochen.

6.5 Steinleiden

Das Harnsteinleiden hat in den letzten Jahrzehnten, hauptsächlich bedingt durch die Ernährungsgewohnheiten, deutlich zugenommen. Männer erkranken häufiger als Frauen, der Altersgipfel liegt um das 30. Lebensjahr.
Für die Entstehung der Harnsteine sind viele Faktoren verantwortlich. Geographische, klimatische und rassische Faktoren spielen bei seiner Entstehung ebenso eine Rolle wie die Ernährung. So gab es zur Zeit des zweiten Weltkrieges und der damit verbundenen Ernährung (eiweiß- und fettarm) deutlich weniger Harnsteine. Trotzdem ist bei etwa der Hälfte aller Harnsteine keine genaue Ursache erkennbar.

Allgemein begünstigende Faktoren für ein Steinleiden:
- Veränderung der Harnzusammensetzung
- Harnwegsinfektionen
- Harnstau.

■ **Harnwegsinfektionen begünstigen die Bildung von Harnsteinen.**

6.5.1 Steinarten

Harnsteine können aus verschiedenen chemischen Substanzen bestehen und unterscheiden sich in Form und Farbe. Am häufigsten sind die kalziumhaltigen Kalziumoxalatsteine (60%).

Harnsteinarten (Häufigkeit in Klammern):
- Kalciumoxalatsteine (65%)
- Harnsäuresteine (20%)
- Phosphatsteine (15%)
- Cystinsteine (1%).

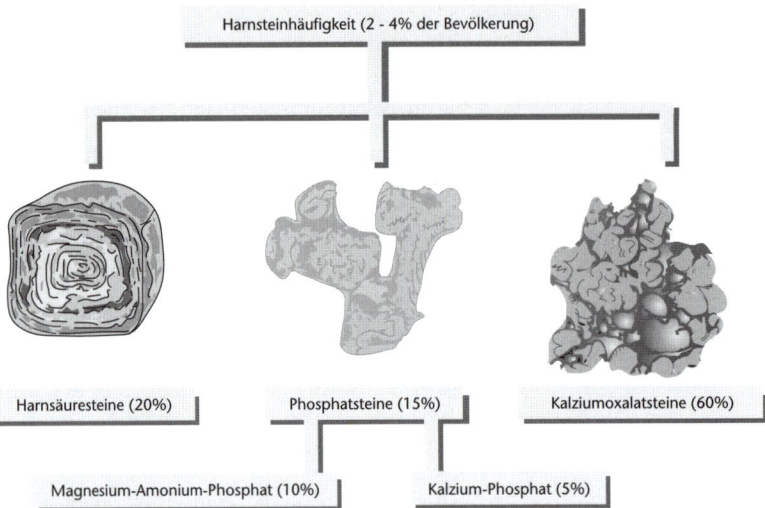

Abb. 110: Harnsäuresteine

Steinnachweis

Nicht alle Steinarten sind auf dem Röntgenbild sichtbar. Harnsäuresteine weisen z.B. keinen Schatten auf, sondern sind lediglich im Urogramm als Kontrastmittelaussparung zu sehen. Stark Schatten gebend sind hingegen Kalziumphosphat- und Kalziumoxalat-Steine.

6.5.2 Ursachen der Steinbildung

Im Prinzip beruht eine Steinbildung auf einer Auskristallisation von Salzen, deren Löslichkeit im Harn überschritten ist. In Abhängigkeit von der Steinart können verschiedene Faktoren die Kristallbildung beeinflussen und begünstigen.

Ursachen der Steinentwicklung:
- Primärer Hyperparathyreoidismus
- Immobilisierung
- Tubuläre Azidose
- Gicht
- Harnwegsinfekt.

Hyperkalzurie (Erhöhung des Serumkalziumspiegels)

Eine Erhöhung des Kalziumspiegels im Blut führt über die vermehrte Kalzium-Ausscheidung vor allem zur Bildung von kalziumhaltigen Steinen (Kalziumoxalatsteine).

■ **Eine Erhöhung des Blutkalziumspiegels prädisponiert zur Bildung von Calciumoxalatsteinen.**

Hyperparathyreoidismus

Ein Hyperparathyreoidismus mit vermehrter Bildung von Parathormon in der Nebenschilddrüse (Adenome) hat einen erhöhten Blutkalziumspiegel zur Folge. Die dadurch erhöhte Kalzium-Ausscheidung führt vor allem zur Bildung von kalziumhaltigen Steinen (Kalziumoxalatsteine).

■ **Etwa 70% der Patienten mit primärem Hyperparathyreoidismus leiden unter kalziumhaltigen Nierensteinen.**

Immobilität

Bei immobilen Patienten wird vermehrt Kalzium aus dem Knochen freigesetzt. Die erhöhte Kalziumausscheidung kann ebenfalls zur Kalzium-Steinbildung führen.

Vitamin-D-Überdosierung

Die seltene Vitamin-D-Überdosierung führt ebenfalls zu einem erhöhten Kalziumspiegel und kann dadurch in der Folge zum vermehrten Auftreten von Kalziumoxalatsteinen führen.

Tubuläre Azidose

Bei der tubulären Azidose kann kein ausreichend saurer Harn gebildet werden, der Harn-pH liegt immer über 6. Folge der alkalischen Umgebung ist eine vermehrte Ausbildung von Kalziumsteinen.

Gicht

Bei einer Erhöhung des Harnsäurespiegels (Gicht) kommen in 20% Harnsäuresteine vor. Ursache der Gicht ist meist eine erhöhte Zufuhr von Purinen über die Nahrung. Begünstigend für die Steinbildung ist außerdem ein niedriger Harn-pH, bei dem die Harnsäuresteine vermehrt ausfallen.

■ Ein saurer Harn und die Erhöhung des Harnsäurespiegels begünstigen die Bildung von Harnsäuresteinen.

Harnwegsinfekt

Ein Harnwegsinfekt verschiebt den pH-Wert hin zu alkalischen Werten und begünstigt so die Bildung von Phosphatsteinen, weil im alkalischen Milieu die Löslichkeit der Phosphate vermindert ist. Am häufigsten bilden sich Magnesium-Ammoniak-Phosphat-Steine.

■ Harnwegsinfekte und Harnsteine begünstigen sich gegenseitig.

Erhöhung des Cystinspiegels

Bei der seltenen Cysteinurie, die auf einer angeborenen Schädigung im Bereich der Nierenkanälchen beruht, kommt es zur vermehrten Ausbildung von Cystinsteinen.

6.5.3 Vorbeugende Maßnahmen

Patienten, bei denen bereits Harnsteine aufgetreten waren, können durch einige Maßnahmen das Auftreten neuer Steine zumindest mit einiger Wahrscheinlichkeit verhindern. Neben den allgemeinen prophylaktischen Maßnahmen gibt es in Abhängigkeit von der Steinart spezielle Maßnahmen, die das Auftreten neuer Steine verhindern sollen.

Die **allgemeinen prophylaktischen Maßnahmen** verringern unabhängig von der Steinart das Risiko für das Auftreten von Harnsteinen:
- Harnverdünnung: Steigerung der Flüssigkeitszufuhr und der Harnausscheidung auf mindestens 1,5–2 Liter pro Tag
- Kostregulierung: regelmäßige Mahlzeiten, Mischkost
- Stuhlregulierung: kein Gebrauch von Abführmitteln
- Allgemeine Lebensführung: ausreichende, körperliche Bewegung
- Vermeidung und frühzeitige Behandlung von Harnwegsinfekten.

■ Steinpatienten müssen besonderen Wert auf eine ausgewogene Lebensweise und ausreichende Trinkmenge legen.

Die **speziellen vorbeugenden Maßnahmen** betreffen die einzelnen Steinarten:

Harnsäuresteine

Da Harnsäuresteine sich besonders bei Übergewicht, Hyperurikämie und saurem Harn ausbilden, ergeben sich entsprechende Verhaltens- und Therapiemaßregeln.

Diätetische Maßnahmen:
- Alkalisierende Kost: Kartoffeln, Früchte, Gemüse, Mehlspeisen
- Alkalisierende Getränke: Vichy-Wasser, Tee, Bier
- Meidung purinreicher Nahrung wie Gehirn, Leber, Niere, Sardellen
- Keine übermäßige Eiweißzufuhr
- Keine übermäßige Zufuhr von Fleisch oder Wurst.

Medikamentöse Therapie:
- Alkalisierung des Harns mit Uralyt U®
- Bei erhöhtem Harnsäurespiegel: Allopurinol®

■ Wichtigste Maßnahme bei Harnsäuresteinen ist die Alkalisierung des Harns, bei der sich sowohl Harnsäuresteine auflösen, als auch eine Neubildung verhindert wird (pH 6,4–6,7).

Kalziumoxalatsteine

Die Behandlungsempfehlung bei kalziumhaltigen Steinen beruht auf der Tatsache, dass die Steinbildung durch eine erhöhte Kalziumkonzentration ausgelöst wird.

Diätetische Maßnahmen:
- Meidung kalziumhaltiger Nahrungsmittel: Milch, Quark
- Zufuhr magnesiumhaltiger Nahrungsmittel: Reis, Kartoffeln, magnesiumreiche Mineralwässer (Magnesium löst Oxalatsteine auf)
- Reichliche Zufuhr von Flüssigkeit: Bier, Fruchtsaft, Tee.

Medikamentöse Therapie:
- Biomagnesium
- Vitamin B_6.

■ Wichtigste Maßnahme bei Kalziumoxalatsteinen ist die Meidung von kalziumhaltigen Nahrungsmitteln.

Phosphatsteine

Da sich die Phosphatsteine vor allem im alkalischen, infizierten Harn bilden, besteht die Hauptmaßnahme in der Ansäuerung des Harns.

Diätetische Maßnahmen:
- Säuernde Nahrungsmittel: Fleisch, Fisch, Eier
- Säuernde Mineralwasser: z. B. Selters.

Medikamentöse Therapie:
- Ansäuernde Präparate: Cebion®, Vitamin C, Acidol-Pepsin®

■ Wichtigste Maßnahme bei Phosphatsteinen ist die Harnsäuerung und die Behandlung evtl. vorliegender Harnwegsinfekte.

Cystinsteine

Cystinsteine kristallisieren vor allem im sauren Harn aus. Daher muss der Harn durch diätetische und medikamentöse Maßnahmen alkalisch gehalten werden.

Diätetische Maßnahmen: Alkalisierende Kost und Getränke.

Medikamentöse Therapie: Alkalisierung des Harns mit Redoxon®-Tabletten.

6.5.4 Lokalisation der Steine

Harnsteine können sich an verschiedenen anatomischen Stellen ausbilden. Klinische Symptomatik und entsprechende Therapie sind in Abhängigkeit von der Lokalisation unterschiedlich.

Nierensteine

Steine kommen im Bereich der Niere an verschiedenen Stellen vor. Entsprechend ihrer Lage ist auch die von ihnen ausgehende Symptomatik unterschiedlich.

Lokalisation der Nierensteine:
- Im Gewebe liegend (in der Regel symptomlos, Zufallsbefund)
- Im Kelch oder Nierenbecken.

Im Extremfall kann der Nierenstein das gesamte Nierenbecken- und Kelchsystem ausfüllen (Ausguss- oder Korallenstein).

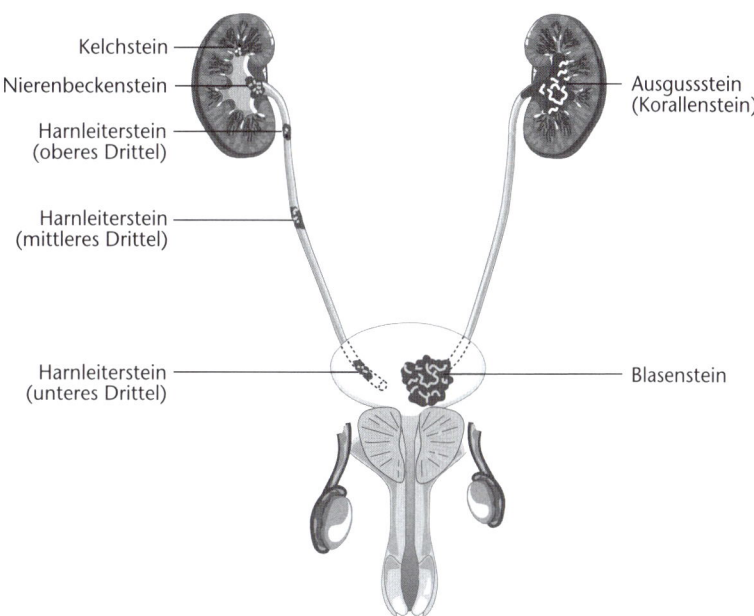

Abb. 111: Steinlokalisation

Klinik:
Ruhende Nierensteine sind meist völlig symptomlos. Tritt ein Stein aber aus dem Kelchsystem oder dem Nierenbecken über eine physiologische Engstelle in das Harnleitersystem ein, so kommt es zu Koliken (Nierenkolik):
- Wellenförmig an- und abschwellender, starker Schmerz
- Ausstrahlung in den Oberbauch.

■ Beim Weitertransport der Nierensteine kommt es zu Koliken.

Diagnose:
- Kalziumhaltige Steine: sichtbare Konkremente im Röntgenbild
- Nicht Schattengebende Steine: Füllungsdefekte im Urogramm.

Harnleitersteine

Harnleitersteine sind weitertransportierte Nierensteine, die die Enge des Übergangs vom Nierenbecken zum Harnleiter überwunden haben. Durch den nachflutenden Harn und die peristaltischen Kontraktionen der Harnleiter wandert der Stein bei entsprechender Größe der Blase entgegen.

Klinik:
Kleine Harnleitersteine können unter Umständen problemlos durch die Harnleiter transportiert werden. In der Regel aber kommt es an den Engstellen zu Einklemmungen und entsprechenden Symptomen (Harnleiterkolik):
- Wellenförmig an- und abschwellender, starker Schmerz (typischer Kolikschmerz)
- Hämaturie
- Ausstrahlung in Unterbauch, Leisten und Hoden bzw. Vulva
- Fieber, Brechreiz
- Evtl. Aufweitung des proximalen Harnleiters und Nierenbeckens (Ektasie).

Kommt es zum länger andauernden, kompletten Verschluss des Harnleiters, so kann dies schwerste Folgen haben:
- Schädigungen der Niere durch den Rückstau des Harns
- Gehäuftes Auftreten von Harnwegsinfekten durch fehlenden Auswascheffekt
- Einschwemmen von Erregern in die Blutbahn (Urosepsis).

Blasensteine

Blasensteine sind aus dem Harnleiter transportierte Steine, die in der Blase liegen bleiben. Sie treten überwiegend bei Patienten mit Blasenentleerungsstörungen bzw. einer Blasenhalsenge auf. Zu 90% sind Männer im höheren Lebensalter betroffen.

Klinik:
- Schmerzen am Ende der Miktion
- Wiederkehrende Hämaturie
- Fremdkörpergefühl in der Blase.

6.5.5 Therapie des Steinleidens

Die Therapie eines Steinleidens hängt von Stadium, Größe, Zusammensetzung und Lokalisation des Steines ab.

Akute Kolik

Wenn ein Stein in den ableitenden Harnwegen über eine Engstelle transportiert wird oder hängen bleibt, so kommt es zu Koliken (Nierenkolik, Harnleiterkolik). Eine akute Kolik äußert sich durch wellenförmig an- und abschwellende, starke Schmerzen.

Therapie:
Die Therapie der Kolik ist zunächst rein symptomatisch und dient der Behandlung der akuten Einklemmung bzw. des akuten Schmerzes:
- Intravenöse Gabe von krampflösenden Mitteln (Buscopan®) und Schmerzmitteln (Tramal®, Paracetamol®)
- Warmes Bad, feucht-warme Lendenwickel
- Nach Abklingen der Kolik weitere Diagnostik zur Steinlokalisation und entsprechende Therapie.

■ **Wichtigste Erstmaßnahme bei Nieren- und Harnleiterkolik: Spasmolytika, Analgetika, warme Bäder.**

Steinaustreibung

Besonders bei kleinen Steinen (< 0,5 cm) ist ein Spontanabgang der Steine über Harnleiter, Blase und Harnröhre möglich. Diese „Spontangeburt" kann durch mehrere Maßnahmen gefördert werden.

Maßnahmen zur Steinaustreibung:
- Körperliche Bewegung
- Viel Flüssigkeit trinken (auch Bier)
- Spasmolytika (Buscopan®).

Indikation: Kleinere Harnleiter- und Nierensteine (bis ca. 0,5 cm Größe).
Bei den meisten Harnleitersteinen ist durch entsprechende Maßnahmen eine Spontanaustreibung möglich.

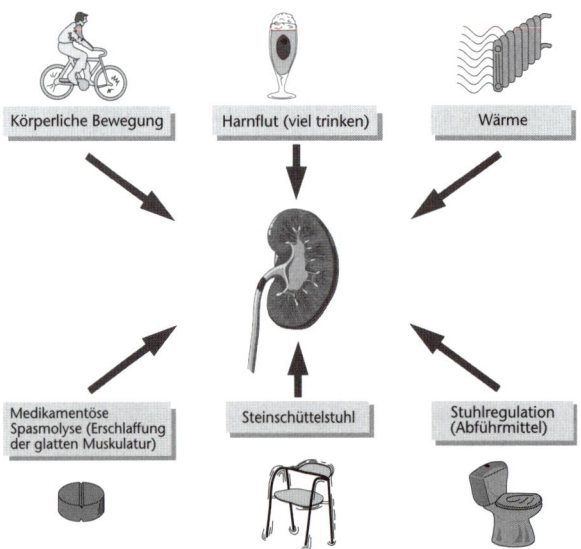

Abb. 112: Maßnahmen zur Steinaustreibung

Steinentfernung durch Schlinge

Besonders bei tief sitzenden Harnleitersteinen ist im Einzelfall eine Entfernung des Steines durch eine Schlinge möglich. Wegen der möglichen Komplikationen der Schlingenentfernung (Verletzung des Harnleiters, Infektionen) sollte das Verfahren nur noch selten angewandt werden.

Indikationen:
- Kleinerer, tief sitzender Harnleiterstein
- Blasenstein
- Spontanaustreibung erfolglos
- Harnstauung.

■ Im Einzelfall ist bei tief sitzenden Harnleitersteinen eine Entfernung durch eine Schlinge möglich.

Operative Steinentfernung

Die chirurgische, offene Entfernung von Nierensteinen ist heute nur noch in Ausnahmefällen notwendig, wenn ein Spontanabgang des Steines nicht möglich ist und andere Maßnahmen nicht zum Einsatz kommen können (Schlinge, Stoßwellenlithotrypsie). Für dieses Verfahren kommen heute nur noch etwa 5% der Patienten in Frage.

Indikation:
- Ausgusssteine oder große Nierenbecken-Kelchsteine
- Große Blasensteine
- Beginnende Komplikationen (Harnstau, Infektionen).

■ Operative Steinentfernung erst, wenn alle anderen Therapiemaßnahmen ausgeschöpft sind und ein Spontanabgang unwahrscheinlich scheint.

Extrakorporale Stoßwellenlithotrypsie (ESWL)

Zerstörung des Steins durch außerhalb des Körpers erzeugte Stoßwellen. Hierbei wird der Stein durch zwei Bildwandler genau lokalisiert und durch Wellen bestimmter Frequenz beschossen, deren Stoßwellen sich wie in einem Brennpunkt genau in dem Stein bündeln. Dadurch zerfällt der Stein in sandkorngroße Teilchen, die dann spontan über die ableitenden Harnwege abgehen können.

Die Lagerung des Patienten erfolgt im Wasserbad, das Verfahren zieht sich etwa über eine Stunde hin. Die ersten Behandlungen mit diesem Verfahren, das sich mittlerweile als Standardverfahren durchgesetzt hat, erfolgten 1980.

Die Stoßwellenlithotrypsie wird seitdem an vielen größeren Kliniken mit Erfolg durchgeführt. Durch den Abgang der kleinen Steinfragmente über die ableitenden Harnwege kann es in 20–30% der Fälle zu Koliken kommen, über die der Patient aufgeklärt werden muss.

Indikation:
- Alle schatten gebenden Steine, bei denen ein Spontanabgang wegen Größe oder Lokalisation nicht möglich ist.

■ Bei der Stoßwellenlithotrypsie erfolgt die berührungsfreie Zertrümmerung der Steine in kleine Fragmente, die dann spontan abgehen.

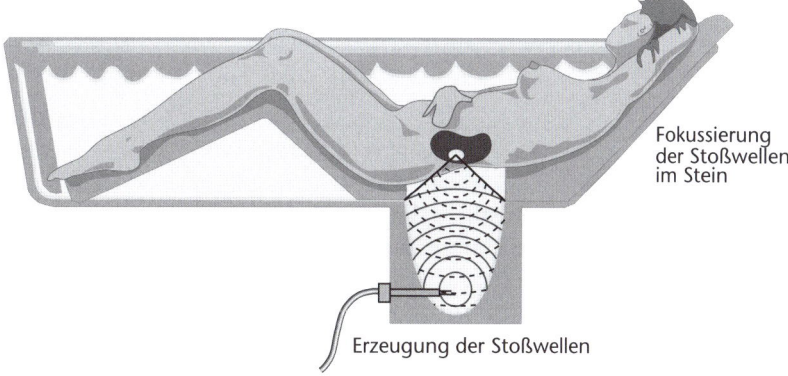

Abb. 113: Stoßwellenlithotrypsie

Perkutane Nephrolithotomie

Durchleuchtungsgesteuerte Punktion der Niere und Entfernung der Nierensteine.

Indikation: Nieren- oder Kelchsteine.

Medikamentöse Auflösung der Steine (Litholyse)

Bei Harnsäure- und Cystinsteinen besteht die Möglichkeit der medikamentösen Steinauflösung.

Wichtigste Maßnahme bei Harnsäuresteinen ist die Alkalisierung des Harns, bei der sich sowohl Harnsäuresteine auflösen, als auch eine Neubildung verhindert wird (pH 6,4–6,7). Mittel der Wahl ist daher die Alkalisierung des Harns, z.B. mit Uralyt U®.

■ **Mittel der Wahl beim Harnsäurestein: medikamentöse Auflösung durch Alkalisierung des Harns.**

Kombinierte Verfahren

Alle Verfahren können auch miteinander kombiniert werden. So kann ein großer Ausgussstein zunächst mit einer perkutanen Nephrolithotomie verkleinert werden. In Folge wird dann der Reststein durch ESWL weiter zerkleinert und der Spontanabgang beschleunigt.

6.6 Tumoren

Tumoren des Urogenitalsystems sind relativ häufig und können gut- und bösartig sein. Im Prinzip kann jede Organstruktur betroffen sein, wobei Erkrankungsalter, Bösartigkeit und betroffenes Organ erheblich differieren.

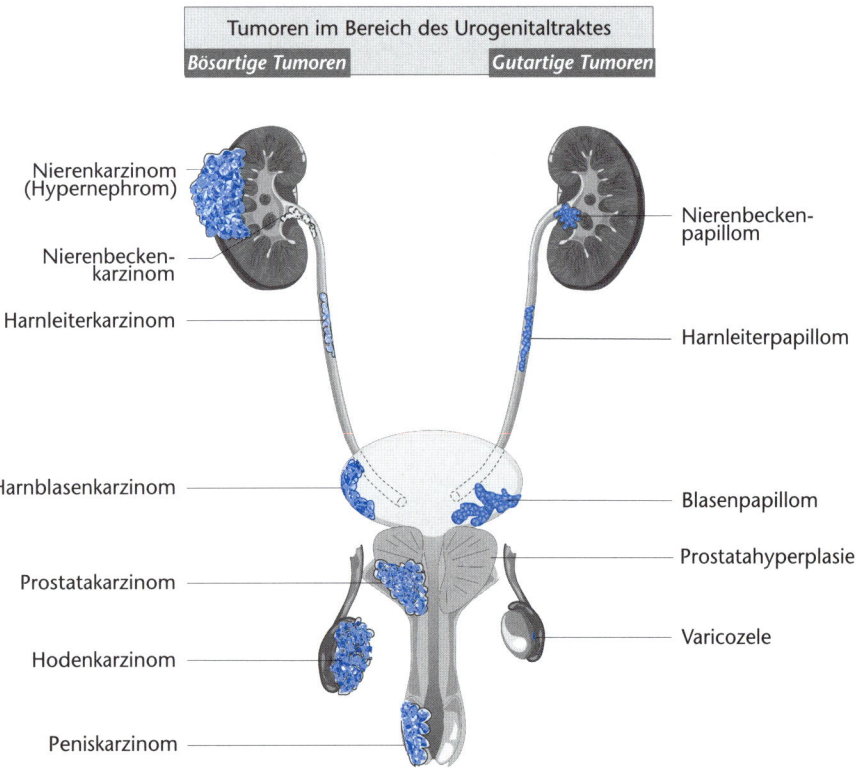

Abb. 114: Tumoren des Urogenitaltraktes

Bösartige Tumoren der Urogenitalorgane:
- Nierenkarzinom (Hypernephrom)
- Nierenbecken- und Harnleiterkarzinom
- Blasenkarzinom
- Prostatakarzinom
- Peniskarzinom.

Gutartige Tumoren der Urogenitalorgane:
- Nierenbeckenpapillom
- Harnleiterpapillom
- Blasenpapillom
- Prostata-Adenom.

Wichtigstes Leitsymptom der urogenitalen Tumoren ist das Auftreten von Blut im Harn (Mikro- oder Makrohämaturie). Die Hämaturie ist jedoch kein Frühsymptom, da die Blutung durch den in Blase, Nierenbecken oder Harnleiter zerfallenden Tumor entsteht.

6.6.1 Nierenkarzinom (Hypernephrom)

Etwa 3% aller bösartigen Tumoren sind Nierenkarzinome. Ihr Altersgipfel liegt zwischen dem 45. und 75. Lebensjahr, Männer sind doppelt so häufig wie Frauen betroffen.

Klinik:
Im Anfangsstadium sind die Hypernephrome meist symptomlos. Im weiteren Verlauf kommt es dann zu:
- Schmerzloser Hämaturie (Leitsymptom)
- Evtl. Harnleiterkoliken
- Flankenschmerz
- Tastbarem Tumor
- Gewichtsverlust, Fieber.

■ Bei Flankenschmerz und Hämaturie Verdacht auf Nierenkarzinom.

Bei großen, linksseitigen Nierentumoren kann es zu einem venösen Rückstau der Hodenvene mit rückläufiger Erweiterung des Venengeflechtes im Hodensack (Varikozele) kommen.

Diagnose:
Die Verdachts-Diagnose kann anhand des Tastbefundes und der Hämaturie gestellt werden. Die Sicherung der Diagnose erfolgt mit:
- Sonographie
- Urogramm
- Computertomogramm
- Kontrastmitteldarstellung der Nierengefäße (Angiogramm).

Therapie:
- Radikale Entfernung der Niere (Nephrektomie) mit Lymphknotenentfernung
- Evtl. Chemotherapie (Ergebnisse noch unklar).

Prognose:
- Nur im Frühstadium bei radikaler Operation günstig.

6.6.2 Tumoren von Nierenbecken und Harnleiter

Nierenbecken- und Harnleiterkarzinom

Nierenbecken- und Harnleiterkarzinome gehören zu den seltenen Karzinomen des Urogenitaltraktes. Die Symptomatik ist bei beiden Tumorformen häufig gleich.

Klinik:
- Schmerzlose Hämaturie
- Koliken (Störung des Abflusses durch den Tumor).

■ Leitsymptom der Nierenbecken- und Harnleiterkarzinome sind die kolikartigen Schmerzen.

Differentialdiagnostisch muss das Vorhandensein eines Harnleitersteins ausgeschlossen werden. Urogramm, Szintigramm, Ultraschall und eine Angiographie sichern die Diagnose.

Therapie:
Entfernung des Harnleiters und der gleichseitigen Niere (Ureteronephrektomie) mit Lymphknoten.

Nierenbecken- und Harnleiterpapillom
Die Papillome von Nierenbecken und Harnleiter gehören zu den gutartigen Tumoren. Sie können die gleiche Symptomatik wie Karzinome verursachen. Bei erheblichen Beschwerden erfolgt die operative Entfernung.

6.6.3 Harnblasenkarzinom

Etwa 3% aller bösartigen Tumoren sind in der Blase lokalisiert und gehören damit zu den häufigsten Tumoren im Urogenitalsystem. Sie treten überwiegend nach dem 40. Lebensjahr auf, Männer sind dabei 6-mal häufiger als Frauen betroffen. Bei Chemiearbeitern und Rauchern treten Blasentumoren gehäuft auf.

Klinik:
- Schmerzlose Hämaturie (Erst- und Leitsymptom)
- Dysurie.

■ Die schmerzlose Hämaturie ist das typische Erstsymptom eines Blasenkarzinoms. Eine Hämaturie muss daher immer abgeklärt werden.

Diagnostik:
- Urogramm
- Blasenspiegelung (Urethrozystoskopie), evtl. mit Probeentnahme
- Sonographie
- Computertomographie.

■ Die Diagnostik der Blase erfolgt mittels Blasenspiegelung.

Therapie:
- Transurethrale Elektroresektion des Tumors
- Bei ausgedehnterem Tumor radikale Entfernung der Blase
- Evtl. Chemotherapie.

Therapie der Wahl beim Blasenkarzinom ist die komplette Blasenentfernung. Nur bei günstigem Sitz und kleinem Tumor kann eine Resektion des Tumors mittels Elektroschlinge durch die Harnröhre erfolgen.
Nach Entfernung der Blase können die Harnleiter in den Dickdarm eingepflanzt werden, so dass der Harn mit dem Stuhl entleert wird. Ebenfalls kann eine Harnableitung in einen zuvor ausgeschalteten Darmanteil erfolgen (Kolon- oder Ileum-Conduit).

Prognose:
Je tiefer der Tumor in die Blasenwand eingedrungen ist und je undifferenzierter das Gewebe, desto schlechter ist die Prognose. Zudem infiltriert das Blasenkarzinom bereits früh in die umgebenden Gewebsschichten und Organe.
Zunächst gutartige Blasenpapillome haben eine ausgesprochene Rezidivneigung und neigen zur bösartigen Entartung. Patienten mit Blasenpapillomen müssen sich daher immer regelmäßigen Kontrollspiegelungen unterziehen.

■ Blasenpapillome haben eine hohe Entartungstendenz.

6.6.4 Hodentumoren

Hodentumoren treten vor allem zwischen dem 20. und 40. Lebensjahr, also in der Zeitspanne der größten sexuellen Aktivität des Mannes, auf. Man kann vier Formen der Hodentumoren differenzieren, die sich in Altersgipfel und Bösartigkeit unterscheiden. Hodentumoren metastasieren früh über die Lymphbahnen des Samenstranges zu den an der Aorta gelegenen Lymphknoten.

Feingewebliche Unterscheidung:
- Seminom (am gutartigsten, Altersgipfel um das 40. Lebensjahr)
- Embryonales Karzinom (Altersgipfel um das 25. Lebensjahr)
- Teratokarzinom (Altersgipfel um das 20. Lebensjahr)
- Chorionkarzinom (am bösartigsten, Altersgipfel um das 20. Lebensjahr).

Klinik:
- Einseitige, schmerzlose Hodenschwellung
- Schweregefühl im Hoden
- Bei großem Tumor evtl. Spannungsschmerzen
- Ziehende Schmerzen im Samenstrang
- Bei hormonell aktiven Tumoren Schwellung der männlichen Brustdrüsen (Gynäkomastie), Potenzstörungen.

■ **Leitsymptom des Hodentumors ist die einseitige, schmerzlose Hodenschwellung.**

Bei etwa 5% der Patienten wird der Tumor erst entdeckt, nachdem Symptome durch Metastasen an anderen Organsystemen aufgetreten sind (z. B. Atemnot bei Lungenmetastasen).

Diagnostik:
- Tastbefund
- Sonographie
- Computertomographie
- Nachweis von Tumormarkern (α-Fetoprotein, β-HCG)
- Probefreilegung mit feingeweblicher Gewebsuntersuchung.

Therapie:
- Entfernung des betroffenen Hodens (Semikastratio)
- Beim Seminom: Bestrahlung, selten Chemotherapie
- Beim Nicht-Seminom: immer radikale, operative Ausräumung der Lymphknoten (Staging) mit zusätzlicher, aggressiver Chemotherapie.

■ **Therapie des Seminoms: Semikastratio und Bestrahlung.**
Therapie des Nicht-Seminoms: Semikastratio, Lymphknotenentfernung und Chemotherapie.

Prognose:
Die Prognose der früher nur sehr selten heilbaren Hodentumoren hat sich in den letzten Jahren durch die moderne Chemotherapie entscheidend verbessert. Sogar das prognostisch am ungünstigsten eingeschätzte Chorionkarzinom hat selbst beim Vorliegen kleinerer Lungenmetastasen noch eine 100%-ige Heilungschance.

6.6.5 Hydrozele

Flüssigkeitsansammlung im Bereich der inneren Hodenhüllen. Die Hydrozele kann ähnliche Symptomatik wie ein Hodentumor verursachen. Wichtiges Hilfsmittel zur Abgrenzung gegen einen Hodentumor ist die Durchleuchtung der Hydrozele mit einer Taschenlampe (Diaphanoskopie). Eine operative Therapie ist nur bei entsprechender Größenausdehnung und schmerzhaftem Befund notwendig.

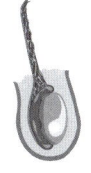
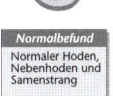
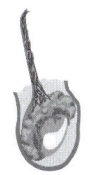
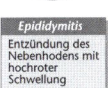
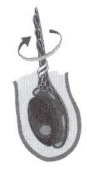
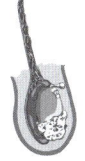
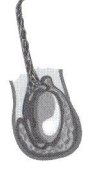
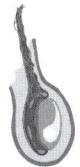

Abb. 115: Mögliche Ursachen einer Hodenschwellung

6.6.6 Peniskarzinom

Das Peniskarzinom tritt jenseits des 60. Lebensjahres auf. Es befindet sich meist im hinteren Bereich der Eichel unter der Vorhaut. Kondylomen (Warzen), ein luetischer Primäraffekt, ein tuberkulöses Ulkus oder ein genitaler Herpes können ähnlich wie ein Peniskarzinom aussehen.

Klinik:
- Verhärtungen der Eichel und der Vorhaut
- Anschwellen der Leistenlymphknoten
- Blutungen
- Wässrig-eitrige Absonderungen aus dem Vorhautsack.

Therapie:
- Absetzen des Penis im gesunden Gewebe
- Lymphknotenentfernung und Nachbestrahlung.

6.6.7 Prostatahyperplasie

Die gutartige Vergrößerung des Prostatagewebes betrifft etwa 50% aller Männer über dem 60. Lebensjahr.

■ Die Hälfte aller Männer über 60 Jahre leidet unter einer Prostatahyperplasie.

Ursache:

Ursache des überschießenden Wachstums der Prostata ist ein Ungleichgewicht zwischen den Hormonen Testosteron und Östrogen. Eine höhere Östrogenproduktion und ein Abfall des Testosteronspiegels, wie er beim älteren Mann typisch ist, fördert das Wachstum der Prostata.

Klinik:
Die klinische Symptomatik wird durch die zunehmende Einengung der Harnröhre bestimmt:
- Abnahme des Harnstrahls
- Nykturie (nächtliches Wasserlassen)
- Drang zu häufiger Harnentleerung (Pollakisurie)
- Verlängerung der Miktionszeit
- Ständiges Harnträufeln
- Restharnbildung (Blase kann nicht mehr ganz geleert werden)
- Im Endstadium Schäden durch den Harnrückstau (Überlaufblase).

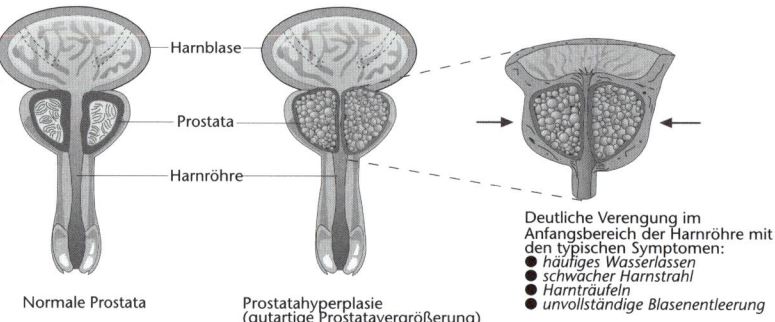

Abb. 116: Prostatahyperplasie

Komplikationen:
- Infektionsneigung
- Akuter Harnverhalt
- Schädigung des Hohlsystems und der Nieren.

Diagnostik:
- Anamnese (Angaben des Patienten über das Miktionsverhalten)
- Tastbefund der vergrößerten Drüse
- Uroflowmetrie (Messung der Stärke des Harnstrahles).

Therapie:
Im Anfangsstadium kann die Prostatahyperplasie konservativ mit pflanzlichen Präparaten und Regulierung der Darmtätigkeit behandelt werden.
Bei ausgeprägterem Befund mit starken subjektiven Beschwerden und beginnendem Harnverhalt erfolgt die operative Verkleinerung oder Entfernung des Prostatagewebes. Drei operative Behandlungsmöglichkeiten stehen bei der fortgeschrittenen Prostatahyperplasie zur Verfügung:
- Transurethrale Elektroresektion (TUR)
- Suprapubische Adenektomie
- Retropubische Adenektomie.

Transurethrale Elektroresektion (TUR)

Die transurethrale Elektroresektion ist die derzeit am häufigsten angewandte Methode. Mit dem Resektions-Zystoskop (Instrument zur Blasenspiegelung) kann das überschüssige Drüsengewebe mittels einer elektrischen Schlinge Stück für Stück herausgeschnitten werden, bis der Harn wieder frei durch die Harnröhre im Bereich der Prostata fließen kann. Die Resektion erfolgt in Voll- oder Teilnarkose.

■ Mittel der Wahl bei ausgeprägter Prostatahyperplasie: transurethrale Elektroresektion.

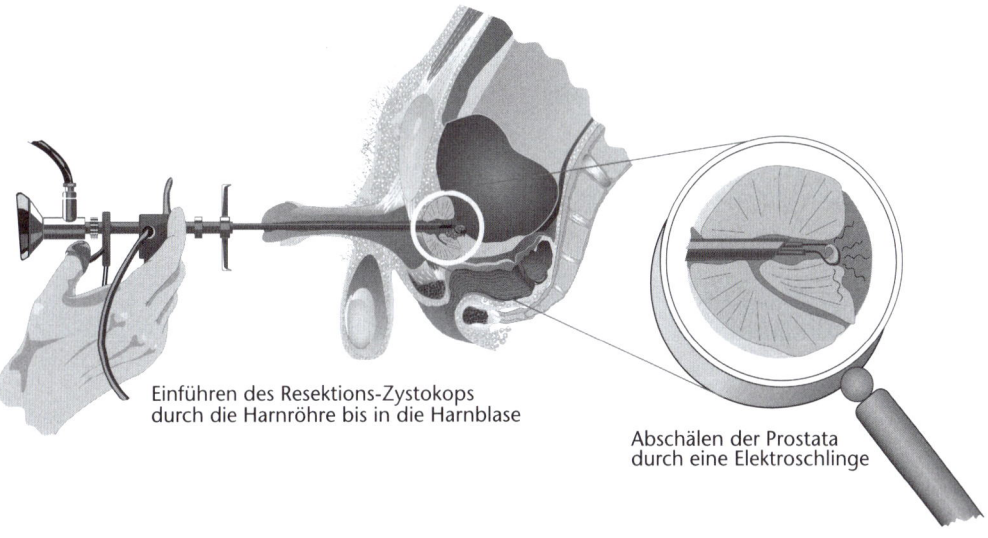

Abb. 117: Transurethrale Elektroresektion (TUR)

Supra- und retropubische Adenektomie

Entfernung des Prostatagewebes in einer offenen Operation. Der operative Zugang erfolgt hierbei entweder durch Eröffnung der Blase oder über den Zugang zwischen Symphyse und Blase. Die offenen Methoden der Prostataentfernungen konnten durch die TUR in einer großen Zahl überflüssig gemacht werden.

Prognose:
- Völlige Normalisierung der Blasenentleerung in allen Fällen
- Geringe Operationsletalität
- Erhaltene Potenz und Orgasmusfähigkeit, allerdings Abfließen des Spermas in die Blase („trockene Ejakulation").

6.6.8 Prostatakarzinom

Das Prostatakarzinom ist eine typische bösartige Geschwulst des höheren Alters. In der Tumorsterblichkeit liegt das Prostatakarzinom an dritter Stelle hinter Karzinomen der Lunge und des Magen-Darm-Traktes. Etwa 25–30% aller Männer über 70 Jahre haben ein feingeweblich nachweisbares Prostatakarzinom, das aber häufig asymptomatisch bleibt und auch nicht aggressiv weiterwächst.

Klinik:

Im Anfangsstadium ist das Prostatakarzinom symptomlos. Die klinischen Symptome treten durch eine zunehmende Einengung der Harnröhre und evtl. Metastasen auf:
- Häufiger Harndrang mit Dysurie, Nykturie und Restharnbildung
- Knochenschmerzen in der unteren Lendenwirbelsäule und im Becken (frühe Knochenmetastasierung)
- In die Beine ausstrahlende, ischiasähnliche Schmerzen
- Blutbeimengung im Urin (Hämaturie).

■ **Die ersten Symptome des Prostatakarzinoms werden oft erst durch die Metastasen verursacht (Knochenschmerzen).**

Diagnose:
- Rektale Untersuchung
- Laborchemische Bestimmung der sauren und alkalischen Phosphatase
- Bestimmung des spezifischen Tumormarkers (PSA)
- Urogramm
- Szintigraphie zur Suche nach Tochtergeschwülsten im Skelett.

Das Prostatakarzinom ist meist im hinteren Anteil der Drüse lokalisiert, also bei der rektalen Untersuchung zu tasten. Da das Prostatakarzinom in der Frühphase oft symptomlos bleibt, muss daher dringend bei allen Männern ab dem 45. Lebensjahr die vorsorgliche rektale Untersuchung im Rahmen der gesetzlich empfohlenen Vorsorgeuntersuchungen erfolgen.

■ **Die wichtigste Vorsorgemaßnahme zur Früherkennung des Prostatakarzinoms ist die rektale Abtastung der Prostata mindestens einmal im Jahr bei Männern über 45 Jahren.**

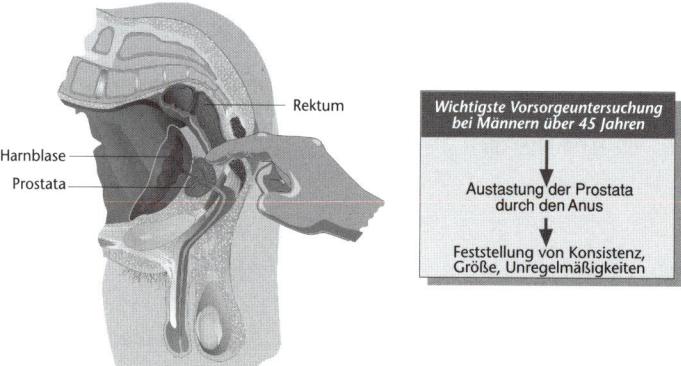

Abb. 118: Rektale Abtastung der Prostata

Besteht nach der rektalen Tastuntersuchung ein Verdacht auf einen Tumor im Bereich der Prostata, so erfolgt eine Nadelbiopsie aus dem verdächtigen Bezirk. Die feingewebliche Untersuchung kann dann die Diagnose sichern.

Therapie:

In Abhängigkeit vom Tumorstadium finden mehrere Behandlungskonzepte Anwendung:
- Radikale Prostatektomie
- Entfernung der Hoden (Orchiektomie)
- Hormonbehandlung (Antiandrogene)
- Bestrahlung
- Zytostatika.

Radikale Prostatektomie

Im Frühstadium erfolgt die radikale Entfernung der Prostata (Prostatektomie) über Zugänge von Blase und Damm. Voraussetzung ist, dass keine Metastasen vorliegen und der Tumor auf die Prostatadrüse beschränkt ist.

Indikationen:
- Metastasenfreiheit
- Frühstadium mit auf die Prostata begrenztem Tumor.

Komplikationen:
- Inkontinenz (10%)
- Infertilität (praktisch immer).

Überlebensrate:
- 5-Jahres-Überlebensrate: ca. 80%
- 10-Jahre-Überlebensrate: ca. 60%.

■ **Das Prostatakarzinom im Frühstadium wird immer mit radikaler Prostatektomie behandelt.**

Orchiektomie (Entfernung der Hoden) oder antiandrogene Hormonbehandlung

Die Entfernung der Hoden (Orchiektomie) führt zur Ausschaltung der Androgenproduktion (Testosteron). Da das Prostatakarzinom meistens ein hormonabhängiger Tumor ist, führt diese Maßnahme zum Stopp und Rückgang des Tumorwachstums. Alternativ kann mit antiandrogen wirksamen Medikamenten (Androcur®) der gleiche Effekt erzielt werden (medikamentöse Kastration).

Indikationen:
- Spätstadium mit über die Prostata gewachsenem Tumor
- Bei Metastasen.

Komplikationen:
- Infertiltät (praktisch immer)
- Weibliches Brustwachstum (Gynäkomastie).

■ **Das fortgeschrittene Prostatakarzinom im Spätstadium wird immer mit operativer oder medikamentöser Kastration behandelt.**

Strahlentherapie

Die Strahlentherapie wird insbesondere bei jüngeren Patienten eingesetzt, da die Infertilitätsquote niedriger als bei der Prostatektomie ist. Der Erfolg einer Strahlentherapie ist jedoch nicht vergleichbar mit den anderen Therapiemaßnahmen, so dass eine definitive Heilung durch alleinige Bestrahlung zweifelhaft erscheint.

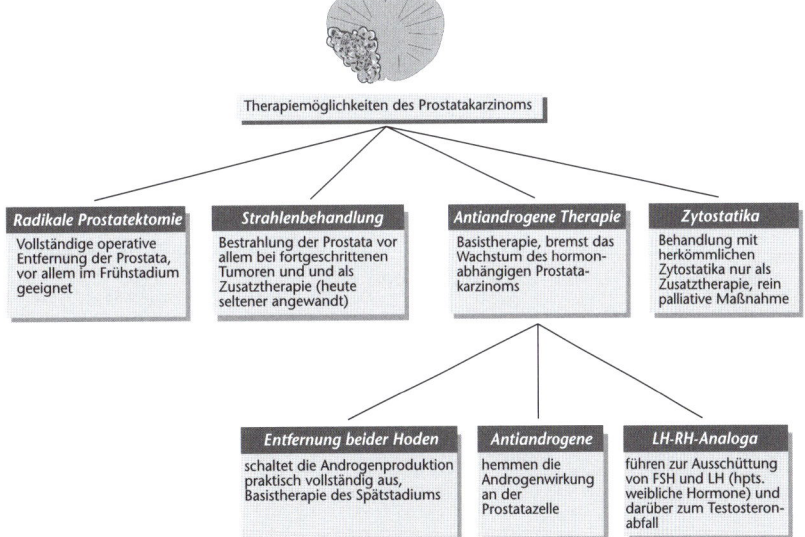

Abb. 119: Therapie des Prostatakarzinoms

6.6.9 Spezielle Tumoren des Kindesalters

80% der bösartigen Tumoren entstehen beim Kind, anders als beim Erwachsenen, aus dem Nerven-, lymphatischen und Blut bildenden Gewebe. Im urologischen Bereich spielt vor allem der Wilms-Tumor eine Rolle.

Wilms-Tumor

Der Wilms-Tumor ist eine bösartige Neubildung aus embryonalem Nierengewebe. Er tritt bei Jungen und Mädchen ab dem 3. Lebensjahr auf, häufig ist er kombiniert mit angeborenen Fehlbildungen.

Klinik:
- Tastbare Schwellung im Bauchraum
- Fieber
- Blut im Urin
- Harnwegsinfekt
- Verstopfung
- Bluthochdruck.

Therapie:
- Richtet sich nach der Stadieneinteilung und wird in einer Kombination aus Operation, Strahlen- und Chemotherapie durchgeführt.

6.7 Urologische Notfälle

Echte Notfälle sind in der Urologie seltener als z. B. in der Allgemeinchirurgie. Trotzdem gibt es einige Erkrankungen, die akut lebensbedrohlich sind bzw. irreversible Schäden in kurzer Zeit herbeiführen können. Die klassischen urologischen Notfälle sind:
- Komplettes Versiegen der Harnausscheidung (Anurie)
- Septische Harnstauung
- Hodentorsion
- Paraphimose
- Priapismus.

6.7.1 Anurie

Verminderte oder fehlende Urinausscheidung mit einer 24-Stunden- Urinmenge unter 100 ml. Die Ursache kann in (renal), vor (prae-renal) oder hinter (post-renal) der Niere liegen.

Prärenale Anurie

Die prärenale Anurie ist meist durch einen verminderten Filtrationsdruck in der Niere verursacht.

Ursachen:
- Plötzlicher Blutverlust mit Schock
- Wasserverlust nach Erbrechen/Durchfall
- Gefäßverschluss der Nierenarterie (z. B. durch Embolie)
- Koma oder Darmverschluss (können zu Flüssigkeitsverlust und sekundärem Nierenversagen führen).

Renale Anurie

Eine in der Niere begründete Anurie findet sich bei akuten entzündlichen oder toxisch-allergischen Schäden des Nierenparenchyms. Die Tubuli und Glomeruli werden hierbei geschädigt und kommen ihrer Funktion dann nur noch unzureichend nach.

Postrenale Anurie

Eine postrenale Anurie entsteht bei einer doppelseitigen Abflussbehinderung des Harns aus den Nieren.

Ursachen:
- Doppelseitiger Steinverschluss der Harnleiter
- Harnröhrenverengung
- Vergrößerung der Prostata (z. B. durch Adenom)
- Kompression der Harnleiter durch einen Tumor.

6.7.2 Diagnostik und Symptome

Bei der Notfalldiagnostik muss zunächst eine Differenzierung von Ursache und Entstehungsort der Anurie erfolgen. Vor allem die postrenalen Ursachen (Steine, Prostata-Adenome) sind gut und effektiv zu behandeln.

Diagnostische Maßnahmen:
- Sonographie → Beurteilung der Blasenfüllung (bei Prostata-Adenom z. B. prall gefüllte Blase)
- Sondierung der Blase mit einem Blasenkatheter → bei Hindernissen hinter der Blase (z. B. großes Prostata-Adenom) entleert sich die prall gefüllte Blase
- Urogramm → Beurteilung der ableitenden Harnwege (z. B. Steine).

Labor:
Laborchemisch kommt es im Rahmen der genannten Schädigungen zu typischen Veränderungen:
- Anstieg der harnpflichtigen Substanzen Kreatinin, Harnstoff und Harnsäure
- Anstieg des Kaliums im Serum
- Anhäufung von sauren Valenzen mit metabolischer Azidose.

Klinik:
Wird das akute Nierenversagen binnen kurzer Zeit nicht behoben, kommt es zum Auftreten lebensbedrohlicher Komplikationen:
- Urämie (durch den Anstieg der harnpflichtigen Substanzen im Serum verursachte Beteiligung des ZNS mit Übelkeit, Erbrechen, Schläfrigkeit bis hin zum Koma)
- „Fluid Lung" (Form des Lungenödems mit Wasseransammlung im Lungengewebe)
- Infektionen durch Abwehrschwäche
- Hyperkaliämie mit schweren Herzrhythmusstörungen bis hin zum Kammerflimmern und Herzstillstand.

■ Gefürchtete Komplikation des akuten Nierenversagens ist die Hyperkaliämie mit der Gefahr des Herzstillstandes.

6.7.3 Septische Harnstauungsniere

Verschluss der ableitenden Harnwege (z. B. durch einen Stein) mit gleichzeitiger Infektion des Urogenitaltraktes. Da die gestaute Niere durch Bakterien innerhalb kürzester Zeit vollständig zerstört werden kann, muss die Therapie sofort einsetzen.

■ Ein Harnstau mit gleichzeitiger Infektion des Harntraktes ist ein bedrohliches Krankheitsbild.

Therapie:
- Beseitigung des Abflusshindernisses
- Hochdosierte Antibiotikatherapie
- Im fortgeschrittenen Fall Entfernung der Niere.

Urosepsis

Bei einer Keimverschleppung in andere Organe kommt es zum Vollbild der Urosepsis mit Störungen der Blutgerinnung und Mikrozirkulation.

■ Die Urosepsis ist ein lebensbedrohliches Krankheitsbild.

6.7.4 Hodentorsion

Verdrehung (Torsion) des Samenstranges mit nachfolgender Minderdurchblutung des Hodens. Die Hodentorsion tritt bevorzugt bei Kindern und Jugendlichen (12–15 Jahre) auf, oft entsteht die Torsion nachts.

Ursachen:
- Anomalien der Hodenhüllen oder Aufhängungstrukturen
- Trauma
- Plötzliche Drehbewegungen.

Klinik:
- Plötzlich einsetzender, heftiger Schmerz im Hoden, der beim Anheben stärker wird
- Schwellung des betroffenen Hodens
- Übelkeit, selten auch Erbrechen.

■ **Leitsymptom der Hodentorsion ist der akut einsetzende, heftige Schmerz im Hodensack.**

Differentialdiagnostisch muss, vor allem wegen der unterschiedlichen Therapie, die Hodentorsion von der Epididymitis (Entzündung des Nebenhodens) abgegrenzt werden.

Therapie:
- Sofortige operative Korrektur (in den ersten 4–6 Stunden).

Erfolgt die Rückdrehung des Hodens nicht in den ersten 6 Stunden, muss mit dem Verlust des Hodens gerechnet werden.

■ **Eine Hodentorsion muss unverzüglich operativ behandelt werden, da es sonst zum Absterben des minderdurchbluteten Hodengewebes kommt.**

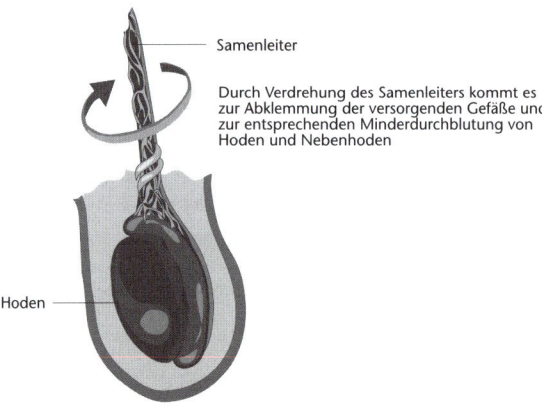

Abb. 120: Hodentorsion

6.7.5 Paraphimose („Spanischer Kragen")

Die zu enge, zurückgestreifte Vorhaut kann beim Geschlechtsverkehr oder onanistischen Manipulationen einen Schnürring hinter der Eichel des Penis bilden. Hierdurch kommt es zu einem venösen Stau mit starker Anschwellung. Der dicke Ring unterhalb der Eichel hat diesem Krankheitsbild den Namen „Spanischer Kragen" gegeben.

■ **Insbesondere beim Katheterismus, wenn die Vorhaut nicht stets zurückgestreift wird, besteht die Gefahr einer Paraphimose.**

Therapie:
- Konservativer Therapieversuch mit Kompression der Eichel bis zum Rückgang des Ödems und Zurückgleiten unter die Vorhaut
- Bei länger bestehendem Befund operative Spaltung des Schnürringes
- Nach Abklingen des Ödems Beschneidung, wie bei der Phimose.

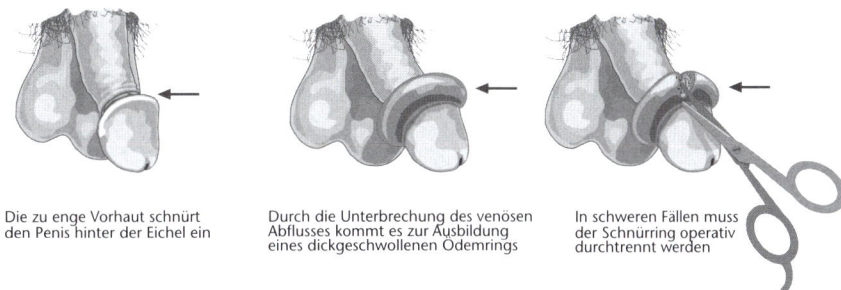

Abb. 121: Paraphimose ("Spanischer Kragen")

6.7.6 Priapismus

Schmerzhafte Dauererektion des Penis ohne sexuelle Erregung, die länger als 2 Stunden andauert.

Ursachen:
- Idiopathisch (keine Ursache erkennbar)
- Psychisch-neurogene Dysfunktion, Rückenmarkerkrankungen
- Leukämien
- Tumoren und Metastasen im Bereich des Penis
- Abflusshindernisse im Bereich des Beckenvenenplexus.

Therapie:
Da Erektionen, die länger als 24 Stunden bestehen, in der Regel die Impotenz zur Folge haben, ist ein rasches Einsetzen der Therapie notwendig:
- Abschwellende Injektionen in die Schwellkörper
- Punktion der Schwellkörper
- Evtl. operative Verbesserung des Blutabflusses.

Prognose:
Erfolgt keine primäre Behandlung innerhalb von 24 Stunden, so kommt es nach 2–3 Wochen zu einem Abklingen der Erektion. Weitere Erektionen sind dann durch die Vernarbungen nicht mehr möglich.

6.8 Verletzung

Verletzungen im Bereich der Niere und ableitenden Harnwege können bei praktisch allen Arten von Unfällen auftreten.
Sie sind allerdings vergleichsweise selten, da Nieren und Harnwege durch ihre anatomische Lage gut geschützt sind. Sie sind vorwiegend durch stumpfe Bauchtraumata, direkte und indirekte Stoßwirkungen betroffen. Bei Mehrfachverletzten oder polytraumatisierten Patienten muss immer an eine Mitbeteiligung der Organe des Urogenital-Traktes gedacht werden. Schwellungen, Hämatome und Schmerzen in der Flankenregion müssen ebenso wie eine Hämaturie diagnostisch abgeklärt werden.

Diagnostik bei Verletzungen der Urogenital-Organe:
- Sonographie
- Urogramm
- Computertomographie
- Angiographie.

■ **Wichtigste Untersuchungen bei Verletzungen im Bereich des Urogenitaltraktes sind die Sonographie und das Urogramm.**

6.8.1 Verletzungen der Niere

Bei dem sog. stumpfen Bauchtrauma, häufig Folge eines Verkehrsunfalls, sind die Nieren nach der Milz das am häufigsten betroffene Organ.

Arten der Nierenverletzungen:
- Prellung, evtl. mit Hämatom
- Einriss und Zerreißen des Nierengewebes
- Nierenbeckenriss
- Nierenstielabriss (Abriss der Gefäße).

■ Beim stumpfen Bauchtrauma sind Milz und Niere die am häufigsten mitbetroffenen Organe.

Klinik:
- Flankenschmerz
- Hämaturie
- Klopfschmerzhaftes Nierenlager
- Schwellung im Bereich der Flanke (Nierenhämatom)
- Abwehrspannung des Abdomens.

Komplikationen:
- Entzündungen durch austretenden Urin (Urinphlegmone)
- Narbenbildungen mit Abflussstörungen (Hydronephrose)
- Starke Blutungen.

Therapie:
Nach Durchführung der entsprechenden Diagnostik muss entschieden werden, ob eine operative Intervention erfolgen muss oder zugewartet werden kann:
- Bei akuter Verblutungsgefahr nach Zerreißungen der Niere und Nierenstilabriss → sofortige Operation, evtl. mit Entfernung der Niere (Nephrektomie)
- Bei Prellungen oder kleineren Hämatomen → konservative Therapie.

6.8.2 Verletzungen des Harnleiters

Harnleiterverletzungen sind relativ selten, da die Harnleiter durch Muskulatur (Psoas) und innere Organe gut geschützt liegen. Relativ häufig sind Harnleiterverletzungen als Folge von Operationen (chirurgische und gynäkologische Eingriffe) und instrumentellen Untersuchungen (Sondierung).

■ Häufigste Ursache der Harnleiterverletzungen sind operative Eingriffe und instrumentelle Untersuchungen.

Klinik:
- Dumpfer Unterbauchschmerz
- Koliken.

Therapie:
- Naht der beiden Enden.

6.8.3 Verletzungen der Blase

Verletzungen der Blase sind vor allem bei Beckenfrakturen sehr häufig. Knochenfragmente des Schambeines können zu Durchspießungen, eine Symphysensprengung zur Zerreißung der Blase führen.

Klinik:
Bei intraperitonealen Rissen am oberen Rand der Blase kann es zum Urinaustritt in das Peritoneum mit den klinischen Symptomen einer Bauchfellentzündung (Peritonitis) kommen:
- Abwehrspannung der Bauchdecken
- Volumenmangel-Schock
- Schmerzhafter Harndrang ohne Urinentleerung.

Therapie:
Bei Einrissen der Blase erfolgt die Naht der Wand. Eine Ableitung des Wundsekretes, Hämatoms und eventueller Urinaustritte erfolgt über Drainagen. Häufig bestehen gleichzeitig Darmverletzungen. Diese müssen ebenfalls sorgfältig vernäht werden, um eine Fistelbildung zwischen Blase und Darm zu vermeiden.

6.8.4 Verletzungen der Harnröhre

Ein Harnröhrenabriss tritt ebenfalls meist in Folge eines Unfalles mit Beteiligung der Beckenregion auf.

Klinik:
- Schmerzen in der Dammregion und im Unterbauch
- Blutung aus der Harnröhre
- Starker Harndrang ohne Möglichkeit zur Miktion
- Hochstehende Blase.

Therapie:
- Leichte Harnröhrenverletzungen: Silikon- oder PVC-Katheter zur Schienung über 2–3 Wochen.
- Schwere Harnröhrenverletzungen: es wird eine Naht über einen, durch die Harnröhre laufenden Katheter gelegt, danach erfolgt eine Ableitung über den Katheter über 6 Wochen.

6.8.5 Penisfrakturen

Penisfrakturen (Einrisse der Schwellkörper) treten in der Regel im erigierten Zustand beim Koitus auf. Therapeutisch erfolgt die operative Naht der Schwellkörper. Verletzungen durch Sturz mit gespreizten Beinen auf ein Gitter o.Ä. werden ebenfalls beobachtet. Die Primärversorgung erfolgt mit einem sterilen Schutzverband.

6.8.6 Verletzungen des Skrotums

Bei den Verletzungen des Hodensackes kommt es vor allem zu Ablederungen und ausgeprägten Blutergüssen im Hodensack. Die starken Schmerzen, die bei Verletzungen des Hodens entstehen, können zu einem Schock führen. Primär muss das Skrotum hoch gelagert.

6.9 Sexuelle Störungen des Mannes

Die sexuellen Störungen des Mannes fallen, vor allem bis zum Ausschluss organischer Ursachen, in das Fachgebiet des Urologen. Dieser Spezialbereich der Urologie wird auch als Andrologie bezeichnet.
Die Andrologie befasst sich dabei vor allem mit der Impotenz und ihren Folgen.

6.9.1 Impotenz

Als Potenz bezeichnet man die Fähigkeit zum Beischlaf (Potentia coeundi) und die Zeugungsfähigkeit (Potentia generandi) des Mannes. Funktionell und psychisch verursachte Potenzstörungen sind dabei sehr viel häufiger als die organisch bedingten Störungen.

Impotentia coeundi (Erektionsstörungen)
Unter Impotentia coeundi versteht man Erektionsstörungen des Penis bei erhaltenem sexuellem Verlangen. Eine Einführung in die weibliche Scheide ist nicht möglich. Erektionsstörungen sind häufig und betreffen etwa 25% der 65-Jährigen. Bei der Gruppe der organischen Ursachen dominieren die Gefäßschäden.

Organische Ursachen:
- Arterielle Durchblutungsstörungen (Arteriosklerose, Diabetes, nach Unfall)
- Hormonelle Störungen (Hypogonadismus, Hypophysenvorderlappen-Insuffizienz)
- Nervenschäden
- Medikamente (z. B. Barbiturate, Antihypertensiva, Antidepressiva)
- Fehlbildungen des äußeren Genitales.

Psychogene Ursachen:
- Stress
- Versagensängste.

Therapie:
- Bei psychogenen Gründen: Psychotherapie
- Gefäß-Operationen zur Revaskularisation der Schwellkörper
- Selbstinjektion in die Schwellkörper (Papaverin)
- Künstliche Schwellkörper mit Aufpumphilfe
- Chirurgische Korrektur evtl. Fehlbildungen des Penis.

■ **Die Impotentia coeundi ist die Unfähigkeit zum Beischlaf wegen fehlender Erektion.**

Impotentia generandi (Sterilität)

Unfähigkeit der Übertragung einer ausreichend großen Anzahl von gesunden Spermien trotz normaler Fähigkeit zum Geschlechtsverkehr. Libido, Fähigkeit zum Beischlaf und Orgasmusfähigkeit sind vorhanden.

Bei kinderlosen Ehen liegt zu etwa 40% die Ursache beim Mann. Bei ausbleibender Schwangerschaft sollte zunächst eine Fertilitätsuntersuchung beim Mann erfolgen. Das zu untersuchende Ejakulat wird in der Praxis des Arztes oder in der urologischen Abteilung des Krankenhauses durch Masturbation gewonnen.

Ursachen:
- Verklebungen der Samenwege nach Entzündungen (Mumps, Influenza-Grippe, Tuberkulose, Lues, nach Nebenhodenentzündung)
- Gestörte Spermiogenese (Spermienbildung), z. B. bei Varikozele, Stoffwechselkrankheiten, Chromosomenanomalien.

■ **Häufigste Ursache der Zeugungsunfähigkeit des Mannes ist der Mangel an gesunden Spermien in der Spermaflüssigkeit.**

Therapie:
- Gesunde Lebensführung ohne Alkohol und Nikotin
- Vitaminreiche Ernährung
- Bei zu kleiner Spermienzahl Gabe von Androgenen (Testosteron)
- Bei Varikozele oder Verklebungen Operation.

Die Varikozele, ein erweitertes Venengeflecht im Hodensack, ist relativ häufige Ursache einer Sterilität. Grund dafür ist die gestörte Spermienbildung bei einer relativen Überwärmung.

Funktionelle Impotenz

Bei der funktionellen Impotenz sind die anatomischen Verhältnisse normal, die Störungen sind überwiegend psychisch oder hormonell verursacht.

Ejaculatio praecox

Der vorzeitige Samenerguss (Ejaculatio praecox) hat meist psychische Ursachen. Er tritt vor allem bei jungen, vegetativ labilen Patienten auf. Zur Vermeidung eines frühzeitigen Ergusses empfiehlt sich häufiger Geschlechtsverkehr, Ablenkung, ggf. medikamentöse Sedierung oder eine Psychotherapie.

Erektile Dysfunktion

Meist psychisch verursachte Erektionsstörung, die auf einem Erwartungs- und Leistungsdruck beruht. Vorsichtige Psychotherapie löst dieses Problem meist.

6.9.2 Sterilisation

Bei der Sterilisation (Vasektomie) des Mannes erfolgt die operative Durchtrennung und Unterbindung der Samenleiter. Der Eingriff, der in örtlicher Betäubung durchgeführt werden kann, ist im Gegensatz zur Sterilisation der Frau ein wenig belastender Eingriff, der in zunehmender Zahl durchgeführt wird.

Folge ist ein endgültiger Verlust der Zeugungsfähigkeit, was vor dem Eingriff ausführlich und in Anwesenheit der Ehefrau besprochen werden muss. Die Fähigkeit zum Beischlaf bleibt durch diesen Eingriff erhalten.

■ Bei der Sterilisation des Mannes erfolgt die Durchtrennung der Samenleiter.

6.9.3 Induratio penis plastica

Bindegewebshypertrophie im Bereich des Penisschaftes unbekannter Ursache. Die Induratio penis plastica ähnelt der Dupuytren-Kontraktur, einer Verdickung der Hohlhandfaszie.

Klinik:
- Derbe Stränge an der Rückseite des Penis
- Schmerzhafte Erektion.

Therapie:
- Versuch mit oraler Gabe von Vit. E
- Bestrahlung
- Ultraschall.

6.10 Urologische Erkrankungen der Frau

Die meisten Erkrankungen des Urogenitaltraktes der Frau fallen in das Fachgebiet der Gynäkologie. Verschiedene Erkrankungen sind auch wegen der besonderen anatomischen Verhältnisse häufiger als beim Mann. Dazu zählen insbesondere die aufsteigenden Infektionen (kurze Harnröhre) und die Inkontinenz (Veränderungen durch Schwangerschaft und Descensus).

6.10.1 Harninkontinenz

Unfreiwilliger Urinabgang. Nach der zugrunde liegenden Ursache unterscheidet man verschiedene Formen der Harninkontinenz.

Stressinkontinenz

Unwillkürlicher Urinabgang bei Erhöhung des intraabdominellen Drucks. Es kommt zum Urinabgang, vor allem beim Husten und Pressen. Die Stressinkontinenz ist mit 90% die häufigste Form der Kontinenzstörung.

Stadien:
- Grad I: Urinabgang beim Husten, Pressen, Niesen
- Grad II: Urinabgang bei leichter körperlicher Aktivität, beim Treppensteigen
- Grad III: ständiger Urinabgang bereits im Liegen.

Ursachen:
- Beckenbodenschwäche bei Descensus uteri (Veränderung des Winkels zwischen Harnröhre und Harnblase)
- Verletzung des Verschlussmechanismus durch Geburten, operative Eingriffe
- Erhöhung des Druckes im Bauchraum durch Tumoren, Myome, Schwangerschaft.

■ Häufigste Ursache einer Stressinkontinenz ist ein Descensus uteri bei Beckenbodenschwäche.

Therapie:
- Operation nach Marshall-Marchetti-Krantz: Fixierung der Harnröhre und des Blasenhalses nach vorne an die Symphyse
- Vordere Scheidenplastik: Raffung des Blasenbodens zur Hebung des Blasenhalses
- Hintere Scheidenplastik: Raffung der Beckenbodenmuskulatur zur Verstärkung der Haltefunktion.

Dranginkontinenz (Urgeinkontinenz)
Unwillkürlicher Harnabgang bei bestehendem, starkem Harndrang. Der Harnröhrenverschlussmechanismus ist intakt.

Ursache:
Auslösend ist eine Überaktivität der Blasenmotorik bei:
- Chronischen Entzündungen
- Blasensteinen
- Zustand nach Bestrahlungen.

Therapie: Medikamentös mit Spasmolytika oder Muskelrelaxanzien.

Reflexinkontinenz
Unwillkürlicher Harnabgang bei gestörten Reflexbahnen. Hauptursache sind Schädigungen des Rückenmarkes aufgrund eines Unfalls oder Tumors.

Überlaufinkontinenz
Unwillkürlicher Urinabgang bei Überdehnung der Blasenwand.

Extraurethrale Inkontinenz
Urinabgang nicht durch die Urethra, sondern z. B. aus der Scheide (z. B. bei Fisteln zwischen Blase und Scheide).

6.10.2 Reizblase

Sammelbegriff für Funktionsstörungen nicht-entzündlicher Ursachen. Überwiegend sind Frauen im Alter zwischen dem 30. und 50. Lebensjahr betroffen. Meist liegt eine allgemeine psychische und physische Erschöpfung vor, so dass es sich vermutlich um eine psychosomatische Erkrankung handelt.

Klinik:
- Schmerzen oberhalb der Symphyse
- Imperativer Harndrang
- Pollakisurie.

6.10.3 Ureter- und Blasenscheidenfistel

Nach Operationen (vor allem Tumoroperationen), Bestrahlungen oder bei fortgeschrittenen Karzinomen des weiblichen Genitales kann es zu einer Fistel (Gangbildung) zwischen Harnleiter und Scheide kommen. Zur Vermeidung von Sekundärschäden auf die Niere ist eine frühzeitige operative Revision angezeigt.

6.11 Geschlechtskrankheiten

Als Geschlechtserkrankungen werden einige ansteckende Erkrankungen bezeichnet, die in erster Linie durch Geschlechtsverkehr übertragen werden. Die Zahl der Erkrankungen, die durch sexuelle Kontakte übertragen werden können, hat dabei deutlich zugenommen. Zu den klassischen Geschlechtskrankheiten kommen Erkrankungen wie Hepatitis B, AIDS und verschiedene parasitäre Infektionen.

6.11.1 Gonorrhoe (Tripper)

■ **Die Infektion mit Gonokokken ist die klassische Geschlechtskrankheit überhaupt.**

Symptome:
Nach einer Inkubationszeit von 1–10 Tagen zeigen sich die ersten Symptome der Gonorrhoe:
- Brennen beim Wasserlassen
- Ausfluss aus der Harnröhre (anfangs serös, später eitrig).

Bei Frauen kann es beim Aufsteigen der Infektion zu den Zeichen einer schweren Unterleibsinfektion kommen.

■ **Die Gonorrhoe verläuft bei der Frau meist schwerer als beim Mann.**

Komplikationen:
- Verengungen der Harnröhre
- Entzündungen der Prostata und des Nebenhodens
- Bei Frauen Übergang in eine obere Gonorrhoe mit Zeichen einer schweren Adnexitis.

Therapie:
- Mittel der Wahl: Penicillin
- Bei oberer Gonorrhoe der Frau zusätzlich Bettruhe, Eisblase, Analgetika.

Prognose:
Insgesamt verläuft die Gonorrhoe bei der Frau schwerer als beim Mann, da das symptomarme Stadium der unteren Gonorrhoe häufig übersehen und nicht behandelt wird. Spätfolgen sind Verklebungen des Eileiters (Sterilität, Eileiterschwangerschaften).

6.11.2 Lues (Syphilis)

Die Lues gehört ebenso wie die Gonorrhoe zu den klassischen Geschlechtskrankheiten. Sie ist seltener, verläuft aber wesentlich schwerer als die Gonorrhoe.

Ursachen:
- Übertragung von Treponemen durch Geschlechtsverkehr oder intensivere Berührungen
- Intrauterine Übertragung von Mutter auf Kind.

Klinik:
Die Lues verläuft typischerweise in drei Stadien.

Stadium I (Primäraffekt)

Nach einer Inkubationszeit von drei Wochen kommt es zum so genannten Primäraffekt:
- Bildung eines derben Geschwürs am Infektionsort (Vulva, Vaginalwand, Portio, Penis)
- Schmerzlose Schwellung der benachbarten Lymphknoten.

■ **Die Lues beginnt mit einem schmerzlosen Geschwür und Schwellung der örtlichen Lymphknoten (Primäraffekt).**

Stadium II

Nach ca. 9 Wochen kommt es durch die Verschleppung der Erreger in der Blutbahn zu weiteren Symptomen:
- Hautausschläge mit Papel- und Pustelbildung, teilweise wärzchenartig (breite Kondylome)
- Haarausfall.
- Neigung zu Infekten.

Stadium III

Durch Übertritt der Erreger ins zentrale Nervensystem rücken die neurologischen Erscheinungen in den Vordergrund (Neurolues):
- Lähmungen
- Psychosen
- Am Genitale Ausbildung von runden, abgekapselten Gebilden (Gumma).

Therapie:
In allen Stadien hochdosierte Penicillintherapie.

Prognose:
Bei konsequenter Therapie im Stadium I vollständige Heilung,
bei Übergang ins Stadium III irreversible Schäden.

7 Herzchirurgie

Aufgabe der Herzchirurgie ist die Behandlung angeborener und erworbener Erkrankungen des Herzens und der großen, herznahen Gefäße. Die größten Fortschritte in der Herzchirurgie wurden seit Einführung der **Herz-Lungen-Maschine** (HLM) erzielt, die erstmals längere Operationen am stillstehenden offenen Herzen ermöglichte.

Prinzipiell unterscheidet man zwischen **geschlossenen** (am schlagenden und nicht eröffneten Herzen) und **offenen** Herzoperationen (am eröffneten und stillstehenden Herzen unter Einsatz der HLM).

■ Bei einer offenen Herzoperation erfolgt der Eingriff am eröffneten und stillstehenden Herzen unter Einsatz der HLM.

7.1 Angeborene Herzfehler

Knapp 1% der Neugeborenen leiden an einem angeborenen Herzfehler (**Vitium**). Herzfehler zählen mit einer Häufigkeit von ca. 4000 pro Jahr in der BRD zu den häufigsten angeborenen Fehlbildungen, wobei mindestens 80% operativ zu korrigieren sind. Die Operation sollte spätestens im **Vorschulalter** erfolgen. Man unterscheidet im Wesentlichen drei große Gruppen angeborener Herzfehler, wobei die Einteilung nach der Strömungsrichtung erfolgt.

Vitien ohne Shunt

Herzfehler, bei denen keine Kurzschlussverbindung (**Shunt**) zwischen dem linken und rechten Kreislauf vorliegt.
- Aortenisthmusstenose
- Aortenstenose
- Pulmonalstenose.

Vitien mit überwiegendem Links-Rechts-Shunt

Herzfehler, bei denen es über eine Kurzschlussverbindung zum Blutfluss vom linken (Körperkreislauf) in den rechten Kreislauf (Lungenkreislauf) kommt.
- Vorhofseptumdefekt
- Kammerseptumdefekt
- Offener Ductus botalli.

Vitien mit überwiegendem Rechts-Links-Shunt

Herzfehler, bei denen es über eine Kurzschlussverbindung zum Blutfluss vom rechten zum linken Kreislauf kommt.
- Fallot-Erkrankung
- Transposition der großen Arterien.

Vitien mit **Links-Rechts-Shunt** verlaufen klinisch **ohne Zyanose** (Blaufärbung der Haut), da sich hier sauerstoffreiches Blut unter sauerstoffarmes mischt. Vitien mit **Rechts-Links-Shunt** dagegen gehen von Beginn an mit einer **Zyanose** einher.

■ Vitien mit Links-Rechts-Shunt verlaufen ohne Zyanose, Vitien mit Rechts-Links-Shunt mit Zyanose.

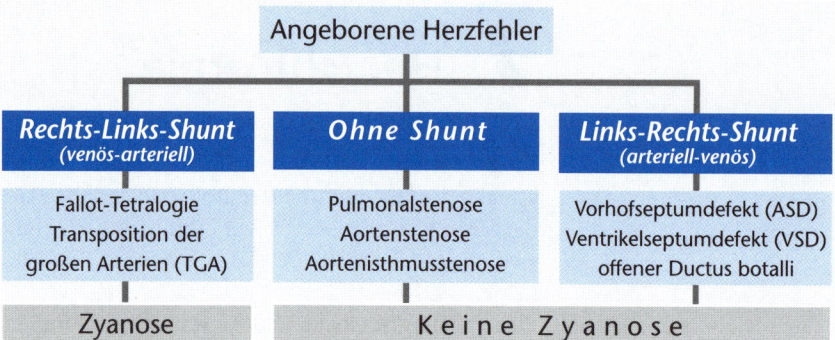

Abb. 122: Einteilung der angeborenen Herzfehler

Als Ursache angeborener Herzfehler kommen vor allem schädigende Einflüsse in der Frühschwangerschaft in Frage. Gesichert sind Herzfehlbildungen durch Infektionserkrankungen der Mutter, z.B. Röteln. Häufig treten Fehlbildungen auch im Rahmen anderer Erkrankungen, z.B. Trisomie 21, auf.

Fehlbildung	Häufigkeit
Kammerseptumdefekt	25%
Offener Ductus botalli	12%
Vorhofseptumdefekt	10%
Fallot-Tetralogie	10%
Pulmonalstenose	7%
Aortenstenose	6%
Aortenisthmusstenose	6%
Transposition der großen Arterien (TGA)	6%
Atrioventrikulärer Defekt	4%
Andere	14%

Tab. 11: Häufigkeitsverteilung der angeborenen Herzfehler

7.1.1 Herzfehler ohne Shunt

Aortenisthmusstenose

Bei einer **Aortenisthmusstenose** besteht eine hochgradige Einengung der Aorta nach dem Abgang der großen Gefäße für Kopf und Arme. Die früher übliche Einteilung nach der genauen Lokalisation der Stenose (vor oder nach dem Ductus botalli), wenn auch entscheidend für die Therapie, ist heute nicht mehr gebräuchlich. Beim sog. **Koarktationssyndrom,** das allerdings nur im Säuglingsalter vorkommt, liegt zusätzlich noch ein Ventrikelseptumdefekt und ein offener Ductus botalli vor.

Klinik:
Die klinische Symptomatik hängt ab vom Ausmaß der Stenose, häufig ist die Stenose ein Zufallsbefund:
- Kopfschmerzen, Nasenbluten, Schwindel
- Hoher Blutdruck an den Armen (vor der Engstelle)
- Niedriger Blutdruck an den Beinen
- Kalte Beine
- Fehlende oder schwache Leisten- und Fußpulse.

■ Aortenisthmusstenose: Erhebliche Blutdruck- und Pulsdifferenz zwischen Armen und Beinen.

Die Patienten sind vor allem gefährdet durch Hirnblutungen (hoher Blutdruck) und einer Neigung zu bakterieller Endokarditis.

Therapie:
Die operative Versorgung der Fehlbildung sollte im Kleinkindesalter, möglichst vor dem 5. Lebensjahr, erfolgen. Liegt die Stenose vor der Einmündung des Ductus botalli (**präduktale Form**), so muss die Operation möglichst früh noch vor dem Schluss des Ductus erfolgen. Bei Lage der Stenose hinter dem Ductus (**postduktale Form**) kommt es häufig zur Kollateralenbildung zur Versorgung der unteren Extremitäten. Bei frühzeitiger Operation besteht eine gute Langzeitprognose. Die Operationsletalität liegt mit ca. 5% allerdings immer noch hoch.

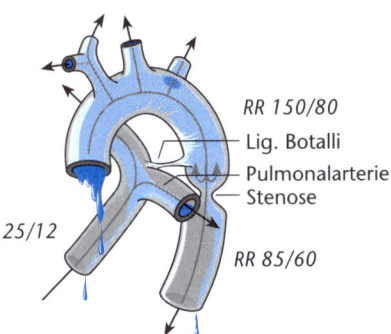

Abb. 123: Fehlbildung und Flussrichtungen bei der Aortenisthmusstenose

Aortenstenose

Bei der Aortenstenose liegt eine Einengung im Bereich der Aortenklappe vor. Während im Säuglingsalter bei einem kleinen Teil der Kinder (ca. 10%) die Gefahr der akuten Dekompensation besteht, ist der überwiegende Teil der Kinder zunächst völlig beschwerdefrei. Erst im Schulkindalter kommt es bei mittel- bis hochgradigen Stenosen zu früher Ermüdbarkeit und Luftnot. Behandelt wird die Aortenstenose mittels **Ballondilatation** oder operativem **Klappenersatz.**

Pulmonalstenose

Bei der Pulmonalstenose liegt eine Einengung der Pulmonalklappe vor. Leitsymptom bei schwereren Stenosen ist die zunehmende Atemnot mit der Entwicklung eines Rechtsherzversagens.
Bei einer behandlungsbedürftigen Pulmonalstenose (Druckgradient > 50 mmHg) wird eine Katheter-Ballondilatation (**Valvuloplastik**) durchgeführt. Bei sehr schweren Befunden und bleibenden Reststenosierungen sollte eine frühzeitige Operation erfolgen. Bei rechtzeitiger Behandlung ist die Prognose gut.

Aortenbogenanomalien

Seltenere Fehlbildungen betreffen den Aortenbogen. Hier kann es zu einem **doppelten Aortenbogen** kommen, der dann auf Speise- und Luftröhre drückt und sie evtl. einschnürt. Andere Fehlbildungen betreffen die A. subclavia dextra, die fehlerhaft abgehen kann.

7.1.2 Herzfehler mit Links-Rechts-Shunt

Bei Vitien mit einer Kurzschlussverbindung zwischen linkem und rechtem Herzen kommt es, wenn keine weitere Fehlbildung vorliegt, zum Blutfluss von links nach rechts, da der Druck im linken Herzen den des rechten Herzens weit übersteigt.

Vorhofseptumdefekt (ASD)

Der Vorhofseptumdefekt (**A**trium**S**eptum**D**efekt) ist der häufigste angeborene Herzfehler. Es liegt eine Öffnung in der Wand zwischen linkem und rechtem Vorhof vor. In Abhängigkeit von der Lokalisation unterscheidet man den häufigeren **Ostium secundum Defekt** (ASD II, Öffnung im zentralen Bereich der Scheidewand) von einem selteneren **Ostium primum Defekt** (ASD I, Öffnung im unteren Bereich des Septums), der meist auch noch mit anderen Fehlbildungen kombiniert ist.

Ein nach der Geburt sich nicht vollständig schließendes **Foramen ovale** kann bei 5% der Bevölkerung nachgewiesen werden, ohne dass es Beschwerden macht.

Klinik:

Die Symptomatik ist abhängig von der Größe des Defektes. Kinder mit einem kleinen oder mittelgroßen Vorhofseptumdefekt sind normalerweise völlig beschwerdefrei, bei größeren Defekten kommt es zu:
- Neigung zu Infekten der oberen Luftwege (Bronchitis, Lungenentzündung)
- Atemnot bei Belastung.

■ Kinder mit kleinem Vorhofseptumdefekt sind meist völlig beschwerdefrei.

Therapie:

Bei großen Defekten ist eine möglichst frühzeitige Operation noch im Vorschulalter anzustreben. Lediglich anatomisch offene Foramina ohne Einfluss auf den Blutkreislauf bedürfen keiner Therapie und sind oft nur ein **Zufallsbefund.** Die Operationsletalität beträgt ca. 1%, die Erfolge beim ASD II sind besser.

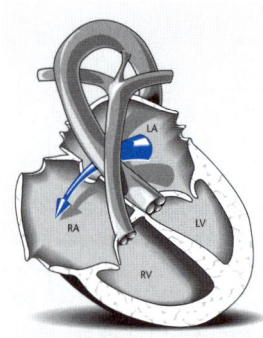

Abb. 124: Fehlbildung und Flussrichtungen beim Vorhofseptumdefekt (ASD)

Kammerseptumdefekt (VSD)

Bei einem Kammerseptumdefekt handelt es sich um ein Loch in der Kammerscheidewand. Es ist der häufigste angeborene Herzfehler.

Klinik:

Auch beim Ventrikelseptumdefekt hängt das klinische Beschwerdebild von der Größe des Defektes ab. Kleine Defekte können völlig symptomlos verlaufen und schließen sich in ca. 25% der Fälle innerhalb der ersten Lebensjahre spontan. Bei mittelgroßen und großen Defekten kommt es durch das große Shuntvolumen zu folgenden Beschwerden:
- Atemnot, vermehrtes Schwitzen schon im Säuglingsalter
- Gedeihstörungen
- Neigung zu Bronchitis und Infekten
- Im Spätstadium ausgeprägte Linksherzbelastung.

Therapie:

Bei kleinen Defekten ist keine Therapie notwendig. Bei größerem VSD sollte noch im Säuglingsalter ein operativer Verschluss des Defektes vorgenommen werden.

Komplikationen:

Unbehandelt kann es durch den zunehmenden Gefäßwiderstand im Lungenkreislauf zu einer Flussumkehr des Blutes (**Shunt-Umkehr**) vom rechten in den linken Ventrikel kommen. Diese Shunt-Umkehr, die mit einer Zyanose einhergeht, wird als **Eisenmenger-Reaktion** bezeichnet. Ist sie eingetreten, ist eine Operation nicht mehr möglich und die Prognose sehr schlecht.

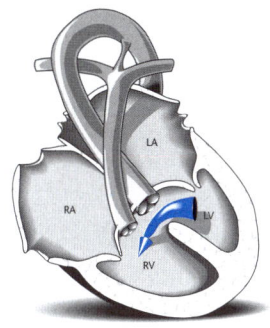

Abb. 125: Fehlbildung und Flussrichtungen beim Kammerseptumdefekt (VSD)

Offener Ductus arteriosus botalli

Fehlender Verschluss des Ductus botalli, der in der Fetalzeit die **Pulmonalarterie** mit der **Aorta** verbindet. Normalerweise erfolgt der funktionelle Verschluss des Ductus botalli innerhalb der ersten 24 Stunden nach der Geburt, nach weiteren 3 Wochen ist der ehemalige Gefäßkurzschluss zu Bindegewebe umgewandelt.

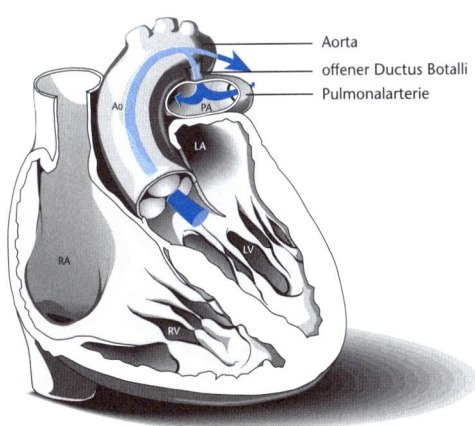

Abb. 126: Fehlbildung und Flussrichtungen beim offenen Ductus botalli

Klinik:
Ein offener Ductus macht normalerweise keine oder geringe Beschwerden. Ist die Öffnung sehr groß, so dass nennenswerte Mengen Blut in die Pulmonalarterie zurückströmen, kommt es zu:
- Dyspnoe, Gedeihstörungen
- häufige Infekte der oberen Luftwege
- Neigung zu bakterieller Endokarditis
- Evtl. im Spätstadium Entwicklung einer Linksherzinsuffizienz.

Therapie:
- Im Säuglingsalter medikamentöser Therapieversuch mit Indometacin
- Bei persistierendem offenen Ductus mit Herzinsuffizienz frühzeitiger operativer Verschluss (Durchtrennung, Ligatur).

Die Operationsletalität liegt unter 1%.

7.1.3 Herzfehler mit Rechts-Links-Shunt

Herzfehler mit Rechts-Links-Shunt sind gekennzeichnet durch einen Blutfluss vom rechten in das linke Herz. In der Mehrzahl der Fälle handelt es sich dabei um die Fallot-Fehlbildungen.

Fallot-Tetralogie

Die Fallot-Tetralogie, der häufigste angeborene Herzfehler, ist eine Kombination von mehreren (vier = tetra) Herzfehlern:
- Pulmonalstenose
- Rechtsherzhypertrophie
- Dextroposition der Aorta (reitende Aorta, besondere Stellung)
- Kammerseptumdefekt.

Liegt zusätzlich noch ein Vorhofseptumdefekt vor, spricht man von einer Fallot-Pentalogie (penta = fünf). Durch die **Pulmonalstenose** kommt es trotz des Kammerseptumdefektes zu einem Rechts-Links-Shunt, wobei das Ausmaß der Pulmonalstenose auch den Schweregrad des Herzfehlers bestimmt.

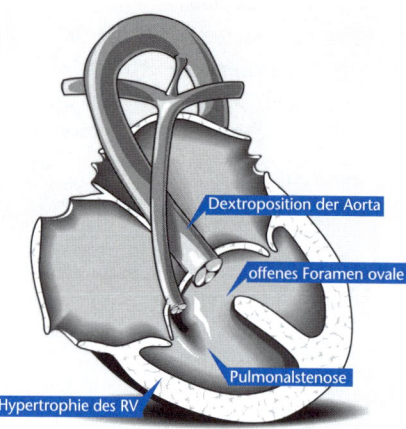

Abb. 127: Fehlbildungen bei der Fallot-Tetralogie

Klinik:
Leitsymptom der Fallot-Tetralogie ist die **Zyanose**, die sich aber häufig erst im ersten oder zweiten Lebensjahr ausbildet. Daneben kommt es zu:
- Trommelschlegelfingern
- Rascher Ermüdbarkeit, Dyspnoe
- Gedeihstörungen
- Häufigem Einnehmen von Hockstellungen (bessert die Sauerstoffsättigung).

■ **Leitsymptom der Fallot-Tetralogie ist die Zyanose, oft von Geburt an bestehend.**

Therapie:
Im Säuglingsalter kann eine Fallot-Tetralogie konservativ mit einer entsprechenden **bilanzierten Flüssigkeitstherapie** und einer **Endokarditisprophylaxe** behandelt werden.
Im Säuglingsalter kann zur Verbesserung der Lungendurchblutung eine Verbindung zwischen der A. subclavia und der A. pulmonalis hergestellt werden, die modifizierte sog. **Blalock-Taussig-Anastomose**. Ab dem 3. Lebensjahr erfolgt dann die endgültige Korrektur.

Prognose:
Trotz verbesserter Operationstechniken versterben immer noch viele Patienten im 3.–4. Lebensjahrzehnt an thrombotischen Komplikationen der hirnversorgenden Gefäße. Die körperliche Belastbarkeit bleibt lebenslang stark eingeschränkt.

■ **Eingeschränkte Lebenserwartung bei der Fallot-Tetralogie.**

Transposition der großen Arterien (TGA)

Bei der **TGA** entspringt die Aorta dem rechten Ventrikel und die Pulmonalarterie dem linken Ventrikel. Somit liegt praktisch eine komplette Trennung von linkem und rechtem Kreislauf vor, so dass die Kinder nur bei zusätzlichem Shunt lebensfähig sind. Direkt ab der Geburt besteht eine schwere **Zyanose** und ausgeprägte **Dyspnoe** (kann bei großem offenen Ductus fehlen). Nur bei einer frühzeitigen Operation besteht bei dieser schweren Fehlbildung eine Überlebenschance.

Therapie:
Unmittelbar nach der Geburt muss bei der TGA eine Herzkatheterisierung und eine künstliche Vergrößerung des Shuntes vorgenommen werden (**Ballonatrioseptostomie**). Im zweiten Lebensjahr wird dann entweder mit Hilfe einer operativen Tunnelung auf Vorhofebene eine Kreuzung der beiden Kreisläufe erreicht oder aber eine echte anatomische Korrektur der Fehlbildung vorgenommen (**Umsetzoperation, Switch**).

Prognose:
Durch die frühe Therapie hat sich die Prognose bei der TGA verbessert. Die Überlebenschance liegt derzeit bei ca. 70%.

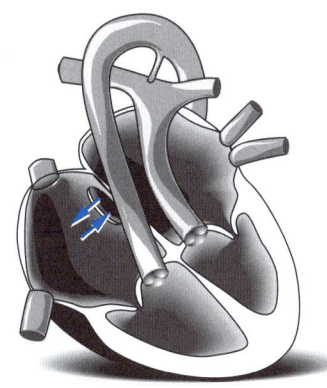

Abb. 128: Transposition der großen Arterien – nur bei einem gleichzeitigen Shunt auf Vorhofebene besteht eine Überlebenschance

7.2 Erworbene Herzfehler

Erworbene Herzfehler sind meistens durch ein rheumatisches Fieber verursacht und betreffen überwiegend die Klappen des linken Herzens. Sie können als Stenose oder Insuffizienz mit unterschiedlichen Folgen für die Blutströmung (Hämodynamik) auftreten. Der Stenose (Verengung) liegt eine narbige Schrumpfung, der Insuffizienz (Klappenschlussunfähigkeit) eine entzündliche Zerstörung der Klappenränder zugrunde.

■ Fast alle erworbenen Klappenfehler sind rheumatisch verursacht.

7.2.1 Operativer Herzklappenersatz

Klassisches Operationsverfahren bei erworbenen Herzklappenfehlern ist der künstliche Herzklappenersatz. Besonders bei stark geschädigten Klappen sind klappenerhaltende Operationen nicht mehr möglich, so dass die Herzklappe durch eine Prothese ersetzt werden muss. Derzeit stehen zwei gängige Materialien zur Verfügung.

Kunststoff- bzw. Metallklappen

Einnähen eines technischen Ventilmechanismus aus Kunststoff oder Metall. Der Verschluss wird durch einen Ball-, Scheiben- oder Kippdeckelmechanismus erreicht.

Vorteil:
Lange Haltbarkeit.

Nachteile:
- Thrombenbildung an dem Fremdmaterial mit Emboliegefahr
- Lebenslange Behandlung mit Antikoagulantien (Marcumarisierung).

■ Bei Trägern von Kunststoff- oder Metallklappen ist wegen der Gefahr der Thrombenbildung eine lebenslange Behandlung mit Antikoagulantien notwendig.

Biologische Klappen

Klappenersatz unter Verwendung von Leichenaorta- oder Schweineaortaklappen.

Vorteile:
- Geringe Gefahr der Thrombenbildung
- Keine lebenslange Antikoagulantienbehandlung

Nachteile:
- Begrenzte Haltbarkeit
- Nach ca. 10 Jahren Klappenwechsel erforderlich.

■ Bei biologischem Herzklappenersatz durch Leichen- oder Schweineklappen: Klappenwechsel nach 10 Jahren.

	Künstliche Klappen	**Biologische Klappen**
Material	Kunststoff oder Metall	Leichen- oder Schweineklappen
Vorteile	Lange Haltbarkeit	Keine lebenslange Marcumarbehandlung erforderlich
Nachteile	Lebenslange Marcumar®-Behandlung notwendig (Neigung zur Thrombenbildung)	Begrenzte Haltbarkeit (10–12 Jahre) mit Reoperation

Tab. 12: Herzklappenersatz

Die biologischen Klappen sollten vor allem verwendet werden bei älteren Patienten über 65 Jahren und bei Kontraindikationen gegen eine Antikoagulantienbehandlung mit Marcumar®:
- Marcumar®-Unverträglichkeit
- Ulkusleiden
- Frauen mit Kinderwunsch.

7.2.2 Mitralstenose

Reduzierte Öffnungsfläche der Mitralklappe. Die Mitralstenose ist der häufigste erworbene Klappenfehler überhaupt. Erste klinische Erscheinungen treten meist um das 30. Lebensjahr auf.

Ursache:
In nahezu allen Fällen vorausgegangenes rheumatisches Fieber.

Hämodynamische Veränderungen:
Durch die Stenose kommt es zur Durchflussbehinderung zwischen linkem Vorhof und linker Kammer. Die Folgen sind:
- Schlechte Füllung der linken Kammer mit unzureichendem Pumpvolumen in den großen Kreislauf
- Rückstau des Blutes in den linken Vorhof und Lungenkreislauf mit Lungenstauung und Lungenödem
- Rechtsherzbelastung durch den Blutrückstau.

Klinik:
- Atemnot mit Lungenstauung bis zum Lungenödem
- Auffällig bläulich-rote Wangen („Mitralbäckchen")
- Extremitätenzyanose
- Absolute Arrhythmie mit Vorhofflimmern
- Rezidivierende Hirnembolien durch Thrombenbildung im Vorhof.

■ Schlaganfälle bei jüngeren Menschen sind verdächtig auf eine Mitralstenose.

Indikationen zur Operation:
- Klinisch schlechter Zustand
- Abfall der Sauerstoffsättigung
- Hoher Druck in der Pulmonalarterie.

Operationsverfahren:
- Klappenersatz mit Hilfe der HLM
- Aufsprengung der Klappe (Kommissurotomie) und Umwandlung der Stenose in die hämodynamisch günstigere Insuffizienz.

Prognose:
- Nach Klappenersatz beträgt die 5-Jahres-Überlebensrate: 85%
- Durchschnittliche Lebenserwartung nach Auftreten von Herzinsuffizienzzeichen: 10 Jahre.

7.2.3 Mitralinsuffizienz

Schlussunfähigkeit der Mitralklappe. Häufiger Klappenfehler, meist kombiniert mit einer Mitralstenose.

Ursachen:
- Rheumatisches Fieber
- Bakterielle Endokarditis
- Herzinfarkt
- Thoraxtrauma.

Hämodynamische Veränderungen:
Durch Insuffizienz der Klappe kommt es zum „Pendelblut", das durch den nicht schließenden Klappenrand in den linken Vorhof zurückfließt. Es ergibt sich im Gegensatz zur Stenose mit Druckbelastung bei der Insuffizienz eine Volumenbelastung des linken Vorhofes. Wegen der guten Anpassungsfähigkeit des linken Vorhofes an das gesteigerte Volumen kommt es jedoch erst bei fortgeschrittener Erkrankung zur Herzinsuffizienz.

Klinik:
Erst im fortgeschrittenen Stadium Zeichen der Herzinsuffizienz.

Indikation zur Operation:
Zeichen der manifesten Herzinsuffizienz

Operationsverfahren:
- Klappenerhaltende Operation durch Raffung und Rekonstruktion der Klappe
- Prothetischer Klappenersatz.

Prognose: Entsprechend Mitralstenose.

7.2.4 Aortenstenose

Einengung der Ausflussbahn des linken Ventrikels. In 40% der Fälle besteht gleichzeitig eine Mitralstenose.

Ursachen:
- Meist rheumatische Endokarditis
- Im Rahmen einer allgemeinen Arteriosklerose.

Hämodynamische Veränderungen:
Durch den erschwerten Auswurf des Blutes in die Aorta kommt es zu einer Vergrößerung der Muskelmasse der linken Kammer (Anpassungshypertrophie). Wenn das kritische Herzgewicht (500 g) erreicht wird, ist die Eigenversorgung des Herzmuskels nicht mehr ausreichend gewährleistet und es kommt zum Absinken von Schlagvolumen und Herzminutenvolumen mit entsprechenden Folgen.

■ **Aortenstenose: Anpassungshypertrophie der linken Kammer.**

Klinik:
Da durch die Vergrößerung des linken Ventrikels der erschwerte Blutfluss lange kompensiert werden kann, treten klinische Beschwerden unter Umständen erst spät auf:
- Leichte Erschöpfbarkeit
- Schwindel, Atemnot bei Belastung
- Angina pectoris bei Belastung.

Indikationen zur Operation:
- Zeichen der Schädigung des linken Ventrikels
- Angina pectoris, schwere Atemnot.

Operationsverfahren: Operativer Klappenersatz.

Prognose:
- 5-Jahres-Überlebensrate: 90%
- 10-Jahres-Überlebensrate: 70%.

7.2.5 Aorteninsuffizienz

Schlussunfähigkeit der Aortenklappe. Wie die Aortenstenose, so überwiegt auch dieser Klappenfehler bei Männern, während die Mitralfehler häufiger bei Frauen anzutreffen sind.

Ursachen:
- Rheumatische oder bakterielle Endokarditis (Mehrzahl der Fälle)
- Syphilis (Lues)
- Degenerativ.

Hämodynamische Veränderungen:
Durch die Schlussunfähigkeit der Aortenklappe kommt es in der Diastole zum Rückstrom von Blut aus der Aorta in die linke Kammer (Pendelblut). Dadurch ist das systolische Schlagvolumen vergrößert und das diastolische Volumen vermindert.
Es kommt zur charakteristischen Erhöhung des systolischen und Verminderung des diastolischen Blutdruckes.

Klinik:
Die Patienten bleiben lange ohne Funktionseinschränkungen. Bei fortgeschrittenem Befund zeigen sich dann folgende klinische Symptome:
- Atemnot bei Belastung, Schwindelgefühl
- Sichtbarer Kapillarpuls unter den Fingernägeln
- Typische, große Blutdruckamplitude (z. B. 170/30)
- Allgemeine Zeichen der Herzinsuffizienz.

■ **Die Diagnose einer Aorteninsuffizienz stellt man an der großen Blutdruckamplitude.**

Indikation zur Operation:
- Beginnende Herzinsuffizienz.

Operationsverfahren:
- Klappenersatz.

Prognose:
- Bei geringer bis mittelgradiger Aorteninsuffizienz keine wesentliche Einschränkung der Lebenserwartung.

7.3 Herztransplantation

Die Transplantation eines Fremdherzens (Spenderherz) ist indiziert bei praktisch allen Herzerkrankungen, die mit einer therapieresistenten, schweren, fortschreitenden Herzinsuffizienz einhergehen. Bei dem Eingriff müssen einige wichtige Voraussetzungen erfüllt sein, um das Risiko möglichst gering zu halten.

Voraussetzungen für eine Herztransplantation:
- Normale Funktion der übrigen Organe
- Alter unter 55 Jahren
- Kein insulinpflichtiger Diabetes mellitus
- Keine bösartigen Systemerkrankungen
- Keine akuten Infektionen
- Keine Drogen- oder Alkoholabhängigkeit.

Operationsverfahren:
Es stehen zwei Verfahren zur Verfügung:
- Orthotope Transplantation: Implantation des Spenderherzens an die Stelle des entfernten Empfängerherzens (gängiges Verfahren)
- Heterotope Transplantation: Implantation des Spenderherzens zusätzlich zu dem Empfängerherz („Huckepackherz").

Nach der Transplantation muss der Empfänger mit immunsuppressiven Substanzen (Cyclosporin A) behandelt werden, um die körpereigenen Abwehrreaktionen gegen das Fremdgewebe zu unterdrücken.

Prognose:
Durch Einsatz neuerer Medikamente zur Unterdrückung von Abwehrreaktionen (Cyclosporin A) hat sich die Prognose der Herztransplantationen wesentlich verbessert. Die 5-Jahres-Überlebensrate liegt derzeit bei 70%.

7.4 Koronare Herzerkrankung (KHK)

Die Einengung der Herzkranzgefäße durch abnorme Ablagerungen von Fetten, Bindegewebe oder Kalk in die Gefäßwand wird als KHK bezeichnet. Folge ist eine verminderte Blutzufuhr zum Herzmuskel mit den möglichen Folgen Angina pectoris, Linksinsuffizienz, akuter Herzinfarkt und plötzlicher Herztod. Da die koronare Herzkrankheit in Deutschland an zweiter Stelle der Todesursachen steht und jeder 120. Einwohner an einer KHK leidet, hat die Erkrankung eine enorme klinische und epidemiologische Bedeutung. Männer sind 5-mal häufiger betroffen als Frauen.

Risikofaktoren:
Breit angelegte Studien haben in den letzten Jahren eine Anzahl von Risikofaktoren entdeckt, die einen fördernden Einfluss auf die Entstehung einer KHK haben. Angeschuldigt werden vor allem Zigarettenrauchen, Hypertonie, Übergewicht und Bewegungsmangel.

Klinik:
Je nach Ausmaß der Einengung der Koronararterien kommt es von Angina pectoris bis zum Herzinfarkt:
- Einengung 60–70%: keine klinische Symptomatik (volle Kompensation)
- Einengung 70–75%: Angina pectoris unter Belastung
- Einengung über 90%: Angina pectoris in Ruhe
- Kompletter Verschluss: Myokardinfarkt.

Indikation zur Operation:
Bei fortdauernden Angina-pectoris-Anfällen oder sogar einem Myokardinfarkt sollte durch eine Gefäßdarstellung der Koronararterien (**Koronarangiographie**) Ausmaß und Lokalisation der Engstellen dargestellt werden. Je nach Befund ergibt sich dann die Indikation zum operativen Eingriff:
- Mehr als 70%ige Einengung am Abgang der linken Kranzarterie
- Dreigefäßerkrankung (mehr als 70%ige Einengung der rechten und der zwei Äste der linken Kranzarterie)
- Auf medikamentös konservative Therapie nicht ansprechende Angina pectoris
- Drohender Infarkt.

■ Eine Dreigefäßerkrankung, eine Abgangsstenose der linken Herzkranzarterie und eine konservativ nicht zu beherrschende Angina pectoris sind Indikationen zur Bypasschirurgie.

Man schätzt, dass zurzeit etwa 25 000 – 30 000 Bypassoperationen in Deutschland durchgeführt werden müssten.

Operationsverfahren:

Bei leichteren Stenosen kann zunächst eine perkutane **transluminale coronare Angioplastie (PTCA)** versucht werden. Hierbei wird ein Katheter aus der Oberschenkelarterie bis in die Herzkranzgefäße eingeführt. Auf Höhe der Stenose wird dann ein kleiner Ballon aufgeblasen, der das Gefäß aufdehnt (dilatiert).

Ist dieses Verfahren erfolglos, so ist die Methode der Wahl der **Aorto-Coronare-Venen-Bypass (ACVB)**. Hierbei werden die Koronarstenosen durch Gefäßtransplantate überbrückt. Die Gefäße (V. saphena aus dem Bein oder A. mammaria aus der Brustwand) werden an die Aorta angeschlossen und münden hinter der Engstelle in die Koronararterie.

Prognose:
- Operationsrisiko: 1–2% bei Wahleingriffen
- Postoperative Beschwerdefreiheit: 70–80%
- Jährliche Wiederverschlussrate: 2–3%
- 5-Jahresüberlebensrate: 80%.

Trotz der relativ guten Ergebnisse der Bypassoperation ist das Verfahren nach wie vor umstritten, da eine Umgehung der Stenose die Ursache nicht behebt. In einem Großteil der Fälle ist mit einem erneuten Verschluss des Bypasses zu rechnen. Daher muss unbedingt gefordert werden, alle Risikofaktoren auszuschalten.

■ Eine Bypassoperation behebt nicht die Ursache der Koronarverengungen.

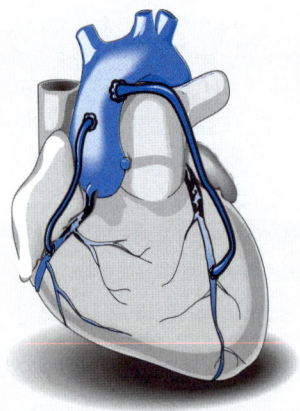

Abb. 129: Aorto-coronarer-Venen-Bypass (ACVB) zur Überbrückung der verengten Herzkranzgefäße

7.5 Herzwandaneurysma

Dünnwandige Aussackung der Herzwand, meist im Bereich der Spitze und Vorderwand des linken Ventrikels.

Ursachen:
- Gewebsuntergang nach Myokardinfarkt (häufigste Ursache)
- Infektionen mit seltenen Parasiten (Trypanosomen).

■ Häufigste Ursache eines Herzwandaneurysmas ist ein abgelaufener Myokardinfarkt.

Klinik:
- Herzinsuffizienz
- Herzrhythmusstörungen
- Embolien durch Thrombenbildung im Aneurysma.

Therapie:
Symptomlose Herzwandaneurysmen werden nicht behandelt. Wenn eine schwere Herzinsuffizienz oder therapieresistente Rhythmusstörungen auftreten, so kann das Aneuysma operativ ausgeschnitten werden.

7.6 Herzbeutelerkrankungen

7.6.1 Herzbeuteltamponade

Flüssigkeitsansammlung im Herzbeutel, dadurch Druck auf das Herz und Verminderung des Schlagvolumens.

Ursachen:
- Herzwandruptur (bei Infarkt oder Trauma)
- Entzündungen.

Klinik:
- Herzinsuffizienz, evtl. mit akutem Kreislaufversagen aufgrund ungenügenden Schlagvolumens
- Rhythmusstörungen.

Therapie:
- Sofortige Punktion des Herzbeutels zur Entlastung des Herzens
- In schweren Fällen sofortige Thorakotomie und operative Versorgung der Blutungen
- Bei entzündlichen Herzbeutelergüssen Öffnung („Fensterung") des Perikards (Schaffung einer Abflussmöglichkeit).

7.6.2 Konstriktive Perikarditis

Meist entzündlich verursachte zunehmende Verschwielung und Verkalkung der beiden Blätter des Herzbeutels. Dadurch bildet sich eine feste Narbenplatte um das Herz, so dass die Kontraktion deutlich eingeschränkt ist. Die konstriktive Perikarditis wird auch als **Panzerherz** bezeichnet.

Klinik:
- Obere Einflussstauung
- Vermindertes Herzminutenvolumen
- Atemnot
- Stauungsleber mit entsprechenden Laborbefunden (Cholestase, Ikterus).

Indikation zur Operation:
- Deutlich eingeschränkte körperliche Belastbarkeit

Operationsverfahren:
- Entfernung von verkalkten und verschwielten Perikardanteilen (**Perikardresektion**).

7.6.3 Tumoren von Herz und Herzbeutel

Tumoren an Herz und Herzbeutel sind insgesamt sehr selten. Meistens handelt es sich um Metastasen bösartiger Lungen- oder Brusttumoren. Die klinische Symptomatik wird bestimmt durch die Lokalisation und Größe des Tumors. Erste Symptome können Herzrhythmusstörungen oder Störungen der Herzklappenfunktion sein. Therapeutisch wird eine möglichst vollständige Entfernung der Tumoren angestrebt.

8 Gefäßchirurgie

Die Gefäßchirurgie befasst sich mit der Diagnostik und Therapie von Erkrankungen der venösen und arteriellen Gefäße. Hierzu zählen auch Gefäßverletzungen und -fehlbildungen.

8.1 Untersuchungsmethoden

8.1.1 Klinische Untersuchung und Anamnese

Anamnese (z. B. Schmerzen), Palpation, Inspektion (z. B. Ulcus cruris), Pulswellenstärke, Blutdruckmessung, Ödeme oder sichtbare Krampfadern geben erste Hinweise auf Erkrankungen der Gefäße.

8.1.2 Funktionsprüfungen

Gehstrecke:
Die Messung der schmerzfreien, standardisierten Gehstrecke erlaubt eine Aussage über arterielle Durchblutungsstörungen der Beine. Durch mehrfache Kontrolluntersuchungen können so auch Therapieerfolge objektiviert werden.

Faustschlussprobe:
Die Faustschlussprobe testet die Durchblutung der oberen Extremität. Ca. 10-mal Faustschluss bei erhobenen Armen unter Kompression der Handgelenksarterien durch Untersucher. Eine verzögerte Rötung der Hand weist auf einen pathologischen Befund hin.

Trendelenburgtest:
Untersuchung des oberflächlichen Venensystems. Nach Ausstreichen der Venen, Anlegen einer Stauung und Patient aufstehen lassen. Bei intakten Venenklappen füllt sich die V. saphena magna nicht oder nur sehr langsam.

Perthestest:
Untersuchung der Durchgängigkeit des tiefen Venensystems. Anlegen einer Staubinde oberhalb der Varizen. Entleerung des gestauten Gefäßes durch Umhergehen und Betätigen der Muskelpumpe. Zunehmende Füllung und Schmerzen sprechen für eine Insuffizienz der Perforansvenen.

8.1.3 Apparative Verfahren

Die apparativen Untersuchungsverfahren dienen der Bestätigung und Objektivierung des klinischen Verdachtes. Die wichtigsten sind:
- **Ultraschall-Doppler-Verfahren:** Messung der Blutstromstärke → dient zur Diagnose von Strömungsverlangsamungen (AVK)
- **Dopplerdruckmessung:** Messung des Blutdruckes in den Extremitätenarterien mit Hilfe einer Blutdruckmanschette und eines Dopplerschallkopfes. Damit kann eine orientierende Aussage über die Durchblutungssituation getroffen werden
- **Duplex-Sonographie:** Kombination von bildgebendem Ultraschall und Ultraschall-Doppler-Verfahren → erlaubt Beurteilung und Ausmaß von Wandveränderungen und Verengungen der Gefäße, Thrombosen und Embolien
- **Angiographie:** röntgenologische Darstellung der Gefäße → erlaubt die genaueste Aussage über Lokalisation und Ausmaß von Gefäßverengungen oder -veränderungen

- **Phlebographie:** Verfahren mit der größten Aussagekraft bei der Beurteilung des Venensystems. Indikationen sind vor allem Embolieherdsuche und tiefe Beinvenenthrombose
- **Digitale Subtraktionsangiographie (DSA):** röntgenologische Darstellung der Gefäße durch digitale Bildbearbeitung. Die DSA ist das heute gebräuchlichste Verfahren zur Darstellung von Gefäßverläufen. Im Gegensatz zur arteriellen Angiographie kann hier das Kontrastmittel intravenös injiziert werden. Sie wird vor allem auch für eine genaue Operationsplanung eingesetzt.

8.2 Operationsverfahren

Je nach Gefäß und Befund gibt es eine Reihe unterschiedlicher Operationsverfahren, die in der Gefäßchirurgie zum Einsatz kommen.

8.2.1 Embolektomie nach Fogarty

Ein spezieller Ballonkatheter (**Fogarty-Katheter**) wird durch einen dünnen Schnitt in das verstopfte Gefäß eingebracht. Dann wird der Katheter in dem Gefäß bis durch das Blutgerinnsel (Embolus) vorgeschoben, der Ballon hinter dem Embolus aufgepumpt und unter Mitnahme des Embolus vorsichtig wieder hinausgezogen (Embolektomie). Die Embolektomie ist hauptsächlich für die akuten **Arterienverschlüsse** geeignet, bei denen das thrombotische Material noch nicht fest an der Wand haftet.

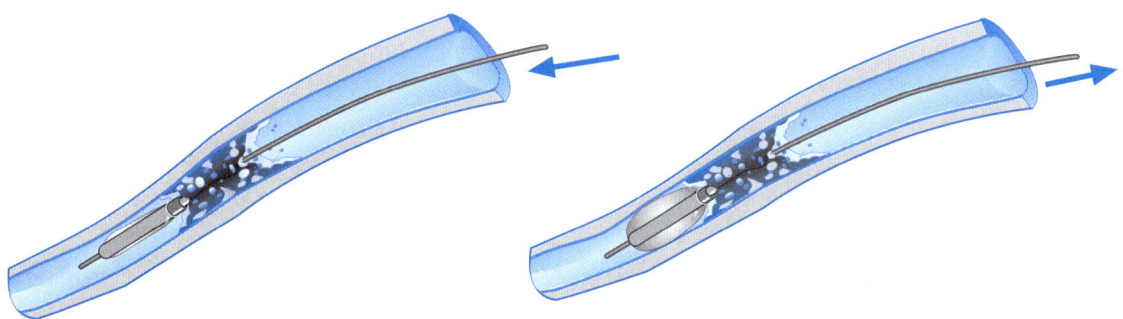

Abb. 130: Embolektomie mittels Fogarty-Katheter

8.2.2 Thrombektomie

Die operative Entfernung eines Thrombus wird als **Thrombektomie** bezeichnet. Die Thrombektomie kann über einen Katheter oder aber auch durch Eröffnung des Gefäßes direkt über dem Thrombus erfolgen. Typischerweise erfolgt die Thrombektomie bei Thrombenbildung in venösen Gefäßen (Beckenvenenthrombus).

8.2.3 Thrombendarteriektomie (TEA)

Bei der TEA werden arteriosklerotische Ablagerungen in den Arterien durch spezielle Instrumente (z.B. einen scharfen Ring) ausgeschält. Das Verfahren wird am häufigsten im Bereich der Halsschlagader (A. carotis) und der Beckenarterie (A. femoralis) angewandt.

8.2.4 Perkutane transluminale Angioplastie (PTA)

Aufdehnung einer Gefäßeinengung durch einen eingebrachten, aufblasbaren Ballon. Hierbei werden die arteriosklerotischen Gefäßablagerungen an die Gefäßwand gepresst.

8.2.5 Laserangioplastie

Entfernung von arteriosklerotischen Ablagerungen mittels eines kleinen Lasers, der über eine Gefäßsonde eingebracht wird.

8.2.6 Bypass

Umgehung einer Gefäßverengung durch Einbringen einer Gefäßprothese, die die Engstelle umfließt. Der Bypass kann dabei aus körpereigenen Gefäßen (Venentransplantat) oder Kunststoffprothesen (z. B. Dacron) bestehen. Kunststoffprothesen eignen sich vor allem für größere Gefäße im Bauch- und Beckenbereich.

8.2.7 Ballondilatation und Stentimplantation

Ein Stent ist ein netzartiges Röhrchen, das in ein Gefäß eingebracht und dort aufgedehnt werden kann. Dort spannt sich das gitterförmige Netz dann auf und dehnt das Gefäß. So kann z. B. ein erneuter Gefäßverschluss nach einer Ballondilatation verhindert werden.

8.2.8 Lysetherapie

Medikamentöse Auflösung eines Thrombus durch Urokinase oder rTPA. Die Fibrinolytika können dabei entweder systemisch (i.v.) oder mittels eines Gefäßkatheters direkt vor die Engstelle injiziert werden. In vielen Fällen ist eine früh durchgeführte Lyse erfolgreich.

8.2.9 Interponat

Ersatz eines verengten Gefäßabschnittes durch ein neues Gefäßstück. Das Interponat ist ein vor allem im Bereich der Aorta angewandtes Operationsverfahren.

8.2.10 Amputation

Operative Entfernung einer nicht mehr lebensfähigen Extremität. Eine Amputation muss durchgeführt werden, wenn alle Versuche zur Durchblutungsverbesserung fehlgeschlagen sind und die Extremität nicht mehr durchblutet wird.

8.2.11 Sympathektomie

Operative Durchtrennung des Sympathikusgrenzstranges. Da der Sympathikus eine gefäßverengende Wirkung hat, bewirkt seine Durchtrennung eine Gefäßerweiterung und damit verbesserte Durchblutung. Die Wirkung einer Sympathektomie kann vorübergehend auch durch einen Periduralkatheter imitiert und gesetzt werden.

8.2.12 Operative Varizenentfernung

Zur Varizen Entfernung kommt meist die Babcock oder Strippingmethode zum Einsatz. Siehe unter Varizen (Kap. 8.8).

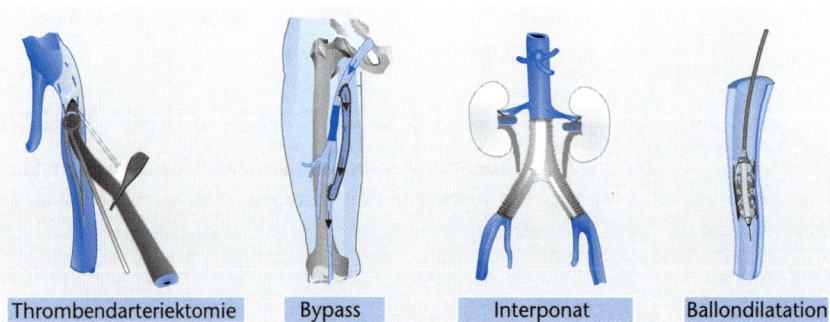

Abb. 131: Typische gefäßchirurgische Operationsverfahren

8.3 Akuter arterieller Verschluss

Plötzlicher Verschluss einer Arterie durch einen eingeschwemmten Embolus. In den meisten Fällen handelt es sich dabei um ein Blutgerinnsel (**Thrombus**), das sich im linken Herzen gebildet oder von einer Gefäßwand abgelöst hat. In seltenen Fällen können auch Luft (Luftembolie), Fett (Fettembolie) oder Fremdkörper (Fremdkörperembolie) das arterielle Gefäß verschließen.

Zur Thrombenbildung im Herzen tragen meist Blutstromveränderungen durch Infarkt, Klappenschäden oder Rhythmusstörungen bei. Klinische Symptomatik und Therapie der arteriellen Embolie sind abhängig von dem Gefäßgebiet, in das der Embolus verschleppt wird.

■ Der Embolus beim akuten arteriellen Verschluss stammt fast immer aus dem linken Herzen.

8.3.1 Beinarterienverschluss

Beim Beinarterienverschluss ist in den allermeisten Fällen die **A. femoralis** (Oberschenkelarterie) betroffen. Wenn der Verschluss bereits oberhalb der Aortenbifurkaktion auftritt, handelt es sich um das sog. **Leriche-Syndrom**, bei dem die komplette untere Körperhälfte minderdurchblutet ist. Arterielle Verschlüsse im Bereich der oberen Extremitäten sind Raritäten.

Klinik:
Der akute Beinarterienverschluss ist der häufigste arterielle Verschluss im Bereich der unteren Körperhälfte. Er führt zu charakteristischen Symptomen, die schlagartig auftreten (6P-Symptome):
- Blitzartiger, starker Schmerz (**P**ain)
- Blässe des Beins (**P**aleness)
- Gefühllosigkeit (**P**arästhesie)
- Pulslosigkeit (**P**ulslesness)
- Bewegungslosigkeit (**P**aralyse)
- Schock (**P**rostration).

■ Akuter Extremitätenverschluss: blitzartiger Schmerz, Pulslosigkeit, Gefühllosigkeit, Bewegungslosigkeit, Blässe des Beines und Schock.

Die Diagnose erfolgt mit Hilfe der Anamnese und der Farbdopplersonographie, mit deren Hilfe auch die Lokalisation des Verschlusses bestimmt werden kann. Nach der Operation muss die Heparinisierung noch eine Zeitlang weitergeführt werden, um einen erneuten Verschluss zu verhindern.

Therapie:
- Beintieflagerung
- Schmerzmittel i.v.
- Intravenöse Heparinisierung (evtl. Lyseversuch)
- Operative Entfernung des Embolus (**Embolektomie**) mit Hilfe eines Ballonkatheters („Fogarty-Katheter").

■ Beim kompletten akuten Extremitätenverschluss: Bein tief, Heparin und anschließende Embolektomie mittels Ballonkatheter.

Prognose:
Der Eingriff muss innerhalb der ersten 6–8 Stunden erfolgen, sonst kommt es zur Nekrose der Extremität, die dann eine Amputation notwendig macht.

8.3.2 Hirnarterienverschluss

Der Verschluss einer hirnversorgenden Arterie (**Schlaganfall**, ischämischer Insult) betrifft meist die A. cerebri media. Leitsymptome sind neurologische Ausfälle wie **Halbseitenlähmung** und **Sprachstörungen.**

Dieser „unblutige" Schlaganfall ist ein neurologisches Krankheitsbild, das chirurgisch nicht behandelbar ist. Therapieprinzip ist die konservative Therapie mit durchblutungsfördernden Medikamenten und Krankengymnastik.

8.3.3 Mesenterialarterienverschluss

Beim Verschluss einer Mesenterialarterie (Arterie des Darmgekröses) ist die Durchblutung eines bestimmten Darmabschnittes unterbrochen, so dass es zur Darmnekrose kommt. Der Mesenterialinfarkt ist ein dramatisches Krankheitsbild mit einer hohen Letalität bis zu 90%. Betroffen sind meist ältere Patienten in einem ohnehin schon schlechten Allgemeinzustand.

Klinik:
- Plötzlicher, heftiger Bauchschmerz
- Akutes Abdomen mit gespannten Bauchdecken
- Schock
- Blutig-wässrige Stühle
- Paralytischer Ileus
- Durchwanderungsperitonitis (Keime, die durch die absterbende Darmwand in die freie Bauchhöhle dringen).

■ **Akute, heftige Bauchschmerzen mit blutig-wässrigen Stühlen kennzeichnen den Mesenterialarterieninfakt.**

Therapie: Sofortige Operation mit Entfernung der betroffenen Darmabschnitte.

Stromgebiet	Häufigkeit	Leitsymptom	Therapie
Extremitäten	30%	Starker Schmerz und Blässe der Extremität	Embolektomie mittels Fogarty-Katheter
Hirnarterien	60%	Halbseitenlähmung, neurologische Ausfälle	Konservative Therapie, KG
Mesenterialarterien	10%	Akutes Abdomen	Laparotomie, evtl. operative Darmresektion

Tab. 13: Akuter arterieller Verschluss

8.4 Chronische arterielle Verschlusskrankheit (AVK)

Die im Laufe der Zeit durch Einengung oder Verlegung der Arterien (**Arteriosklerose**) bedingten Durchblutungsstörungen werden als **AVK** bezeichnet. Die AVK, die sich über Jahre entwickelt, führt zur Minderdurchblutung der entsprechenden Stromgebiete mit charakteristischen Symptomen.
Etwa 2% der 45-Jährigen und 6% der 55-Jährigen haben einen mehr oder weniger stark ausgeprägten Gefäßverschluss. Männer sind etwa 4-mal häufiger betroffen als Frauen.

8.4.1 Lokalisation und Stadieneinteilung

Von der arteriellen Verschlusskrankheit sind die einzelnen Gefäßgebiete unterschiedlich häufig betroffen. Am häufigsten betroffen sind folgende Bereiche:
- Untere Gliedmaßen einschließlich Aorta und Beckenarterie
- Koronargefäße (Koronare Herzkrankheit)
- Hirnversorgende Gefäße (zerebrovaskuläre Insuffizienz)
- Magen-Darm-Arterien (seltener).

Die klassische arterielle Verschlusskrankheit betrifft die Becken- und Oberschenkelarterien. Verengungen der Koronargefäße werden als **koronare Herzkrankheit**, Verengungen der hirnversorgenden Gefäße als **Zerebralsklerose** bezeichnet. Eine chronische AVK im Bereich der Magen-Darm-Arterien ist selten.

Stadieneinteilung:
Nach Ausmaß des Verschlusses teilt man in vier Stadien (nach **Fontaine**) ein. Diese Einteilung bezieht sich ausschließlich auf die untere Extremität:
- Stadium I: Gefäßeinengung **ohne Beschwerden,** oft Zufallsbefund
- Stadium II: beim Zurücklegen einer bestimmten Gehstrecke auftretende Wadenschmerzen, die in Ruhe wieder verschwinden (**Claudicatio intermittens** oder Schaufensterkrankheit); Stadium IIa bei Gehstrecke > 200 m, Stadium IIb bei Gehstrecke < 200 m
- Stadium III: **Ruheschmerz** in den Extremitäten
- Stadium IV: **Nekrose** oder Gangrän (Gewebefäulnis, „Raucherbein").

Einteilung n. Fontaine	Leitsymptom	Therapie
Stadium I	keine Beschwerden	konservativ
Stadium II	Claudicatio intermittens (Gehschmerz nach gewisser Strecke)	IIa: konservativ IIb: interventionell oder operativ
Stadium III	Ruheschmerzen	in der Regel operativ
Stadium IV	Nekrosen (Gewebsfäulnis)	immer operativ

Tab. 14: Chronisch arterielle Verschlusskrankheit (AVK)

8.4.2 Ursachen

Über 90% der chronischen Arterienverschlüsse beruhen auf einer **Arteriosklerose.** Die Gefäßveränderungen werden dabei – neben den natürlichen Alterungsprozessen – verursacht und beschleunigt durch **Risikofaktoren** wie:
- Nikotinabusus (wichtigster Risikofaktor)
- Hypertonie
- Erhöhte Blutfette
- Gicht
- Hypothyreose
- Bewegungsmangel und Übergewicht.

■ Risikofaktoren 1. Ordnung für die Ausbildung einer Arteriosklerose sind Rauchen, Bluthochdruck, Diabetes und Fettstoffwechselstörungen.

Seltenere Ursachen eines Arterienverschlusses sind entzündliche Arterienerkrankungen:
- Endangiitis obliterans (entzündliche Gefäßveränderungen hauptsächlich bei jungen Männern, die stark rauchen).
- Periarteriitis nodosa (schwere, entzündliche Gefäßerkrankung, die zum Formenkreis der Autoimmunerkrankungen gehört).

8.4.3 Klinische Symptomatik

Die klinische Symptomatik ist abhängig vom Stadium und der Lokalisation des Verschlusses. Bei allen Formen finden sich abgeschwächte oder fehlende periphere Pulse (Dopplersonographie) und Schmerzen bei Belastung. Zusätzlich finden sich folgende Symptome:
- **Beckentyp** (Verschluss der Bauchaorta oder der Iliacalgefäße): Schwächegefühl in den Beinen, Impotenz, Schmerzen in Hüft-, Becken- und Oberschenkelmuskulatur.
- **Oberschenkeltyp** (Verschluss der A. femoralis): typische Gehschmerzen in der Wadenmuskulatur (Claudicatio intermittens), Kältegefühl und Kribbeln der Füße.
- **Unterschenkeltyp** (Verschluss im Bereich der Wade): schlecht heilende Wunden an den Füßen, Drucknekrosen an der Ferse.

Arteriosklerotische Verschlüsse der oberen Extremitäten sind Raritäten.

■ Leitsymptom der AVK ist die Claudicatio intermittens (Schaufensterkrankheit).

Der Verschluss der Hirnarterien hat eine zerebrovaskuläre Insuffizienz zur Folge und birgt die Gefahr eines Schlaganfalles (Apoplex).

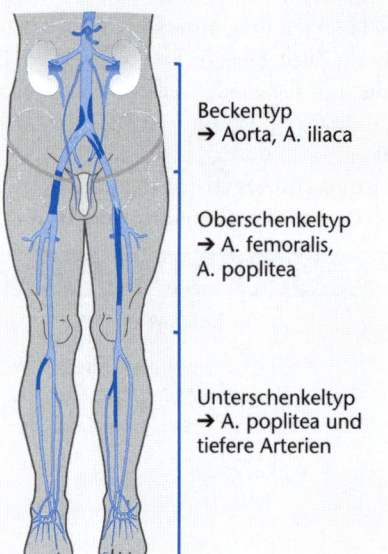

Abb. 132: Typische Lokalisation der AVK an den Extremitäten

8.4.4 Therapeutische Möglichkeiten

Die Therapie einer AVK ist weitgehend stadienabhängig. Während im Stadium I und IIa meistens konservative Behandlungsmaßnahmen ausreichen, muss ab Stadium IIb häufig operativ interveniert werden.

Konservative Therapieverfahren

Vor allem zu Beginn einer AVK sollten zunächst konservative Behandlungsmaßnahmen eingesetzt werden:
- Ausschaltung der Risikofaktoren, z. B. absolutes Nikotinverbot, Einstellung eines Diabetes oder einer Hypertonie (in allen Stadien)
- **Gefäßtraining** durch Gehübungen (im Stadium I und II)
- Therapieversuch mit gefäßerweiternden und durchblutungsfördernden Infusionen und Medikamenten (Haes Steril®, Trental®, Dusodril®)
- Gefäßerweiterung mittels Periduralkatheter.

■ In allen Stadien der AVK sofortige Ausschaltung der Risikofaktoren.

Operationsverfahren

Vor allem im Stadium III und IV und bei konservativ nicht zu beeinflussenden, starken Schmerzen ist ein operatives Vorgehen angezeigt. Hier stehen je nach Lokalisation und Ausmaß des Gefäßverschlusses verschiedene Operationsverfahren zur Verfügung:
- Embolektomie
- Thrombendarteriektomie (TEA)
- Perkutane transluminale Angioplastik (PTA, Aufdehnung des Gefäßes, Stent)
- Bypass
- Interponat
- Erweiterungsplastiken
- Sympathektomie (heute meistens durch CT-gesteuerte Sympathicolyse)
- Amputation.

8.5 Aneurysma

Ein Aneurysma ist eine umschriebene Aussackung einer Arterienwand. Es kann angeboren oder später erworben sein und findet sich am häufigsten an der Bauchaorta. An kleineren Gefäßen sind Aneurysmen selten.

Formen:
- **Echtes Aneurysma** (Aneurysma verum): Ausweitung aller Gefäßwandschichten. Es gibt drei Grundtypen: zirkulär, nur zur einen Seite und zirkulär jedoch zu einer Seite größer
- **Falsches Aneurysma** (Aneurysma spurium): Verletzung der Gefäßwand mit Austritt von Blut, das dann durch Bindegewebe begrenzt wird. Durch die Verletzung an der Gefäßwand verdrängt Blut aus der Arterie das umliegende Bindegewebe. Es entwickelt sich ein pulsierender Hämatomsack am Gefäß.

8.5.1 Abdominelles Aortenaneurysma

Beim abdominellen Aortenaneurysma handelt es sich meistens um ein **echtes Aneurysma**, das sich aber auch zusätzlich in eine Aortendissektion umwandeln kann. Es ist häufige Komplikation einer ausgedehnten **Arteriosklerose** und findet sich meistens unterhalb des Abganges der Nierenarterien (infrarenales Aneurysma).

Ursachen:
- Hypertonie
- Arteriosklerose
- Entzündungen
- Trauma (hauptsächlich falsches Aneurysma)
- Selten angeborene Gefäßwandschwäche.

■ Häufigste Ursache eines Bauchaortenaneurysmas ist die Arteriosklerose.

Klinik:
Kleine Aneurysmen machen meist keine Beschwerden und werden oft zufällig entdeckt. Bei großen Aneurysmen finden sich:
- Schmerzen durch die zunehmende Raumforderung
- Evtl. tastbarer, pulsierender Tumor im Bauchraum
- Hörbare Strömungsgeräusche.

Komplikationen:
- Ruptur mit massiver arterieller Blutung
- Thrombosen und Embolien
- Durchblutungsstörungen.

■ Ein Aneurysma ist eine „Zeitbombe" und birgt immer die Gefahr der Ruptur.

Therapie:
Kleinere Aortenaneurysmen können zunächst konservativ zuwartend behandelt werden. Größere Aneurysmen (über 6 cm Durchmesser) sollten wegen der Gefahr einer Aneurysmaruptur, die in der Mehrzahl der Fälle tödlich endet, operiert werden. Hierbei wird der betroffene Gefäßabschnitt reseziert und eine Kunststoffprothese eingesetzt (**Rohr**- oder **Bifurkationsprothese**).

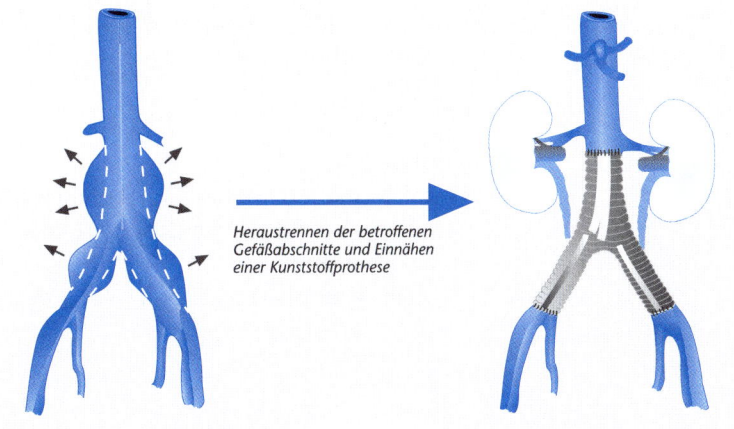

Abb. 133: Aneurysmaresektion

Prognose:
Die Prognose hängt wesentlich vom Zeitpunkt des Eingriffes ab:
- Operation im „freien Intervall": Überlebenschancen ca. 95%
- Operation nach gedeckter Ruptur: Überlebenschancen ca. 20–30%
- Operation nach offener Ruptur: Überlebenschancen ca. 5–10%.

8.6 Arterio-venöse Fistel

Kurzschlussverbindungen zwischen arteriellem und venösem Gefäßgebiet werden als arterio-venöse Fisteln bezeichnet. Diese Fistelverbindungen sind angeboren oder durch Verletzung (z. B. durch Punktion) erworben.

Die Fisteln sind oft symptomlos, evtl. kann man eine schwirrende Schwellung tasten. Bei größeren Fisteln kann es zu einem großen Shunt mit entsprechender Herzbelastung kommen. Hier sollte eine operative Beseitigung der Fistel erfolgen.

8.7 Thrombosen des Venensystems

Bei den Thrombosen des Venensystems unterscheidet man zwischen Thrombosen des tiefen (**Phlebothrombose**) und oberflächlichen Venensystems (**Thrombophlebitis**).

8.7.1 Phlebothrombose (Tiefe Venenthrombose)

Ein mehr oder wenig kompletter thrombotischer Verschluss einer tiefen Vene wird als Phlebothrombose bezeichnet. Betroffen sind hauptsächlich die großen Bein- und Beckenvenen der unteren Extremitäten.

Ursachen:
Zur Ausbildung einer Thrombose kommt es durch Veränderungen des Blutstroms, der Blutzusammensetzung und der Gefäßinnenwand (**Virchow-Trias**). Einige Risikofaktoren tragen dabei erheblich zur Thrombenbildung bei:
- Postoperative Bettlägerigkeit, besonders nach Eingriffen im Bekken- und Bauchbereich
- Lang dauernde operative Eingriffe
- Ovulationshemmer (Pille), vor allem in Kombination mit Rauchen
- Schwangerschaft und Wochenbett
- Länger dauernde Kortisontherapie
- Zu starke Behandlung mit Diuretika (Hämatokriterhöhung)
- Bewegungsmangel, höheres Lebensalter, Fettleibigkeit.

■ **Einnahme einer östrogenhaltigen Pille und Rauchen vervielfachen das Thromboserisiko.**

Klinik:
Meistens ist von der Thrombose nur eine Extremität betroffen. Dort finden sich folgende Symptome:
- Einseitige Beinschwellung mit leichter Blaufärbung
- Schweregefühl
- Erwärmung
- Evtl. Schmerzen.

Komplikationen:
- Akut: Lösung des Thrombus mit nachfolgender **Lungenembolie**
- Chronisch: Ausbildung von Hautveränderungen und Geschwüren (**postthrombotisches Syndrom**).

■ **Bei venöser Thrombose Gefahr der Lungenembolie vor allem in der ersten Woche.**

Therapie:
- Strikte Bettruhe (außer bei Unterschenkelthrombosen)
- Beinhochlagerung mit Kompressionsverband (Wickeln oder Kompressionsstrumpf)
- Medikamentöse Gerinnungshemmung (i.v.-Heparintherapie mit anschließender Marcumar®-Behandlung)
- Bei frischen Thrombosen: **Lyse** (Auflösung des Thrombus mit Urokinase oder rt-PA)
- Evtl. chirurgische **Thrombektomie** mittels Katheter.

■ Im Gegensatz zur arteriellen Embolie steht bei der venösen Thrombose die konservative Behandlung im Vordergrund.

Prophylaxe:
Besonders die postoperative Thrombose ist in vielen Fällen durch eine ausreichende Prophylaxe vermeidbar.
- Postoperative **Frühmobilisation** und Wickeln der Beine (bzw. Kompressionsstrumpf)
- Subkutane **Heparinisierung.**

■ Durch postoperative Frühmobilisation und Heparinprophylaxe wird das postoperative Thromboserisiko wesentlich vermindert.

	Thrombose	**Embolie**
Hauptursache	Postoperative Bettlägerigkeit, Immobilisation	Herzklappenschäden, Herzrhythmusstörungen
Lokalisation	Venöses Gebiet	Arterielles Gebiet
Leitsymptom	Schwellung, Rötung, Schmerz	Blässe, Gefühllosigkeit, blitzartiger, starker Schmerz, kein Puls
Therapie	Meist konservativ mit Thromben auflösenden Medikamenten (Heparin, rt-PA)	Meist chirurgisch mittels Fogarty-Ballonkatheter
Komplikationen	Lungenembolie	Nekrose der betroffenen Extremität

Tab. 15: Thrombose – Embolie

8.7.2 Oberflächliche Thrombophlebitis

Örtliche Entzündung und thrombotischer Verschluss der oberflächlichen, subkutanen Venen. Ursächlich sind meist lokale Reizungen (Venenverweilkatheter), selten eine Keimverschleppung.

■ Häufigste Ursache einer oberflächlichen Thrombophlebitis ist die Entzündung der Einstichstelle des Venenverweilkatheters oder Venenverweilkanüle.

Klinik:
- Schmerzhafte Rötung und Schwellung
- Dick tastbarer, harter Venenstrang
- Schwellung der Extremität.

Therapie:
- Entzündungshemmende Umschläge
- Heparin-Salbenverband
- Kompressionsverband.

8.8 Varizen (Krampfadern)

Knotenförmig erweiterte, meist geschlängelt verlaufende, oberflächliche Venen werden als Krampfadern bezeichnet. Zur Ausbildung von Krampfadern kommt es durch eine Schwäche der bindegewebigen Venenklappen, die normalerweise einen Rückfluss und Rückstau des Blutes verhindern. Schließen sich die Venenklappen unvollständig und nehmen ihre Ventilfunktion nicht wahr, staut sich das Blut in den Venen zurück.

Ursachen:
Ursache der Varizen ist eine angeborene Bindegewebsschwäche in Kombination mit einem erhöhten Venendruck. Begünstigend wirken folgende Faktoren:
- Mit vielem Stehen verbundene Berufe
- Schwangerschaft
- Fettsucht
- Bewegungsmangel
- Abflussbehinderungen nach Thrombosen.

■ Häufigste Ursache der Varikosis ist ein Missverhältnis zwischen Druckbelastung und Bindegewebsstabilität.

Klinik:
- Sichtbare, gestaute, geschlängelte und knotige Venen beim stehenden Patienten
- Schweregefühl in den Beinen, besonders nach langem Stehen
- Schmerzen, nächtliche Wadenkrämpfe
- Im Spätstadium: Ödem, Hautverfärbungen.

Kleinste sichtbare Venen werden als **Besenreiser** bezeichnet. Sie haben keinen Krankheitswert.

Komplikationen:
- Ulkusbildung („**offenes Bein**") durch gestörte Durchblutung, meist im Bereich der Unterschenkel
- Neigung zu Thrombosen.

Therapie:
- **Kompressionsstrümpfe,** elastische Binden (im Anfangsstadium)
- **Verödung** der Gefäßwände durch Injektion eines Mittels, das die Gefäßwände verklebt
- Operative Verfahren.

Operationsverfahren:
Die Wahl der Operationsmethode hängt von Stadium und Ausmaß der Varizen ab. Es kommen folgende Verfahren, meist kombiniert, zur Anwendung:
- **Varizenstripping:** Einbringen einer Sonde in die V. saphena magna und Herausziehen („Strippen") der gesamten Vene mitsamt der Sonde nach Abbinden aller dort einmündenden Venenäste
- **Krossektomie:** Abtrennung der V. saphena magna an der Einmündungsstelle in die V. femoralis (Krosse) und Unterbindung aller einmündenden Venenäste
- **Perforansunterbindungen:** Unterbindung der kleinen Venensysteme, die oberflächliches und tiefes Venensystem verbinden
- **Konvolutausräumung:** Entfernung oberflächlich liegender Krampfaderkonvolute.

8.9 Lungenembolie

Verschluss einer Lungenarterie durch einen Embolus. Am häufigsten handelt es sich bei dem Embolus um einen Thrombus aus den tiefen Bein- und Beckenvenen. Bei dieser „venösen Embolie" gelangt der Thrombus über die Hohlvene in das rechte Herz und führt durch Verstopfung der Lungenarterien zur Lungenembolie.

Ursachen:
- Thrombose der tiefen Bein- und Beckenvenen
- Einschwemmung von Fetttröpfchen in die Blutbahn (Polytrauma, mehrfache Knochenbrüche)
- Lufteinstrom in die großen Venen (äußere Verletzung, unsachgemäße Infusion, Abtreibungsversuche).

Typischerweise tritt die Lungenembolie beim ersten Aufstehen nach längerer Bettlägerigkeit auf.

■ **Häufigste Ursache der Lungenembolie ist die Verschleppung eines Thrombus aus den tiefen Bein- und Beckenvenen.**

Klinik:
- Plötzliche Atemnot
- Angst und Vernichtungsgefühl
- Brustbeklemmung und Brustschmerz bei der Einatmung
- Husten, blutiger Auswurf
- EKG-Veränderungen
- Nachweis mittels Lungenperfusionsszintigraphie oder CT.

■ **Leitsymptom der Lungenembolie ist die plötzlich einsetzende Atemnot mit atemabhängigen Brustschmerzen.**

Komplikationen:
- Akute Rechtsherzüberlastung durch die plötzliche Widerstandserhöhung im Lungenkreislauf (Cor pulmonale)
- Reflektorischer Vagusschock mit Kollaps bis hin zum Sekundenherztod
- Lungeninfarkt (zusätzlicher Infarkt des Lungengewebes selbst) mit Nekrosen des Lungengewebes und Abszessbildung.

Therapie:
- Halb sitzende Lagerung mit Sauerstoff-Nasensonde
- Sedierung, Schmerzbekämpfung
- Schockbehandlung, Herz unterstützende Medikamente
- Thrombolyse mit Urokinase oder rt-PA.
- Bei schwerem Verlauf: Intubation und künstliche Beatmung.

Operationsverfahren:
Bei Versagen all dieser Maßnahmen in der ersten Stunde kann in dafür ausgerüsteten Kliniken als letzte Möglichkeit die operative Öffnung des Thorax und chirurgische Entfernung des Thrombus erwogen werden. Diese Methode hat wegen des Zeitaufwandes bis zur Wiederherstellung der Durchblutung nur sehr selten den gewünschten Erfolg und wird daher äußerst selten praktiziert.

Prognose:
Die Prognose der Lungenembolie hängt vom Ausmaß und der Schnelligkeit einer adäquaten Therapie ab:
- Leichte Lungenembolie: Letalität ca. 5%
- Fulminante, schwere Lungenembolie: Letalität bis zu 80%.

Prophylaxe:
Da die Lungenembolie eine hohe Rezidivquote hat, sind sofort nach dem Ereignis und bei gefährdeten Personen die üblichen Vorsorgemaßnahmen zu treffen:
- Antikoagulantienbehandlung (intravenöse Vollheparinisierung)
- Frühmobilisierung
- Elastische Wickelung oder Kompressionsstrümpfe.

9 Thoraxchirurgie

Die Thoraxchirurgie beschäftigt sich mit Verletzungen und Erkrankungen der Thoraxwand und der Thoraxorgane.

9.1 Untersuchungsmethoden

Vor einem operativen Eingriff an Thorax oder Lunge muss eine exakte präoperative Diagnose gestellt werden. Hierzu stehen mehrere Untersuchungsverfahren zur Verfügung.

9.1.1 Klinische Untersuchungen

Eine Reihe klinischer Untersuchungen gibt bereits wichtige Hinweise auf pathologische Prozesse.

Anamnese
Typische Beschwerden bei Lungen- und Thoraxerkrankungen sind:
- Atemabhängige Schmerzen
- Atemnot
- Husten, Auswurf.

Inspektion
Die Inspektion umfasst die genaue Beobachtung von Brustkorbdeformitäten und Art der Atmung (symmetrisch, gleichmäßig, ruhig).

Auskultation
Mit Hilfe der Auskultation der Lunge können z. B. folgende Befunde erhoben werden:
- Abgeschwächtes Atemgeräusch (bei verminderter Belüftung der Lunge)
- Verschärftes Atemgeräusch (bei Pneumonie)
- Rasselgeräusche (bei Lungenödem)
- Stridor (pfeifendes Atemgeräusch bei Verengung der oberen Luftwege).

9.1.2 Kardiopulmonale Funktionsuntersuchungen

Untersuchungen, die Aufschluss über die **Funktion** und **Belastbarkeit** von Herz und Lunge geben. In erster Linie dienen diese Untersuchungen der Beurteilung der Operabilität:
- Spirometrie (Messung verschiedener Lungenvolumina)
- Spiroergometrie (Messung der Lungenvolumina unter Belastung)
- Blutgasanalyse (BGA)
- Belastungs-EKG.

9.1.3 Röntgenuntersuchungen

Das Thorax-Röntgenbild gehört zu den wenig belastenden **Routineverfahren**, die häufig schon eine Verdachtsdiagnose erlauben und eine gezielte weitere Untersuchung ermöglichen. Die normalen und seitlichen Aufnahmen können hierbei durch Schichtaufnahmen (Tomographie) verdächtiger Bezirke ergänzt werden. Eine Röntgenuntersuchung wird durchgeführt bei Verdacht auf Veränderungen der Lunge (Tumoren, Atelektasen, Bronchuseinengungen).

9.1.4 Computertomographie (CT) und Kernspintomographie (MRT)

Bei verdächtigen Befunden oder zur genaueren Eingrenzung wird zusätzlich zum Röntgenbild ein CT angefertigt. In der Thoraxchirurgie ist die MRT Untersuchung vor allem bei Abklärung, ob z.B. Tumore in Gefäße oder Nerven eingewachsen sind.

9.1.5 Bronchoskopie

Die Bronchoskopie ist das wichtigste und aussagekräftigste Verfahren zur Beurteilung krankhafter Veränderungen der Bronchien. Hierbei wird ein ca. 30–35 cm langes flexibles Rohr mit einer **Optik** in die Trachea eingeführt, so dass eine genaue Inspektion des gesamten Trachealbaumes bis hin zu den tiefen Lungenwegen möglich ist. Durch eine kleine Zange am vorderen Ende des Bronchoskops ist eine gezielte **Gewebeentnahme** zur histologischen Untersuchung verdächtiger Stellen möglich.

Indikationen:
- Verdacht auf Tumorerkrankungen von Lunge und Bronchien
- Gründliche Absaugung von stark verschleimten kleineren Bronchien
- Abtragung von gutartigen Tumoren.

■ Die Bronchoskopie ist das diagnostische Verfahren der Wahl bei Verdacht auf Bronchialkarzinom.

Ernsthafte Komplikationen wie Luftembolien oder Pneumothorax sind selten, gelegentlich kommt es zu Blutungen.

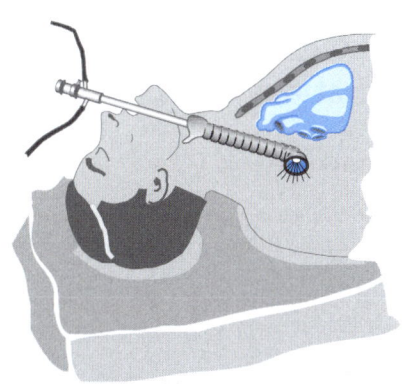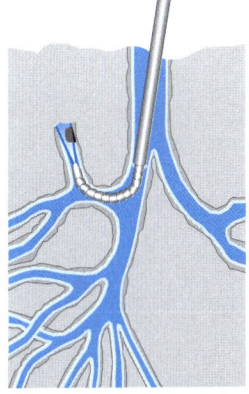

Abb. 134: Prinzip der Bronchoskopie – rechts: starres Bronchoskop; links: flexibles Bronchoskop

Einführung des Bronchoskops durch Mund und Kehlkopf (Stimmritze) in Luftröhre (Trachea) und Bronchien

Ausleuchtung und Betrachtung der Bronchialäste, evtl. Probeentnahme verdächtigen Gewebes

9.1.6 Mediastinoskopie

Einführen eines Endoskops in den Raum hinter dem Sternum zur Beurteilung der Lymphknoten und Entnahme von Gewebeproben neben der Trachea bis hin zur Aufteilung der Trachea in die beiden Hauptbronchien. Der Eingriff findet vor allem Anwendung zur präoperativen Stadieneinteilung des Bronchialkarzinoms und zur Diagnosesicherung bei Verdacht auf Lymphknotenerkrankungen (Sarkoidose, Morbus Hodgkin). Die Mediastinoskopie ist ein operativ-diagnostischer Eingriff mit schwerwiegenden möglichen Komplikationen (Verletzung großer Gefäße).

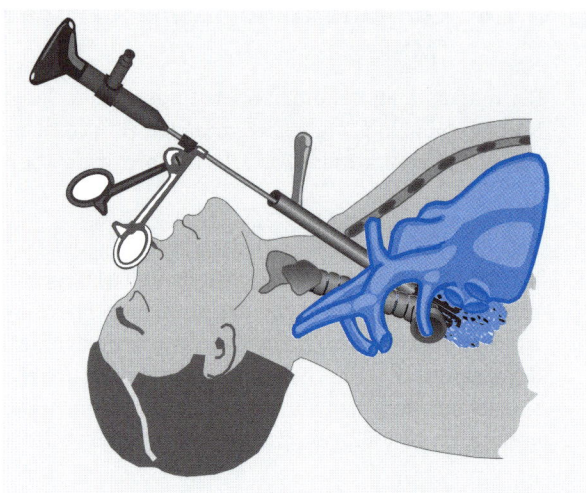

Abb. 135: Prinzip der Mediastinoskopie

9.1.7 Thorakoskopie

Einführung eines Endoskops in die **Pleurahöhle** zur Beurteilung von Pleura und Mediastinum. Hierbei wird in der Regel ein künstlicher Pneumothorax angelegt. Bereits während der Thorakoskopie können Eingriffe durchgeführt werden.

9.1.8 Lungenbiopsie

Gezielte Gewebeentnahme aus der Lunge entweder mittels langer Nadel von außen oder im Rahmen der Bronchoskopie.

9.2 Operationsverfahren

9.2.1 Thorakoplastik

Verkleinerung des Brustraums durch Resektion von Rippenstücken. Mit dem heute nur noch selten angewandten Verfahren soll die Verkleinerung der Pleurahöhle erreicht werden.

Indikation: Große Pleuraresthöhle, z. B. nach ausgedehnten Lungenresektionen.

9.2.2 Dekortikation (Entrindung)

Entfernung von Pleuraschwarten unter Schonung der Lungenoberfläche.

Indikation:
Pleuraverschwielungen, die die Atmung behindern (nach Entzündungen).

9.2.3 Pleurapunktion

Relativ risikoarme Punktion des Pleuraspaltes. Die Punktion erfolgt unter streng aseptischen Bedingungen typischerweise im 7. oder 8. Interkostalraum in der hinteren Axillarlinie.

Indikationen:
- Flüssigkeitsentnahme zur biochemischen Diagnostik
- Ablassen von Flüssigkeit zur Druckentlastung (höchstens ml in einer Sitzung – wegen mögl. Kreislaufkomplikationen!)
- Entlastung eines Spannungspneumothorax.

9.2.4 Pleuradrainage (Bülau-Drainage)

Einlegen einer länger verweilenden **Sog-Drainage** in den Pleuraraum. Die Bülau-Drainage erzeugt im Pleuraspalt einen **Unterdruck** (Sog) und hält dadurch den physiologischen Unterdruck aufrecht. Die Punktion erfolgt in der Regel im 5. oder 6. Interkostalraum in der vorderen Axillarlinie.

Indikationen:
- Postoperativ nach Eingriffen am offenen Thorax zur Entfernung von Blut und Luft (bessere Lungenentfaltung)
- Pneumothorax
- Rezidivierender Hämato- oder Serothorax.

9.2.5 Lungenresektion

Chirurgische Entfernung von Lungenabschnitten bei konservativ nicht zu behandelnden Lungenerkrankungen, wobei Ausmaß und Art der Resektion von der Erkrankung und dem Allgemeinzustand des Patienten abhängen.

Formen der Lungenresektion:
- **Atypische Lungenresektion:** keilförmige Entfernung eines erkrankten Lungenabschnittes ohne Berücksichtigung von anatomischem Grenzen wie Lappen- oder Segmentaufbau (bei gutartigen Tumoren oder Metastasen).
- **Segmentresektion:** Entfernung eines Lungensegmentes (bei Entzündungen, Bronchiektasen oder gutartigen Tumoren).
- **Lobektomie:** Entfernung eines Lungenlappens (bei auf einen Lungenlappen beschränkten Tumor).
- **Pneumektomie:** Entfernung eines kompletten Lungenflügels (bei ausgedehntem Bronchialkarzinom oder durch Tb oder Bronchiektasen zerstörtem Lungenflügel).

Während atypische Lungenresektion, Segmentresektion und Lobektomie ohne größere Funktionseinbußen verlaufen, ist nach einer Pneumektomie die kardiopulmonale Leistungsfähigkeit spürbar eingeschränkt. Im normalen täglichen Leben kann der Wegfall eines Lungenflügels allerdings gut kompensiert werden.

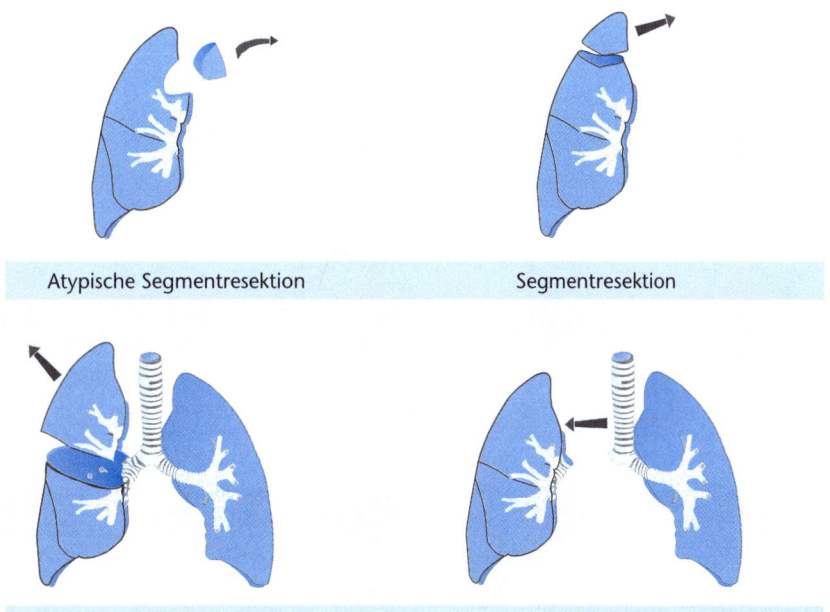

Abb. 136: Operationsverfahren an der Lunge

Komplikationen:
- Pleuraerguss
- Bronchusstumpfinsuffizienz
- Eingeschränkte Thoraxbeweglichkeit
- Pneumonie
- Verminderte kardiopulmonale Leistungsfähigkeit.

Gerade nach Lungenoperationen ist eine intensive **Pneumonieprophylaxe** wichtig. Deshalb sollte bereits vor der Operation eine intensive Atem- und Hustentechnik mit den Patienten erlernt und geübt werden.

9.2.6 Tracheotomie

Die chirurgische Eröffnung der Luftröhre unterhalb der Stimmritze wird als Tracheotomie bezeichnet, die Öffnung in der Luftröhre heißt **Tracheostoma.** Die Luftröhre kann hierbei an mehreren Stellen eröffnet werden. Zweck einer Tracheotomie ist die künstliche **Beatmung.**

Indikation:
- Notfallmaßnahme bei mechanischer Verlegung der Atemwege
- **Langzeitbeatmung** zur Schonung und besseren Pflege von Mund-, Nasen- und Rachenraum.

■ Hauptindikation der Tracheotomie ist die Langzeitbeatmung.

Besonders bei unmöglicher Intubation oder kompletter Verlegung der oberen Luftwege kann die Tracheotomie lebensrettend sein. Hier wird dann der Zugang zwischen Ring- und Schildknorpel gewählt (**Koniotomie**).

■ Bei mechanischer Verlegung der Atemwege: sofortige Tracheotomie oder Koniotomie.

Technik:
- Fensterung der Luftröhre in Höhe des 4. Ringknorpels
- Einlage eines Tubus in die Trachea, Blockung und Annaht.

Pflegerische Hinweise:
- Täglicher Verbandswechsel
- Regelmäßige Auskultation
- Atmungskontrolle
- Ein- bis zweitägiger Kanülenwechsel (nach Anordnung, erster Wechsel mit dem Arzt).

9.3 Thoraxfehlbildungen

9.3.1 Trichterbrust

Trichterförmige Einziehung des Brustbeins und der angrenzenden Rippen. Ursache ist meistens eine genetisch determinierte **Hemmungsmissbildung,** selten spielen Atemwegserkrankungen oder ein Vit. D-Mangel eine Rolle.

Klinik:
- Sichtbare, trichterförmige Eindellung des Brustbeins
- In ausgeprägten Fällen Kreislaufstörungen durch Verlagerung von Herz und Gefäßen
- Neigung zu Atemwegsinfekten
- Verstärkte psychische Belastung.

■ In den meisten Fällen ist die Trichterbrust symptomlos.

Therapie:
- In leichten Fällen lediglich Atemgymnastik
- In ausgeprägten Fällen operative Korrektur im 2.–6. Lebensjahr.

9.3.2 Hühnerbrust (Kielbrust)

Vorwölbung des Sternums umgekehrt wie bei der Trichterbrust. Die meist durch Vit. D-Mangel (**Rachitis**) erworbene Hühnerbrust zieht keine funktionellen Störungen nach sich und muss nur bei erheblicher psychischer Belastung operativ korrigiert werden.

9.4 Verletzungen von Thorax und Lunge

Verletzungen des Thorax und der inliegenden Organe haben in den letzten Jahrzehnten durch die Zunahme der Verkehrsunfälle immer größere Bedeutung gewonnen. Thoraxverletzungen können neben dem knöchernen Brustkorb auch Pleura, Herz, Lunge, Trachea, Ösophagus und große Gefäße betreffen. Es kann zu Frakturen (Rippen, Wirbel, Brustbein), Prellungen und Quetschungen kommen.

Man unterscheidet **geschlossene Thoraxtraumen,** bei denen die äußere Haut unverletzt bleibt, von **offenen Thoraxtraumen** mit Perforation von Haut und Brustwand. Eine offene Thoraxverletzung hat durch das Entweichen des Unterdrucks in der Pleurahöhle in der Regel einen **Pneumothorax** zur Folge.

Typische Verletzungen beim Thoraxtrauma:
- Pneumothorax
- Hämatothorax
- Rippen- und Rippenserienfrakturen
- Zwerchfellruptur
- Lungenkontusion (stumpfe Verletzung von Lungengewebe)
- Herzkontusion
- Herzbeuteltamponade
- Verletzung der Trachea und der Bronchien
- Verletzung der großen, herznahen Gefäße (Aorta).

Typische Symptome beim Thoraxtrauma:
- Dyspnoe (Atemnot)
- Schmerzen, oft atemabhängig
- Husten
- Paradoxe Atmung (bei Rippenserienfrakturen)
- Stridor (bei Verlegung der Luftwege).

Diagnostische Erstmaßnahmen:
- Inspektion (äußere Verletzungen, Atemfrequenz, Symmetrie)
- Auskultation (abgeschwächtes oder fehlendes Atemgeräusch)
- Blutdruckmessung (Kreislaufsituation, Schockzeichen)
- Blutgasanalyse (Kontrolle der Atmung über pH, pO_2 und pCO_2)
- EKG (Herzverletzungen)
- Urinausscheidung (Anurie bei Schock)
- Thorax-Röntgen in zwei Ebenen (knöcherne Verletzungen, Pneumothorax)
- CT (Spiral-CT innerhalb 3 min möglich)
- Bronchoskopie (Tracheal- oder Bronchusverletzungen)
- Echokardiographie (Diagnose von Pleuraerguss, Herzbeutelerguss).

9.4.1 Pneumothorax

Das Eindringen von Luft in den Pleuraspalt wird als Pneumothorax bezeichnet. Durch den Verlust des Unterdrucks, der die Lunge an die innere Thoraxwand anheftet, kommt es zum Kollabieren der Lunge mit entsprechender klinischer Symptomatik. Je nach anatomischer Situation und auslösender Ursache unterscheidet man verschiedene Formen des Pneumothorax.

Spontanpneumothorax

Beim Spontanpneumothorax kommt es ohne äußeren Einfluss durch das Platzen eines oder mehrerer Lungenbläschen zum Eindringen von Luft in den Pleuraspalt („**innerer Pneumothorax**"). Häufig ist eine konkrete Ursache nicht festzustellen, auslösend können z. B. ein Lungenemphysem oder auch Asthma sein. Der Spontanpneumothorax ist die häufigste Form des Pneumothorax.

■ Der Spontanpneumothorax tritt häufig bei jungen Männern ohne vorbestehende Lungenerkrankung auf.

Klinik:
- Plötzlich auftretende Atemnot
- Stechende Thoraxschmerzen
- In schweren Fällen Dyspnoe und Zyanose bis hin zum Kreislaufkollaps.

Therapie:
- Einlegen einer Saugdrainage (Bülau-Drainage) zur Wiederherstellung des Unterdrucks bis zum Verkleben der Pleurablätter (ca. 10 Tage)
- Sedierung, Sauerstoff
- Bei fehlendem Erfolg der Bülau-Drainage: Fibrin-Verklebung der Pleurablätter.

■ Therapie der Wahl beim Spontanpneumothorax: Anlegen einer Bülau- Saugdrainage.

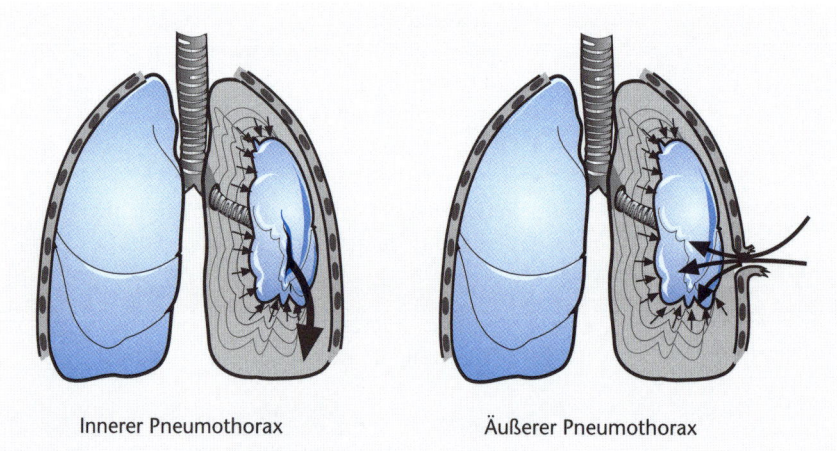

Abb. 137: Prinzip des inneren und äußeren Pneumothorax

Innerer Pneumothorax   Äußerer Pneumothorax

Posttraumatischer Pneumothorax

Pneumothorax als Folge einer Verletzung. Hierbei kann die Luft von außen (äußerer Pneumothorax) oder innen (innerer Pneumothorax) in den Pleuraspalt eindringen.

Ursachen:
- Brustwanderöffnung als Folge einer durchspießenden Verletzung mit Eindringen von Außenluft in den Pleuraspalt (**offener Pneumothorax**).
- Lungenverletzungen, Bronchieneinrisse mit Eindringen von „Innenluft" in den Pleuraspalt (**geschlossener Pneumothorax**).

Klinik:
Die Symptome entsprechen denen des Spontanpneumothorax, sind aber wegen des meist größeren Defektes und der Begleitverletzungen oft schwerer:
- Lebensbedrohliche Atemnot, Schock
- Zeichen der Herz-Kreislauf-Insuffizienz
- Verlagerung des Mediastinums (Mediastinalflattern).

Therapie:
Sofortige Pleurapunktion und Anlage einer Bülau-Saugdrainage.
Ein offener Pneumothorax muss durch einen luftdichten Verband sofort in einen geschlossenen Pneumothorax umgewandelt werden.

Spannungspneumothorax (Ventilpneumothorax)

Beim Spannungspneumothorax kommt es zu einer Ventilwirkung der Verletzung des Pleuraspaltes. Durch den **Ventilmechanismus** kommt es dann zum Eindringen von Luft in den Pleuraspalt, ohne dass die Luft zurückströmen kann. Folge ist eine zunehmende Spannung der betroffenen Seite mit einer lebensbedrohlichen **Verdrängung** der restlichen Lunge, des Mediastinums und der großen Gefäße. Der Spannungspneumothorax kann als Komplikation jeder Pneumothoraxform auftreten.

Klinik:
- Massive Verdrängung der Lunge mit Lungenkollaps
- Verdrängung von Mediastinum und Zwerchfell
- Verdrängung der großen Gefäße mit Kreislaufinsuffizienz.

■ Spannungspneumothorax: lebensbedrohliche Komplikation.

Therapie:
- Sofortige Punktion des Pleuraraumes zur Druckentlastung → Umwandlung in einen einfachen Pneumothorax.
- Anlegen einer Bülau-Saug-Drainage.

■ Beim Spannungspneumothorax kann die sofortige Punktion mit einer großen Kanüle lebensrettend sein.

9.4.2 Rippenfrakturen

Einzelne Rippenfrakturen sind häufig und harmlos und bedürfen in der Regel nur einer Schmerztherapie. **Rippenserienfrakturen** können dagegen durch die Veränderung der physiologischen Atemmechanik zum sog. **instabilen Thorax** mit erheblicher Ateminsuffizienz führen. Außerdem besteht bei Rippenserienfrakturen durch einspießende Rippenteile die Gefahr eines **Pneumothorax**.

■ Einzelne Rippenfrakturen sind schmerzhaft, aber harmlos. Rippenserienfrakturen dagegen können zum „instabilen Thorax" mit erheblicher Ateminsuffizienz führen.

Klinik:
- Atemabhängige Schmerzen
- Atemnot
- Bei Rippenserienfrakturen paradoxe Atmung (Einsinken des Thorax bei Einatmung und umgekehrt).

Komplikationen:
- Pneumo- oder Hämatothorax
- Pneumonie.

Therapie:
- Schmerztherapie
- Stabilisierung der Fraktur durch Atemgymnastik, in schweren Fällen durch künstliche Maschinenbeatmung („innere Schienung")
- Bei ausgedehnten Rippenserienfrakturen Stabilisierung einzelner Rippen durch Plattenosteosynthese
- Pneumonieprophylaxe durch intensive Atemtherapie.

■ Intensive Atemtherapie bei Rippenfrakturen zur Pneumonieprophylaxe!

9.4.3 Lungenkontusion

Quetschung des Lungengewebes, oft mit Einblutungen und Schwellungen verbunden. Ursächlich ist meistens ein stumpfes Thoraxtrauma (z. B. schwere Auffahrunfälle), bei denen das Lungengewebe zwischen Rippen und Wirbelsäule eingequetscht wird.

Klinik:
- Schwere Atemnot mit Angst und Unruhe
- Husten mit blutigem Auswurf
- Eingeschränkte Lungenfunktion durch Störungen des Gasaustausches.

Als Folge einer schweren Lungenkontusion können sich **Pneumonien** und **Abszesse** in dem minderbelüfteten Lungengewebe ausbilden.

Therapie:
- In leichteren Fällen: Analgetika und Atemtherapie
- In schweren Fällen: maschinelle Beatmung, Bülau-Drainage und evtl. chirurgische Entfernung des betroffenen Lungenabschnittes.

9.4.4 Perforierende Lungenverletzungen

Perforierende Lungenverletzungen entstehen durch Stich-, Schuss- oder Pfählungsverletzungen. Sie haben durch die Verletzung der Pleurahöhle einen **Pneumo-** oder **Hämatothorax** zur Folge. Leitsymptom einer solchen perforierenden Verletzung ist die **Luftnot**.
Nach Ausschluss weiterer innerer Verletzungen oder Blutungen wird eine Bülau-Drainage eingelegt. Schwerere innere Verletzungen müssen nach Eröffnung des Thorax (**Thorakotomie**) chirurgisch versorgt werden.

9.4.5 Herzkontusion

Herzprellung mit Ausbildung eines Herzmuskelödems. Mögliche Folgen sind **Rhythmusstörungen** bis hin zu Koronararterienthrombosen mit **Infarkt.**

9.4.6 Trachealverletzungen

Einrisse in der Luftröhre verursachen durch Ausströmen von Luft ins Mediastinum ein **Mediastinalemphysem,** das durch die obere Thoraxöffnung bis in den Halsbereich vordringen kann und sich dort in einem charakteristischen **Hautemphysem** zeigt. Trachealverletzungen bergen die Gefahr einer Mediastinitis und müssen immer chirurgisch versorgt werden.

9.4.7 Gefäßverletzungen

Freie Blutungen aus den großen Gefäßen wie der Aorta oder Hohlvene enden in der Regel in Minuten tödlich. Gelegentlich kann es aber auch zu einer gedeckten Perforation des Gefäßes kommen, wobei das Leck durch umliegendes Gewebe oder geronnenes Blut abgedichtet wird und so die Blutung zum Stillstand kommt.

9.5 Pleuraerguss

Flüssigkeitsansammlung im Pleuraraum. Nach Beschaffenheit und Herkunft der Flüssigkeit unterscheidet man Sero-, Hämato-, Chylo- oder Pyothorax. Ein ausgedehnter Pleuraerguss sollte immer eine diagnostische (biochemische Untersuchung der Flüssigkeit) und therapeutische **Pleurapunktion** (Druckentlastung) nach sich ziehen.

■ Pleuraerguss: diagnostische und therapeutische Pleurapunktion.

Die Symptome eines Pleuraergusses sind abhängig von der Grunderkrankung. Gemeinsames Symptom des Pleuraergusses ist die **Atemnot.** Neben der Behandlung der Grunderkrankung sollte eine **Pleurapunktion** erfolgen, evtl. mit Anlage einer Bülau-Drainage.

9.5.1 Serothorax

Ansammlung von Serumtranssudat im Pleuraspalt. Ursächlich sind Entzündungen (Pleuritis, Oberbauchentzündungen), bösartige Erkrankungen (Pleuratumoren), Eiweißmangel und Erkrankungen des rheumatischen Formenkreises.

9.5.2 Hämatothorax

Meist traumatisch verursachte Blutung in den Pleuraraum. Ursächlich können auch bösartige Pleuraerkrankungen sein. Beim Hämatothorax sollte auf jeden Fall eine Pleurapunktion mit vollständiger Entleerung des Blutes erfolgen, da sonst die Gefahr von narbigen Verwachsungen besonders groß ist.

9.5.3 Pyothorax (Pleuraempyem)

Ansammlung von Eiter in der Pleurahöhle, meist nach Lungeninfektionen oder über den Blutweg verschleppte Infektionen des Bauchraums. Beim Pleuraempyem ist der Allgemeinzustand meist deutlich reduziert, oft kommt es zu toxischen Kreislaufstörungen. Bei einem Pleuraempyem muss die Pleurahöhle mit einem großlumigen Schlauch drainiert und gespült werden.

9.5.4 Chylothorax

Ansammlung von Lymphflüssigkeit (Chylus) in der Pleurahöhle durch Verletzung des großen Sammellymphganges im Thorax (Ductus thoracicus). Ein Chylothorax ist sehr selten. Ursachen sind in der Regel Rippen- oder Wirbelkörperfrakturen mit Verletzung des Ductus thoracicus.

	Flüssigkeit	Häufige Ursachen	Therapie
Serothorax	Serum	Entzündungen, Tumoren	Punktion
Hämatothorax	Blut	Trauma	Punktion
Pyothorax	Eiter	Lungeninfekt, Operationsfolge	Spül-Saug-Drainage, Antibiotika
Chylothorax	Lymphe	Verletzung des Ductus thoracicus	Saugdrainage

Tab. 16: Differentialdiagnose des Pleuraergusses

9.6 Pleuratumoren

9.6.1 Pleuramesotheliom

Das Pleuramesotheliom ist ein bösartiger Tumor der Pleura mit gehäuftem Auftreten bei Asbestbauarbeitern (Berufskrankheit).

Klinik:
- Heftige Thoraxschmerzen
- Blutige (hämorrhagische) Pleuraergüsse
- Schlechtes Allgemeinbefinden.

Therapie:
- Im Frühstadium radikale Entfernung der Pleurablätter mit Teilresektion von Lunge und Thoraxwand.
- Bestrahlung im fortgeschrittenen Stadium.

Prognose:
Die Prognose des Pleuramesothelioms ist ausgesprochen schlecht. Die Überlebenszeit beträgt meist weniger als zwei Jahre nach Diagnosestellung.

9.6.2 Pleurametastasen

Metastatische Pleuratumoren kommen vor allem bei Mamma- und Bronchialtumoren vor. Erstes Symptom ist häufig der blutige Pleuraerguss. Ein operativer Eingriff ist in der Regel nicht mehr möglich, Bestrahlungen dienen nur der Linderung der Beschwerden.

■ **Blutiger Pleuraerguss: Verdacht auf bösartigen Pleuratumor.**

9.7 Erkrankungen des Mediastinums

9.7.1 Mediastinalemphysem

Durch eine Verletzung von Trachea, Bronchien oder Ösophagus kann es zu einem Lufteintritt in das Weichteilgewebe von Brustbereich und Hals kommen.

Ursachen:
- Traumen
- Tumoren
- Durch endoskopische Eingriffe (Bronchoskopie) verursachte Verletzungen.

Klinik:
- Schmerzen hinter dem Brustbein
- Bei Weiterleitung durch die obere Thoraxöffnung charakteristisches Hautknistern im Emphysembereich (Hautemphysem)
- Einflussstauung der Venen mit Auftreibung von Hals und Gesicht.

Therapie:
- Einlegen einer Drainage in das Mediastinum
- Bei größeren Defekten operative Versorgung der Verletzungen bzw. Perforationen.

Bei kleineren Mediastinalemphysemen kommt es meist zur Spontanheilung, in ausgedehnteren Fällen hängt die Prognose vom Auftreten möglicher Komplikationen (**Mediastinitis**) ab.

9.7.2 Mediastinitis

Entzündung des Bindegewebes im Mediastinum, z. B. durch operative Eingriffe, Tumoren im Nachbarbereich (Ösophaguskarzinomen) oder durch Übergreifen von Abszessen und Entzündungen benachbarter Strukturen (Lunge, Pleura).

Klinik:
Bei der Mediastinitis kommt es zur Ausbildung eines schweren Krankheitsbildes mit folgenden Symptomen:
- Schüttelfrost, hohem Fieber
- Schmerzen hinter dem Sternum
- Schluckbeschwerden
- Kollapsneigung bis hin zum toxischen Herz-Kreislaufversagen
- Schlechter Allgemeinzustand.

Therapie:
- Eröffnung des Brustkorbs (**Sternotomie**) und Einlage einer Saug-Spül-Drainage in das Mediastinum.
- Antibiotika.

Die Letalität der Mediastinitis liegt auch unter intensiver Therapie bei 30–60%.

9.7.3 Tumoren des Mediastinums

Im Mediastinum findet sich eine Vielzahl von Tumoren unterschiedlicher Gewebeherkunft und Dignität.

Gutartige Tumorarten:
- Thymome (vom Thymus ausgehend)
- Neurinome, Neurofibrome (z. B. vom Sympathikusnerven ausgehend)
- Zysten des Perikards oder der Bronchien
- Retrosternale Strumen
- Divertikel
- Hämangiome.

Bösartige Tumorarten:
- Teratome (vom embryonalen Bindegewebe ausgehend)
- Karzinome
- Lymphome (vom Lymphknoten ausgehend).

Die Lage der Tumoren (vorderes, mittleres, hinteres Mediastinum) kann bereits erste Hinweise auf die Zusammensetzung des Tumors geben.

Klinik:
Tumoren des Mediastinums sind häufig Zufallsbefunde bei Röntgenuntersuchungen, da sie erst im fortgeschrittenen Stadium durch den zunehmenden Druck auf benachbarte Strukturen zu Symptomen führen:
- Dumpfe Schmerzen im Thorax
- Veneneinflussstauung durch Gefäßummauerung
- Schluckstörungen, Heiserkeit, Schluckauf
- Evtl. Nervenausfälle (Zwerchfelllähmung)
- Bei Thymomen oft gleichzeitig Myasthenia gravis (Muskelschwäche).

■ **Thymome sind häufig mit einer Myasthenia gravis vergesellschaftet.**

Therapie:
- Operative Entfernung des Tumors
- Je nach Tumorart zusätzliche Bestrahlung und/oder Chemotherapie.

9.8 Bronchialkarzinom

Das Bronchialkarzinom ist die **häufigste bösartige Erkrankung des Mannes** überhaupt. Männer erkranken ca. 10-mal häufiger als Frauen, der Erkrankungsgipfel liegt zwischen dem 55. und 65. Lebensjahr. Jährlich sterben in der BRD etwa **30 000** Menschen am Bronchialkarzinom, was die enorme soziologische Bedeutung des Leidens aufzeigt.

Gewebeklassifikation:
Nach dem zugrunde liegenden Gewebetyp wird das Bronchialkarzinom in vier histologische Typen unterteilt:
- Plattenepithelkarzinom (50%)
- Kleinzelliges Karzinom (20%)
- Adenokarzinom (15%)
- Großzelliges Karzinom (15%).

Risikofaktoren:
- Zigarettenrauchen (Raucher sind 30-mal häufiger betroffen als Nichtraucher)
- Industrie- und Verkehrsabgase
- Asbeststaub, radioaktive Strahlungen
- Chronisch entzündliche Erkrankungen (Tbc, chronische Bronchitis).

■ **Die weitaus häufigste Ursache des Bronchialkarzinoms ist das Rauchen.**

Klinik:
Das Bronchialkarzinom im Frühstadium ist praktisch symptomlos und wird oft als Zufallsbefund bei Röntgenreihenuntersuchungen entdeckt. Gelegentlich finden sich unspezifische Frühsymptome:
- Hartnäckiger Reizhusten (75%)
- Lang dauernde „Erkältung"
- Brustschmerzen.

■ **Jeder länger dauernde Reizhusten bei Patienten über 40 Jahren ist bis zum Beweis des Gegenteils karzinomverdächtig und erfordert eine exakte Diagnose!**

Erst im fortgeschrittenen Stadium finden sich weitere Symptome:
- Blutiger Auswurf (15%)
- Pleuraergüsse
- Fieber, Nachtschweiß
- Atelektasen (unbelüftete Lungenabschnitte durch Verschluss eines Bronchus)
- Appetitlosigkeit, Gewichtsverlust
- Erhöhte BSG (90%)
- Metastasenabsiedelung in Gehirn und Knochen.

■ **Bei tumorverdächtiger Symptomatik oder verdächtigem Röntgenbefund immer eine Bronchoskopie durchführen.**

Therapie:
In Abhängigkeit von Stadium und histologischem Tumortyp stehen drei Behandlungskonzepte allein oder in Kombination zur Verfügung.

Chirurgische Therapie

Das Bronchialkarzinom wird vor allem im Frühstadium ohne Fernmetastasen operiert. Je nach Befund erfolgt die operative Entfernung einer ganzen Lungenhälfte (Pneumektomie) oder eines Lungenlappens (Lobektomie).

Strahlentherapie

Eine Strahlentherapie kann prä- oder postoperativ eingesetzt werden. Bei inoperablen Tumoren kann sie zu einer Besserung der Beschwerden (palliativ) führen. Es wird 6 Wochen mit sog. ultraharten Strahlen (Megavolttherapie) behandelt.

Chemotherapie

Die Behandlung mit Zytostatika ist nur beim kleinzelligen Typ wirksam, wobei die Erfolge in aller Regel nur von kurzer Dauer sind. Alle anderen Bronchialkarzinome können nur palliativ mit Zytostatika behandelt werden.

Prognose:
Die Prognose des Bronchialkarzinoms hängt vom histologischen Typ und der Ausdehnung ab, ist insgesamt aber sehr schlecht. Die 5-Jahres-Überlebensrate liegt bei ca. 20–50%. Da ca. 75% der Karzinome zum Zeitpunkt der Diagnosestellung bereits inoperabel sind, spielt die Früherkennung eine große Rolle.

■ **Wegen der schlechten Prognose des Bronchialkarzinoms ist die Früherkennung besonders wichtig.**

9.8.1 Lungenmetastasen

Die Lunge ist häufiger Absiedelungsort von Tochtergeschwülsten verschiedener Organe. Häufige Ausgangspunkte sind Mamma, Schilddrüse, Prostata, Magen, Hoden, Niere, Knochen und Hauttumoren.
Lungenmetastasen sind in der Regel einer kurativen Therapie nicht mehr zugänglich. Lediglich einzelne Lungenmetastasen können operativ entfernt werden.

10 Neurochirurgie

Erkrankungen von Gehirn und Nerven beeinträchtigen nicht nur das körperliche Wohlbefinden der Patienten in hohem Maße, sondern können auch zu schwer wiegenden Persönlichkeitsveränderungen führen. Dies und die Tatsache, dass operative Eingriffe am Nervensystem des Menschen mit zu den technisch schwierigsten gehören, bedingen den besonderen Status der Neurochirurgie.

10.1 Leitsymptome

10.1.1 Hirndruck

Erkrankungen des Gehirns, z. B. Tumoren, Blutungen und Abszesse, führen über die Volumenzunahme zu einer oft gemeinsamen Symptomatik. Da das Gehirn von einer festen, unnachgiebigen Hülle, dem Schädel, umgeben ist, erhöht sich bei jeder Volumenvermehrung der **Hirndruck.** Dies führt zu Verschiebungen und Verlagerungen des Hirngewebes mit typischen Symptomen. Zu den gemeinsamen klinischen Befunden einer solchen „Raumforderung" zählen:

- Kopfschmerzen, Übelkeit, Erbrechen
- Geistige Leistungsminderung, Konzentrationsstörungen
- Antriebsschwäche, Wesensänderung
- Neurologische Ausfälle, Krampfanfälle
- Spastische Lähmungen
- Sprach-, Seh- und Hörstörungen
- Typischer Befund am Augenhintergrund („Stauungspapille").

Zunehmender Hirndruck kann schließlich durch Einklemmung des Atemzentrums im Hirnstamm zu Atemlähmung und Herz-Kreislaufstillstand führen.

■ **Erstes Symptom einer Raumforderung mit erhöhtem Hirndruck ist häufig die langsam einsetzende Wesensänderung.**

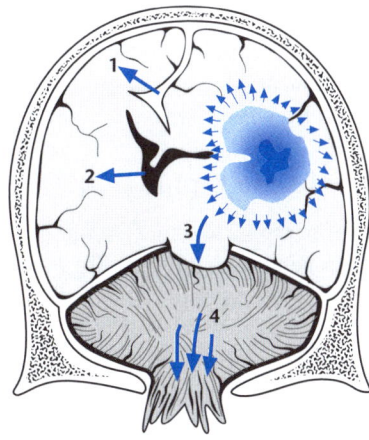

Abb. 138: Raumforderung (hier: Hirntumor) mit zunehmendem Hirndruck und Einklemmung

1 Mittellinienverlagerung
2 Ventrikelverlagerung
3 Einklemmung im Tentoriumschlitz
4 Einklemmung im Foramen occipitale

10.1.2 Raumforderung im Rückenmarksbereich

Da das im Spinalkanal gelegene Rückenmark praktisch alle motorischen, sensiblen und vegetativen Informationen sowohl vom Gehirn zur Peripherie als auch in umgekehrter Richtung leitet, hat jede Schädigung des Rückenmarks Störungen der **Motorik** und/oder der **Sensibilität** zur Folge. Da jedem Bereich im Rückenmark genau definierte Versorgungszonen der Körperperipherie zugeordnet sind, kann man von der

Lokalisation und Art der Beschwerden auf Höhe und Ausdehnung des Rückenmarksschadens schließen.

Durch die Unterbrechung der Nervenbahnen kommt es zur fortschreitenden motorischen und sensiblen Lähmung der Extremitäten bis hin zum kompletten **Querschnittssyndrom.** Darüber hinaus kann es zu Schmerzen, Koordinationsstörungen, Blasen- und Mastdarm-Lähmungen sowie Störungen der Schweißsekretion kommen.

10.2 Untersuchungsmethoden

Gerade zur Diagnostik der Erkrankungen im Bereich des Nervensystems hat die apparative Diagnostik in den letzten Jahren große Fortschritte gemacht.

10.2.1 Röntgenaufnahmen

Bei Prozessen am Gehirn und Rückenmark wenig aussagekräftige Untersuchung. Lediglich Veränderungen am Schädelskelett wie z. B. Metastasen oder verkalkende Tumoren stellen sich dar.

10.2.2 Elektroenzephalogramm (EEG)

Ableitung der elektrischen **Hirnströme.** Prozesse bis zu 4 cm unterhalb der knöchernen Schädeldecke können auf diese Weise durch Aktivitätsänderungen der Hirnstromkurven auf sich aufmerksam machen. Dieses vor allem bei Krampfleiden aussagekräftige Verfahren gehört wegen der Einfachheit der Durchführung und der geringen Belastung des Patienten zur Standarduntersuchung.

■ Das EEG erfasst nur oberflächlich unter der Schädeldecke liegende Prozesse.

10.2.3 Computertomographie (CT)

Die Computertomographie ist das wichtigste Untersuchungsverfahren bei Prozessen in Gehirn und Rückenmark. Dabei wird der Patient durch eine rundum geschlossene Röhre gefahren und mit abgeschwächten Röntgenstrahlen aus verschiedenen Einfallswinkeln durchstrahlt. Auf diese Weise ergeben sich pro Schicht ca. 700 verschiedene Projektionen, die dann von einem Rechner aufgearbeitet und zu einem Bild zusammengestellt werden. Durch intravenöse Gabe eines Kontrastmittels kann die Darstellung noch weiter verbessert werden. Dieses Verfahren ist zusammen mit der Kernspintomographie allen anderen überlegen.

■ Das CT ist das derzeit wichtigste Untersuchungsverfahren zur Diagnostik von Erkrankungen des zentralen Nervensystems.

10.2.4 Kernspintomographie (MRT)

Bei der Kernspintomographie wird die Energie gemessen, die unter Einfluss eines starken elektromagnetischen Feldes aus dem Körper austritt. Da jedes Gewebe hier unterschiedliche Eigenschaften aufweist, kann ein Computer die entsprechenden Werte zu einem Bild zusammensetzen. Mit diesem Verfahren sind sehr hohe Auflösungsmöglichkeiten gegeben, mit denen die Darstellung kleinster anatomischer Strukturen bzw. Veränderungen möglich ist. Das Verfahren, das auch die Möglichkeit von Längsschnitten bietet, findet insbesondere im Bereich des Rückenmarks und der Weichteile Anwendung und hat die Computertomographie in seiner Bedeutung teilweise verdrängt.

10.2.5 Arteriographie

Darstellung der Hirngefäße mittels Gabe eines Kontrastmittels. Hauptanwendungsgebiet sind Gefäßmissbildungen wie z. B. Aneurysmen und Angiome. Manche Tumoren lassen sich durch ihren Gefäßreichtum oder durch Verdrängung normaler Gefäße erkennen.

10.2.6 Liquoruntersuchung

Punktion des Lumbalraums und Untersuchung des Liquors. Durch Veränderungen der Liquorzusammensetzung können evtl. Hinweise auf Blutungen, entzündliche Prozesse oder Tumoren gewonnen werden. Bei Verdacht auf erhöhten Hirndruck, z. B. infolge eines Tumors, muss wegen der Gefahr der Einklemmung des Hirnstammes (Atem- und Kreislaufzentrum) auf eine Lumbalpunktion verzichtet werden.

■ Keine Liquorpunktion bei Verdacht auf erhöhten Hirndruck.

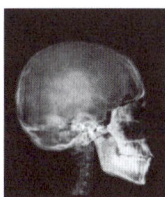 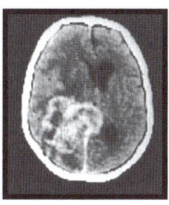 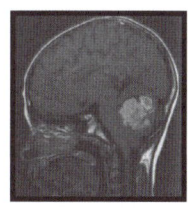 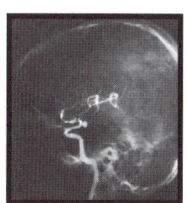

Abb. 139: Bild gebende Verfahren im Bereich des Gehirns

Röntgenbild (hier: Normalbefund) Computertomogramm (hier: Hirntumor) Kernspintomographie (hier: Hirntumor) Arteriographie (hier: Aneurysma)

10.3 Hirntumoren

Hirntumoren kommen mit einer Häufigkeit von etwa 1 : 20 000 vor. Als **primäre Hirntumoren** werden vom Hirngewebe ausgehende Tumoren bezeichnet, als **sekundäre Hirntumoren** werden Fernmetastasen anderer Organe bezeichnet.

10.3.1 Primäre Hirntumoren

Medulloblastome

Im Kleinhirn lokalisierte, hochmaligne Tumoren des **Kindes- und Jugendalters,** die oft schon nach wenigen Monaten zum Tode führen. Auch nach Operation kommt es meist nach kurzer Zeit zum Rezidiv.

Spongioblastome

Ebenfalls gehäuft im Kindesalter vorkommende Tumoren mit besserer Prognose. Durch langsames und verdrängendes Wachstum sind diese Geschwülste in der Regel einer Operation zugänglich.

Oligodendrogliome

Zwischen dem 35. und 45. Lebensjahr auftretende, teilweise gutartige Tumoren des Großhirns. Ihr Gefäßreichtum bedingt die häufigen Blutungskomplikationen.

Astrozytome

Tumoren des mittleren Lebensalters mit häufig langen Vorgeschichten. Obwohl nur ein geringer Teil der Astrozytome (10%) malignes Gewebe aufweist, muss immer die vollständige operative Entfernung angestrebt werden.

Glioblastome

Häufigste und **bösartigste** Großhirntumoren mit einem Altersgipfel im 5. und 6. Lebensjahrzehnt. Kurze Krankheitsgeschichten und eine Überlebenszeit von Monaten bis 2 Jahren belegen die außergewöhnliche Bösartigkeit dieser Geschwulstart.

Akustikusneurinome

Gutartige Tumoren des **Hörnervs**, die meist im höheren Lebensalter auftreten. Häufigstes Symptom ist die einseitige **Hörminderung.**

Meningeome

Von den **Hirnhäuten** ausgehende gutartige Tumoren mit einem Altersgipfel im 5.–7. Lebensjahrzehnt. Meningeome wachsen lediglich verdrängend und infiltrieren das Hirngewebe nicht. Die Geschwülste sind meist erfolgreich operativ zu entfernen.

Hypophysentumoren

Häufig zu **Hormonstörungen** führende Tumoren der Hypophyse, die in jedem Lebensalter vorkommen können. Eine operative Entfernung ist meist möglich und erfolgreich.

10.3.2 Metastasen

Hirnmetastasen sind durch Zellabsiedelung hirnferner Geschwülste entstandene Tumoren. Sie gleichen der Symptomatik echter Hirntumoren. Häufigste Ausgangspunkte dieser Absiedelungen sind Tumoren von **Brust** und **Lunge**. 80% aller Hirntumoren sind Metastasen.

10.3.3 Symptomatik und Therapie der Hirntumoren

Die Symptomatik der Hirntumoren ist unabhängig von der zugrundeliegenden Tumorart häufig gleich und wird vom erhöhten **Hirndruck** bestimmt:
- Dumpfe, anhaltende Kopfschmerzen
- Persönlichkeitsveränderungen mit Antriebsminderung und Abstumpfung
- Epileptische Anfälle
- Übelkeit und Erbrechen
- Stauungspapille am Augenhintergrund
- Abhängig von der Lage des Tumors im Gehirn entstehen Lähmungen, Sprach-, Seh- oder Hörstörungen.

Charakteristisch bei den Hirntumoren ist das stetige Fortschreiten der Symptomatik („Crescendo"-Phänomen).

■ Kardinalsymptome der Hirntumoren: Kopfschmerz, Erbrechen und Stauungspapille.

Therapie:
Die operative Entfernung ist die einzige Erfolg versprechende Therapie. Einige Tumoren können durch Bestrahlung verkleinert werden.

Prognose:
Die Prognose ist abhängig von Sitz und Gewebetyp des Tumors. Die gutartigsten Hirngeschwülste sind die in der Regel durch eine Operation heilbaren Meningeome, die bösartigsten die praktisch immer nach wenigen Monaten tödlich endenden Glioblastome.

■ Bösartigster Hirntumor: Glioblastom.
Gutartigster Hirntumor: Meningeom.

10.4 Erkrankungen der Hirngefäße

10.4.1 Aneurysmen

Aneurysmen der Hirnarterien sind säckchenförmige Ausweitungen der hirnversorgenden Blutgefäße. Ursache ist meist eine angeborene Gefäßwandschwäche durch fehlende Anlage eines Teiles der Gefäßwand. Bluthochdruck begünstigt die Entstehung von Aneurysmen.

Klinik:
Aneurysmen der Hirngefäße sind in der Regel völlig symptomlos. Es besteht wegen der dünnen Wand aber immer die Gefahr einer Ruptur, die dann zu einer plötzlich einsetzenden Blutung in den Subarachnoidalraum mit dramatischer Symptomatik führt:
- Plötzlich einsetzende, heftigste „Vernichtungs"-Kopfschmerzen
- Erbrechen
- Bewusstseinstrübung bis zur Bewusstlosigkeit
- Nackensteifigkeit, neurologische Ausfälle.

Auslösend wirken oft kurzzeitige Anstrengungen wie das Heben schwerer Lasten oder das Einsetzen der Bauchpresse beim Toilettengang.
- Plötzlich einsetzende, heftigste Kopfschmerzen („als ob der Kopf zerspringt") kennzeichnen die Aneurysmablutung.

Therapie:
Nach Sicherung der Diagnose durch CT, Lumbalpunktion (blutiger Liquor) und Arteriographie sofortiges operatives Vorgehen.

Prognose:
Die Prognose ist abhängig vom Ausmaß der Blutung und der Schnelligkeit der neurochirurgischen Versorgung.

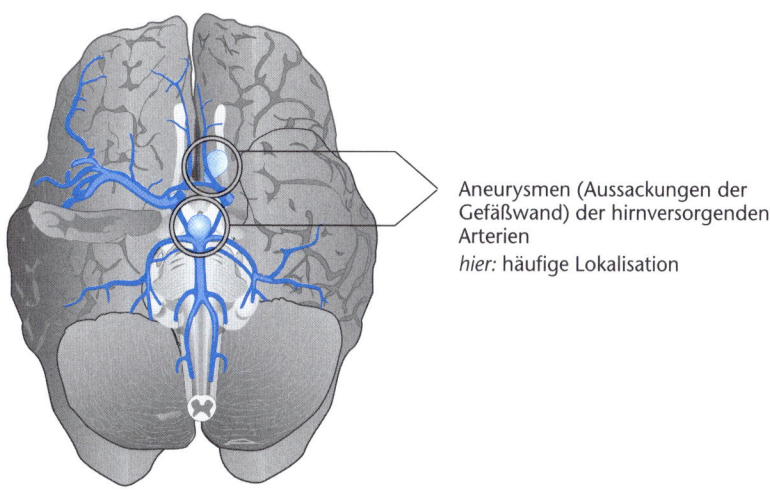

Aneurysmen (Aussackungen der Gefäßwand) der hirnversorgenden Arterien
hier: häufige Lokalisation

Abb. 140: Typisches Aneurysma im Bereich der Hirngefäße

10.4.2 Angiome

Angiome sind angeborene, geschwulstartige Fehlbildungen von Arterien und Venen. Die Ursache ist unbekannt, zum Teil wahrscheinlich genetisch verankert.

Klinik:
- Blutungen
- Krampfanfälle
- Neurologische Ausfälle.

Therapie:
Nach genauer Lokalisation durch Arteriographie erfolgt die chirurgische Entfernung des Angioms.

10.4.3 Zerebrale Durchblutungsstörungen

Leichte Durchblutungsstörungen des Gehirns bis hin zum Schlaganfall gehören zu den häufigsten Erkrankungen überhaupt und sind nur selten einer chirurgischen Therapie zugänglich. Ursächlich ist eine allgemeine Arteriosklerose (Verkalkung) der Gefäße, vor allem durch **Nikotin, Hypertonie,** Adipositas und Fettstoffwechselstörungen. Von den Ablagerungen besonders betroffen ist die A. carotis.

Klinik:
Je nach Schweregrad der Durchblutungsstörung reicht die Symptomatik von vorübergehenden neurologischen Ausfällen (**TIA**) bis zum kompletten **Schlaganfall,** der blutig oder unblutig verlaufen kann.

Therapie:
Neben der üblichen internistischen Behandlung mit durchblutungsfördernden Medikamenten und der Ausschaltung von Risikofaktoren (Rauchen, Hypertonie) ist bei nachgewiesenen hochgradigen Stenosen der A. carotis ein operativer Eingriff zu erwägen. Bei der sogenannten **Endarteriektomie** wird das Gefäß eröffnet und die Ablagerungen ausgeschält.

■ Bei hochgradiger Einengung (Stenose) der A. carotis: Endarteriektomie.

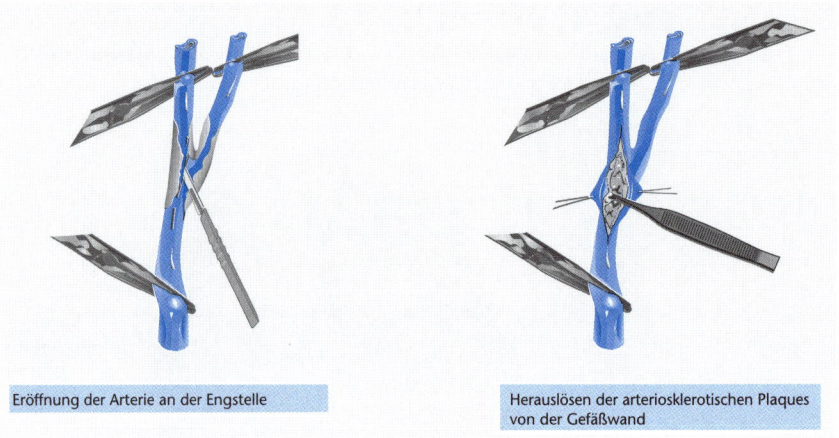

Abb.141: Endarteriektomie im Bereich der A. carotis

10.5 Schädelfrakturen

Schädelfrakturen sind meist unfallbedingt, selten kommt es zu Spontanfrakturen durch Tumoren. Betroffen sind neben dem Schädeldach und der Schädelbasis bevorzugt Unter- und Oberkiefer, Nasenbein, Jochbein und Jochbogen. Häufig handelt es sich um Mehrfachfrakturen, oft mit ausgedehnten Weichteilverletzungen.

10.5.1 Kalottenfraktur

Bruch des Schädeldaches durch direkte Gewalteinwirkung bei Sturz oder Schlag. Meistens finden sich zusätzlich eine Prellmarke, eine Platzwunde oder ein Hämatom. Die endgültige Diagnose wird durch ein Röntgenbild in zwei Ebenen gestellt.

Therapie:
Unkomplizierte, geschlossene und nicht verschobene Frakturen werden konservativ behandelt. Wegen der möglichen Komplikationen (Blutung, Impression) sollte der Patient mindestens 24 Stunden überwacht werden.

Indikation zur Operation:
- Offene Fraktur (Duraverschluss)
- Intrakranielle Blutung (Trepanation und Ausräumung)
- Dislozierte Frakturen (anatomisch korrekte Fixierung der Fragmente).

■ Offene Kalottenfrakturen müssen operativ verschlossen werden.

10.5.2 Schädelbasisfraktur

Bruch der Schädelbasis durch direkte oder indirekte Gewalteinwirkung. Schädelbasisfrakturen gehen häufig mit einer Duraverletzung und einem Liquoraustritt aus Mund, Nase oder Ohr einher. Ebenso charakteristisch sind Hämatome im Bereich der Augen (**Brillenhämatom**). Da Schädelbasisfrakturen komplikationsreicher als Kalottenfrakturen sind, sollte eine mindestens einwöchige Überwachung erfolgen. Sie sind nur im **CT** zu erkennen.

10.5.3 Jochbein- und Jochbogenfrakturen

Frakturen des Jochbeins und Jochbogens entstehen durch direkte Gewalteinwirkung wie Sturz oder Faustschlag. Deutlich sichtbare Zeichen sind die häufig tastbare **Knochenstufe** und die **Asymmetrie** der Wangenknochen. Bei regelrecht stehenden Frakturen ist keine Therapie notwendig, bei Fehlstellungen erfolgt die operative Reposition mit anschließender Verdrahtung und Verplattung.

10.5.4 Nasenbeinfraktur

Nasenbeinfrakturen gehören zu den häufigsten Frakturen des Gesichtsschädels. Sie entstehen durch direkte Gewalteinwirkung auf die Nase.

Klinik:
- Schwellung und Fehlstellung der Nase
- Abnorme Beweglichkeit
- Nasenbluten.

Therapie:
- Bei unverschobenen Frakturen: Eis und abschwellende Nasentropfen (Otriven®)
- Bei verschobenen Frakturen: manuelle Reposition der Frakturteile und Anlegen eines Nasengipses.

10.5.5 Orbitabodenfraktur (Blow-Out-Fracture)

Eine Orbitabodenfraktur entsteht durch einen direkten Schlag auf das Auge. Durch den Druck bricht der Boden der Orbita (Augenhöhle) und das Auge sinkt in die Kieferhöhle ab.

Klinik:
- Nachhintentreten und Absinken des Auges (Enophtalmus)
- Monokelhämatom um das Auge.

■ Orbitabodenfraktur: Enophtalmus und Monokelhämatom.

Therapie:
- Operative Rekonstruktion des Orbitabodens
- Begleitende augenärztliche Untersuchung.

10.5.6 Unterkieferfrakturen

Die meisten aller Frakturen des Gesichtsbereiches sind im Unterkiefer lokalisiert. Die Frakturen liegen häufig im Eckzahnbereich oder dem Kieferwinkel.

Klinik:
- Störung des Kieferschlusses, evtl. Kieferklemme
- Asymmetrie und Seitabweichung bei Kieferbewegungen
- Häufig begleitender Zahnverlust.

Therapie:
- Beim unbezahnten Kiefer operativ durch Platten- oder Drahtosteosynthese
- Beim bezahnten Kiefer konservativ durch Schienenfixation.

10.5.7 Oberkieferfrakturen (Mittelgesichtsfrakturen)

Die Oberkiefer- bzw. Mittelgesichtsfrakturen entstehen durch schwere direkte Gewalteinwirkung auf den Gesichtsschädel. Je nach Bruchlinienverlauf und mitbeteiligten Bruchstücken werden die Mittelgesichtsfrakturen nach **Le Fort** I–III eingeteilt:
- Le Fort I: isolierte untere Absprengung der Maxilla
- Le Fort II: pyramidenförmige Absprengung der Maxilla einschließlich Nasenbein
- Le Fort III: hohe Absprengung des gesamten Mittelgesichtes einschließlich Nasenbein.

Klinik:
- Tastbare Knochenstufen im Gesicht
- Starke Schwellungen der Weichteile, Sensibilitätsstörungen
- Abgeflacht wirkendes Gesicht
- Monokel- oder Brillenhämatom
- Geruchsstörungen (bei Verletzungen des Riechnerven)
- Liquorverlust (bei Verletzungen der Dura).

Therapie:
- Operative Richtung der Frakturteile
- Ruhigstellung durch Schienungen und Miniplattenosteosynthese.

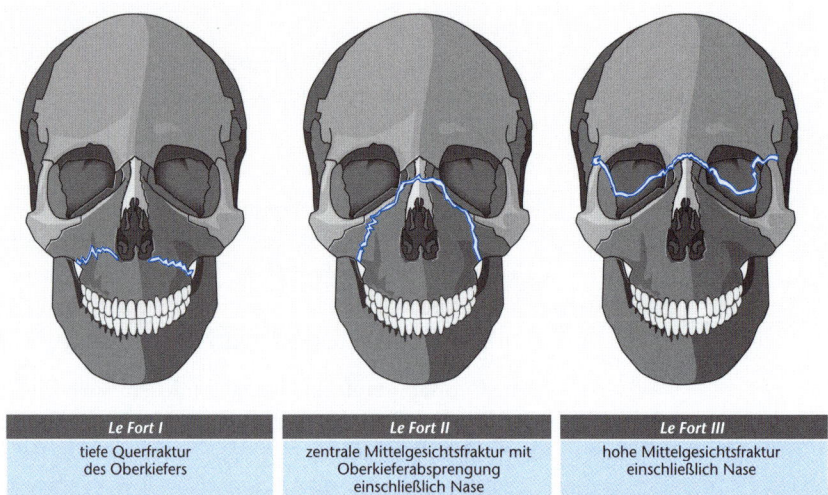

Abb. 142: Einteilung der Mittelgesichtsfrakturen nach Le Fort

10.6 Schädel-Hirn-Trauma (SHT)

Beim Schädel-Hirn-Trauma liegt eine kombinierte Schädel-Hirn-Verletzung mit unterschiedlichem Schweregrad als Folge einer äußeren Gewalteinwirkung vor. Prinzipiell unterscheidet man zwischen offenen und geschlossenen (gedeckten) Schädel-Hirn-Verletzungen.
Die Einteilung des Schädel-Hirn-Traumas kann anhand des Schweregrades der Verletzung oder der klinischen Symptomatik eingeteilt werden.

Einteilung nach dem Schweregrad der Verletzung:
- **Commotio cerebri** (Gehirnerschütterung): voll reversible funktionelle Hirnschädigung ohne Verletzung von Hirngewebe
- **Contusio cerebri** (Gehirnprellung): traumatische Verletzung von Hirngewebe mit möglicherweise bleibenden Schäden
- **Compressio cerebri** (Gehirnquetschung): traumatische Verletzung von Hirngewebe mit Zerstörung von Hirngewebe.

Einteilung nach der klinischen Symptomatik:
In der letzten Zeit hat sich wegen der besseren Abgrenzbarkeit die Einteilung nach der klinischen Symptomatik durchgesetzt:
- **SHT I. Grades**: Bewusstlosigkeit bis zu 5 min
- **SHT II. Grades**: Bewusstlosigkeit bis zu 30 min
- **SHT III. Grades**: länger dauernde Bewusstlosigkeit mit Gefahr bleibender Schäden.

Beim **offenen Schädel-Hirn-Trauma** liegt eine Schädelverletzung mit Verletzung der Dura mater (harte Hirnhaut) und offener Verbindung zwischen Liquorraum und Außenluft vor. Die klinische Bedeutung dieser Verletzung liegt vor allem in der Infektionsgefahr des Gehirns. Beweisend ist der **Liquorfluss** aus Nase oder Ohren.

■ Liquorfluss aus Nase oder Ohr: offene Schädel-Hirn-Verletzung.

Symptomatik des SHT:
- Kurzzeitige Bewusstlosigkeit unmittelbar nach dem Trauma
- Erinnerungsverlust für die Sekunden vor und nach dem Trauma (retrograde und anterograde Amnesie)
- Übelkeit und Erbrechen.

■ **Leitsymptome des SHT: Bewusstlosigkeit, Erbrechen und retrograde Amnesie.**

In schweren Fällen, vor allem beim SHT III° kann es zu weiteren, schwer wiegenderen Symptomen kommen:
- Neurologische Ausfälle
- Atem-, Kreislauf- und Temperaturregulationsstörungen
- Krampfanfälle
- Möglicherweise bleibende psychische Schäden wie Wesensänderung und intellektuelle Leistungsschwäche
- Persistierender Liquorfluss aus Nase und Ohren bei offenem SHT (entsprechende Infektionsgefahr).

Therapie:
- Strenge **Bettruhe** mit Oberkörperhochlagerung zur Unterstützung der Hirnabschwellung
- Sorgfältige **Überwachung** von Vitalfunktionen und neurologischem Status und Therapie evtl. auftretender Komplikationen
- Kortisongabe als **Hirnödemprophylaxe**
- Evtl. Sorbit® oder Mannit® zum Ausschwemmen eines Hirnödems
- Flüssigkeitsbilanzierung
- Operativer Verschluss der Dura und antibiotische Therapie zur Infektionsprophylaxe bei offenem SHT.

■ **Wichtigste Maßnahmen beim SHT sind strikte Bettruhe und Hirnödemprophylaxe.**

Komplikationen:
- Blutungen (epidural, subdural und intrazerebral)
- Infektionen
- Krampfanfälle
- Neurologische Spätschäden.

10.7 Intrakranielle Blutungen

Neben den Infektionen der Hirnhäute sind Blutungen die bedeutsamsten Komplikationen von Schädel-Hirn-Verletzungen. Die Einteilung der Blutungen erfolgt nach dem Blutungsort.

10.7.1 Epidurale Blutung

Arterielle Blutung zwischen Schädelkalotte und harter Hirnhaut (Dura mater) durch Einriss der A. meningea media, meist als Folge einer Schädelfraktur.

Klinik:
- Rasche Bewusstseinstrübung des Patienten nach zunächst symptomlosem Intervall mit klarem Bewusstsein („freies Intervall")
- Neurologische Symptomatik, z. B. Pupillenveränderungen.

■ **Schädelverletzungen mit einer Bewusstseinstrübung nach zunächst „freiem Intervall" ergeben den dringenden Verdacht auf eine epidurale Blutung.**

Therapie:
Sofortige Entlastung durch Eröffnung der Schädelkalotte und Absaugen des Hämatoms (**Trepanation**). Wegen der raschen Ausbreitung der Blutung und des sich dadurch ständig erhöhenden Hirndruckes können hier Minuten lebensrettend sein.

10.7.2 Subdurale Blutung

Venöse Blutung unter die harte Hirnhaut (Dura mater), meist aus einer abgerissenen Hirnhautvene.

Klinik:
- Meist von Beginn an bestehende Bewusstlosigkeit
- Langsam zunehmende Verschlechterung des neurologischen Status über Tage.

Therapie:
- Entlastung und Absaugen des Hämatoms (Trepanation).

Prognose:
- Wegen der begleitenden Hirnschädigung ist die Prognose oft ungünstig.

Chronisches subdurales Hämatom

Durch leichte, oft nicht erinnerbare Traumen („Kopf gestoßen") können kleinere Blutungen unterhalb der Dura entstehen. Im Laufe von Monaten bis Jahren kann es durch Abkapselung und osmotisch bedingte Flüssigkeitseinströme zu einer massiven Größenzunahme kommen. Betroffen sind bevorzugt ältere Menschen.

Klinik:
Wochen bis Monate nach einem Trauma, das manchmal auch nicht erinnerlich ist, kommt es mit langsam einsetzender Symptomatik zu:
- Müdigkeit, Leistungsschwäche
- Krampfanfällen
- Erhöhtem Hirndruck.

Therapie:
- Chirurgische Entleerung des Hämatoms.

10.7.3 Intrazerebrales Hämatom

Einblutung in das Hirngewebe oder das Ventrikelsystem. Die klinische Symptomatik entspricht der akuten subduralen Blutung, die Prognose ist ähnlich ungünstig. Auf jeden Fall sollte eine Trepanation mit Absaugen des Hämatoms zur Entlastung erwogen werden.

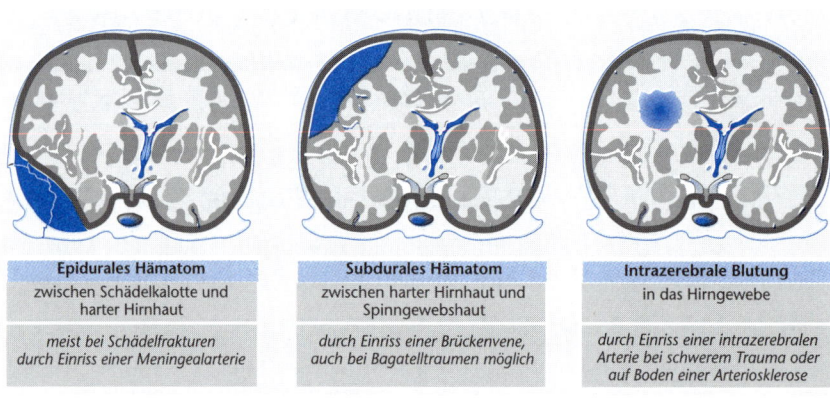

Abb. 143: Traumatische Hirnblutungen

10.8 Raum fordernde Prozesse im Bereich des Rückenmarks

Durch Verdrängung des Spinalmarkes kommt es unabhängig von der zugrundeliegenden Erkrankung zur typischen Querschnittssymptomatik.

Ursachen:
- Tumoren (häufig Meningeome)
- Degenerative Veränderungen der Wirbelkörper

- Bandscheibenvorfälle
- Angiome.

Klinik:
Durch die Unterbrechung der Nervenbahnen kommt es zur fortschreitenden motorischen und sensiblen Lähmung der Extremitäten. Darüber hinaus kann es noch zu Schmerzen, Koordinationsstörungen, Blasen- und Mastdarm-Lähmungen sowie Störungen der Schweißsekretion kommen.

Therapie:
- Frühzeitige operative Entfernung des Hindernisses.

10.9 Angeborene Fehlbildungen

10.9.1 Spina bifida

Spina bifida ist eine angeborene Spaltbildung im Bereich des **Neuralrohres.** Ursächlich ist eine Störung des Neuralrohrschlusses während der Embryonalentwicklung. Am häufigsten sind Spaltbildungen im Bereich der Lendenwirbelsäule und des Steißbeins.

Die Spina bifida ist eine Spaltbildung eines oder mehrerer **Wirbelbögen**, oft kombiniert mit einem Vorfall von Hirnhäuten und Rückenmark. Der physiologischerweise während der Embryonalentwicklung einsetzende Verschluss des Neuralrohres und das Verschmelzen der embryonal geteilt angelegten Wirbelkörper bleibt hierbei aus. Etwa ein Kind auf 2000 Geburten ist von dieser Fehlbildung betroffen.

Ausprägungsformen:
Die Ausprägung der Spina bifida reicht von der unbemerkten, oft zufällig erkannten, leichten Wirbelkörperspaltbildung (Spina bifida occulta) bis hin zur Spaltbildung mit Vorfall von Hirnhäuten und Rückenmark:
- **Spina bifida occulta:** meist klinisch stumme Verschmelzungsstörung der Wirbelkörper
- **Meningozele:** zystische Vorwölbung von liquorgefüllten Rückenmarkshäuten durch den Spalt
- **Meningomyelozele:** Vorfall von Hirnhaut und Rückenmarksanteilen durch den Spalt
- **Myelozele:** Vorfall und Freiliegen von Rückenmark (hohe Infektionsgefahr)
- **Offene Meningomyelozele:** Vorfall von Hirnhaut und Rückenmarksanteilen, nicht von Haut bedeckt.

Klinik:
Während die Spina bifida occulta und die reine Meningozele häufig kaum klinische Symptome hervorrufen, zeigt das Vollbild der Spaltbildungen charakteristische und sichtbare Symptome:
- Sichtbares, offen liegendes Rückenmark im Bereich der Lendenwirbel
- Lähmungen und Gefühlsstörungen an den Extremitäten
- Störungen der Stuhl- und Harninkontinenz
- **Hydrozephalus** mit Krampfanfällen.

10.9.2 Hydrozephalus

Unter einem Hydrozephalus (Wasserkopf) versteht man eine angeborene oder erworbene **Erweiterung der Liquorräume.** Durch die Erweiterung der Liquorräume kommt es zur Kompression und zum Verlust von Hirnsubstanz.
Die Erweiterung kann die Ventrikel (**Hydrozephalus internus**) und/oder den Subarachnoidalraum (**Hydrozephalus externus**) betreffen.

Ursachen:
Ein Hydrozephalus ist keine einheitliche Erkrankung, sondern ein Symptom. Die Ursachen des Hydrozephalus sind vielfältig:
- Gesteigerte Liquorproduktion: Hydrozephalus hypersecretorius (bei Tumoren, selten bei Meningitis)
- Störungen des Liquorabflusses: Hydrozephalus occlusus (Tumoren, Fehlbildungen, Entzündungen, Blutungen)
- Behinderung des Liquorabflusses: Hydrozephalus aresorptivus (z.B. nach Entzündungen).

Eine Sonderform des Hydrozephalus ist der Hydrozephalus e vacuo, bei dem die Erweiterung der Liquorräume durch Atrophie (Schrumpfung) des Gehirns zustande kommt.

■ Der Hydrozephalus ist eine pathologische Erweiterung der inneren und/oder äußeren Liquorräume.

Klinik:
- Zunahme des Kopfumfanges (je kleiner das Kind, desto ausgeprägter)
- Weites Auseinanderstehen der Schädelnähte
- Tiefstehende Augen bei hoher Stirn („Sonnenuntergangsphänomen")
- Erbrechen, Krampfanfälle, Muskel- und Bewegungsstörungen (bei Hirndruck)
- Spürbar schwappendes Wasser im Kopf.

■ Die typische Kopfform mit großem Umfang, tiefstehenden Augen und hoher Stirn kennzeichnen den Hydrozephalus.

Therapie:
Ziel einer jeden Therapie ist neben der Behandlung der Grunderkrankung die Verbesserung des Liquorabflusses. Der Liquor wird über einen „**Shunt**" in das venöse Gefäßsystem, den rechten Vorhof oder das Peritoneum (Bauchfell) abgeleitet.

10.10 Schäden an periphere Nerven

Der periphere Nerv beginnt am Spinalnerv. Periphere Nerven sind vor allem durch mechanische Kompression oder Verletzungen gefährdet.

10.10.1 Nervenkompression

Zu einer Nervenkompression kommt es durch Quetschung des Nervs im Bereich anatomischer Engstellen oder bei Traumen.

Beispiele:
- **Karpaltunnelsyndrom:** Quetschung des N. medianus im Bereich der Handwurzel
- Thoracic-outlet-Syndrom: Druck einer Halsrippe (überzählige Rippe) oder der Skalenusmuskulatur auf das Armnervengeflecht
- Ulnaris-Syndrom: Einengung des N. ulnaris am Ellenbogen
- Kompression eines Nervs durch traumatisch bedingte Weichteilschwellungen, Hämatome oder Frakturstücke.

Klinik:
- Schmerzen
- Sensibilitätsstörungen wie „Kribbeln" oder Taubheitsgefühl
- Motorische Ausfälle, Atrophie der Muskulatur (bei länger bestehendem Druck).

Therapie:
- Entlastung des komprimierten Nerven (**Neurolyse**)
- Elektrotherapie zur Stimulierung des geschädigten Nervs.

In der Regel kommt es nach einiger Zeit zur vollständigen Erholung des Nervs.

10.10.2 Nervendurchtrennung

Bei einer Nervendurchtrennung liegt eine meist traumatisch bedingte, komplette Unterbrechung der Nervenfasern im Verlauf eines Nervs vor.

Klinik:
- Sensibilitätsstörungen
- Kraftminderung und Muskelausfälle im entsprechenden Bereich
- Atrophie der Muskulatur nach länger bestehender Durchtrennung.

Therapie:
- Exakte chirurgische Naht der beiden Nervenenden, evtl. Einbringen eines Nerveninterponats (Defektüberbrückung durch Teil eines gesunden Nerven)
- Elektrostimulation der Nerven
- Konsequente krankengymnastische Therapie der entsprechenden Muskelgruppen.

Im Gegensatz zu Gehirn und Rückenmark ist beim peripheren Nerven eine Regeneration der zerstörten Fasern möglich. Der wieder angenähte, abgetrennte Nerv übernimmt allerdings keine Funktion mehr, sondern dient nur als „Leitschiene" für den aussprossenden proximalen Nerv.

■ **Im Gegensatz zu Gehirn und Rückenmark kann der durchtrennte periphere Nerv wieder regenerieren.**

10.10.3 Neuralgien

Ursächlich unbekannte, extrem schmerzhafte Nervenirritationen. Klinisch am wichtigsten ist die **Trigeminusneuralgie,** bei der durch Berührung kleinster Punkte („Triggerpunkte") im Gesichtsbereich heftige, einseitige Schmerzanfälle ausgelöst werden. Nach erfolgloser medikamentöser Therapie kann man eine Ausschaltung der schmerzleitenden Trigeminusfasern durch Hitzekoagulation versuchen.

10.10.4 Tumoren

Tumoren der peripheren Nerven sind seltene, meist vom Nervenhüllgewebe ausgehende Geschwulste. Sie führen zu Ausfällen in Abhängigkeit von der Funktion des Nervs. Ziel ist die operative Entfernung.

11 Spezialgebiete der Chirurgie

11.1 Endokrine Chirurgie

Die schmetterlingsförmige Schilddrüse liegt in Höhe des 2. Trachealknorpels. Sie hat als Aufgabe die Synthese, Speicherung und Abgabe der Schilddrüsenhormone T_3 und T_4. Die Abgabe der Schilddrüsenhormone aus der Schilddrüse wird durch das TSH der Hypophyse gesteuert, dessen Sekretion wiederum abhängig vom Hormonspiegel im Blut ist (neg. Rückkoppelung). Bei absinkendem Spiegel an T_3 und T_4 wird die Schilddrüse durch vermehrte Ausschüttung von TSH (oder des entsprechenden Releasing-Hormons) zu vermehrter Hormonproduktion angeregt, bei steigendem Spiegel wird die Produktion gehemmt.

Erkrankungen der Schilddrüse stellen die weitaus häufigste hormonelle Erkrankung in Deutschland dar. Etwa 20% der Bevölkerung sind betroffen; dabei liegt bei ca. 70% der Patienten lediglich eine Formveränderung, meist eine Vergrößerung des Organs (Struma), ohne Funktionsstörung vor. Bei der Behandlung der Schilddrüsenerkrankungen überschneiden sich häufig internistische und chirurgische Therapiekonzepte. Daher muss bei jeder Schilddrüsenerkrankung die Indikation zur Operation geprüft werden und gegebenenfalls interdisziplinär kombiniert behandelt werden.

11.1.1 Untersuchungsmethoden

Zur Diagnostik der Schilddrüsenerkrankungen steht eine Reihe von Untersuchungsverfahren zur Verfügung.

Klinische Untersuchung

Eine Reihe von typischen Symptomen muss an Erkrankungen der Schilddrüse denken lassen und sollte eine genaue Überprüfung der Schilddrüsenfunktion nach sich ziehen:
- Schilddrüsenvergrößerung
- Schmerzen oder Engegefühl im Halsbereich
- Schluckbeschwerden, Atemnot und Stridor
- Veränderung von Körpergewicht, Hautbeschaffenheit
- Haarausfall, Müdigkeit, Leistungsminderung
- Vorstehende Augen
- Stimmveränderungen
- Leichte Reizbarkeit, häufige Nervosität
- Schwitzneigung, Tachykardien, Störungen des Darmverhaltens.

Palpation

Tasten der Schilddrüse zur Beurteilung von Größe, Formveränderungen, Knoten oder Schmerzhaftigkeit.

Sonographie

Ultraschalluntersuchung zur Lage- und Größenbestimmung, Feststellung nicht tastbarer Knoten oder Zysten.

Szintigraphie

Die Szintigraphie ist das wichtigste Verfahren zur genauen Lokalisation von Schilddrüsenveränderungen. Das gesamte Schilddrüsengewebe wird durch Verwendung radioaktiv markierten Jods oder Technetiums, das entsprechend dem normalen Jod eingebaut wird, dargestellt. Neben der exakten Beurteilung von Lage, Größe und Form ist dies das wichtigste Verfahren zur Erkennung von übermäßig stark aktiven Bezirken („**heißer Knoten**") oder Bereichen ohne Aktivität („**kalter Knoten**").

■ Ein kalter Knoten ist karzinomverdächtig und bedarf daher einer genauen Klärung.

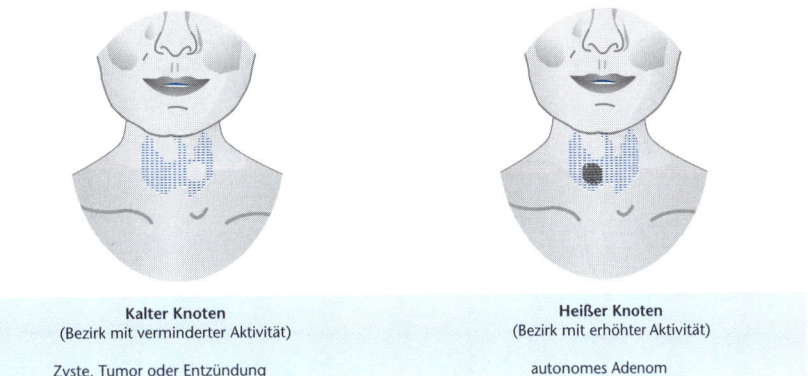

Abb. 144: Kalter und heißer Knoten im Szintigramm

Suppressionstest
Durch die Gabe von Schilddrüsenhormonen werden die TSH-Abgabe und damit die Schilddrüsenaktivität gedrosselt. Dieser Test überprüft die Intaktheit des Regelkreises und dient dem Nachweis von selbstständig (autonom) hormonell aktiven Bezirken, die dem normalen Regelkreis nicht unterliegen (autonome Adenome, heiße Knoten).

Feinnadelpunktion
Punktion eines verdächtigen Schilddrüsenbezirkes und feingewebliche Untersuchung. Wichtige Methode bei karzinomverdächtigen Befunden, z.B. bei kalten Knoten, allerdings mit hoher Fehlerquote.

Laborbestimmungen
Laborbestimmungen der Blutkonzentrationen von T_3, T_4 und TSH geben Auskunft über Unter- oder Überfunktion der Schilddrüse.

Ösophagusbreischluck
Bei der Kontrastdarstellung der Speiseröhre kann eine evtl. Einengung des Ösophagus durch die Schilddrüse dargestellt werden.

11.1.2 Techniken der Schilddrüsenoperation

Abhängig von der Grunderkrankung kommen verschiedene Techniken der Schilddrüsenoperation in Frage.

Subtotale Resektion
Entfernung des vergrößerten Schilddrüsengewebes bis auf Normalgröße der beiden Lappen unter Erhaltung von Kapsel und Nebenschilddrüse. Bei der Operation muss der N. recurrens sorgfältig geschont werden, da der Nerv für die Öffnung der Stimmritze zuständig ist (einziger **Stimmritzenöffner**!).

Hauptindikation: Große, blande Struma.

Enukleation
Gezielte Ausschälung eines begrenzten Gewebebezirkes ohne sonstigen Eingriff am Schilddrüsengewebe.

Hauptindikation: Autonomes Adenom (heißer Knoten).

Totale Thyreoidektomie
Entfernung sämtlichen Schilddrüsengewebes unter Schonung des N. recurrens. Die Nebenschilddrüsen können nicht immer belassen werden. Häufig Kombination mit Entfernung sämtlicher Lymphknoten und Lymphbahnen im Halsbereich („Neckdissection").

Hauptindikation: Karzinom der Schilddrüse.

Operationsverfahren	Technik	Hauptindikation
Subtotale Strumaresektion	Entfernung des Schilddrüsengewebes bis auf Normalgröße	Knotenstruma
Enukleation	Herausschälen des betroffenen Bezirkes	Adenom
Thyreoidektomie	Entfernung sämtlichen Schilddrüsengewebes	Karzinom

Tab. 17: Operationsverfahren an der Schilddrüse

Komplikationen der Schilddrüsenoperationen

Bei einer Schilddrüsenoperation kann neben den allgemeinen Operationskomplikationen (Blutungen, Infektionen) eine Reihe von speziellen Komplikationen auftreten.

Frühkomplikationen:
- Heiserkeit mit Atemnot durch Verletzung des N. recurrens (Stimmbandnerv, einziger Stimmritzenöffner)
- Verletzung der Trachea
- Massives Hämatom mit Einengung der Trachea
- Abfall des Blutkalziumspiegels mit Krämpfen (Tetanie) durch Entfernung oder Verletzung der Nebenschilddrüse (Epithelkörperchen).

Vor jeder Schilddrüsenoperation muss im Rahmen einer HNO-ärztlichen Untersuchung eine **Kehlkopfspiegelung** durchgeführt werden, um einen Ausgangsbefund der Stimmbandbeweglichkeit zu haben.

■ Postoperative Heiserkeit und Atemnot nach Schilddrüsenoperation sprechen für eine Recurrensschädigung und bedeuten höchste Gefahr.

Spätkomplikationen:
- Rezidivstruma, meist durch unzureichende postoperative Prophylaxe mit Schilddrüsenhormonen.

■ Ein Rezidiv nach Strumaresektion ist meist Folge einer unzureichenden postoperativen Therapie mit Schilddrüsenhormonen.

11.1.3 Hyperthyreose

Überfunktion der Schilddrüse mit gesteigerter Produktion von Schilddrüsenhormonen. Die Symptomatik der Hyperthyreose ist unabhängig von den zugrunde liegenden Erkrankungen gleich:
- Gesteigerte Nervosität
- Schweißausbrüche, feucht-warme Haut
- Haarausfall
- Bevorzugung kalter Räume
- Gewichtsabnahme trotz Heißhunger
- Durchfälle, Muskelschwäche
- Tachykardie.

■ Symptome der Hyperthyreose sind Symptome der Examensangst.

Morbus Basedow

Der M. Basedow ist eine autoimmunbedingte, häufige Hyperthyreoseform mit einem Altersgipfel von 30–60 Jahren. Frauen sind etwa 5-mal häufiger betroffen als Männer.

Ursache:
Schilddrüsenstimulierende Antikörper gegen den TSH-Rezeptor der Schilddrüsenzelle (genetisch mitverursacht).

Klinik:
- Typische Hyperthyreosezeichen
- Vergrößerung der Schilddrüse (Struma)
- Hervortreten der Augäpfel (Exophtalmus, endokrine Ophtalmopathie).

■ **Leitsymptome des Morbus Basedow: Struma, Exophtalmus und Tachykardie.**

Therapie:
- Medikamente, die die Synthese der Schilddrüsenhormone blockieren (Thyreostatika) wie Carbimazol oder Thiamazol
- Gabe von radioaktivem Jod (Radiojodtherapie).

Indikationen zur Operation:
- Große Struma mit mechanischer Behinderung und Einengung der Trachea
- Erfolglose medikamentöse Therapie
- Schwere Hyperthyreose mit Exophtalmus.

Operationsverfahren: Beidseitige Resektion der Schilddrüse auf unter Normalgröße. In 80–90% wird eine normale Funktionslage erreicht, in etwa 1% der Fälle treten ernsthafte Komplikationen auf. Die Rezidivquote liegt bei ca. 4%.

Autonomes Adenom (heißer Knoten)

Umschriebener Schilddrüsenbezirk, der unabhängig von der TSH-Ausschüttung der Hypophyse im Überschuss Schilddrüsenhormone produziert. Entsprechend dem Regelmechanismus wird die TSH-Abgabe der Schilddrüse gestoppt und das übrige, gesunde Schilddrüsengewebe ruhig gestellt.

Klinik:
- Meist langsamer Beginn der Hyperthyreosezeichen (evtl. hyperthyreote Krise)
- Keine Augensymptome.

Therapie:
- Bei kleinen, hyperthyreoten autonomen Adenomen Radiojodtherapie
- Bei großen, hyperthyreoten autonomen Adenomen operative Enukleation.

Indikationen zur Operation:
- Größerer befallener Bezirk
- Erfolglose Radiojodtherapie
- Verdacht auf bösartige Entartung.

Operationsverfahren:
Gezielte Herausschälung (selektive Enukleation) des Adenoms oder subtotale Resektion der betroffenen Seite.

Thyreotoxische Krise

Eine thyreotoxische Krise ist eine lebensbedrohliche Verschlechterung einer bestehenden Hyperthyreose innerhalb von Stunden oder Tagen. Auslösend können Infekte, Sepsis oder Operationsstress bei bestehender Hyperthyreose sein.
Die thyreotoxische Krise ist ein Notfall und zeigt sich mit extremer Tachykardie, Herzrhythmusstörungen, hohem Fieber bis 41 °C, Erbrechen und Durchfällen mit lebensbedrohlichen Elektrolytverlusten und Kreislaufversagen. Die Behandlung erfolgt auf der Intensivstation.

11.1.4 Hypothyreose

Unterfunktion der Schilddrüse mit einem Mangel an Schilddrüsenhormonen im Blut. Die Hypothyreose ist bis auf wenige Ausnahmen nur konservativ, nicht chirurgisch zu behandeln.

Ursachen:
- Chronische Entzündung bei einer Autoimmunerkrankung (Hashimoto-Thyreoiditis)
- Angeborenes Fehlen von Schilddrüsengewebe (Kretinismus)
- Fehlende TSH-Produktion bei Funktionsausfall der Hypophyse
- Mangelnde Ausschüttung von Releasing-Hormon (TRH) aus dem Hypothalamus.

Klinik:
- Zunehmende Verlangsamung, Müdigkeit, Antriebsarmut
- Mimikarmer, müder Gesichtsausdruck
- Raue, trockene, teigige Haut
- Raue, heisere Stimme
- Gewichtszunahme trotz schlechtem Appetit
- Kälteempfindlichkeit
- Bradykardie
- Bei Kindern Wachstumsrückstand, verminderte Intelligenz.

Therapie:
- Gabe von Schilddrüsenhormonen (Thyroxin).

Hyperthyreose	Hypothyreose
Nervosität, Unruhe	Verlangsamung, Antriebsarmut
Feuchtwarme Haut	Trockene, raue, teigige Haut
Bevorzugung kalter Räume	Bevorzugung warmer Räume
Gewichtsabnahme	Gewichtszunahme
Tachykardie	Bradykardie
Durchfälle	Neigung zur Verstopfung

Tab. 18: Hyper- und Hypothyreose

11.1.5 Struma (Kropf, Schilddrüsenhyperplasie)

Die nicht entzündliche, gutartige Vergrößerung der Schilddrüse wird als Struma oder Kropf bezeichnet. Man unterscheidet die von vielen Knoten durchsetzte **Knotenstruma** von der **einknotigen Struma** (heißer, warmer oder kalter Knoten). Im Prinzip kann eine Struma euthyreot (normale Hormonspiegel), hypothyreot (niedrige Hormonspiegel) oder hyperthyreot (hohe Hormonspiegel) sein.

Knotenstruma (Blande Struma)

Die Vergrößerung der Schilddrüse bei normaler (euthyreoter) Hormonproduktion wird als **blande Struma** bezeichnet. 90% aller Schilddrüsenerkrankungen sind euthyreote Strumen. Damit sind sie neben dem Diabetes mellitus die häufigsten Erkrankungen des endokrinen Systems.

Ursachen:
- Jodmangel (Hauptursache)
- Erhöhter Schilddrüsenhormonbedarf (Schwangerschaft, Pubertät)
- Thyreostatikatherapie.

Durch den Mangel an Schilddrüsenhormonen im Blut (fehlende Bildung bei Jodmangel) kommt es zur vermehrten TSH-Produktion und damit zum Wachstum der Schilddrüse. Etwa 15% der deutschen Bevölkerung sind betroffen, wobei ein deutliches Nord (4%) – Süd (32%) Gefälle zu beobachten ist. Hauptursache ist ein **Jodmangel**.

■ Die Hauptursache der blanden Struma ist der Jodmangel.

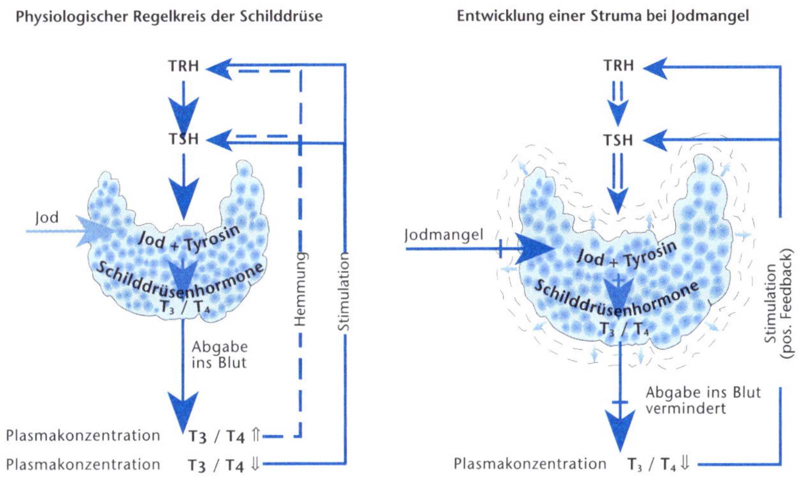

Abb. 145: Schematische Darstellung der Pathophysiologie bei der Struma

Einteilung:
Die Struma kann entsprechend ihrer Größe in 3 Grade eingeteilt werden:
- Struma Grad I: die vergrößerte Schilddrüse ist tastbar und auch bei zurück geneigtem Kopf nicht sichtbar (Ia) oder bei zurückgeneigtem Kopf sichtbar (Ib)
- Struma Grad II: die vergrößerte Schilddrüse bei jeder Kopfhaltung sichtbar
- Struma Grad III: die vergrößerte Schilddrüse ist auch aus der Ferne sichtbar und macht mechanische Komplikationen (Behinderung von Blutfluss oder Atmung).

Klinik:
- Druck- und Kloßgefühl im Hals
- Kosmetisch störende Halsvergrößerung
- Einengung von Trachea und Gefäßen mit Atemstörungen (Stridor) und Einflussstauung der venösen Gefäße
- Heiserkeit bei Verdrängung des N. recurrens
- Keine Hyper- oder Hypothyreose.

Therapie:
- **Medikamentös:** Gabe von Schilddrüsenhormonen wie z. B. Jodid 100® (Senkung der TSH-Produktion)
- **Operativ:** ab Stuma Grad II und entsprechenden Verdrängungssymptomen
- **Radiojodtherapie:** Gabe von radioaktivem Jod, das sich in der Schilddrüse einlagert
- **Prophylaktisch:** Jodgabe, z. B. in Form von jodiertem Speisesalz.

Indikationen zur Operation:
- Große Strumen mit mechanischen Verdrängungssymptomen, z. B. Luftnot
- Störendes kosmetisches Aussehen (relative Indikation)
- Verdacht auf maligne Entartung.

Operationsverfahren:
- Resektion der Schilddrüse auf Normalgröße (subtotale Resektion)
- Postoperative Therapie mit Schilddrüsenhormonen (T_3, T_4) zur Rezidivprophylaxe.

■ Nach Schilddrüsenresektion bei Struma immer medikamentöse Rezidivprophylaxe mit Schilddrüsenhormonen.

Kalter Knoten

Ein hormonell inaktiver Bereich bei sonst normaler Schilddrüsenfunktion wird als kalter Knoten bezeichnet. Der kalte Knoten lässt sich anhand des Speicherdefektes bei der Schilddrüsenszintigraphie nachweisen.

Ursachen:
- Entzündung
- Zyste
- Narbe, Verkalkung
- Bösartiger Tumor.

■ Bei einem kalten Knoten besteht dringender Verdacht auf ein Karzinom.

Klinik:
- Normale Schilddrüsenfunktion
- Tastbarer oder in der Szintigraphie nachweisbarer Knoten.

Operationsindikation:
- Bösartige Zellen bei der Feinnadelpunktion
- Klinischer Verdacht auf ein Karzinom (kalter Knoten).

Operationsverfahren:
- Ausschälung (Enukleation) des entsprechenden Bezirkes mit einer Manschette des umliegenden, gesunden Gewebes
- Intraoperative feingewebliche Schnellschnittuntersuchung
- Bei Karzinom: komplette Entfernung des Schilddrüsengewebes (totale Thyreoidektomie).

■ Bei Operation eines kalten Knotens kann die intraoperative feingewebliche Schnellschnittuntersuchung hilfreich sein.

Warmer Knoten

Knoten mit hormonell stärkerer Aktivität bei normalem Hormonspiegel im Blut. In der Regel handelt es sich um ein Adenom, selten um ein Karzinom. Bei erfolgloser medikamentöser Behandlung mit Schilddrüsenhormonen oder Verdacht auf Malignität ist auch hier eine Operation mit histologischem Schnellschnitt indiziert.

Heißer Knoten

Knoten mit beschleunigter Aktivität bei erhöhtem Hormongehalt des Blutes. Ursache des heißen Knotens ist in der Regel ein **autonomes Adenom**, sehr selten ein Karzinom. Man unterscheidet je nach Aktivität des restlichen Schilddrüsengewebes **kompensierte** und **dekompensierte** Adenome.
Klinisch steht die Symptomatik der Hyperthyreose im Vordergrund, therapeutisch kommt nur die operative Enukleation (Ausschälung) des Gewebes in Frage. Eine Therapie mit Thyreostatika dient nur der präoperativen Vorbereitung.

■ Häufigste Ursache des heißen Knotens ist ein autonomes Adenom mit selbstständiger, ungebremster Hormonproduktion.

11.1.6 Entzündungen der Schilddrüse (Thyreoiditis)

Etwa 3% aller Schilddrüsenerkrankungen sind Entzündungen. Nach Ursache und Verlauf unterscheidet man drei Formen von Schilddrüsenentzündungen.

Akute Thyreoiditis

Seltene, bakteriell bedingte Entzündung der Schilddrüse, meist durch Erregerstreuung eines Rachen-, Tonsillen- oder Nebenhöhleninfektes verursacht. Die Erkrankung zeigt sich mit Fieber, Schmerz und Lymphknotenschwellungen, die Behandlung erfolgt konservativ durch Antibiotika, Kortikoide und Ruhigstellung der Schilddrüse durch Gabe von Schilddrüsenhormon. Ein chirurgisches Eingreifen ist nur bei einer Abszessbildung indiziert.

11.1.7 Bösartige Schilddrüsentumoren

Zysten, Adenome und Narbenfelder nach Entzündungen sind gutartige Tumoren der Schilddrüse. Ca. 0,1% aller Schilddrüsenerkrankungen sind bösartige Tumoren. Sie sind bei Frauen doppelt so häufig wie bei Männern und kommen abhängig vom Gewebetyp bereits im 20.–30. Lebensjahr vor.

Ursache:
Weitgehend unbekannt; diskutiert werden ionisierende Strahlen (Radioaktivität) und genetische Faktoren.

Tumorformen:
- Papilläres Karzinom (40%): vom Plattenepithel ausgehend
- Follikuläres Karzinom (35%): von den Follikeln ausgehend
- Anaplastisches Karzinom (20%): aggressiver, entdifferenzierter Tumor
- C-Zell-Karzinome (5%): von Epithel- und Bindegewebe ausgehend.

Klinik:
Nicht selten sind Schilddrüsenkarzinome Zufallsbefunde bei der histologischen Aufarbeitung von Strumaoperationen. Verdächtig sind kalte Knoten im Szintigramm. Im fortgeschrittenen Stadium finden sich folgende klinische Symptome:
- Schmerzlose, derbe Knoten
- Heiserkeit, Schluckstörungen (bei Infiltration von Nerven und Nachbargewebe)
- Hals-, Ohr-, Hinterhauptsschmerzen.

■ **Ein kalter Knoten ist bis zum Beweis des Gegenteils karzinomverdächtig.**

Therapie:
- Möglichst frühzeitige und totale Entfernung des gesamten Schilddrüsengewebes mit Kapsel (**totale Thyreoidektomie**), evtl. unter Mitnahme der Halslymphknoten (**Neck-dissection**)
- Bei Metastasen begleitende Radiojodtherapie und Bestrahlungen
- Postoperative Substitution mit Schilddrüsenhormonen
- Halbjährliche Verlaufskontrolle der Tumormarker (CEA, Calcitonin).

Indikation zur Operation:
Das Schilddrüsenkarzinom muss immer operiert werden.

Prognose:
Die Prognose der Schilddrüsenkarzinome hängt neben dem Stadium ganz entscheidend vom feingeweblichen Tumortyp ab:
- Papilläres und follikuläres Karzinom: 5-Jahres-Überlebensrate ca. 50–80%
- Anaplastisches Karzinom: 5-Jahres-Überlebensrate ca. 5%.

11.1.8 Erkrankungen der Nebenschilddrüse

Als Nebenschilddrüse bezeichnet man die vier, an der Schilddrüsenrückseite gelegenen **Epithelkörperchen,** die das Parathormon bilden. Das Parathormon regelt zusammen mit dem genau gegensinnig wirkenden Calcitonin (C-Zellen der Schilddrüse) den Plasmaspiegel des Kalziums.

Parathormon erhöht den Kalziumspiegel durch Angriff an:
- Darm: Förderung der Kalzium-Resorption
- Niere: Verminderung der Kalzium-Ausscheidung
- Knochen: Freisetzung von Kalzium aus dem Knochen.

Der Reiz für die Ausschüttung des Parathormons ist ein Abfall des Kalziumspiegels im Plasma.

Hyperparathyreoidismus

Unter einem Hyperparathyreoidismus versteht man die Überfunktion der Nebenschilddrüse mit einer **vermehrten Ausschüttung von Parathormon.** Man unterscheidet drei Formen der Nebenschilddrüsenüberfunktion:
- **Primärer Hyperparathyreoidismus (pHPT):** vermehrte, unkontrollierte Ausschüttung von Parathormon bei Adenomen, Überfunktion der Epithelkörperchen oder selten Karzinomen
- **Sekundärer Hyperparathyreoidismus (sHPT):** kompensatorische Mehrausschüttung von Parathormon bei Absinken des Calciumspiegels, z. B. durch Vit. D-Mangel bei Niereninsuffizienz oder gestörte Resorption im Darm
- **Tertiärer Hyperparathyreoidismus (tHPT):** aus einem chronischen sHPT hervorgehende Hyperplasie der Nebenschilddrüse.

Klinik:
Die Symptomatik wird bestimmt durch den erhöhten Kalziumspiegel und die vermehrte Kalziumfreisetzung aus dem Knochen:
- Nierenbeteiligung (60–70%): **Nierensteine** und Verkalkung des Nierengewebes (Nephrolithiasis, Nephrokalzinose).
- Knochenbeteiligung (50%): aufgelockerte Knochenstruktur und Knochenzysten mit erhöhter Brüchigkeit und **Spontanfrakturen.**
- Magen-Darm-Beteiligung (50%): Appetitlosigkeit, Übelkeit, **Magenulzera** und Pankreatitis
- rasche Ermüdbarkeit, Muskelschwäche.

■ **Überfunktion der Nebenschilddrüse führt zu Stein-, Bein- und Magenpein.**

Der Kalziumspiegel kann sich krisenhaft erhöhen mit Erbrechen, Wasserverlusten über die Niere, Schläfrigkeit bis hin zum Koma. Im Labor zeigt sich beim primären Hyperparathyreoidismus ein hoher Kalzium- und niedriger Phosphatspiegel, beim sekundären Hyperparathyreoidismus ein niedriger Kalzium- und hoher Phosphatspiegel.

Therapie:
Während beim sekundären Hyperparathyreoidismus die Behandlung des Grundleidens und die symptomatische Behandlung im Vordergrund stehen, wird der primäre Hyperparathyreoidismus chirurgisch behandelt:
- Bei Adenomen chirurgische, selektive Entfernung des Adenoms unter Schonung des übrigen Gewebes (Enukleation)
- Bei Überfunktion und Vergrößerung der Epithelkörperchen (Hyperplasie) werden 3 der 4 Drüsen entfernt
- Bei Karzinomen komplette Entfernung der Epithelkörperchen unter Mitnahme der regionären Lymphknoten und des gleichseitigen Schilddrüsenlappens.

In Einzelfällen kann nach einer totalen Entfernung der Epithelkörperchen ein Epithelkörperchen in die Unterarmmuskulatur transplantiert werden.

Hypoparathyreoidismus

Unterfunktion der Epithelkörperchen mit verminderter Ausschüttung von Parathormon. Häufigste Ursache ist die Verletzung oder versehentliche Mitentfernung bei Schilddrüsenoperationen.

■ **Häufigste Ursache eines Hypoparathyreoidismus ist die Entfernung oder Verletzung der Epithelkörperchen bei Schilddrüsenoperationen.**

Klinik:
Die Symptome einer Nebenschilddrüsenunterfunktion kommen durch den Abfall des Kalziumspiegels zustande:
- Gesteigerte muskuläre Erregbarkeit
- Kribbeln in Händen, Füßen und Mundbereich
- Pfötchenstellung der Hände
- Selten Stimmritzenkrampf

- Haar- und Nagelwuchsstörungen
- Reizbarkeit, depressive Verstimmung.

Therapie:
- Im akuten Stadium (tetanischer Anfall): Kalzium i.v.
- Dauertherapie mit Vit. D oder einem Parathormonpräparat (AT 10®).

11.2 Plastische Chirurgie

Die **plastische Chirurgie** befasst sich mit der operativen Korrektur von entstellenden **Unfallfolgen** und angeborenen **Fehlbildungen.** Anwendung finden die Verfahren der plastischen Chirurgie hauptsächlich im Bereich der sichtbaren Haut und ihrer Anhangsgebilde.

Typische Anwendungsgebiete der plastischen Chirurgie:
- Verbrennungen
- Größere, traumatisch bedingte Hautdefekte
- Angeborene Fehlbildungen (z. B. Lippen-Kiefer-Gaumenspalte)
- Narbenkontrakturen.

Indikationen:
- Deutliches ästhetisches Missempfinden (Verbrennung im Gesichtsbereich) mit psychischer Belastung des Patienten
- Funktionelle Störungen (Narbenkontrakturen mit Bewegungseinschränkung)
- Große Hautdefekte (Dekubitus).

Hiervon abzugrenzen ist die reine **Schönheitschirurgie,** in der die Indikation etwas weiter gestellt wird. Hier spielt das persönliche Empfinden des Patienten die Hauptrolle. In der Regel liegt keine medizinisch dringende Indikation, sondern eine rein **kosmetische Indikation** vor, so dass Nutzen und Risiko gewissenhaft abzuwägen sind.

Typische Eingriffe der Schönheitschirurgie:
- Liften und Fettabsaugung
- Nasenkorrektur
- Brustvergrößerung und -verkleinerung
- Haartransplantation.

■ Die plastische Chirurgie ist medizinisch, die Schönheitschirurgie kosmetisch indiziert.

11.2.1 Hautplastiken

Hautplastiken dienen der Deckung eines **Hautdefektes** durch Verschiebung von benachbarten Hautanteilen. Bei der Hautplastik wird die Ersatzhaut nicht von der Entnahmestelle gelöst und hält somit ihre ursprüngliche Blutversorgung bei (gestielte Verpflanzung). Im Gegensatz dazu wird bei den **Hauttransplantationen** die Haut von der Entnahmestelle komplett gelöst.

Z-Plastik
Verlängerung der Haut durch z-förmige Einschnitte und Verschiebung der entstehenden Dreiecke. Das Verfahren wird meistens angewandt zur Korrektur von **Narbenkontrakturen.**

Verschiebelappen
Beim Verschiebelappen wird ein benachbarter Hautlappen von der Unterfläche gelöst (unterminiert) und auf den Defekt verschoben. Der Verschiebelappen eignet sich zur Deckung kleinerer, **einfacher Hautdefekte.**

Rotationslappen
Beim Rotationslappen wird die Haut halbkreisförmig eingeschnitten, freipräpariert und dann gedreht, bis die Wundränder aneinander liegen und der Hautdefekt ver-

schlossen ist. Das Verfahren wird besonders im Bereich der Kopfhaut und des Glutealmuskels angewandt (z. B. zur Dekubitusdeckung).

VY-Plastik

Bei der VY-Plastik erfolgt die V-förmige Entnahme und Verschiebung eines Hautstücks mit anschließender Y-förmiger Naht der Wundränder. Das Verfahren wird z. B. zur Deckung von Hautdefekten an der **Fingerkuppe** angewandt.

Gestielter Lappen

Haut und Unterhaut werden in einem Streifen gelöst und die beiden Ränder in Stielform vernäht (unter Belassung der beiden Hautverbindungen). Nach ca. 2 Wochen kann ein „Schenkel" des Lappens abgetrennt und an die gewünschte Stelle angenäht werden. Auf diese Weise können Haut und Gewebe größere Strecken „wandern", ohne von der ursprünglichen Blutversorgung abgetrennt zu werden. Das Verfahren ist geeignet zur Deckung schwerer Haut- und Weichteildefekte.

Myokutaner Lappen

Ein Lappen aus Haut und Muskulatur wird unter Mitnahme des versorgenden Gefäßbündels auf einen benachbarten Defekt geschwenkt. Der myokutane Lappen dient der Deckung **großflächiger Defekte** (z. B. Schwenkung eines Rücken- oder Schultermuskels auf einen Defekt an der Brustvorderwand, z. B. nach Mamma-OP).

Kreuzlappen (cross-flap)

Bei Hautdefekten an den **Extremitäten** können gestielte Lappen von der gegenüberliegenden Seite zur Deckung des Bezirkes herangezogen werden. Nach Ruhigstellung der Extremität für 3–4 Wochen ist das Transplantat soweit angewachsen, dass die Verbindung gelöst werden kann. Der entstandene Hautdefekt an der Entnahmeseite wird mit Spalthaut gedeckt.

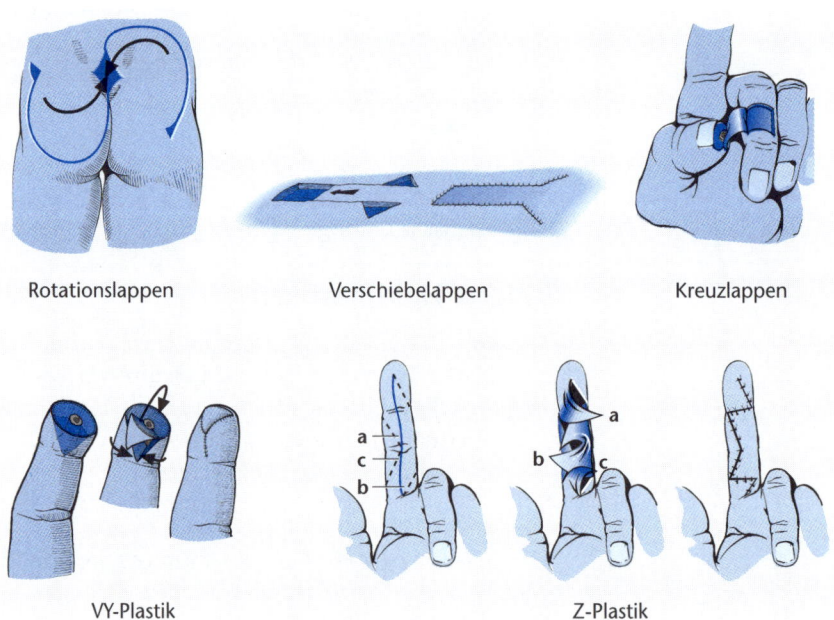

Abb. 146: Beispiele für verschiedene Techniken der Hautplastik

11.2.2 Hauttransplantation

Bei einer Hautverpflanzung erfolgt die Deckung eines Hautdefektes durch Auflage eines völlig aus seiner Entnahmestelle gelösten Hautstücks (freier Lappen). Die Gefäßversorgung muss sich hier im Gegensatz zur Hautplastik vom Wundgrund her neu bilden, was bei schlechter Gefäßsituation zu Komplikationen und schlechtem Anwachsen führen kann. Bei der Hauttransplantation handelt es sich in aller Regel um eine „**Autotransplantation**", d. h. Entnahme und Transplantation erfolgen bei demselben Patienten.

Vollhauttransplantat

Das Vollhauttransplantat besteht aus der vollständigen **Epidermis** und **Cutis.** Es wird typischerweise an Unterarm, Leistenbeuge oder Innenseite des Oberarms entnommen.

Das Transplantat wird vor der Verpflanzung mit einzelnen Stichen durchlöchert, um eine Gefäßeinsprossung zu erleichtern und dem Wundsekret eine Möglichkeit zum Abfluss zu geben.

Spalthauttransplantat

Spalthauttransplantate sind dünner als Vollhauttransplantate. Sie bestehen aus der Oberhaut und Teilen der Lederhaut, als Entnahmestellen dienen hierbei Bauch oder Extremitäten. Geeignet ist das Verfahren zur Versorgung großer, oberflächlicher Hautverluste bei Verbrennungen. Sehr dünne Spalthauttransplantate werden auch als **Thiersch-Transplantate** bezeichnet.

Meshgraft (Netztransplantat)

Spalthautstücke, die durch mehrmaliges maschinelles **Einschlitzen** („Netz") aufgedehnt werden, werden als Netzlappen bezeichnet. Durch das gitternetzartige Einschlitzen des Hautlappens kann das Transplantat auf eine mehrfache Größe gedehnt werden. Vorteil dieses Meshgraft-Lappens ist die Durchlässigkeit für Wundsekret, Blut und Eiter und die Deckung großer Defekte mit relativ kleinen Hautstücken.

Reverdin-Transplantat

Reverdin-Transplantate sind mehrere kleinfingernagelgroße, punktförmige Spalthautinseln zur Deckung kleinerer Defekte. Die Hautinseln decken hierbei nicht völlig den zu versorgenden Hautdefekt ab, sondern sollen als Sprosspunkte einer neuen Epithelbildung dienen.

Epitheltransplantationen

Auftragen von in Zellkultur gezüchteten Epithelsuspensionen, die dann als einschichtige Epitheldeckung anwachsen sollen. Das Verfahren ist noch im Versuchsstadium und dient der Deckung schwerster Hautverbrennungen bei nicht ausreichend vorhandener Spenderhaut

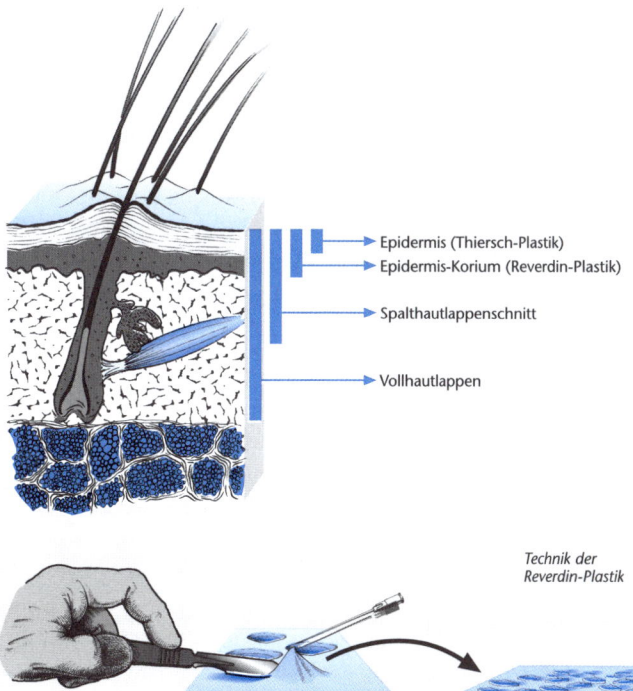

Abb. 147: Ausdehnung der Hauttransplantate – Technik der Reverdin-Plastik

11.2.3 Plastische Mammachirurgie

Die plastische Mammachirurgie bewegt sich in engen Grenzen zur Schönheitschirurgie der Mamma. Die zwei wesentlichen Verfahren der plastischen Chirurgie sind die Verkleinerung der Mamma (**Mammareduktionsplastik**) und der Wiederaufbau der resezierten Mamma (**Mammarekonstruktion**).

Mammareduktionsplastik

Die Verkleinerung von großen Brüsten wird als Mammareduktionsplastik bezeichnet. Ein solcher Eingriff wird bei Brüsten durchgeführt, die aufgrund ihrer Größe und ihres Gewichtes bereits zu Komplikationen geführt haben (Kreuzschmerzen, Haltungsschäden).

■ Bei Brüsten, die aufgrund ihrer Größe zu körperlichen Beschwerden führen, kann eine Mammareduktionsplastik durchgeführt werden.

Mammarekonstruktion

Eine Brustrekonstruktion wird meist nach Brustkrebsoperationen durchgeführt. Dabei kann ein **Silikonimplantat** eingelegt werden oder aber die Brust durch körpereigene Gewebe wie **Muskellappen** wiederaufgebaut werden. Brustwarzen, die entfernt werden mussten, können beispielsweise durch Teile der Schamlippen rekonstruiert werden (Labienplastik).

11.3 Transplantationschirurgie

Eine Transplantation ist die Übertragung von Zellen, Geweben oder vollständigen Organen auf ein anderes Individuum oder eine andere Körperstelle. Transplantiert werden heute **Haut** (z. B. bei Verbrennungen), **Knochenmark** (bei Blutkrankheiten) und **Organe** (bei schweren Funktionsstörungen).

11.3.1 Einteilung der Transplantationsformen

Der Erfolg einer Organtransplantation hängt entscheidend von der genetischen Verwandtschaft von Spender und Empfänger ab. In Abhängigkeit des **Spender- Empfänger-Verhältnisses** teilt man die Transplantationen in folgende Formen ein:
- **Autologe Transplantation:** Empfänger und Spender sind dasselbe Individuum (innerhalb eines Körpers, z. B. bei Hauttransplantationen)
- **Homologe (allogene) Transplantation:** Empfänger und Spender sind genetisch nicht identisch, gehören aber zur gleichen Spezies (Mensch zu Mensch)
- **Isologe Transplantation:** Empfänger und Spender sind genetisch gleich (eineiige Zwillinge)
- **Heterologe (xenogene) Transplantation:** Empfänger und Spender gehören unterschiedlichen Spezies an (z. B. Schwein zu Mensch, z. B. bei Herzklappen).

11.3.2 Rechtliche Vorbedingungen zur Organentnahme

Das zurzeit sensibelste Thema bei der Organspende ist die rechtliche Situation des Organspenders. Während z. B. bei Knochenmarktransplantationen in der Regel auf lebende Spender zurückgegriffen wird, können lebensnotwendige Organe (Herz, Leber) nur von Hirntoten entnommen werden. **Lebendspender** müssen volljährig und mündig sein und sich nach intensiver Aufklärung mit der Spende einverstanden erklärt haben. Bei **Hirntoten** gelten in der Bundesrepublik Deutschland und den meisten anderen Ländern strenge Richtlinien zur Entnahme lebenswichtiger Organe:
- Zweifelsfreie Feststellung des Hirntodes durch zwei nicht dem Transplantationsteam angehörende Ärzte
- Gültiger Organspendeausweis oder Einwilligung der Verwandten.

■ Organentnahme nur nach zweifelsfreier Feststellung des Hirntodes durch zwei unabhängige Ärzte.

11.3.3 Voraussetzungen des Spenders

Der in Frage kommende Spender sollte bestimmte Voraussetzungen erfüllen:
- Jünger als 65 Jahre
- Keine bösartigen Erkrankungen (Ausnahme: primärer Hirntumor)
- Keine Infektionen
- Keine Systemerkrankungen wie Diabetes mellitus
- Stabile Herz-Kreislaufverhältnisse.

■ Der ideale Organspender ist der jüngere, „gesunde" Patient mit Schädel-Hirn-Trauma.

11.3.4 Abstoßungsreaktionen

Bei der homologen Transplantation von Mensch zu Mensch ergibt sich zwangsläufig eine **Immunantwort** des Empfängers auf das fremde Gewebe, die umso stärker ausfällt, je weniger die Gewebsmerkmale übereinstimmen. Dabei erkennt der Empfängerorganismus das Transplantat als Antigen, gegen das er Antikörper bildet. Daher versucht man Spender zu finden, die dem Empfänger genetisch möglichst ähnlich sind:
- Absolute Übereinstimmung des AB0-Blutgruppensystems
- Möglichst weitgehende Übereinstimmung der Gewebsantigene (HLA-Antigene).

Die Koordination der Organtransplantation erfolgt durch **Eurotransplant** in Leyden (Niederlande). Blutgruppen- und Gewebsmerkmale eines potentiellen Spenders werden dorthin gemeldet und dann ein Empfänger mit den passenden Merkmalen ausgewählt.

Allerdings muss auch bei weitgehender Übereinstimmung der Gewebsmerkmale in einem gewissen Prozentsatz mit Abstoßungsreaktionen gerechnet werden:
- **Graft-versus-host-Reaktion:** das Transplantat reagiert gegen den fremden Organismus und wächst nicht an
- **Host-versus-graft-Reaktion:** der Organismus nimmt das Transplantat nicht an und zerstört es.

Um eine Abstoßungsreaktion zu verhindern, kann das Immunsystem durch Medikamente unterdrückt werden (**Immunsuppression**).

Formen der Abstoßungsreaktionen:
- Hyperakute Abstoßungsreaktion: akute Organzerstörung innerhalb von 48 Stunden, dramatisch verlaufend
- Akzelerierte Abstoßung: Abstoßung zwischen dem 2. und 5. Tag nach der Transplantation im Rahmen einer sekundären Immunantwort
- Akute Abstoßung: Transplantatabstoßung innerhalb der ersten 3 Monate, meist in den ersten 4 Wochen.

11.3.5 Medikamentöse Immunsuppression

Nach einer Transplantation muss auch bei weitgehender Übereinstimmung der Gewebsmerkmale eine lebenslange medikamentöse Unterdrückung des Immunsystems durchgeführt werden. Diese **Immunsuppression** führt zu einer allgemeinen Schwächung des Immunsystems mit allen ihren Nebenwirkungen wie z. B. einer erhöhten Infektneigung und einer erhöhten Tumorrate.

Gängige Medikamente:
- Kortikoide
- Azathioprin
- Cyclosporin A (Medikament der Wahl).

■ Nach erfolgter Organtransplantation meist lebenslange medikamentöse Unterdrückung der Immunantwort, um eine Abstoßung zu verhindern.

11.3.6 Komplikationen

Auch erfolgreiche Transplantationen sind mit einer relativ hohen Nebenwirkungsrate belastet. Die häufigsten Nebenwirkungen einer Transplantation sind:
- **Abstoßungsreaktion** durch die Immunantwort des Empfängerorganismus
- **Infektion** durch die medikamentöse Unterdrückung des Immunsystems
- **Medikamentennebenwirkungen** der Immunsuppressiva wie z. B. Cushing-Syndrom (Kortikoide), Zweittumoren.

11.3.7 Spezielle Transplantationen

Die Organtransplantationen sind in den letzten 20 Jahren vor allem durch die verbesserten medikamentösen Nachbehandlungen erfolgreicher geworden.

Nierentransplantation

Die Nierentransplantation gehört zu den am häufigsten durchgeführten Transplantationseingriffen und hat die beste Langzeitprognose. Die Spenderniere wird bei der Transplantation in die rechte oder linke Beckenschaufel eingelegt.

Indikation: Dialysepflichtige Nierenerkrankungen.

Prognose:
- 1-Jahres-Funktionsrate des transplantierten Organes: 80%
- 5-Jahres-Funktionsrate des transplantierten Organes: 50%.

Herztransplantation

Herztransplantationen werden bei irreversibler Herzmuskelinsuffizienz bei sonst gutem körperlichen Allgemeinzustand durchgeführt.

Prognose:
- 1-Jahres-Überlebensrate: 80–90%
- 5-Jahres-Überlebensrate: 60–70%.

Lebertransplantation

Die technisch schwierige Lebertransplantation wurde bisher auf der Welt erst ca. 10 000-mal durchgeführt. Die Langzeitergebnisse haben sich durch die Verfeinerung der Operationstechniken und die Verbesserung der Immunsuppression deutlich verbessert.

Prognose: 5-Jahres-Überlebensrate: 60–70%.

Pankreastransplantation

Übertragungen der Bauchspeicheldrüse haben bislang die schlechtesten Ergebnisse aller Organverpflanzungen überhaupt und kommen entsprechend selten zum Einsatz. Hauptindikation ist der insulinpflichtige Diabetes mellitus.

Prognose: 5-Jahres-Überlebensrate: < 20%.

Lungentransplantation

Übertragungen der Lunge sind in letzter Zeit mehrfach bei Patienten mit Mukoviszidose erfolgreich bei Kindern durchgeführt worden. Die Langzeitprognose ist noch unklar.

Hornhauttransplantation

Hornhauttransplantationen werden zur Verbesserung des Sehvermögens, z. B. bei Hornhautnarben, vorgenommen. Dazu kann menschliche, lebende Hornhaut oder auch frische bzw. konservierte Leichenhornhaut verwendet werden.

12 Chirurgische Notfälle

Notfälle sind akut lebensbedrohliche Störungen der **Vitalfunktionen** als Folge von schweren Verletzungen, akuten Erkrankungen oder Vergiftungen oder Patienten, bei denen eine solche Störung jederzeit eintreten kann.

Vitalfunktionen sind Körperfunktionen, die zur Sicherung der Lebensvorgänge eines Organismus dienen. Bei komplettem Ausfall oder Versagen einer Vitalfunktion ist der Organismus nicht lebensfähig.

Vitalfunktionen:
- Atemfunktion
- Herz-Kreislauf-Funktion
- Regulation des Wasser-Elektrolyt- und Säure-Basen-Haushaltes
- Stoffwechselregulation
- Temperaturregulation
- Funktion des Zentralnervensystems (ZNS).

Vitalfunktionsstörungen sind keine eigenständigen Erkrankungen, sondern entstehen als Komplikationen von unterschiedlichen Grunderkrankungen oder Verletzungen. Die Erstversorgung des Notfallpatienten dient lediglich der Beseitigung des lebensbedrohlichen Zustandes, erst danach wird die zugrundeliegende Erkrankung behandelt. Chirurgische Notfälle werden am häufigsten durch ein **Trauma** verursacht.

12.1 Schock

Ein Schock ist ein plötzliches Kreislaufversagen, bei dem es zu einer kritischen Verminderung der Gewebedurchblutung und des Gasaustausches kommt. Durch die Mangeldurchblutung des Gewebes kommt es zum Zelluntergang.

12.1.1 Schockformen

In Abhängigkeit der auslösenden Ursache wird der Schock in verschiedene Formen eingeteilt.

Hypovolämischer Schock

Ein hypovolämischer Schock (Volumenmangelschock) entsteht durch die Abnahme des Blut- und Flüssigkeitsvolumens, z. B. durch schwere Blutungen, ausgedehnte Verbrennungen, starkes Erbrechen oder Durchfälle. Häufigste Ursache in der Chirurgie sind schwere Blutverluste, z. B. bei Operationen oder nach Unfällen.

■ Am häufigsten in der Chirurgie ist der durch starke Blutungen verursachte hypovolämische Schock.

Anaphylaktischer Schock

Ein anaphylaktischer Schock entsteht durch eine allergisch bedingte Reaktion, am häufigsten auf Kontrastmittel, Bienen- oder Wespengift oder Blütenstaub (selten in so schwerer Ausprägung).

Septischer Schock

Ein septischer Schock entsteht durch Keimzerfall bei schweren Infektionen. Verantwortlich sind meist die stark giftigen Toxine der Bakterien. Zu einem septischen Schock kann es beispielsweise nach schweren Bauchoperationen kommen (z. B. Darmperforationen).

Neurogener Schock

Zu einem neurogenen Schock kommt es bei Ausfall der zentralen Gefäßregulationsmechanismen, z. B. bei Schädel-Hirn-Trauma und Vergiftungen.

Kardiogener Schock

Eine akute Verminderung des Herzzeitvolumens bei Infarkt oder Herzinsuffizienz führt zu einem kardiogenen Schock.

Schockform	Pathophysiologische Ursache	Häufigste klinische Ursache
Hypovolämischer Schock	Volumenmangel	Blutung
Anaphylaktischer Schock	Allergische Reaktion	Medikamentenüberempfindlichkeit (z. B. Antibiotika)
Septischer Schock	Bakteriengifte	Schwere generalisierte Infektionen (z. B. Peritonitis)
Neurogener Schock	Ausfall zentraler Regulationsmechanismen	Schädel-Hirn-Trauma
Kardiogener Schock	Ungenügende Pumpleistung des Herzens	Herzinfarkt

Tab. 19: Schockformen

12.1.2 Symptomatik und Therapie des Schocks

Trotz der unterschiedlichen Ursachen eines Schocks sind die Symptomatik und Erstmaßnahmen praktisch gleich.

Klinik:
- Innere Unruhe, Kältegefühl, kalter Schweiß
- Anstieg der Pulsfrequenz und Abfall des Blutdruckes
- Extremitätenzyanose
- Verminderte Urinausscheidung
- Flache, schnelle Atmung

■ Puls / Blutdruck (Schockindex) über 1 bedeutet Schockgefahr.

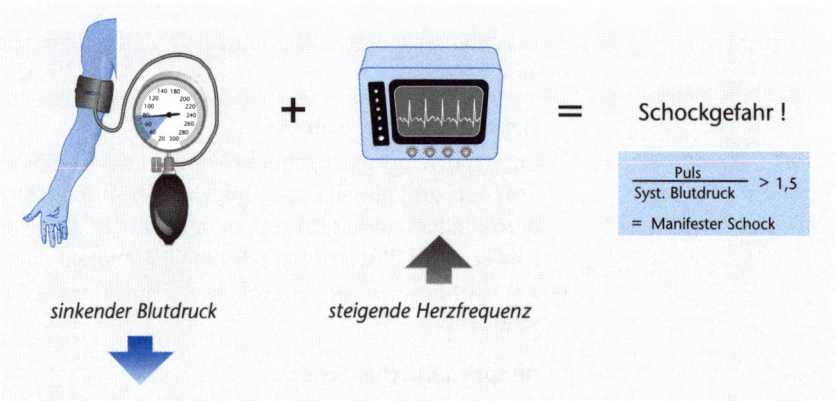

Abb. 148: Schockindex

Therapie:

Die Therapie muss bereits bei Schockverdacht einsetzen und umfasst neben der Behandlung der zugrunde liegenden Ursache:
- Flachlagerung bzw. Kopf-Tief-Lagerung (außer kardiogener Schock)
- Volumenzufuhr über Infusionen (z. B. Haes-Steril®)
- Wasser- und Elektrolytersatz
- Sauerstoffzufuhr
- Kreislaufaktive Substanzen (Katecholamine)

- Kortikoide (speziell beim anaphylaktischen Schock)
- Heparin zur Prophylaxe von Gerinnungsstörungen.

■ **Wichtigste Maßnahme beim Schock ist die Volumenzufuhr.**

Prognose:
Die Prognose hängt von der Schwere der auslösenden Ursache und vom Beginn der Behandlung ab. Besonders der anaphylaktische Schock verläuft oft dramatisch, während der Volumenmangelschock sich über Tage entwickeln kann.

■ **Jeder Schock bedeutet Lebensgefahr.**

12.2 Polytrauma

Ein Polytrauma ist die **gleichzeitige** Verletzung mehrerer Körperregionen oder Organsysteme, von denen mindestens eine oder die Kombination mehrerer Verletzungen **lebensbedrohlich** ist. Häufigste Ursache eines Polytraumas ist der Verkehrsunfall (ca. 80%).

12.2.1 Klinische Folgen

Als Folge der Mehrfachverletzung kommt es zu einer unterschiedlich stark ausgeprägten Symptomatik, die zum Teil **schockbedingt** ist, zum Teil aber auch einer gewissen Eigendynamik unterliegt:
- Schocklunge mit akutem Lungenversagen
- Gerinnungsstörungen mit starken Blutungen (Verbrauchskoagulopathie durch die Freisetzung gerinnungsaktiver Substanzen)
- Entgleisung von Stoffwechsel und Elektrolythaushalt
- Schockniere mit Ausfall der Urinausscheidung
- Massive Kreislaufstörungen mit Blutdruckabfall und Herzfrequenzsteigerung.

Darüber hinaus bestehen noch die für eine jeweilige Organverletzung typischen klinischen Kennzeichen. Besonders zu achten ist hierbei auf:
- Innere Blutungen
- Blutungen im Bereich von Becken- und Oberschenkelfrakturen (hohe Blutverluste bis zu 3 Litern)
- Schädelhirntrauma
- Thoraxverletzungen mit Pneumothorax.

12.2.2 Diagnostische Maßnahmen

Zur genauen Eingrenzung des Verletzungsmusters und der Erkennung aller potentiell bedrohlichen Verletzungen muss nach Stabilisierung der vitalen Funktionen eine umfangreiche Diagnostik einsetzen. Die wichtigsten Maßnahmen sind:
- **Klinische Untersuchung:** Inspektion des gesamten Körpers, Auskultation der Lunge, Abtasten des Abdomens, Prüfung von Motorik, Reflexen und Bewusstseinslage
- **Laboruntersuchungen:** Bestimmung des kompletten Blutbildes mit Hb, Elektrolyten, Gerinnungswerten, Blutzucker, Kreatinin, Harnstoff und Eiweiß
- **Blasenkatheter:** Beurteilung des Urins (blutig, kein Urin) und Möglichkeit der Bilanzierung
- **EKG:** Beurteilung von Herzfrequenz und Herzrhythmus
- **Ultraschall:** Sonographie von Abdomen und Thorax (freie Flüssigkeit, Verletzungen)
- **Röntgen:** je nach Verletzungsmuster Röntgenaufnahmen von Schädel, Thorax, Abdomen, Extremitäten
- **CT und MRT:** je nach Verletzungsmuster Aufnahmen von Schädel, Thorax, Abdomen, Extremitäten

- **Probelaparatomie:** in schweren, unklaren Fällen mit Verdacht auf Rupturen intraabdomineller Organe kann eine Probeeröffnung des Bauchraumes durchgeführt werden.

12.2.3 Therapie

Die Therapie des Polytraumas richtet sich nach den zugrunde liegenden Verletzungen, wobei die bedrohlichsten Störungen als erstes behandelt werden müssen:
- Freimachen und Sichern der Atemwege
- Evtl. kardiopulmonale Reanimation
- Evtl. Intubation und Beatmung
- Schockbekämpfung
- Schmerzbekämpfung, Sedierung
- Blutstillung
- Sofortige Operation, z. B. bei massiven Blutungen, schweren Lungenverletzungen (Bronchusabrisse), schweren Bauchverletzungen (Milzeinriss).

Nicht bedrohliche Verletzungen wie Frakturen werden häufig erst in einer zweiten Sitzung versorgt, wenn die Herz-Kreislaufverhältnisse sich wieder stabilisiert haben.

12.3 Akutes Abdomen

Das **akute Abdomen** ist eine akut einsetzende, lebensbedrohliche Erkrankung der Bauchhöhle mit mehreren möglichen Ursachen. Der Begriff „akutes Abdomen" ist, obwohl klinisch gebräuchlich, kein sprachlich exakter Begriff und auch keine feststehende Diagnose.
Es ist vielmehr ein Sammelbegriff für einige charakteristische Leitsymptome, die auf eine schwere Grunderkrankung hinweisen. Das akute Abdomen erfordert immer ein unverzügliches, meist **operatives** Eingreifen.

■ Ein akutes Abdomen erfordert ein akutes Handeln.

12.3.1 Ursachen

Eine Vielzahl von anfangs auch harmlosen Erkrankungen kann zum Bild des akuten Abdomens führen:
- **Infektionen:** akute Pankreatitis, akute Appendizitis, schwere Cholezystitis
- **Perforation** von Organen: Durchbruch von Magen- oder Duodenalgeschwüren, Perforation des Blinddarms, Perforation der Gallenblase, Perforation des Eileiters (z. B. bei Eileiterschwangerschaften)
- **Darmverschluss:** mechanischer Dünn- oder Dickdarmverschluss, paralytischer Dünn- oder Dickdarmverschluss
- **Blutungen:** Aneurysmaruptur (Aorta), Blutungen bei Geschwürperforationen, Milzruptur, Leberruptur
- **Akute Gefäßverschlüsse** im Bauchbereich: Mesenterialarterienverschluss, Mesenterialvenenthrombose.

Auch Erkrankungen außerhalb des Bauchraums wie Hinterwandinfarkt, Pneumothorax oder Vergiftungen können ein akutes Abdomen vortäuschen.

■ Häufigste Ursachen eines akuten Abdomens sind Infektionen, Organperforationen, Darmverschluss und Blutungen.

12.3.2 Leitsymptome

Das klinische Leitsymptom des akuten Abdomens ist der harte und schmerzhafte Bauch mit **Abwehrspannung.** Im Einzelnen finden sich:
- Je nach Ursache dumpfe, quälende krampf- und kolikartige Schmerzen bis hin zum brennenden, punktförmigen Schmerz

- Erbrechen und Übelkeit
- Änderung der Darmperistaltik, fehlender Stuhl- und Windabgang
- Deutliche Verschlechterung des Allgemeinzustandes
- Angst, Schwitzen, Tachykardie, Zeichen eines Schocks
- Typisches Aussehen mit tief eingefallenen (halonierten) Augen und Blässe
- Muskuläre Abwehrspannung mit teilweise bretthartem Bauch und angezogenen Beinen.

■ Leitsymptome des akuten Abdomens: stärkster Bauchschmerz, harter Bauch, Abwehrspannung und deutliche Verschlechterung des Allgemeinzustandes.

12.3.3 Diagnostische Maßnahmen

Wichtig für eine möglichst gezielt und schnell einsetzende Therapie ist die Diagnose der zugrunde liegenden Ursache des akuten Abdomens.

Maßnahmen:
- Gründliche Anamnese (soweit möglich) mit körperlicher Untersuchung
- Sonographie des Abdomens (erste und wichtigste Maßnahme, gibt Hinweise auf Flüssigkeit, freie Luft)
- Laboruntersuchungen (Gerinnung, Blutbild, Leberwerte, Enzyme, Lactat)
- Röntgen von Thorax und Abdomen (im Stehen, gibt Hinweise auf einen Ileus oder freie Luft)
- EKG (Ausschluss eines Infarktes oder einer Arrhythmie)
- Evtl. Endoskopie (Suche von Blutungsquellen), evtl. Bauchspiegelung
- Evtl. Lavage des Bauchraumes zum Ausschluss einer Blutung.

12.3.4 Therapie

Die Therapie des akuten Abdomens muss unverzüglich einsetzen. Sie richtet sich nach der zugrunde liegenden Ursache. In der überwiegenden Zahl der Fälle wird sofortiges chirurgisches Eingreifen notwendig. Eine konservative Therapie ist lediglich bei einer akuten Pankreatitis gerechtfertigt.

■ Ein akutes Abdomen erfordert akutes Handeln. In den allermeisten Fällen ist ein chirurgisches Eingreifen notwendig.

12.4 Peritonitis (Bauchfellentzündung)

Eine Peritonitis ist eine bakteriell oder toxisch verursachte Entzündung des Bauchfells. Die Peritonitis kann lokalisiert oder generalisiert auftreten und ist stets eine lebensbedrohliche Erkrankung.

Ursachen:
Die Ursachen der Peritonitis decken sich zum Teil mit denen des akuten Abdomens, da das akute Abdomen klinisches Leitbild der Peritonitis ist. Als Ursache kommen praktisch alle Vorgänge in Frage, die das Bauchfell in Kontakt mit Bakterien oder chemisch-toxisch wirksamen Substanzen bringen.

Perforation von Hohlorganen
Häufigste Ursache einer Peritonitis ist die Perforation von Magen, Darm oder Gallenwegen, z. B. durch:
- Tumoren
- Geschwüre
- Verletzungen
- Fremdkörper
- Entzündungen.

→ Folge ist der Austritt von bakterienhaltiger Flüssigkeit in die sterile Bauchhöhle und die entzündliche Reaktion des Bauchfells.

Darmnekrosen durch Blutunterversorgung

Nekrosen im Bereich der Darmwände durch mangelnde Blutzufuhr können z. B. auftreten durch:
- Eingeklemmte Bruchsäcke (inkarzerierte Hernien)
- Verschluss von Mesenterialgefäßen (Mesenterialinfarkt).

→ Folge ist eine Durchwanderung von Keimen durch die zerstörte Darmwand mit anschließender entzündlicher Reaktion des Bauchfells („**Durchwanderungsperitonitis**").

Chemisch-toxische Einwirkung auf das Bauchfell

Chemisch-toxische Reizung des Bauchfells ist möglich, z. B. durch:
- Bariumsulfat-Kontrastmittel
- Gallen- oder Pankreassekret.

→ Folge ist eine Reizung des Bauchfelles mit entzündlicher Reaktion.

Klinik:
Die Peritonitis verläuft unter dem Bild des akuten Abdomens:
- Gespannte Bauchdecken („**brettharter Bauch**")
- Starke abdominelle Schmerzen
- Schocksymptome wie Blutdruckabfall und Pulsanstieg
- Brechreiz
- Rascher körperlicher Verfall.

■ **Die Peritonitis verläuft unter dem Bild des akuten Abdomens.**

Häufigste Folge einer Peritonitis sind Verklebungen und Verwachsungen der Darmschlingen (**Adhäsionen**), die später zu Darmverschlingungen und Darmverschlüssen führen können.

Therapie:
- Operative Eröffnung der Bauchhöhle (Laparotomie) und Beseitigung der zugrunde liegenden Ursache (z. B. Verschluss der Perforation, Resektion des nekrotischen Darmabschnittes)
- Gründliche Spülung der Bauchhöhle zur Entfernung der bakteriellen und toxischen Substanzen
- Einlegen von Drainagen zum wiederholten Spülen.
- Antibiotische Behandlung entsprechend den gefundenen Keimen
- Kontrolle und Ausgleich des Wasser- und Elektrolythaushaltes (hohes Volumendefizit)
- Magensonde.

■ **Bei Peritonitis: operatives Eröffnen der Bauchhöhle, Beseitigung der Ursache und ausgiebiges Spülen (Lavage) mit Einlegen von Drainagen.**

Prognose:
Die Prognose der Peritonitis ist ernst. Die Letalität liegt bei etwa 50%.

12.5 Ileus (Darmverschluss)

Ein Ileus ist eine Störung der Darmpassage durch ein mechanisches Hindernis (**mechanischer Ileus**) oder eine Lähmung der Darmmuskulatur (**paralytischer Ileus**). Je nach Verlauf, Ausmaß und Lokalisation kann man den Ileus weiter unterteilen in akut-chronisch, komplett-inkomplett und Dünndarm-Dickdarmileus.

12.5.1 Mechanischer Ileus

Störung der Darmpassage durch ein mechanisches Hindernis. In 60–70% der Fälle ist der mechanische Ileus im Dünndarm lokalisiert.

12.5 Ileus (Darmverschluss)

Ursachen:
- Verwachsungen und Narbenstränge (Briden) durch vorausgegangene Operationen (50%)
- Eingeklemmte Hernien (25%)
- Stenosierende Karzinome (bis zu 60% beim Dickdarmileus)
- Festsitzende, eingedickte Kotballen (Koprostase)
- Invagination (Einstülpung des Darmes)
- Fremdkörper.

■ Häufigste Ursache des Dünndarmileus sind Verwachsungen, häufigste Ursache des Dickdarmileus ist das stenosierende Karzinom.

Klinik:
Der Stau des Stuhls vor dem Hindernis führt zu einer Reihe von charakteristischen Symptomen:
- Fehlender Stuhl- und Windabgang (bei hohem Verschluss anfangs Stuhlgang möglich)
- Verstärkte Darmgeräusche (Stenoseperistaltik, klingende Darmgeräusche) mit krampfartigen Schmerzen
- Übelkeit, Erbrechen
- Geblähtes, mit Luft gefülltes Abdomen (Meteorismus)
- Evtl. Erbrechen von rückgestautem Kot (Miserere).

■ Mechanischer Ileus: verstärkte Darmgeräusche (Stenoseperistaltik).

Der Stau des Darminhaltes führt zu vermehrtem Bakterienwachstum, zur Entstehung von Toxinen und zur nachfolgenden Störung der Stoffwechselvorgänge an der Darmwand. Mögliche Folgen sind Flüssigkeits- und Elektrolytverschiebungen bis hin zum Vollbild eines **Schocks**.

Diagnostik:
- Inspektion, Auskulation und Palpation (verstärkte, metallisch klingende Darmgeräusche, evtl. tastbarer Tumor)
- Abdomenübersicht-Röntgen: Bildung von Spiegeln im Darm (Grenze zwischen flüssigem Stuhl und den nach oben aufsteigenden Darmgasen)
- Umfassende Labordiagnostik.

■ Diagnostisches Leitsymptom des Ileus: Darmspiegelbildung in der Abdomen-Übersichtsaufnahme.

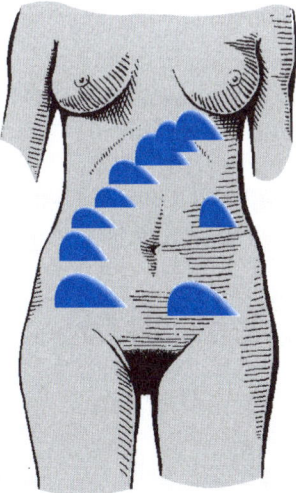

Abb. 149: Spiegelbildung im Röntgenbild beim Ileus

Therapie:
- Magensonde zum Absaugen gestauten Darminhaltes
- Infusionstherapie zum Ausgleich des Wasser- und Elektrolythaushaltes
- Sofortige Operation zur Beseitigung des mechanischen Hindernisses

- Entfernung evtl. nekrotischer Darmabschnitte
- Evtl. vorübergehende Anlage eines Anus praeter zur Darmentlastung.

■ **Operative Therapie des mechanischen Ileus.**

Prognose:
- Abhängig von der zugrunde liegenden Ursache
- Letalität im Durchschnitt ca. 20%.

12.5.2 Paralytischer Ileus

Bei einem paralytischen Ileus kommt es zur Störung der Darmpassage durch Lähmung der Darmmuskulatur.

Ursachen:
Dem paralytischen Ileus liegt eine funktionelle Störung der Darmmuskulatur zugrunde, die verschiedene Ursachen haben kann:
- Peritonitis
- Generalisierte Sepsis
- Thrombose oder Embolie der Mesenterialgefäße
- Postoperativ
- Störungen des Elektrolythaushaltes (Hypokaliämie)
- Sekundär bei länger bestehendem, mechanischem Ileus infolge Überdehnung der Darmwandmuskulatur.

■ **Bei paralytischem Ileus liegt im Gegensatz zum mechanischen Ileus eine funktionelle Störung der Darmmuskulatur vor.**

Klinik:
- Absolutes Fehlen von Darmgeräuschen („**Totenstille** im Bauch")
- Absolutes Fehlen von Stuhl- und Windabgang
- Stark lufthaltiger, aufgetriebener Bauch (starker Meteorismus)
- Übelkeit und Erbrechen
- Diffuse Schmerzen (kein Kolikschmerz)
- Schlechter Allgemeinzustand.

■ **Paralytischer Ileus: absolutes Fehlen von Darmgeräuschen („Totenstille").**

Diagnostik:
- Auskultation: fehlende Darmgeräusche
- Abdomenübersicht-Röntgen: Bildung von Darmspiegeln.

Therapie:
- Magensonde, Einlauf zur Darmentleerung
- Peristaltikstimulierende Arzneimittel wie Metoclopramid (Paspertin®) und Parasympathomimetika (Neostigmin®)
- Operatives Vorgehen nur bei Peritonitis oder Embolie der Mesenterialgefäße.

■ **Im Gegensatz zum mechanischen Ileus steht beim paralytischen Ileus die konservative Therapie im Vordergrund.**

	Mechanischer Ileus	**Paralytischer Ileus**
Häufigste Ursachen	Verwachsungen, Tumoren, inkarzerierte Hernien	Peritonitis, Sepsis, postoperativ, schweres Trauma
Auskultationsbefund	Verstärkte Darmgeräusche („Stenoseperistaltik")	Keine Darmgeräusche im Abdomen („Totenstille")
Therapie	Operativ (chirurgische Entfernung des Hindernisses)	Konservativ (Darm stimulierende Maßnahmen)

Tab. 20: Differentialdiagnose des Ileus

12.6 Gastrointestinale Blutungen

Blutungen im Magen-Darm-Trakt sind wegen des damit möglicherweise verbundenen massiven (aber oft unbemerkten) Blutverlustes von großer praktischer Bedeutung. Die Blutungsquelle findet sich zu 90% im oberen Gastrointestinaltrakt (Ösophagus, Magen und Duodenum), zu 10% im Kolon und nur in Ausnahmefällen im Dünndarm.

12.6.1 Obere gastrointestinale Blutung

Bei einer oberen gastrointestinalen Blutung liegt die Blutungsquelle im Ösophagus, Magen oder Duodenum. Häufigste Ursache ist das Ulkus.

Blutungsquellen:
- Duodenal- und Magenulkus: 40%
- Ösophagusvarizen: 15–20%
- Gastritis: 15–20%
- Schleimhautrisse bei starkem Erbrechen: 5% (Mallory-Weiss-Syndrom)
- Magenkarzinom: 1,5%.

Klinik:
- **Anämie:** besonders bei chronischen, kleineren Blutungen
- **Bluterbrechen (Hämatemesis):** Erbrechen von dunklem, kaffeesatzfarbenem Blut bei Kontakt mit der Salzsäure des Magens
- **Teerstuhl (Meläna):** schwarzer, glänzender, klebriger Stuhl (durch bakteriellen Abbau des Blutes während der Dickdarmpassage wird das Blut schwarz).

Bei massivem Blutverlust (ab ml) finden sich Symptome des akuten Abdomens und Volumenmangelschocks:
- Schneller Puls
- Kalter Schweiß, Durst
- Blasse Haut
- Schockindex größer 1 (Puls/systolischer Blutdruck)
- Gespannte Bauchdecken.

Therapie:
Das Ziel der Therapie ist die Beherrschung von Blutverlust und Schock und die genaue Lokalisation der Blutungsquelle zur gezielten Blutstillung (**Notendoskopie,** Arterienkontrastdarstellung). In den meisten Fällen kann direkt bei der Endoskopie die Blutung endoskopisch verödet oder verklebt werden:
- Bei Ösophagusvarizenblutung: endoskopische Blutstillung durch Verödung, Drucktamponade durch aufblasbare Sonden (Sengstaken-Blakemore-Sonde)
- Bei Ulkusblutung: endoskopische Blutstillung, bei starker arterieller Blutung operative Übernähung
- Unterstützung durch medikamentöse Blutstillung mit Vasopressin (ADH = antidiuretisches Hormon)
- Allgemeinmaßnahmen: Volumensubstitution (Plasmaexpander, Elektrolytlösungen), Sedierung, Flachlagerung und O_2-Zufuhr.

■ Bei jeder oberen Gastrointestinalblutung Kreislaufstabilisierung und sofortige Notfallendoskopie zur Lokalisierung und Behandlung der Blutung.

12.6.2 Untere gastrointestinale Blutung

Von einer unteren gastrointestinalen Blutung spricht man, wenn die Blutungsquelle im Dünn-, Dick- oder Enddarm sitzt, wobei Blutungen im Bereich des Dünndarms sehr selten sind. Die Blutungen des Dickdarms (Kolon) machen etwa 10% der Blutungen des gesamten Gastrointestinaltraktes aus.

Blutungsquellen:
- Divertikel (75%)
- Adenome, Karzinome
- Entzündungen (M. Crohn, Colitis)
- Gefäßfehlbildungen (Angiodysplasie)
- Hämorrhoiden
- Verletzungen (iatrogen nach Endoskopien).

Klinik:

Blutungen aus dem Anus (**Hämatochezie**) sind zumeist hellrot. Hellrotes Blut lässt allerdings keinen Rückschluss auf die Herkunft aus dem Kolonbereich zu, da auch Blut aus dem Magen bei schneller Passage (d. h. bei massiver Blutung) noch hellrot erscheinen kann. Andererseits kann das Blut bei längerer Verweildauer im Kolon dunkelrot bis schwarz erscheinen.

Therapie:
- Symptomatisch (Schockprophylaxe)
- Suche der Blutungsquelle durch Austastung des Rektums, Rektoskopie, Koloskopie und Arteriographie
- Endoskopische oder operative Blutstillung (bei Hämorrhoiden Verödung).

	Blutungsquelle	Häufigkeit	Blutungsursachen	Typische Blutfarbe
Obere gastrointestinale Blutung	Speiseröhre, Magen, Duodenum	90%	Ulkus, Gastritis, Ösophagusvarizen	dunkel
Untere gastrointestinale Blutung	Dünndarm, Dickdarm	10%	Divertikel, Karzinome	hell

Tab. 21: Gastrointestinale Blutungen

12.7 Verbrennung und Verbrühung

Gewebsschädigungen durch Hitzeeinwirkung werden als Verbrennungen oder Verbrühungen bezeichnet. Erfolgt die Hitzeeinwirkung dabei durch heiße Gegenstände, Flammen, Strom oder Strahlung, so spricht man von **Verbrennungen.** Verletzungen durch heiße Flüssigkeiten werden als **Verbrühung** bezeichnet. Die Folgen und die Behandlung sind gleich.

Verbrennungen und Verbrühungen sind in den letzten Jahrzehnten häufig geworden und gehören zu den gefürchtetsten chirurgischen Verletzungen. Die Folgen sind abhängig von der **Ausdehnung** (prozentual betroffene Hautfläche) und dem **Grad** der Verbrennung (Verbrennungstiefe). Ist mehr als 15% der Körperoberfläche betroffen, besteht Lebensgefahr.

12.7.1 Gradeinteilung

Das Ausmaß einer Verbrennung wird in vier Schweregrade eingeteilt.

Verbrennung ersten Grades

Schmerzhafte **Hautrötung** und Ödem, meist durch kurze Hitzeeinwirkung ausgelöst (heißer Kochtopf, Sonnenbrand). Keine Narbenbildung. Bei der Verbrennung ersten Grades ist nur die Epidermis betroffen.

Verbrennung zweiten Grades

Schmerzhafte **Blasenbildung** und leichte Nekrose des Hautgewebes (IIa). Bei tiefer zweitgradiger Verbrennung (IIb) leichte Sensibilitätsstörungen. An dem Stadium IIb kann es zur Narbenbildung kommen.

Verbrennung dritten Grades

Echte Nekrose und **Verkohlung der Haut** mit Zerstörung aller Hautschichten. Der Bereich ist völlig schmerzfrei und unsensibel, die Haut erscheint grau- weißlich bis schwarz. Verbrennungen dritten Grades heilen zum Teil unter Bildung von sehr auffälligen, unförmigen Narben.

■ Völlige Schmerzfreiheit einer verbrannten Zone spricht für Verbrennung dritten Grades.

Verbrennung vierten Grades

Schädigung von unter der Haut liegenden Organen wie Sehnen, Muskeln und Knochen.

12.7.2 Ausdehnung

Entscheidend für die Prognose und evtl. zu erwartenden Komplikationen ist die Flächenausdehnung einer Verbrennung. Maß ist die Prozentzahl verbrannter Körperoberfläche im Verhältnis zur Gesamtoberfläche. Hierbei geht man nach der sogenannten „**Neunerregel**" vor.

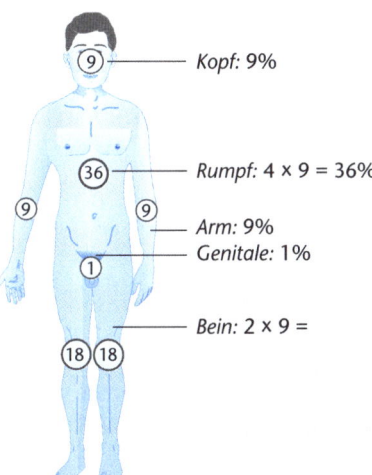

Abb. 150: Abschätzung der Ausdehnung einer Verbrennung nach der Neunerregel

Nach der Neunerregel entsprechen:
- Ein Arm: 9%
- Ein Bein: 2 × 9% = 18%
- Rumpfvorderfläche: 2 × 9% = 18%
- Rumpfhinterfläche: 2 × 9% = 18%
- Kopf: 9%
- Genitale: 1%
- Handfläche (im Arm enthalten): 1%.

12.7.3 Verbrennungskrankheit

Kleinere Verbrennungen machen außer Schmerzen keine wesentlichen Symptome. Verbrennungen mit einer Ausdehnung von mehr als 20% der Körperoberfläche führen unter Beteiligung des ganzen Organismus zu der so genannten **Verbrennungskrankheit,** die sich nach 2–3 Tagen voll ausbildet.

Ursachen:
Die Symptomatik der Verbrennungskrankheit ist im Wesentlichen auf zwei Mechanismen zurückzuführen:
- Massiver Verlust von Flüssigkeit und Eiweiß über die geschädigte Haut
- Freiwerden von Toxinen aus dem zerstörten Gewebe.

Zudem besteht eine erhöhte Infektionsgefahr durch fehlende Schutzwirkung der Haut und ein geschwächtes Immunsystem.

■ Bei Verbrennungen entsteht ein hoher Flüssigkeits- und Eiweißverlust.

Klinik:
Die Verbrennungskrankheit verläuft in mehreren Phasen. In der akuten **Schockphase** steht der massive Flüssigkeitsverlust über die geschädigte Haut im Vordergrund:
- Zum Teil lebensbedrohlicher Schock
- Hirnödembildung
- Kreislaufversagen.

Nach der Akutphase, die 1–2 Tage andauern kann, kommt es durch das Freiwerden von **Verbrennungstoxinen** aus dem zerstörten Gewebe zur sog. **Intoxikationsphase:**
- Organschädigungen durch die Toxine (akutes Nierenversagen)
- Kontinuierlich sich verschlechternder Allgemeinzustand
- Erhöhte Temperaturen bis hin zur Sepsis.

Nach Abklingen der akuten Phasen der Verbrennungskrankheit kommt es zur **Reparationsphase** mit Wundheilung. Bei Verbrennungen wird die Wundheilung häufig durch Sekundärinfektionen, Stressulzera und Keloidnarbenbildung kompliziert.

Therapie kleinerer Verbrennungswunden:
- Grad 1: Wundbehandlung mit Salbe (Flammazine®) und Verband
- Grad 2: Steriles Abtragen der Blasen, Salbenverband
- Grad 3: Abtragung der nekrotischen Hautbezirke, Salbenverband, evtl. sekundäre chirurgische Versorgung mit Hauttransplantat.

Therapie großflächiger Verbrennungswunden:
Bereits am Unfallort muss die Therapie einer Verbrennung einsetzen:
- Sofortige Kühlung (Leitungswasser) der Verbrennungswunde für mindestens 15 Minuten
- Anlegen einer Infusion und Flüssigkeitsersatz
- Analgetika (Schmerzmittel)
- Kleidung und Schmuck von betroffenen Hautpartien entfernen.

■ Sofortige Kühlung einer Verbrennungswunde vermag unter Umständen den Übergang einer zweitgradigen zur drittgradigen Verbrennung zu verhindern (sog. „after burning").

Nach Erstversorgung sollte umgehend ein Transport in eine Klinik zur definitiven Versorgung erfolgen:
- Offene Wundbehandlung und desinfizierende, jodhaltige Lösungen
- Wunddébridement mit Abtragung verkohlter und nekrotischer Bezirke
- Analgetika und Antibiotika.

■ Therapie einer großflächigen Verbrennung: Volumen, Analgetika, Antibiotika.

Komplikationen:
- Neigung zu Wundinfektionen
- Narbenhypertrophie mit zum Teil entstellenden Narben
- Narbenkontrakturen mit Bewegungseinschränkungen der Gelenke.

■ Die Wundheilung wird bei Verbrennungen oft durch Sekundärinfektionen und eine entstellende Narbenbildung erschwert.

Nach Abklingen der akuten Phase kann bei größeren Defekten eine **plastische Versorgung** der Hautschäden erfolgen. Entstellende Narben, die für den Betroffenen mitunter sehr belastbar sind, werden korrigiert. Durch **Hauttransplantationen** in sensiblen Bereichen (Gesicht) kann das Aussehen zusätzlich verbessert werden. Wegen der sozialen Folgen sollten Verbrennungsopfer immer auch psychologisch mitbetreut werden.

Prognose:
Die Prognose ist vom Grad der Verbrennung und viel mehr noch von deren Ausdehnung abhängig. Ist über die Hälfte der Körperoberfläche betroffen (> 50%), so sinkt die Überlebenschance auf 10–20%.

12.8 Erfrierung und Unterkühlung

Erfrierungen sind durch Kälteeinwirkung verursachte lokale Schädigungen der Hautschichten und evtl. tieferen Strukturen. Als **Unterkühlung** wird dagegen die Abkühlung des gesamten Organismus mit Absinken der **Körperkerntemperatur** bezeichnet.

12.8.1 Erfrierungen

Lokale Erfrierungen äußern sich ähnlich wie Verbrennungen mit Blasenbildung bis hin zur Gewebsnekrose. Leichtere Erfrierungen werden geschlossen mit einem Salbenverband behandelt, nekrotisches Gewebe bei Erfrierungen 2. und 3. Grades wird entfernt.

12.8.2 Unterkühlung

Bei der Unterkühlung kommt es zum Absinken der Körperkerntemperatur unter 37 °C. In Abhängigkeit von der Körperkerntemperatur werden folgende Grade der Unterkühlung unterschieden:
- Grad 1: Temperatur bis 34 °C
- Grad 2: Temperatur bis 27 °C
- Grad 3: Temperatur < 27 °C

Klinik:
Eine Unterkühlung verläuft in mehreren Phasen. Zunächst versucht der Körper den Wärmeverlust durch **Gefäßverengung** und **Muskelzittern** zu kompensieren (Hautblässe). Sinkt die Körpertemperatur weiter ab, kommt es zur **Verlangsamung aller Stoffwechselfunktionen** und zu Herzrhythmusstörungen, das Bewusstsein trübt langsam ein. Schließlich kommt es zum **Koma** mit nicht mehr messbarem Puls und Blutdruck.

Therapie:
Therapieprinzip einer Unterkühlung ist die **langsame Erwärmung** des Körperkerns. Eine zu schnelle Aufwärmung kann zu einer Gefäßweitstellung mit starkem Blutdruckabfall (Wiedererwärmungsschock) führen. Folgende Maßnahmen müssen getroffen werden:
- Einwickeln des Körpers mit Decken und Folien
- Überwachung des Patienten (Blutdruck, Puls, Atmung)
- warme Speisen und Getränke
- Badewanne mit lauwarmem Wasser (zuerst Körperstamm erwärmen)

■ Unterkühlte Patienten immer langsam aufwärmen.

13 Chirurgische Infektionen

Eine **Infektion** ist das Eindringen, die Ansiedelung und Vermehrung eines krankheitserregenden Mikroorganismus in einem Wirt. Einige Organe wie beispielsweise Haut, Schleimhaut und Darm sind physiologischerweise mit Bakterien besiedelt, ohne dass es zu einer Infektion kommt. Organe wie Harnleiter, Eileiter oder Gallenwege sind dagegen frei von Keimen und damit **steril**.

Unter einer **Infektionskrankheit** versteht man die Reaktion des Organismus auf einen Krankheitserreger.

13.1 Allgemeine Infektionslehre

Es gibt mehrere Gruppen von Mikroorganismen, die eine Infektion verursachen können.

Krankheitserreger:
- Bakterien
- Viren
- Protozoen (Parasiten)
- Pilze
- Würmer.

In der Chirurgie spielen **Bakterien** die größte Rolle. Als Eintrittspforte für die Erreger kommen neben den natürlichen Körperöffnungen alle Zugänge zum Körperinneren wie beispielsweise Operationswunden, Katheter, Sonden oder eingedrungene Fremdkörper in Frage. Daher sind bei allen chirurgischen Eingriffen strengste Anforderungen an Keimfreiheit und Hygiene zu stellen.

Begünstigend für eine Infektion wirken neben unsteriler Arbeitsweise und unzureichender Hygiene auch Störungen der natürlichen Schutzmechanismen wie Hautverletzungen oder ein geschwächtes Immunsystem (z. B. durch Kortikoidtherapie oder OP-Stress).

13.1.1 Entzündungszeichen

Eine **Entzündung** äußert sich unabhängig vom auslösenden Erreger mit fünf typischen Entzündungszeichen:
- Rötung (Rubor)
- Erwärmung (Calor)
- Schmerz (Dolor)
- Schwellung (Tumor)
- Funktionseinschränkung (Functio laesa).

■ **Die fünf Entzündungszeichen: Rötung, Erwärmung, Schmerz, Schwellung und Funktionseinschränkung.**

Darüber hinaus kann es vor allem bei Ausweitung der Entzündung und Verschleppung der Erreger in die Blutbahn (**Sepsis**) zu schweren Allgemeinreaktionen des Körpers kommen:
- Hohes Fieber (septische Temperaturen)
- Schüttelfrost
- Sich verschlechternder Allgemeinzustand mit Kreislaufkomplikationen und Organausfällen (Multiorganversagen)
- Verwirrtheit.

■ **Bei Ausweitung einer Entzündung und Verschleppung der Erreger in die Blutbahn kann es zu einer schweren Allgemeininfektion (Sepsis) kommen.**

13.1.2 Diagnostik

Die Diagnose einer Infektion wird durch klinische, laborchemische und mikrobiologische Befunde gestellt. Folgende Maßnahmen stehen zur Verfügung:
- Anamnese: Befragung des Patienten
- Klinische Untersuchung: Schwellung, vorangegangene Operationen, Schmerzen
- Wundabstrich: Entnahme von Wundsekret mit einem sterilen Tupfer und anschließender mikrobiologischer Untersuchung
- Labor: Bestimmung des Blutbildes (Leukozyten meist erhöht) und spezifischer Entzündungsparameter z. B. CRP
- Weitergehende Untersuchungen wie Röntgen, CT, MRT.

13.1.3 Therapie

Die Therapie einer chirurgischen Infektion erfolgt nach zwei Grundsätzen:
- Gründliche Ausräumung von Eiter, abgestorbenem Gewebe und Blutergüssen mit anschließender Spülung der Wunde
- Ruhigstellung und Schonung des betreffenden Bezirkes

Infizierte Wunden werden grundsätzlich **offen** behandelt. So kann nachlaufendes Sekret oder Eiter nach außen abfließen. Bei schweren Infektionen kann zusätzlich noch die systemische Gabe von **Antibiotika** (gezielt nach Keimbestimmung durch ein **Antibiogramm**) notwendig werden.

■ Die chirurgische Behandlung folgt dem alten Grundsatz: Wo Eiter ist, muss er entleert werden.

13.2 Spezielle Infektionsformen

Es gibt eine Reihe spezieller **Erscheinungsformen** einer Infektion, die unabhängig vom auslösenden Erreger auftreten. Sie sind in der Regel durch Bakterien verursacht.

13.2.1 Furunkel, Follikulitis und Karbunkel

Ein Furunkel ist die Entzündung eines Haarbalgs und der entsprechenden Talgdrüse. Bei Befall nur der Talgdrüse spricht man von **Follikulitis,** bei Ausdehnung auf mehrere Haarbälge von einer **Furunkulose.** Ein **Karbunkel** sind mehrere konfluierende Furunkel. Begünstigend wirken ein Diabetes mellitus (Abwehrschwäche) und mangelnde Körperhygiene.

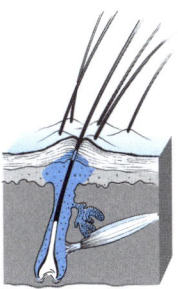
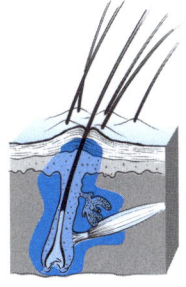
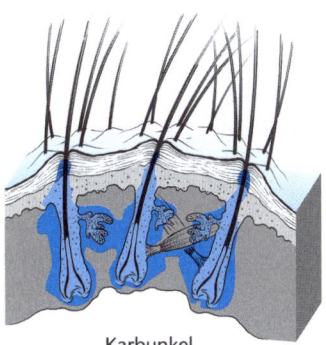

Abb. 151: Follikulitis, Furunkel und Karbunkel

Follikulitis   Furunkel   Karbunkel

Klinik:
- Schmerzhaft gerötetes Knötchen
- Bevorzugtes Auftreten an Kopf und Rücken.

Therapie:
Furunkel werden in der Regel konservativ behandelt:
- Feuchte, kühlende Verbände.

Nur bei großen Furunkeln oder ausgedehnter Furunkulose chirurgische Ausräumung und evtl. Antibiotika.

Bei größeren Gesichtsfurunkeln, vor allem in Höhe der Nasolabialfalten, besteht die Gefahr der Keimverschleppung über die Gesichtsvenen zu den Hirnhäuten. Solche Furunkel sollten früh behandelt werden.

■ Follikulitis: Entzündung einer Talgdrüse.
Furunkel: Entzündung von Haarbalg und Talgdrüse.
Furunkulose: Entzündung mehrerer Haarbälge.
Karbunkel: mehrere konfluierende Furunkel.

13.2.2 Abszess

Ein Abszess ist ein **abgekapselter Eiterherd** in einer rundum abgeschlossenen Gewebshöhle, die sich erst durch die Entzündung gebildet hat. Abszesse können sich an allen Stellen und Organen des Körpers finden (Leber, Lunge, Bauchhöhle etc.). Erreger der Abszesse sind meist **Staphylokokken.**

■ Abszess: abgekapselter Eiterherd.

Klinik:
Kleine oberflächliche Abszesse zeigen nur die allgemeinen Entzündungszeichen Rötung, Schmerz, Schwellung und Erwärmung. Größere Abszesse führen darüber hinaus zu:
- Fieber (evtl. septisch)
- Schlechtem Allgemeinzustand, Schwäche
- Klopfenden Schmerzen.

Therapie:
- Eröffnung und Spaltung des Abszesses
- Spülung und Drainage.

■ Abszesse werden immer chirurgisch eröffnet.

13.2.3 Empyem

Ein Empyem ist eine Eiteransammlung in einer vorgebildeten, bestehenden **Körperhöhle** (Gelenk, Gallenblase, Pleurahöhle). Die Symptome entsprechen denen des Abszesses, sind jedoch wegen der vermehrten Erregerstreuung häufig ernster. Auch hier sind die Erreger meist Staphylokokken.

Therapie:
- Eröffnung und Drainage
- Systemische Antibiotikagabe.

■ Empyem: Eiteransammlung in einer vorgebildeten Körperhöhle.

13.2.4 Phlegmone

Eine Phlegmone ist eine sich **flächenhaft** und diffus in Haut- und Unterhautgewebe ausbreitende Entzündung. Häufig betroffen sind Hand und Halsregion. Erreger sind meistens Streptokokken und Staphylokokken, die durch oft nur kleine Hautverletzungen eindringen und sich dann ausbreiten.

Klinik:
- Flächenhafte, schmerzhafte Rötung
- Schwere Allgemeinsymptome wie Fieber, Schwäche.

Therapie:
- Bei Einschmelzung und Abkapselung des entzündlichen Prozesses chirurgische Spaltung
- Ruhigstellung
- Antibiotika.

■ Phlegmone: flächenhafte Entzündung des Haut- und Unterhautgewebes.

13.2.5 Lymphangitis

Eine Lymphangitis ist eine schmerzhafte Entzündung der Lymphbahnen („rote Streifen"). Vom Ausgangspunkt der Entzündung (meist Extremitäten) schreitet die Rötung zum Körperstamm fort, bei Befall einer Lymphknotenstation spricht man von einer **Lymphadenitis.**

Klinik:
- Streifenförmige, schmerzhafte Rötung der Lymphbahnen
- Fieber, Erhöhung von BSG und Leukozyten.

Therapie:
- Ruhigstellung
- Feuchte, kühlende Umschläge
- Antibiotika.

■ Lymphangitis: Entzündung der Lymphbahnen.

13.2.6 Panaritium   [stechender Schmerz]

Ein Panaritium ist eine eitrige Entzündung des Fingers in Form eines Abszesses.   od. des Zehs

Lokalisation:
- Unter dem Nagel (Paronychie)
- In der Haut (Panaritium cutaneum)   um den Nagel: Panaritium paraunguale
- Im Unterhautgewebe (Panaritium subcutaneum)
- Mit Beteiligung der Sehnenscheide (Panaritium tendinosum) → bildet v. Phlegmone
- Mit Beteiligung von Knochen oder Gelenk (Panaritium ossale und articulare).

■ Panaritium: eitrige Entzündung des Fingers.   → Veränderung im Röntgenbild

Ursache: (Randnotiz)
- Staphylokokken
- Mischinfektion
- Nagelmaniküre
- Häufig: Immunlage geschwächt (Diab., HIV)

Klinik:
- Schmerzhafte Rötung und Schwellung
- Druckempfindlichkeit
- Evtl. sichtbare Eiterblasen.

Bei ausgedehnten Befunden und inkonsequenter Behandlung kann es über die Ausdehnung entlang der Sehnenscheiden zu Gewebs- und Sehnennekrosen und Knocheneiterungen kommen (**Hohlhandphlegmone**). Eine Hohlhandphlegmone muss sofort chirurgisch versorgt werden.

■ Ein Panaritium wegen der Komplikationsmöglichkeiten immer konsequent behandeln.

Therapie: → Lokalanästhesie
- Chirurgische Eröffnung, Spülung und Drainierung des Bezirkes   • kühlen • USAR
- Anschließende Rückstellung mit einem Unterarm-Schienenverband
- Evtl. Gabe von Antibiotika.   → bei weiter Wanderung od. b. Diabetes Pat.
■ Beim Panaritium immer chirurgische Eröffnung.   • Tetanus??

(Randnotiz links:)
Wo Eiter ist muss entleert werden → Inzision

Prognose: recht gut

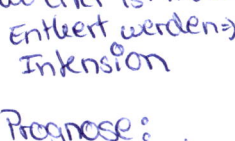
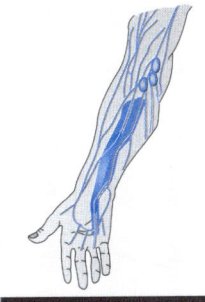
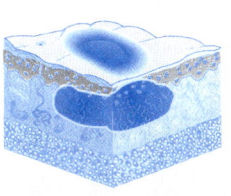
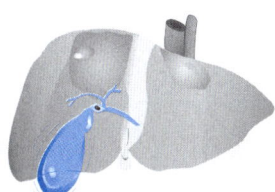

Phlegmone	Abszess	Empyem
Eitrige Infektion, die sich flächenhaft im Bindegewebe ausbreitet	Örtlich begrenzte, eitrige Gewebseinschmelzung	Eiteransammlung in einer vorgeformten Höhle
Beispiel: Erysipel der Haut (Wundrose)	Beispiel: Abszess der Haarbalgdrüse (Furunkel)	Beispiel: Empyem der Gallenblase (Gallenblasenempyem)

Abb. 152: Beispiele häufiger eitriger Infektionsformen in der Chirurgie

13.3 Spezifische Infektionen

Spezifische Infekte sind durch bestimmte Erreger ausgelöste Krankheitsbilder. Die im Folgenden genannten sind die für die Chirurgie häufigsten und wichtigsten Infekte.

13.3.1 Gasbrand

Der Gasbrand ist eine durch das Bakterium **Clostridium perfringens** ausgelöste, schwere Wundinfektion. Der Erreger kommt praktisch überall vor und bildet unter Luftabschluss einen aggressiven Giftstoff (Toxin), der zu der charakteristischen **Gasbildung** und **Gewebszerstörung** führt. Besonders gefährdet sind dabei tiefe, stark mit Erdreich verschmutzte Wunden mit starken Weichteilverletzungen (Quetschungen) und Minderdurchblutung. Die Inkubationszeit beträgt Stunden bis drei Tage.

Klinik:

Das von den Bakterien unter Luftabschluss (in tiefen Wundtaschen) gebildete Toxin verursacht schwerste Symptome. Bei den Stoffwechselvorgängen des Bakteriums wird ein Gas frei, das die typischen Symptome (**Gasbrand**) verursacht:
- stark schmerzhafte Wunde mit ausgedehnter Schwellung
- „Knistern" der Wunde (Gasbläschen, Gasödem)
- Röntgenologisch im Gewebe sichtbares Gas (gefiederter Muskel)
- Schwerste Allgemeinerscheinungen wie Sepsis, Herz-Kreislaufversagen und Nierenversagen.

Therapie:

Grundlage der Therapie ist die Versorgung der Wunde mit Sauerstoff, da der Keim sein Toxin nur unter Sauerstoffabschluss bildet:
- Breite Eröffnung des Wundgebietes
- Sauerstoffanreicherung des Blutes in Überdruckkammer
- Hochdosierte intravenöse Antibiotikagabe (Penicillin, Tetracykline).

■ **Bei Gasbrand sofortige, breite Eröffnung des Wundgebietes und Anreicherung des Blutes mit Sauerstoff.**

Prognose:

Die Prognose des fortgeschrittenen Gasbrandes ist sehr schlecht. Ohne Therapie tritt der Tod innerhalb von Stunden bis wenigen Tagen ein. Wegen der guten hygienischen Bedingungen ist der Gasbrand heute selten geworden.

13.3.2 Tetanus (Wundstarrkrampf)

Der Tetanus ist eine durch das Bakterium Clostridium tetani ausgelöste Wundinfektion. Wie beim Gasbrand wird auch hier die eigentliche Erkrankung von einem unter sauerstoffarmen Bedingungen gebildeten Toxin hervorgerufen. Anders als beim Gasbrand sind hier bereits kleinste oberflächliche Wunden infektionsgefährdet. Die Inkubationszeit beträgt 2–14 Tage.

■ **Auch die kleinste Wunde ist tetanusgefährdet.**

Klinik:

Die charakteristische Tetanussymptomatik wird durch Befall des Nervensystems ausgelöst. Durch die Unterdrückung der hemmenden Nervenanteile kommt es zur Dauererregung und massiven Muskelkrämpfen.
- Krampfhaft verspannte Gesichtsmuskulatur („Teufelslachen")
- Krampfartige Lähmung der Nacken- und Rückenmuskulatur
- Lähmung der Atemmuskulatur mit Ersticken
- Starkes Fieber.

Durch kleinste, äußere Reize (Licht, Berührung, Luftzug) können massive Krampfanfälle ausgelöst werden.

Therapie:
Ist die Erkrankung bereits ausgebrochen, kann nur symptomatisch behandelt werden:
- Sedierung
- Gabe von Muskelrelaxanzien
- Künstliche Beatmung (evtl. über Wochen)
- Gabe eines Tetanus-Gegenserums.

Selbst unter optimalen Bedingungen liegt die Letalität beim Tetanus immer noch über 50%. Das macht die Notwendigkeit einer konsequenten Prophylaxe deutlich.

Prophylaxe:
Von entscheidender Bedeutung ist die Durchführung einer **Tetanusimmunisierung** möglichst bei jedem Menschen, spätestens aber nach einer Verletzung. Bei jeder Wundbehandlung ist daher unbedingt nach dem Impfschutz (Impfpass) zu fragen.

■ Bei jeder noch so kleinen Wunde: Prüfung des Tetanusimpfschutzes.

Grundimmunisierung
Gabe von drei aktiven Impfungen mit einem abgeschwächten Toxin (Tetanol®) innerhalb eines Jahres.

Simultanimpfung
Bei frischen Verletzungen gibt man zusätzlich zur ersten Impfung ein spezifisch wirksames Gammaglobulin (Tetagam®) zum Sofortschutz (passive Impfung).

■ Bei frischen Verletzungen und fehlendem Impfschutz: Simultanimpfung.

13.3.3 Milzbrand (Anthrax)

Der Milzbrand ist eine durch Bacillus anthracis ausgelöste Infektionskrankheit. Das Bakterium findet sich vor allem in Schafen, Rindern und Schweinen und kann bereits durch oberflächliche Hautverletzungen oder Einatmung von Bakteriensporen übertragen werden. Gefährdet sind besonders in der Landwirtschaft tätige Berufsgruppen wie Landwirte, Metzger und Tierärzte.

Klinik:
- Juckende Pustelbildung an der Haut
- Evtl. Übergang auf innere Organe (Milz) mit Sepsis.

Therapie:
- Ruhigstellung
- Antibiotische Therapie
- Keine chirurgische Intervention.

Prognose:
- Letalität über 80%.

13.3.4 Tollwut (Lyssa, Rabies)

Die Tollwut ist eine durch infizierte Tiere (Wölfe, Hunde) übertragene Viruserkrankung mit sehr schlechter Prognose. Das Virus dringt durch eine Bisswunde oder Abschürfungen in den Körper des Menschen ein. Die Erkrankungswahrscheinlichkeit liegt zwischen 1% und 100% und ist von der Bissstelle und Größe der Bisswunde abhängig. Das Tollwutvirus wandert nach Übertragung entlang der Lymphbahnen in das ZNS und führt dort zu Dauererregungen. Die Inkubationszeit kann bis zu einem Jahr betragen.

Klinik:
Die Symptomatik wird bestimmt durch den Virusbefall des Nervensystems:
- Psychische und motorische Unruhe
- Muskelkrämpfe
- Tobsuchtsanfälle („Tollwut")
- Im Endstadium Lähmung und Herzversagen.

Eine definitive Diagnose kann nur durch den Erregernachweis in den Gehirnzellen des betroffenen Tieres gestellt werden. Dort finden sich die so genannten **Negri-Einschlusskörperchen,** die eine Tollwutinfektion beweisen.

Therapie:
Bei klinisch manifester Erkrankung ist keinerlei Therapie möglich. Bei Verdacht auf eine mögliche Infektion:
- Sofortige Wundreinigung
- Offene Wundbehandlung
- Tollwutschutzimpfung.

■ Die manifeste Tollwuterkrankung verläuft immer tödlich.

Wegen des schwer wiegenden Verlaufes einer Tollwuterkrankung sollten gefährdete Personen, z. B. Jäger, geimpft werden.

13.3.5 Erysipel

Das Erysipel ist eine phlegmonöse, flächenhafte Entzündung des Unterhautgewebes und der entsprechenden Lymphgefäße. Erreger sind Streptokokken, die bereits durch kleinste, nicht sichtbare Hautläsionen eintreten können.

Klinik:
- Flächenhafte Rötung und Schwellung
- Starke Schmerzen
- Schweres Krankheitsgefühl mit hohem Fieber.

Therapie:
- Feuchte Umschläge
- Hochdosierte Penicillingabe.

13.3.6 Echinokokkose

Die Echinokokkose ist eine durch die Finnen des Hundebandwurms verursachte Erkrankung. Der Erreger wird durch direkten Kontakt mit dem Hund oder verschmutztes Essen übertragen. Gefürchtet ist der Echinokokkenbefall von Leber und Hirn, wo die wachsenden Finnen zu schweren Symptomen führen können. Therapeutisch wird die chirurgische Ausschälung der Echinokokkuszysten angestrebt.

13.3.7 Aktinomykose

Die Aktinomykose ist eine meist im Halsbereich lokalisierte, bakterielle Entzündung. Der Entzündungsprozess neigt zur Einschmelzung und Fistelbildung und kann mit schwerer Allgemeinsymptomatik einhergehen. Mittel der Wahl ist die Behandlung mit Penicillin.

Fragensammlung

1 Grundlagen der Chirurgischen Pflege

1. Nennen Sie drei typische Wundarten.
2. Nennen Sie die wichtigsten durch mechanische Gewalt verursachten Wunden.
3. Welche Arten der Wundheilung unterscheidet man?
4. Erläutern Sie kurz die Phasen einer unkomplizierten Wundheilung.
5. Nennen Sie Einflüsse, die die Wundheilung stören können.
6. Welche Wunden sind nicht für eine primäre chirurgische Wundversorgung geeignet?
7. Welche Aufgabe haben Kompressionsverbände?
8. Welche Aufgabe haben Druckverbände?
9. Welche Bedeutung hat der Tetanusimpfschutz bei der Wundbehandlung?
10. Welches ist die häufigste Komplikation beim Harnblasenkatheter?
11. Was ist der Unterschied zwischen einem peripheren und einem zentralen Venenzugang?
12. Nennen Sie drei Indikationen für das Einlegen einer Magensonde.
13. Wann wird eine Kompressionssonde (Sengstaken-Blakemore) eingeführt?

2 Perioperative Maßnahmen

1. Nennen Sie je ein Beispiel zur absoluten und relativen Operationsindikation.
2. Was ist eine vitale Indikation?
3. Was ist ein Elektiveingriff?
4. Was gehört zur Routinediagnostik vor einem operativen Eingriff?
5. Wo sind CT und MRT allen anderen Untersuchungsverfahren überlegen?
6. Worüber muss die Aufklärung des Patienten vor einer Operation erfolgen?
7. Nennen Sie fünf typische postoperative Komplikationen
8. Nennen Sie Faktoren, die die Entstehung einer Thrombose begünstigen.
9. Was ist ein Platzbauch, was begünstigt seine Entstehung?

3 Visceralchirurgie

1. Was ist ein Ösophagusdivertikel, welche Formen gibt es?
2. Wo ist das Ösophaguskarzinom hauptsächlich lokalisiert, welches Symptom findet sich fast immer?
3. Wie unterscheidet sich eine Gleithernie von einer paraösophagealen Hernie, wo liegt der Unterschied in der Therapie?
4. Nennen Sie drei wichtige Komplikationen eines Ulkus.
5. Schildern Sie kurz das Prinzip der Billroth-I- und Billroth-II-Operation
6. Wieso ist das Magenkarzinom besonders heimtückisch?
7. Nennen Sie zwei Krebsrisikoerkrankungen für das Magenkarzinom.
8. Welche Komplikationen zeigt der M. Crohn?
9. Woraus geht das Meckel-Divertikel hervor?
10. Nennen Sie drei Leitsymptome der akuten Appendizitis.
11. Nennen Sie drei gängige Komplikationen der Colitis ulcerosa.
12. Wie werden Polypen des Dickdarms behandelt?
13. In welchem Alter tritt der Rektum- oder Analprolaps vorwiegend auf?
14. Wie müssen Fisteln im Analbereich behandelt werden?
15. Welches Untersuchungsverfahren dient zur routinemäßigen Beurteilung der Leber?
16. Weshalb ist eine ausgedehnte Verletzung der Leber bedrohlich?
17. Beschreiben Sie den typischen Risikopatienten für ein Gallensteinleiden.
18. Leitsymptom der Gallensteine?
19. Nennen Sie drei schwere Komplikationen der Pankreatitis.
20. Wie erfolgt prinzipiell die Therapie der akuten Pankreatitis?
21. Was ist das Leitsymptom des Pankreaskarzinoms?
22. Welche Folgen hat eine Entfernung der Milz?
23. Nennen Sie drei klinisch wichtige Hernien.

4 Orthopädie

1. Was misst das Zeichen nach Schober und Ott?
2. Nennen Sie 3 typische orthopädische Hilfsmittel.
3. Was ist die Ursache der Osteogenesis imperfecta (Glasknochenkrankheit)?
4. Benennen Sie 3 aseptische Knochennekrosen mit Lokalisation und Eigennamen.
5. Was versteht man unter einer Skoliose?
6. In welchem Bereich der Wirbelsäule ist die häufigste Lokalisation des Bandscheibenvorfalls?
7. Welche unterschiedlichen Schulterluxationsformen kennen Sie?
8. Welche Erkrankung geht mir einer ausgeprägter Beugekontraktur der Finger einher?
9. Was ist das Leitsymptom der Coxarthrose?

10. Welche Maßnahmen sollten bei einer Hüftluxation beim Säugling ergriffen werden?
11. Nennen Sie Symptome einer frischen Meniskusverletzung?
12. Wie wird eine Achillessehnenruptur diagnostiziert?
13. Nennen Sie 3 erworbene Fußdeformitäten.
14. In welchem Alter ist das Ewing Sarkom am häufigsten?
15. Welche Primärtumoren führen häufig zu Knochenmetastasen?
16. Nennen sie typische Symptome des Morbus Bechterew?
17. Welche Therapie wird bei allen Osteomyelitisformen angewandt?

5 Traumatologie

1. Nennen Sie je 3 sichere und unsichere Frakturzeichen.
2. Wie teilt man die offenen Frakturen ein?
3. Wann sollte man die operative der konservativen Frakturbehandlung vorziehen?
4. Was ist das Kompartment-Syndrom, wo kann es vor allem auftreten?
5. Welche Komplikation beinhalten komplizierte Frakturen der Wirbelkörper?
6. Was ist die häufigste Fraktur?
7. Nennen Sie Therapiemöglichkeiten der Klavikulafraktur.
8. Welche Frakturen können mit einem erheblichen Blutverlust einhergehen?
9. Wie werden Schenkelhalsfrakturen im höheren Lebensalter versorgt?
10. Was ist das Leitsymptom der Bandruptur?

6 Urologie

1. Was versteht man unter Dysurie?
2. Nennen Sie 3 Missbildungen der ableitenden Harnwege.
3. Welche Komplikation kann bei einem Leistenhoden entstehen?
4. Welche Symptome treten bei einer akuten Pyelonephritis auf?
5. Nennen Sie 3 Ursachen die zur Nierensteinbildung führen können?
6. Welche diagnostischen Möglichkeiten stehen differentialdiagnostisch bei Nierensteinen zur Verfügung?
7. Welche Therapiemöglichkeiten stehen bei Steinleiden zur Verfügung?
8. Was ist die Therapie der Wahl beim Blasenkarzinom?
9. Was versteht man unter einer Prostatahyperplasie?
10. Welcher Tumor spielt im urologischen Bereich vor allem bei Kindern eine Rolle?
11. Durch was entsteht eine Paraphimose?
12. Was ist der Unterschied zwischen Lues und Gonorrhoe?

7 Herzchirurgie

1. Nennen Sie einen Herzfehler mit Links-Rechts-Shunt und einen mit Rechts-Links- Shunt.
2. Welche Folgen hat eine Aortenisthmusstenose?
3. Welche vier Herzfehler beinhaltet die Fallot-Tetralogie?
4. Nennen Sie je einen Vor- und Nachteil, den Kunststoff- bzw. Metallklappen gegenüber Schweineklappenersatz haben.
5. Welches klinische Leitsymptom hat die Aorteninsuffizienz?
6. Nennen Sie bedeutende Risikofaktoren für die Entwicklung einer koronaren Herzkrankheit (KHK).
7. Nennen Sie wichtige Voraussetzungen für eine Herztransplantation.

8 Gefäßchirurgie

1. Welche apparativen Untersuchungsverfahren stehen für die Diagnostik bei Gefäßerkrankungen zur Verfügung?
2. Nenne Sie 3 typische gefäßchirurgische Operationsverfahren.
3. In welche Stadien teilt man die chronische arterielle Verschlusskrankheit ein?
4. Welches klinische Bild zeigt der Verschluss einer Mesenterialarterie?
5. Was ist eine Phlebothrombose, was trägt zu ihrer Entstehung bei?
6. Was unterscheidet Thrombophlebitis und Phlebothrombose?
7. Nennen Sie typische Symptome einer Lungenembolie?

9 Thoraxchirurgie

1. Wann vor allem wird die Bronchoskopie eingesetzt?
2. Wie wird ein Pneumothorax therapiert?
3. Welche Folge kann eine Rippenserienfraktur haben?
4. Welche Arten des Pleuraergusses gibt es?
5. Nennen Sie scheinbar harmlose Anfangssymptome des Bronchialkarzinoms.
6. Wie ist die Prognose des Bronchialkarzinoms?
7. Nennen Sie drei Tumorarten, die in die Lunge metastasieren.

10 Neurochirurgie

1. Wann wird eine Liquorpunktion durchgeführt?
2. Nennen Sie 3 primäre Hirntumore.
3. Was versteht man unter einem Hirnarterienaneurysma?
4. Was unterscheidet Commotio und Contusio cerebri (Gehirnerschütterung und Gehirnprellung)?
5. Für welche Form der Hirnblutung spricht eine Bewusstseinstrübung nach „freiem Intervall" mit zunächst klarem Bewusstsein?
6. Welche Folge hat die vollständige Durchtrennung eines peripheren Nervs?

11 Spezialgebiete der Chirurgie

1. Was ist ein kalter Knoten in der Schilddrüse? Was kann die Ursache sein?
2. Was ist der M. Basedow?
3. Was ist die häufigste Schilddrüsenerkrankung überhaupt, was die häufigste Ursache?
4. Nennen Sie eine typische Komplikation der Schilddrüsenoperation.
5. Nennen Sie drei Arten des Hauttransplantates.
6. Nennen Sie 2 Organtransplantationen mit typischer Indikation.

12 Chirurgische Notfälle

1. Nennen Sie chirurgisch wichtige Ursachen des Schocks.
2. Was ist ein Polytrauma?
3. Welche Ursachen kann ein akutes Abdomen haben?
4. Was ist häufige Folge einer Peritonitis?
5. Erläutern Sie die unterschiedliche Behandlung eines paralytischen und eines mechanischen Ileus.
6. Welche klinischen Symptome deuten auf eine obere gastrointestinale Blutung hin?
7. Bei einem Patienten sind beide Arme, ein Bein und die Vorderseite des Rumpfes völlig verbrannt. Wie viel Prozent der Körperoberfläche sind das?
8. Welche Komplikationen hat eine ausgedehnte Verbrennung?

13 Chirurgische Infektionen

1. Nennen Sie die Kardinalsymptome einer Entzündung.
2. Was ist ein Furunkel?
3. Welche Wunden sind gasbrandgefährdet?
4. Was versteht man unter Simultanimpfung? Wann wird sie durchgeführt?
5. Welche Prognose hat die Tollwut?
6. Was ist ein Erysipel?

Register

A

Abdomen, akutes 284
Abstoßungsreaktionen 279
Abszess 296
Abszessbildung 26
Abwehrspannung 284
Acetylsalizylsäure 28
Achalasie 30, 32
Achillessehnenruptur 119
Achillodynie 119
Achondrodysplasie 89
ACVB 226
Adenektomie 201
Adenom 58, 269
Adoleszenten-Kyphose 95
Aktinomykose 300
Akustikusneurinom 255
Algurie 176
Amputation 230, 234
Analfissuren 62
Analfistel 63
Analkarzinom 63
Anamnese 17, 80
Anästhesieverfahren 21
Anastomoseninsuffizienz 53
Aneurysma 234, 256
Angiographie 18, 126, 228
Angiome 257
Angioplastik 234
Ankylose 140
Anurie 204
Anus praeter 53
Aortenbogenanomalien 217
Aorteninsuffizienz 224
Aortenisthmusstenose 216
Aortenstenose 217, 223
Appendektomie 52, 56
Appendizitis 55
Arteriographie 254
Arthritis 132, 139
Arthrose 109
Arthroskopie 161
ASA 21
ASD 217
Aspirin® 28
Astrozytom 255
Aszitesuntersuchung 65
Aufwachraum 24
Auskultation 240, 245
AVK 232
Azetabulumfraktur 157
Azidose, tubuläre 191

B

Baker-Zyste 117
Ballondilatation 230
Bandscheibenvorfall 102
Bauchaortenaneurysma 235
Bauchfellentzündung 27, 285
Baycast 8
Bechterew-Erkrankung 114
Beckenniere 178
Beckenringfraktur 157
Beinarterienverschluss 231
Belastungs-EKG 240
Beugesehnenverletzungen 156
Bifurkationsporothese 235
Bilharziose 188
Billroth-II-Resektion 41
Billroth-I-Resektion 41
Biopsie 31, 126
Bisswunde 1
BKS 84
Blalock-Taussig-Anastomose 220
Blasenekstrophie 180
Blasenentzündung 185
Blasenkatheter 9, 168
Blasenpunktion 168
Blasenscheidenfistel 212
Blasenspiegelung 172
Blasenstein 193
Blutgasanalyse 240
Blutung, epidurale 261
Blutung, gastrointestinale 289
Blutung, subdurale 262
Blutungen 51
Blutuntersuchung 17
Blutvergiftung 297
Boerhaave-Syndrom 34
Böhler-Zeichen 116
Brillenhämatom 258
Bronchialkarzinom 251
Bronchoskopie 241
Bruchinhalt 76
Bruchleiden 76
Bruchpforte 76
Bruchsack 76
Bülau-Drainage 13, 246
Bursitis olecrani 106
Bypass 230, 234

C

Chemonukleolyse 103
Chemotherapie 126
Cholegramm 18
Cholezystektomie 66
Cholezystitis 70
Cholezystolithiasis 69
Chondrom 127
Chondropathia patellae 117
Chondrosarkom 129
Chylothorax 249
Chylus 249
Claudicatio intermittens 233
Clearance-Verfahren 171
Codman-Dreieck 125
Colitis ulcerosa 57
Computertomographie 19, 83, 254
Coxarthrose 109
CP 132
Cross-flap 276
Crutchfield-Extension 9
Crutchfield-Klammer 149
CT 19, 31, 83, 254
Cysteinurie 191
Cystinsteine 192

D

Dachziegelverband 7
Darmentleerung 22
Darmnekrose 286
Darmrohr 12
Darmspiegelbildung 287
Darmstimulation 25
Darmverschluss 286
Débridement 4
Décollement 1
Dekortikation 242
Dekubitus 28
Desault-Verband 7
Deviation, ulnare 133
Diagnostik, präoperative 17
Diarrhö 51
Dickdarm 51
Dickdarmkarzinom 59
Divertikel 48
Divertikel, epiphrenales 33
Divertikulose 58
Doppelfehlbildungen 179
Doppelniere 178
Dopplerdruckmessung 228
Drahtextension 9
Drainage 13
Dranginkontinenz 212
Druckgeschwür 28
Druckverbände 6
DSA 229
Ductus arteriosus botalli, offener 219
Dumping-Syndrom 42
Dünndarmsegmentresektion 50
Dünndarmsonde 12
Duplex-Sonographie 228
Durchblutungsstörungen 257
Durchwanderungsperitonitis 286
Dysphagie 30, 33
Dysraphien 263
Dysurie 176

E

Easy-Flow-System 14
Echinokokkose 300
EEG 254
Eingriff, operativer 15
Eingriffe, minimal-invasive 23
Einlagen 85
Einverständniserklärung 20
Einwilligung 20
Eisenmenger-Reaktion 218
Eiteransammlung 296
Ejaculatio praecox 210
Ejakulat 171
EKG 17
Elektiveingriffe 21
Elektivoperation 16
Elektroencephalogramm 254
Elektrophoerese 84
Elektroresektion, transurethrale 201
Elektrotherapie 87
Ellenbogenluxation 153

Embolektomie 229, 231, 234
Embolie 27
Empyem 296
Enchondrom 127
Endoprothese 110
Endoskopie 18, 31
Enterostoma 53
Enterotomie 50
Entrindung 242
Entzündung 294
Epicondylitis humeri 106
Epididymitis 187
Epigard® 6
Epiphysiolyse 113
Epispadie 180
Epitheltransplantationen 277
ERCP 65
Erektionsstörungen 209
Erfrierung 1, 293
Ergotherapie 88
Erysipel 300
Erythrozyturie 169
ESWL 70, 195
Ewing-Sarkom 129
Exostosen 89
Exostosenkrankheit 89, 127
Expertenstandard Dekubitus-
 prophylaxe 29
Extension 145
Extensionsverband 9

F

Fallot-Tetralogie 220
Falschgelenk 148
Faustschlussprobe 228
Fehlbildungen 177
Feinnadelpunktion 267
Femoralhernie 78
Fersensporn 123
Fieber 174
Filariose 189
Filtrationsrate, glomeruläre 171
Finger-Boden-Abstand 82
Fingerfraktur 155
Fistel, arterio-venöse 236
Fixateur externe 146
Fixationsverbände 86
Fluid Lung 205
Foetor ex ore 30
Fogarty-Ballonkatheter 229
Foramen ovale 218
Fraktur 141
Frakturbehandlung 144
Fremdkörper 43
Fundopexie 35
Fundoplikatio 35
Funktionsprüfungen 81
Furunkel 295
Fuß, rheumatischer 136

G

Gallenkolik 69
Gallensteine 70
Galvanisation 88
Ganglion 130

Gangrän 233
Gasbrand 298
Gastrektomie 41
Gastrinom 75
Gastritis 46
Gastroskopie 40
Gefäßchirurgie 228
Gelenkeinsteifung 140
Gelenkmaus 95
Gelenkrheumatismus 132
Genu recurvatum 119
Genu valgum 118
Geschwürbildung 28
Gewebefäulnis 233
Gicht 98, 191
Gilchrist-Verband 7
Gipsverband 8, 145
Glasknochenkrankheit 90, 301
Gleitbrüche 38
Glioblastom 255
Globusgefühl 30
Glomerulonephritis 169
Glukosurie 169
Gonarthrose 114
Gonorrhoe 213
Gumma 214

H

Hallux rigidus 123
Hallux valgus 122
Hämatemesis 289
Hämatom, intrazerebrales 262
Hämatothorax 245, 249
Hämaturie 176
Hammerzehe 123
Hämorrhoiden 61
Harnblasenkarzinom 198
Harnblasenkatheter 9
Harnfarbe 168
Harninkontinenz 211
Harnleiterkarzinom 197
Harnleiterpapillom 198
Harnleiterspiegelung 173
Harnleiterstein 193
Harnsäure 170
Harnsäuresteine 191
Harnsediment 169
Harnstauung 174
Harnstauungsniere 205
Harnstoff 170
Harnuntersuchung 168
Harnwegsinfekt 27, 191
Hautplastik 275
Hauttransplantation 276
Hemikolektomie 52
Heparin 28
Hepatomegalie 68
Hernie 76
Hernie, epigastrische 79
Hernie, paraösophagale 38
Herzbeuteltamponade 227
Herzfehler 221
Herzklappenersatz 221
Herzkontusion 248
Herztransplantation 224, 280
Herzwandaneurysma 226
Hiatoplastik 35

Hiatushernie 37
Hilfsmittel, orthopädische 85
Hirnarterienverschluss 231
Hirndruck 253
Hirntod 278
Hirntumoren 255
Hodenbänkchen 187
Hodentorsion 206
Hodentumoren 198
Hornhauttransplantation 280
Hufeisenniere 178
Hüftdysplasie 110
Hüftgelenksluxation 158
Hüftgelenksverrenkung 110
Hüftkopffraktur 159
Hüftkopfnekrose 93, 110
Hühnerbrust 245
Humerusfraktur 152
Humerusschaftfraktur 153
HWS-Schleudertrauma 150
Hydramnion 31
Hydrokolloidverbände 5
Hydronephrose 179
Hydrotherapie 87
Hydrozele 199
Hydrozephalus 263
Hyperkalzurie 190
Hypernephrom 197
Hyperparathyreoidismus 190
Hypersplenismus 76
Hyperthyreose 268
Hyperurikämie 98
Hypoparathyreoidismus 274
Hypophysentumor 256
Hypospadie 180
Hypothyreose 270
Hysterosalpingographie 18

I

Ileitis terminalis 49
Ileus 286
Iliosakralgelenk-Syndrom 114
Immun-Elektrophorese 84
Immunsuppression 279
Immuntherapie 127
Impotentia coeundi 209
Impotentia generandi 210
Impotenz 209
Indikation 15
Indikation, absolute 16
Indikation, relative 16
Indikation, soziale 16
Infektarthritis 139
Infektion 294
Infektionskrankheit 294
Infertilität 181
Inguinalhernie 78
Inoperabilität 17
Inspektion 80
Insult 231
Interponat 234
Iontophorese 88

J

Jochbeinfraktur 259

K

Kahnbeinfraktur 154
Kahnbeinpseudarthrose 107
Kalkaneusfraktur 165
Kalottenfraktur 258
Kälteanwendungen 87
Kalziumoxalatsteine 192
Kammerseptumdefekt 218
Karpaltunnelsyndrom 107, 264
Katheter 173
Katheterfieber 174
Kernspintomographie 19, 83, 125, 254
KHK 225
Kielbrust 245
Kinn-Brustbein-Abstand 82
Klappenersatz 222
Klavikulafraktur 151
Klumpfuß 120
Knickfuß 121
Kniegelenkverschleiß 114
Kniekehlenzysten 117
Kniescheibenfraktur 162
Knochenheilung 144
Knochenmetastasen 131
Knochennekrosen, aseptische 92
Knochenzyste 131
Knoten, heißer 269, 272
Knoten, kalter 272
Koarktationssyndrom 216
Kolektomie 52
Kolik 194
Kolikschmerz 175
Kolotomie 52
Kompartmentsyndrom 147
Komplikationen, postoperative 25
Kompressionssonde 12
Kompressionsverbände 5, 6
Kondylome 213
Koniotomie 244
Kontraindikation 16
Koprostase 287
Koronarangiographie 225
Koronare Herzerkrankung 225
Kragen, spanischer 206
Krallenzehe 123
Krampfadern 238
Krankengymnastik 88
Kreatinin 170
Krebsrisikoerkrankungen 47
Kreuzbandruptur 161
Kreuzbandverletzungen 161
Kreuzlappen 276
Krise, thyreotoxische 269
Kropf 270
Krossektomie 238
Kryotherapie 127
Kumarine 28
Kunststoffverband 8
Kyphose 102

L

Labordiagnostik 84
Lagerung 24
Laparoskopie 40, 65
Lappen, gestielter 276
Lappen, myokutaner 276
Laserangioplastie 230
Lebenspender 278
Leberabszess 67
Leber-Echinococcuszyste 67
Leberteilentfernung 65
Lebertransplantation 65, 280
Lebertumoren 67
Leberzirrhose 68
Leistenbruch 78
Leriche-Syndrom 231
Liquoruntersuchung 255
Litholyse 70, 196
Lobektomie 243
Lues 213
Lungenbiopsie 242
Lungenembolie 238
Lungenkontusion 247
Lungenmetastasen 252
Lungenresektion 243
Lungentransplantation 280
Lymphangitis 297
Lysetherapie 230

M

Magen-Darm-Atonie 26
Magendarmpassage 18
Magengeschwür 41
Magenkarzinom 47
Magenruptur 43
Magensonde 11
Magenstumpfkarzinom 43
Magenteilresektion 41
Makrohämaturie 176
Malabsorption 43
Maldescensus testis 181
Maldigestion 43
Mammareduktionsplastik 278
Mammarekonstruktion 278
Marknagelung 146
Marshall-Manchetti-Krantz 212
Massage 87
Mausbett 95
MDP 18
Meckel-Divertikel 48
Mediastinalemphysem 250
Mediastinitis 250
Mediastinoskopie 241
Medulloblastom 255
Megakolon 54, 57
Megaureter 180
Mehrfachverletzung 283
Menigeom 255
Meniskusschäden 115
Meniskusverletzungen 116
Mesenterialarterienverschluss 232
Mesenterialinfarkt 232, 286
Mesh-Graft 277
Metallklappen 221
Metastasen 256
Meteorismus 51
MIC 23
Mikrohämaturie 176
Mikroorganismen 294
Milz 75
Milzbrand 299
Milzruptur 75
Mitralinsuffizienz 223
Mitralstenose 222
Mittelfußfraktur 165
Mittelhandfraktur 155
Mittelstrahlurin 167
Mobilisation 24
Morbus Basedow 268
Morbus Crohn 49
Morbus Dupuytren 107
Morbus Hirschsprung 54
Morbus Kahler 130
Morbus Köhler 96
Morbus Ledderhose 124
Morbus Osgood-Schlatter 96
MR 83
MRT 125
Muskeldystrophie 91
Myokardinfarkt 225

N

Nabelhernie 79
Nachblutung 25
Nahrungsaufbau 24
Nahrungskarenz 22
Nahtinsuffizienz 26
Narbenhernie 79
Narkose-Risikogruppen (ASA) 21
Nasenbeinfraktur 259
Navicularefraktur 154
Nebenschilddrüse 273
Nekrose 291
Neofrakt 8
Nephritis 185
Nephrolithotomie 196
Nervendurchtrennung 265
Nervenkompression 264
Netztransplantat 277
Neunerregel 291
Neuralgien 265
Neutral-Null-Methode 81
Nierenangiographie 172
Nierenaplasie 178
Nierenbeckenabgangsstenose 179
Nierenbeckenkarzinom 197
Nierenbiopsie 173
Nierenfunktionsprüfung 171
Nierenkarbunkel 185
Nierenkarzinom 197
Nierensteine 192
Nierentransplantation 280
Nierenzyste 178
NMR 19
Nykturie 177

O

O-Bein 118
Oberkieferfrakturen 259
Oberschenkelschaftfraktur 160
Obstipation 51
Oesophagusdivertikel 32
Oesophagusperforation 34
Oesophagusvarizen 12
Olekranonfrakturen 153
Oligodendrogliom 255
Operation 15
Operationssaal 22

Operationsverfahren, palliative 42
Operationsvorbereitung 21
Orbitabodenfraktur 259
Orchiektomie 203
Orchitis 187
Organschmerz 174
Organspende 278
Orthesen 85
Orthopädie 80
Osmolarität 169
Ösophagitis 34
Ösophagusatresie 31
Ösophaguskarzinom 36
Ösophaguskompressionssonde 12
Ösophagusresektion 37
Ösophagusruptur 34
Ösophagusvarizen 68
Osteochondrom 127
Osteochondrosis dissecans 95
Osteogenesis imperfecta 90
Osteoklastom 128
Osteomalazie 97
Osteomyelitis 136, 138, 143, 148
Osteoporose 97
Osteosarkom 128

P

Palliativoperation 53
Palmarerythem 68
Panaritium 297
Pankreas 71
Pankreaskarzinom 74
Pankreastransplantation 280
Pankreatitis 71
Panzerherz 227
Papillome 198
Paraphimose 206
Patellafraktur 162
Patellaluxation 117, 162
Payr-Zeichen 116
Penisfrakturen 209
Peniskarzinom 200
Perforation 285
Periduralkatheter 11
Perikarditis 227
Peritonitis 27, 43, 285
Perthes-Erkrankung 93
Perthestest 228
Pflasterverbände 5
Pflasterzugextensionen 9
Pflegemaßnahmen, postoperativ 25
Phimose 181
Phlebographie 229
Phlebothrombose 236
Phlegmone 296
pH-Manometrie 31
Phosphatase, alk. 84
Phosphatsteine 192
Physiotherapie 88
Pivot-Shift 161
Plasmozytom 130
Plattenosteosynthese 146
Plattfuß 121
Platzbauch 26
Platzwunde 1
Pleuradrainage 243
Pleuraempyem 249

Pleuraerguss 248
Pleuramesotheliom 249
Pleurametastasen 250
Pleurapunktion 242
Pleuratumoren 249
Pneumonektomie 243
Pneumonie 27
Pneumonieprophylaxe 25
Pneumothorax 245
Pollakisurie 177
Polyarthritis, chronische 132
Polypen 58
Polytrauma 283
Postvagotomiesyndrom 43
Prämedikation 22
Prämedikationsvisite 20
Prellung 1
Priapismus 207
Primäraffekt 213
Pronatio dolorosa 106
Prostatabiopsie 174
Prostatahyperplasie 200
Prostatakarzinom 202
Prostatektomie 203
Prostatitis 186
Proteinurie 169, 175
Prothesen 85
Pseudarthrose 148
PTA 229, 234
PTCA 226
Pulmonalstenose 217
Pyelonephritis 169, 183
Pyloromyotomie 42
Pyothorax 249
Pyurie 176

Q

Quetschung 1
Quick 28

R

Radiusfraktur 154
Rasur 22
Raucherbein 233
Redon-Drainage 13
Reflexinkontinenz 212
Refluxkrankheit 35
Regurgitation 36
Reiter-Syndrom 136
Reizblase 212
Reizstromtherapie 88
Rektalprolaps 62
Rektumamputation 52
Rektusdiastase 79
Relaxatio diaphragmatica 39
Resektionsoperationen 52
Reverdin-Transplantat 277
Rheumaserologie 84
Riesenzelltumor 128
Rippenfrakturen 247
Risikofaktoren 25
Robinson-Drainage 13
Röntgen 18, 82
Röntgenbreischluck 31
Röntgenkontrastverfahren 18

Rotationslappen 275
Rotatorenmanschettenruptur 105
Routinediagnostik 17
Roux-Y-Gastroenterostomie 41
Rucksackverband 7

S

Saugdrainage 246
Säuglingskoxitis 112
Saug-Spül-Drainage 138
Schädelbasisfraktur 258
Schädel-Hirn-Trauma 260
Schanz-Krawatte 6, 149
Schaufensterkrankheit 233
Scheidenplastik 212
Schenkelhalsfraktur 159
Schenkelhernie 78
Scheuermann-Erkrankung 95
Schilddrüsentumoren 273
Schistosomiasis 188
Schlaganfall 231
Schlingenentfernung 195
Schmerz, retrosternaler 30
Schnellender Finger 108
Schnittwunde 1
Schober 82
Schock 281
Schockformen 281
Schockindex 282
Schocktherapie 281
Schraubenosteosynthese 146
Schuhzurichtungen 85
Schultergürtel-Form 92
Schulterluxation 104
Schürfwunde 1
Schusswunde 1
Schutzverbände 5
Segmentresektion 52, 243
Seitenbandverletzungen 161
Sekretionsteste 40
Sengstaken-Blakemore-Sonde 12
Senkfuß 121
Senkniere 178
Serothorax 249
Shunt-Umkehr 218
Sichelfuß 121
Skelettdysplasie 89
Skoliose 101
Skrotalhernie 78
Sodbrennen 30
Sonographie 19, 40, 83, 172
Spalthauttransplantat 277
Speiseröhre 30
spezifisches Gewicht 169
Spickdrahtosteosynthese 146
Spiculae 125
Spider naevi 68
Spiroergometrie 240
Spirometrie 240
Splenektomie 76
Splenomegalie 68
Spondylitis ankylosans 135
Spondylolisthese 100
Spondylolyse 100
Spondyloptose 100
Spongioblastom 255
Spongiosaplastik 146

Spontanpneumothorax 246
Spreizfuß 121
Sprunggelenksfraktur 164
Stangerbad 88
Steinarten 189
Steinaustreibung 194
Steinentfernung 195
Steinmann-Zeichen 116
Steinnachweis 190
Stenose 30
Stenose, subpelvine 179
Stenoseperistaltik 287
Stent 230
Sterilisation 211
Sterilität 210
Stichwunde 1
Stoma 53
Stoßwellenlithotrypsie 195
Strahlenschäden 1
Strahlentherapie 1, 126, 203
Strangurie 177
Strecksehnenruptur 155
Streckverband 9, 145
Stressinkontinenz 211
Stress-Ulkus 28
Strikturoplastik 51
Stützverbände 6, 85
Subtraktionsangiographie 229
Sudeck-Erkrankung 148
Suppressionstest 267
Sympathektomie 230, 234
Syphilis 213
Szintigraphie 83, 125, 266

T

Tarsaltunnel-Syndrom 124
Tb 188
T-Drainage 13
TEA 234
Tennisarm 106
TEP 110
Tetanus 298
Tetanusimpfschutz 5
TGA 220
Therapie, konservative 85
Therapie, lokale 87
Therapie, medikamentöse 86
Therapie, systemische 86
Thiersch-Transplantate 277
Thomas-Schiene 94
Thoracic-outlet-Syndrom 264
Thorakoplastik 242
Thorakoskopie 242
Thoraxdrainage 14
Thorax-Röntgenbild 240
Thrombektomie 229
Thrombendarteriektomie 229, 234
Thrombophlebitis 237
Thrombose 27
Thrombose, perianale 62
Thromboseprophylaxe 6, 22, 24
Thrombozyten-
 Aggregationshemmer 28

Thyreoidektomie 267
Thyreoiditis 272
Tibiakopffraktur 162
TNM-System 59
Tollwut 299
Tossy 151
Trachealverletzungen 248
Tracheostoma 244
Tracheotomie 244
Traktionsdivertikel 33
transluminale coronare
 Angioplastie 226
Transplantation 278
Transposition 220
Transversumresektion 52
Traumatologie 80
Tremor 68
Trendelenburgtest 228
Trichterbrust 244
Triggerpunkte 265
Tripper 213
Tumor, brauner 128
Tumornachweis 124
TUR 201

U

Überbein 130
Überlaufinkontinenz 212
Ulcus ventriculi 41
Ulkus 44
Ulkuskrankheit 44
Ulkusrezidiv 43
Ulkusübernähung 40
Ulnaris-Syndrom 264
Ultraschall 83
Ultraschall, therapeutischer 88
Ultraschall-Doppler 228
Unterarmschaftfraktur 153
Unterkieferfrakturen 259
Unterkühlung 293
Unterschenkelschaftfraktur 163
Untersuchung, klinische 17, 80
Untersuchung, manuelle 80
Urämie 205
Ureteroskopie 173
Urethritis 186
Urgeinkontinenz 212
Urinkultur 169
Urodynamik 174
Uroflowmetrie 174
Urogenitaltuberkulose 187
Urogramm 171
Urographie 18, 172
Urosepsis 174, 205

V

V. jugularis interna 10
V. subclavia 10
Vagotomie 42
Varisierungsosteotomie 94
Varizen 238
Varizenentfernung 230

Varizenstripping 238
Vasektomie 211
Venenkatheter 10
Ventilpneumothorax 247
Verätzungen 34
Verbände 5
Verbandswechsel 24
Verbrennung 1
Verbrennungen 290
Verbrennungskrankheit 291
Verbrühung 1
Verbundosteosynthese 146
Verletzungen 208
Verschiebelappen 275
Verschlussikterus 69
Verschlusskrankheit, arterielle 232
Vigilanz 24
Virchow-Trias 236
Visceralchirurgie 30
Vitalfunktionen 281
Vitamin-D-Überdosierung 190
Vitien 215
Vollhauttransplantat 277
Volumenmangelschock 281
Vorhofseptumdefekt 217
VSD 218
VY-Plastik 276

W

Wahleingriff 16
Wärmeanwendungen 87
Weber-Frakturen 164
Wilms-Tumor 204
Wirbelgleiten 100
Wundbehandlung 4
Wunden 1
Wundhämatom 25
Wundheilung 2
Wundheilungsstörungen 3
Wundinfektion 25
Wundnaht 4
Wundstarrkrampf 298
Wundversorgung 3
Wurmerkrankung 188

Z

Zehenfraktur 7, 165
Zenker-Divertikel 33
Zollinger-Ellison-Syndrom 75
Z-Plastik 275
Zuggurtung 146
Zwei-Drittel-Magenresektion 41
Zwerchfell 30
Zwerchfellerschlaffung 39
Zwerchfellruptur 38
Zystennieren 177
Zystitis 185
Zystometrie 174
Zystoskopie 18, 172